JN301522

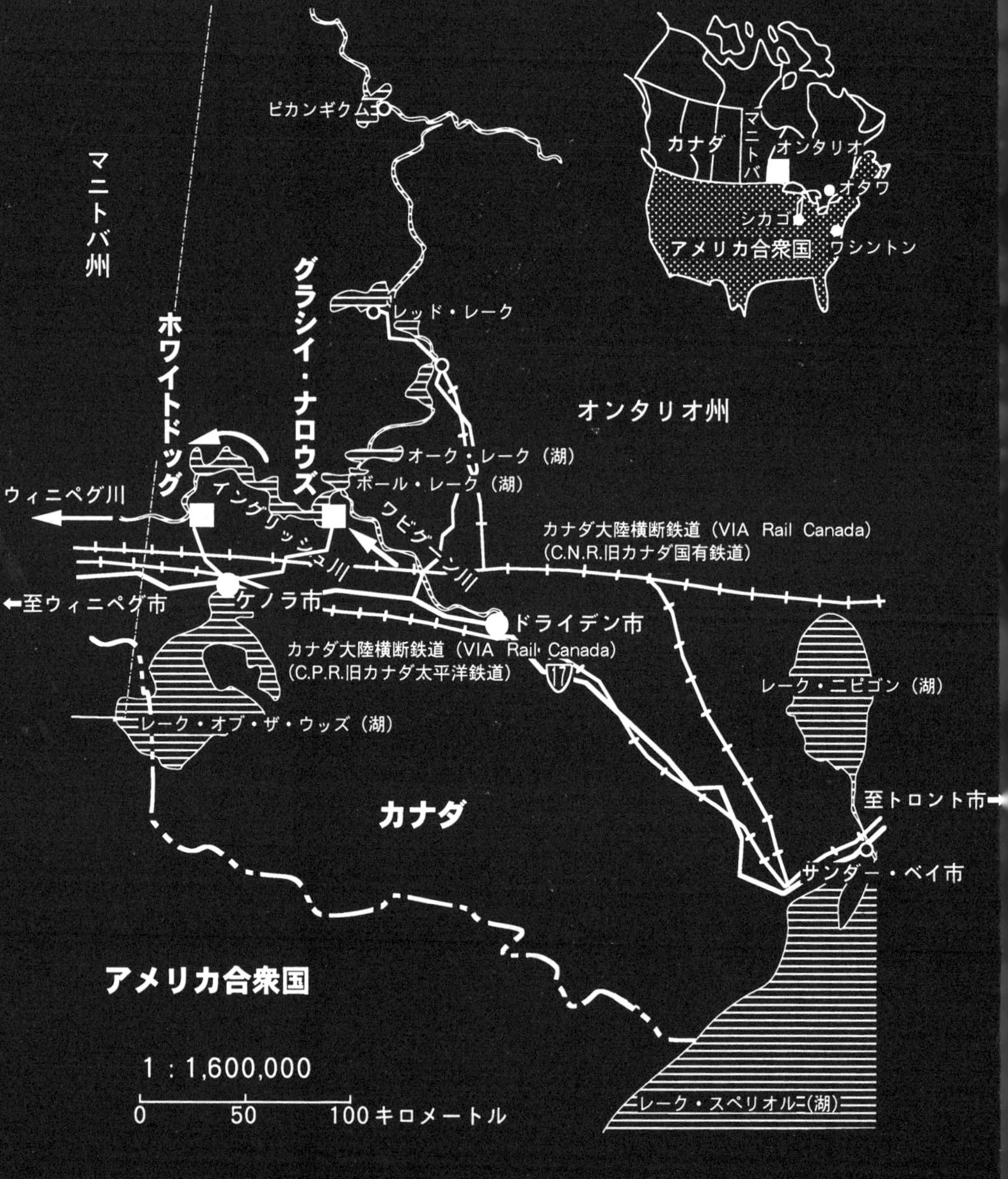
ピカンギクム
カナダ
マニトバ
オンタリオ
オタワ
シカゴ
アメリカ合衆国
ワシントン
マニトバ州
グラシイ・ナロウズ
ホワイトドッグ
レッド・レーク
オンタリオ州
オーク・レーク（湖）
ボール・レーク（湖）
ウィニペグ川
イングリッシュ川
ワビグーン川
カナダ大陸横断鉄道（VIA Rail Canada）
（C.N.R.旧カナダ国有鉄道）
←至ウィニペグ市
ケノラ市
ドライデン市
カナダ大陸横断鉄道（VIA Rail Canada）
（C.P.R.旧カナダ太平洋鉄道）
17
レーク・ニピゴン（湖）
レーク・オブ・ザ・ウッズ（湖）
カナダ
至トロント市→
サンダー・ベイ市
アメリカ合衆国
1：1,600,000
0
50
100キロメートル
レーク・スペリオル（湖）

カナダの元祖・森人たち《オジブワ・ファースト・ネーションズ》

OJIBWA VOICES THROUGH THE FOREST

グラシイ・ナロウズとホワイトドッグの先住民／『カナダのミナマタ?!』映像野帖

Visual Field Notes of Canada's Minamata Experience

写真と文と訳　あん・まくどなるど　礒貝　浩

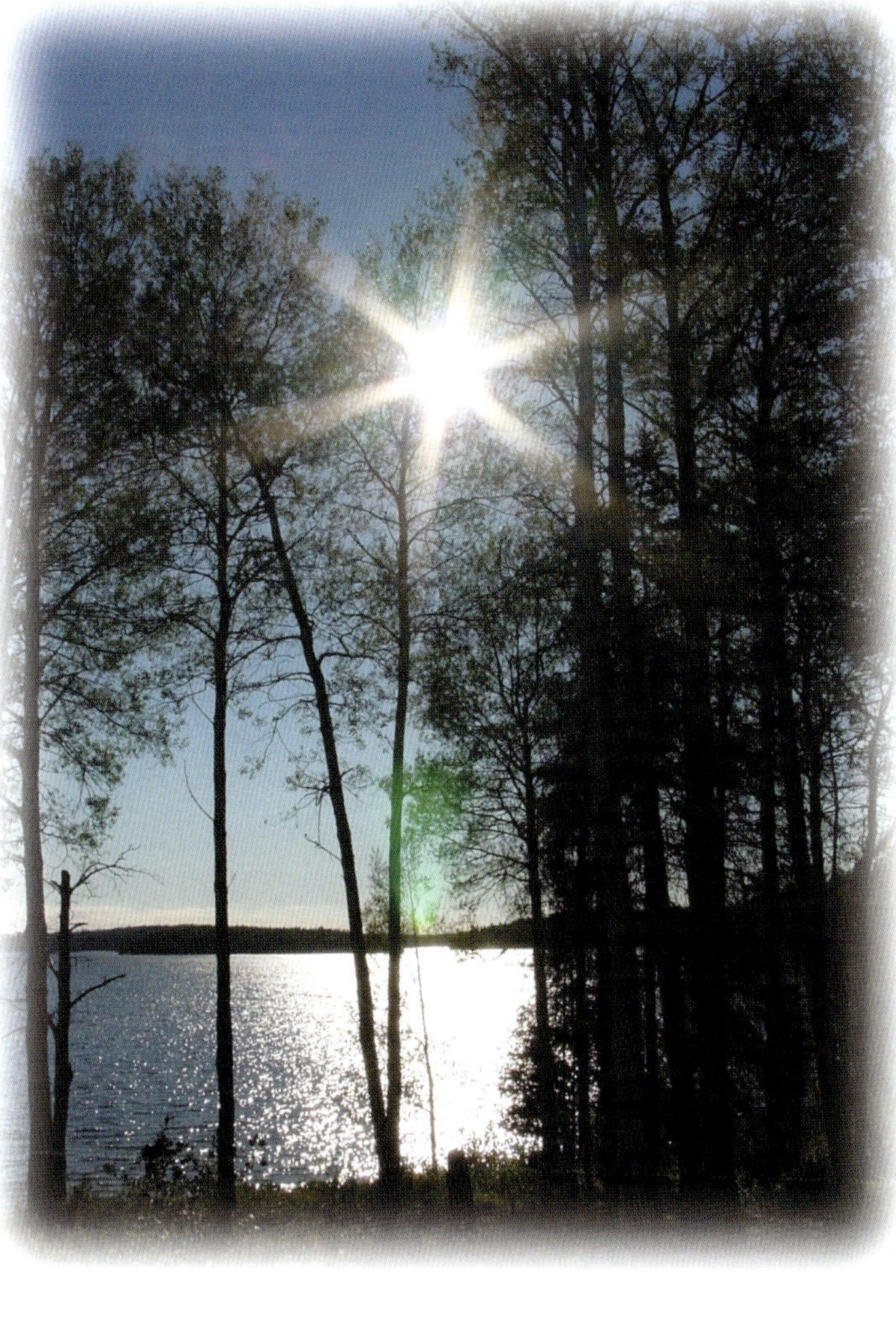

アサヒビール株式会社発行■清水弘文堂書房編集発売

カナダの元祖・森人たち
――ホワイトドッグとグラシイ・ナロウズの先住民／『カナダのミナマタ?!』映像野帖

目次

写真と文と訳■あん・まくどなるど　礒貝　浩

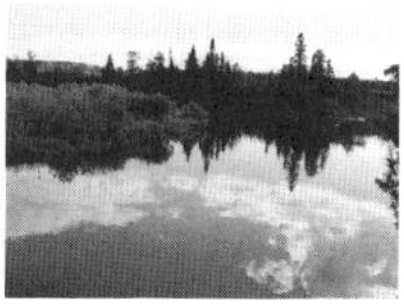

昔の写真　キャスリーン・キャンベル
Kathleen Campbell

写真デジタル化処理　エリザベス・キャンベル（***Elizabeth Campbell***）

STAFF

ENGLISH VERSION PRODUCER　***Hiroshi Isogai***
ENGLISH VERSION DIRECTOR　***Anne McDonald***
ENGLISH VERSION ART DIRECTOR（***DTP layout and design***）　***Hiroshi Isogai***
ENGLISH VERSION EDITORIAL STAFF　***Ruth McDonald***
ASSISTANTS　***Hizuki Isogai***　***Hiromi Takahashi***
LOGISTICS STAFF　***Bruce McDonald***　***Judith McDonald***

■

PRODUCER　二宮 襄（アサヒビール株式会社環境社会貢献担当執行役員）　礒貝 浩
DIRECTOR　あん・まくどなるど
ART DIRECTOR & EDITOR　礒貝 浩
ASSISTANT EDITOR　小塩 茜（日本語版DTP映像処理担当）
COVER DESIGNERS　二葉幾久　黄木啓光　森本恵理子
DTP OPERATOR　石原 実
PROOF READERS　上村祐子　礒貝 日月
制作協力/ドリーム・チェイサーズ・サルーン
（旧創作集団ぐるーぷ・ぱあめ）

■

STAFF
秋葉 哲（アサヒビール株式会社環境社会貢献部プロデューサー）

※この本は、オンライン・システム編集と***DTP***（コンピューター編集）でつくりました。

まえがき　カナダの森のなかで、なぜ水銀汚染がおきたのか？　6

イントロ・インタビュー■先住民指定居住区《ファースト・ネーション・リザーブ》ホワイトドッグとグラシイ・ナロウズのことなど
一九四〇～一九五〇年代の元祖・森人たち《オジブワ・ファースト・ネーションズ》
キャスリーン・キャンベル　16

元祖・森人たち《オジブワ・ファースト・ネーションズ》は、いま　41

一章　ホワイトドッグの先住民《ファースト・ネーション》たち　42

アンソニー・ヘンリー　43□アイザック・マンダミン　65□エマ・ペイシュク　73□故ジョセフィン・マンダミン　75□ジョージ・バンティング　79□ロバート・クエウィザンス　88□コリーン・ペイシュク　93□四人の子どもたち——ハンナ・マンダミン　ベリーン・バンティング　レキーシア・キャメロン　ジェード・ケント　97□コンラッド・アンドリュー・サンディー　100□ヘレン・マックル　102□ケルシィー・ジョセフ　104□ジョアン・バンティング　106□クリス・マンダミン　110□ロイ・キャメロン　114□ロン・

マクドナルド　116□マチルダ・マクドナルド　120□トニア・ビビアン・フレイザー　124□トミー・ランド　128□カレン・ケント　130□フランセス・ケント　137□フランク・ヘンリー　140□ペリー・ケージック　142□シャノン・ハンター　144□ゴード・ハルバーソン　148□ハワード・カーペンター　155□テレサ・ティカニエ　157□ジョージナ・スコット　171□アレックス・マックル（シニア）　173□ケネス・マックル　176□サンドラ・カーペンター　178□サリー・マクドナルド　180□バレリー・フィッシャー　184□ロージー・マクドナルド　190□ブラデン・ランド　194□トム・デバシィジ　196□ジョン・バンティング　199□ジェームズ・ケント　トニー・フレイザー　202□リッキー・マクドナルド　205□ジェームズ　デーブ・ランド兄弟　208□番外編　ホワイトドッグ周辺の森に住むクマ　216□

二章　グラシイ・ナロウズの先住民《ファースト・ネーション》たち　219

故マーガレット・ランド　220□ウォーレン・アショペナシ　223□テリー・フォビスター　226□コリーン・スウェイン　233□トミー・キージック　237□ウィリアム・フォビスター　243□スティーブ・フォビスター（シニア）　247□キャサリン・テイペイウェイケジク　252□ラファエル・フォビスター　256□ヨランダ・フォビスター　259□イジー・フォビスター　262□シェリー・フォビスター　264□ウェイン・ハヤシンス　266□雨のなかの子どもたち——ポール・テーラ　クライド・ミーシーウェイペツング　275　リンダ・フォビスター　277□キャンプごっこをやっていた五人の子どもたち　278□アーノルド・ペリー　280□クラレンス・ストロング　284□ステファニー・ココペナシー　アシュレイ・ルーン　ニーナ・ストーン　288□ベネッサ・スウェイン　290□アニータ・ネカナペナシ　294□オリビア・ランド　296□ジョアン・キーウェイティン　298

□フレッド・ミーシーウェイペツング　300□リチャード・アショペナシ　306□ダラス・スウェイン　308□ウォルター・ハヤシンス　311□ベッキー・フォビスター　312□ジョセフ・B・フォビスター（通称ジェー・ビー＝J・B）　315□ロビン・フォビスター　318□ゴードン・パパセイ　320□ハリソン・フォビスター　322□ルシール・ランド　324□サイモン・フォビスター　326□ロイ・アシン　337□アニー・アシン　340□クリス・スウェイン　342□ジェームズ・スウェイン　345□バーナード・アシン　348□トミー・ペヤシュ　351□アート・アシン　353□クリシー・スウェイン　356□イライ・ストロング　スティーブン・ペヤシュ　360　ケン・アシン　クリスタル・スウェン　361□モーゼズ・ランド　364□メリーアン・キーウェイティン　370□アーノルド・パパセイ　376□ウェンディー・フォビスター　379□キアヌ・フォビスター　ジャレッド・フォビスター　381□エイプリル・フォビスター　383□ゲイブ・フォビスター　392□ローラ・パパセイ　397□アラーナ・パパセイ　399□リンダ・マクドナルド　402□ロニー・キージック（二歳の孫《まご》トレイと一緒に散歩中）　406□番外編　森林完全伐採《クリアー・カッティング》反対運動の道路封鎖《ブロケード》現場　リッキー・キージック　ジョン・ビラード　411□

（文中敬称略）

あとがき　415

解説　水野　理（環境省地球環境局勤務）　420

資料編

カナダ先住民地区における水銀汚染事件の医学的所見（一九七五－二〇〇二）　原田正純　428

まえがき

カナダのオンタリオ州北西部を流れるイングリッシュ・ワビグーン水系の中流グラシイ・ナロウズ（以下、見出しと引用した文献の文中以外は、グラシイと省略＝注1）に七百四十二人（周辺人口をふくめると千百九十五人＝二〇〇三年十二月発行の『インディアン条約3《スリー》』［二四二ページ『注2』参照］関連資料による）、その下流のホワイトドッグに八百三十九人（周辺人口をふくめると千六百三十六人＝グラシイと同資料）のオジブワ族が住んでいる。

どちらの村《バンド》も先住民指定居住区《ファースト・ネーション・リザーブ》のなかにある。グラシイの入り口には、手書きの看板がたっている。二〇〇二年十二月に、その看板の左上にこれまた手書きの「ブロケード（道路封鎖）↑二マイル（三・二キロメートル）」というちいさな板をあらたに先住民《ファースト・ネーション》の有志たちが、はりつけた（注2）。夏になると砂利道を通る車があげる砂塵《さじん》をもろにあびて看板は、ほこりにまみれる――二〇〇一年の夏に、その道は簡易舗装されたが、看板がうすよごれていることにかわりはない。氷点をはるかに下まわる寒い冬になると、看板は厚い氷でおおわれる。

ホワイトドッグの入り口の看板は、カナダの道路標識によくある緑の地に白文字のなんの

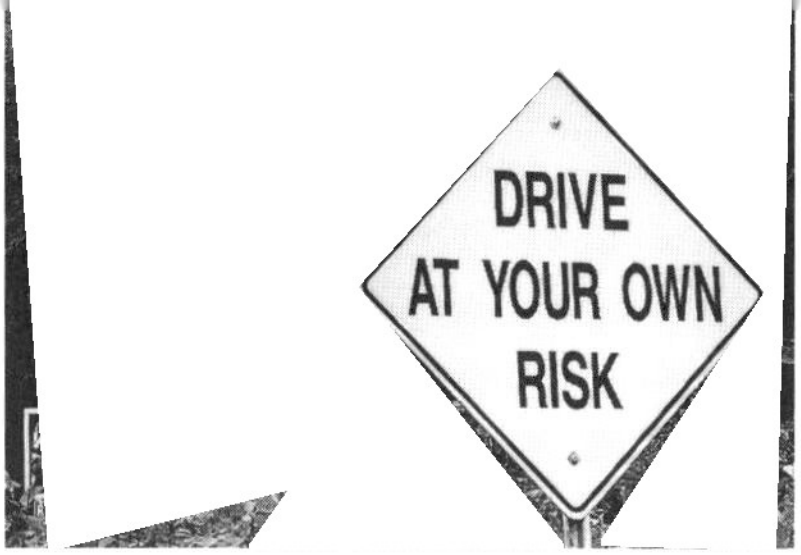

変哲もないものだが、「ワパシームーング（注3）・ファースト・ネーション」とオジブワ名で書いてある。グラシイが英語表記を唯唯諾諾とつかっているのに、ホワイトドッグは、断固、自民族の母語で村《バンド》名を表記することにこだわっている。その看板のまえに黄色地に黒文字の英語表記の看板がたっている。先住民《ファースト・ネーション》に偏見を持っている人たちは、この「運転注意」の看板のリスクの文字を〝意味深〟にとらえる。近隣の町に住む〝保守派〟の白人《コケージョン》は、グラシイよりもホワイトドッグにいわれのない偏見をいだいている。「あそこは、このへんの先住民《ファースト・ネーション》の村《バンド》のなかでも、とくにアブナイ。まっ昼間から酔っぱらいや麻薬中毒者《ジャンキー》が村《バンド》のなかをたくさんうろうろしている。行かないほうがいいよ」——このセリフを地元の白人《コケージョン》から何度、聞かされたことか。村《バンド》には、誇り高くおだやかな大人たちと人なつっこい子どもたちが、いっぱいいるのだが。もちろん、麻薬中毒者《ジャンキー》や酔うと人柄がかわって乱暴になる人が、まったくいないとは言わない。でも、そんな人たちが平日のまっ昼間から「村《バンド》のなかをたくさんうろうろして」はいない。グラシイの状況もほぼおなじである。

このふたつの村《バンド》の周辺は、森と湖と川がいりまじり、えもいわれぬ調和をかもしだしている。このあたり一帯は、〝野外活動愛好家《アウトドア・ラバー》〟好みの典型的な観光地である。

この地をおとずれる観光客のおおくは、観光地のまっただなかにあるふたつの先住民《ファースト・ネーション》の村《バンド》に無関心である。いわんや、この地の〝影〟——森や川や湖を中心に狩猟漁撈《ぎょろう》採集生活をおくっていた人びとをおおう〝影〟のことなど、気にとめる人は、ほとんどいない。

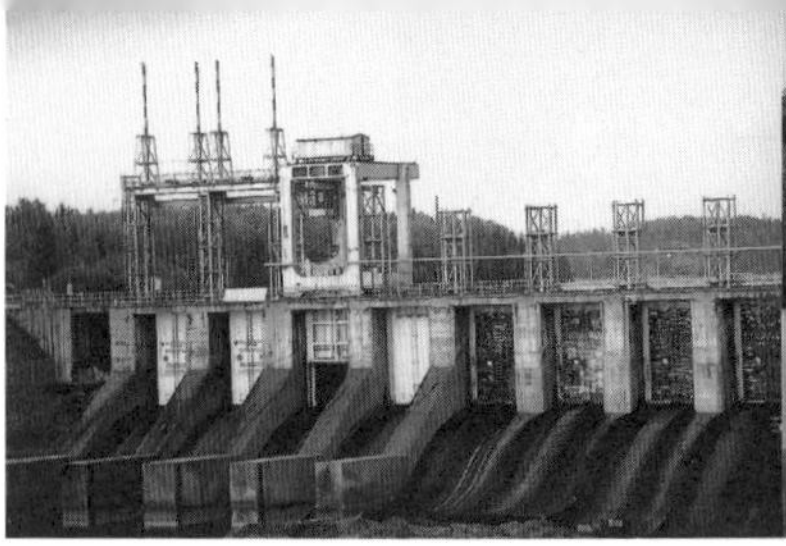
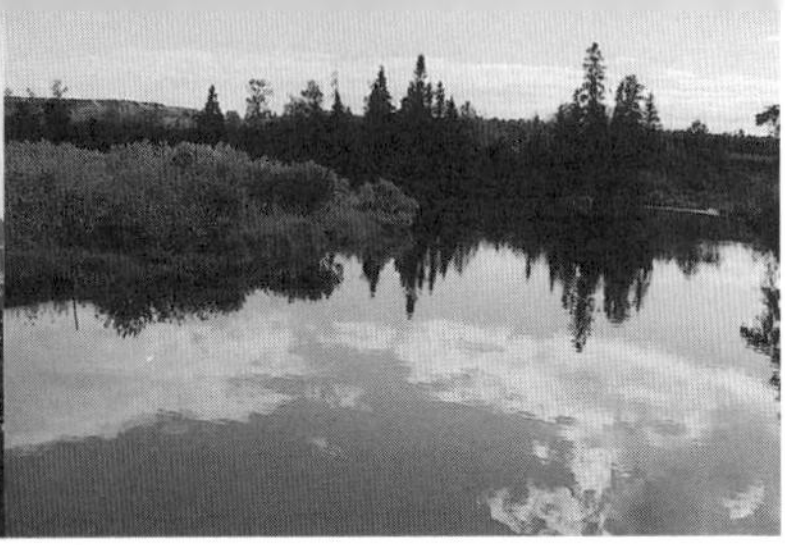

二十世紀型文明の侵入（導入）が、目に見えるかたちでオジブワ族の〝生き方〟をうばいはじめた第一段階は、一九五〇年代の後半に水力発電用のダムが指定居住区《リザーブ》内の二か所に建設されたことである。そのために、彼らの集落の一部は、水没の憂き目を見た。それが、そもそも、けちのつきはじめだった。家家が沈んだあと、湖の底に祖先の棺《ひつぎ》が沈んでいる光景を目の当たりにしたオジブワ族の人びとは、それを「われらの終焉《しゅうえん》の予言」だと思った。

一九六〇年代のはじめに、カナダ連邦政府の指導で、彼らは新しい土地に移動させられた。カナダ連邦政府が描いた新集落の〝基本理念《コンセプト》〟は、いわゆる西洋型農村（農耕社会型モデル）だった。それは、もともと狩猟漁撈《ぎょろう》採集民族である彼らに、なじむものではなかった。

最後に暗い〝影〟が、決定的なものになったのは、一九六〇年代に、川や湖が水銀に汚染されたことである。川や湖の水と一心同体で生活していた人びとは、有機水銀中毒におかされた。いわゆる水俣病《ミナマタ・ディジーズ》の発生である。カナダ連邦政府やオンタリオ州政府は、この先住民《ファースト・ネーション》の有機水銀中毒症（疾患）を水俣病《ミナマタ・ディジーズ》と公式には認定しなかったし、いまもしていないが、川や湖の商業漁業《コマーシャル・フィッシング》が禁止され、伝統的なオジブワ族の〝川と湖と森の文化〟に幕がおりた。〝カナダのミナマタ病〟（注4）は、オジブワ族の住むふたつの村《バンド》の上流約一三〇キロメートルのところにあるドライデン市（人口八千百九十八人＝二〇〇一年現在。それ以後のデータ未入手）のリード製紙株式会社（以下、リード製紙と表記＝注5）が川に水銀をたれ流したことが原因でおきた。その汚染はイングリッシュ・ワビグーン水系五〇〇キロメートル弱におよんだ。

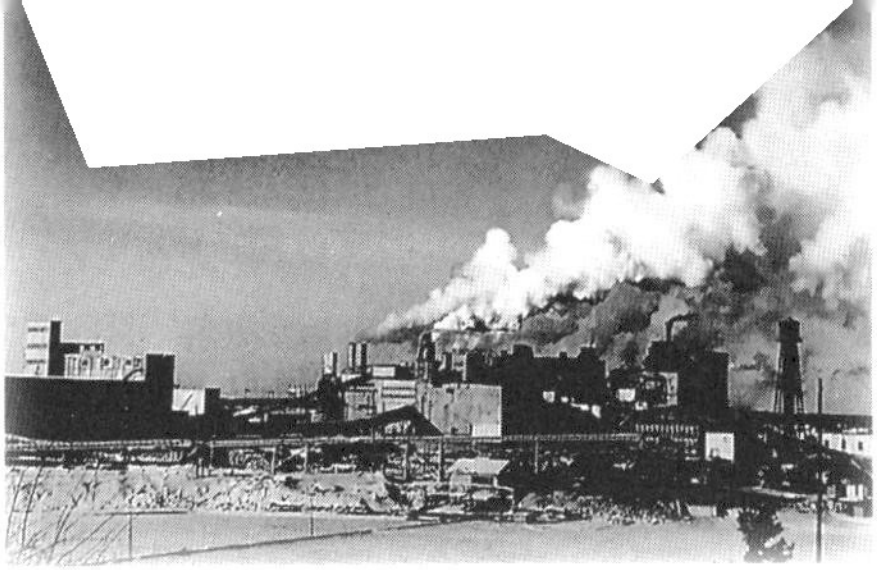

ドライデン市のリード製紙（一九六〇年代の写真　ドライデン博物館保存資料より）

詳細は本文でふれるが水銀汚染魚を食べつづけていたふたつの村《バンド》の先住民《ファースト・ネーション》を対象に、水俣病（注6）にとりくんだ医師（注7）をふくむ日本の調査団（注8）が一九七五年三月と八月の二回、臨床・疫学的な調査をして『人体にすでにメチル水銀の影響が見られる』という結論をだした。日本人医師たちのこの指摘と、同年九月十五日に日本を発った水俣病患者たちの現地訪問（注9）がなかったら、カナダ先住民《ファースト・ネーション》の有機水銀中毒問題は、根の深い人種差別問題もからんで「闇から闇へ」葬りさられていた可能性が、まったくなかったとは言いきれない。日本の医師団五人（注10）は、二十七年後の二〇〇二年八月三十一日から九月三日までの四日間、ふたたびグラシイをおとずれて五十七人の先住民《ファースト・ネーション》を対象に〝カナダのミナマタ病〟の臨床検診を日本の水俣病検診でおこなっているのとおなじ方法で再度おこなっている。医師団の主要メンバーである熊本学園大学教授原田正純医学博士が書きおろした『カナダ先住民地区における水銀汚染事件の医学的所見（一九七五－二〇〇二）』（『資料編』［四二八ページ］に収録）では、『軽症水俣病またはメチル水銀の影響がある者』は、受診者の七八・九パーセントで、『健康に問題がある人が受診したとはいえ、水俣の汚染地区なみに神経症状の出現は高率である』と結論づけている。

連邦政府や州政府も手をこまねいていたわけではない。〝魚の水銀汚染〟が発見された事実を公式に認めた州政府は、一九七〇年三月に水銀流出禁止指令（六四ページ参照）を、同年五月には、商業漁業《コマーシャル・フィッシング》禁止指令（五四ページ参照）をだしている。そして、一九七八年十二月十五日には、両政府のそれぞれの役人代表と両村《バンド》の村長《チーフ》が、『和解協定書』に署名している（注二）。

水銀汚染事件が発生した当時、英国の大企業リード・インターナショナルの傘下にあったリード製紙は加害責任を一切認めなかった。その結果、水銀に原因の一端があるかもしれない〝健康被害〟として病像問題をあいまいにしたまま、一九八五年十一月二十五日にカナダ連邦政府とオンタリオ州政府は、補償金を支払うことを正式発表した。そして、実際に一九八七年からその支払いをはじめた。水銀のたれ流しがはじまってから、こんなかたちで一応の決着がつくまでに、なんと二十五年の歳月が……日本の水俣病の場合もそうだが、こうした対応の〝のろさ〟と、この本の筆者の感覚からすれば、あたりまえのことをあたりまえに処理しなかったことが事態を深刻化させ問題を拡大化させ、かつ、後世に尾をひく結果を生んだ。

二〇〇二年の日本の医師団の再検診による再指摘で、いま、ふたたび問題の重大性が再認識されはじめている。二〇〇四年四月現在、一部のカナダの〝心ある人びと〟は、この問題に本気でとりくむかまえを見せはじめている。


この本は目下執筆中（二〇〇四年四月現在、五〇パーセント完成）の『カナダのミナマタ?!』の資料編である。環境歴史学的見地にたって執筆中の本編の基礎資料《データ》収集のためにグラシイとホワイトドッグの先住民《ファースト・ネーション》たちに〝いきあたりばったり（任意抽出《ランダム・サンプル》）方式〟で話を聞いた。その結果を写真とともに、ナマのまま野帖《メモ》ふうにまとめたのがこの本である。この五年間に計十一回の現地調査《フィールド・ワーク》（取材）（注12）をおこなったが、その間に会った先住民《ファースト・ネーション》百十三人がこの資料編に登場する。この本ではこの人たちが、〝一方的な見解〟を語る。それに対する〝白人《コケージョン》の反論〟は、とりあげていない。そこで、白人主流社会《コケージョン・アーバン・ソサエティー》にも、〝ちゃんとした人〟がいることの証明のために『イントロ・インタビュー』というかたちで、キャスリーン・キャンベルにご登場ねがった。水銀で川や湖が汚染されるまえの先住民社会《ファースト・ネーション・ソサエティー》の医療の実態を予備知識として読者に知っておいてもらいたいという狙いもこのインタビューにはある。

最後にひとこと。

〝カナダのミナマタ病問題〟を過去にさかのぼって追跡調査（取材）し、白人《コケージョン》と先住民《ファースト・ネーション》あわせると二百人ちかい人びとに面接調査《インタビュー》（取材）を試み、その結果の一部を発表するにあたり、つねに中立的立場をとることに最大の努力をはらったつもりである。しかし、『公害や薬害のように被害者が加害者になることがありえない事件においては、私は被害者の側に立つことが中立だと思う』（原田正純医学博士の発言。二〇〇一年度夏学期に開講された東京大学の講義「環境の世紀8」のホームページより抜粋）という〝論調〟に心ひかれながら、被害者である先住民《ファースト・ネーション》と距離をおいて中立的立場をつらぬくのは、ときに、たいへんシンドイことであったと告白しておく。

あん・まくどなるど

礒貝　浩

注1　Grassy Narrowsの日本語表記はグラシイ・ナロウズ（宮松宏至著『インディアン居留地で見たこと――カナダ、グラシイ・ナロウズでの6年』草思社　一九八三年六月十五日刊）、グラッシー・ナロウズ（熊本日日新聞の表記）、グラッシイナロウズ（原田正純著『水俣病は終っていない』［岩波新書黄版293　一九九八年十月五日第三十三刷］）、グラッシイナローズ（本書『資料編』の医学所見の表記）などがある。この著作では、Grassy Narrowsに関する日本語の本をはじめて書いた宮松（一三、一五、三三二ページ参照）に敬意を表してグラシイ・ナロウズという表記を採用した。「水草がおいしげったせまい川のそばにあるからこの地名がついた」と村《バンド》の長老が教えてくれた。現在のグラシイの村《バンド》は、おおきな湖のそばにある。モーター・ボートで川をさかのぼり旧村《バンド》に行ってみると、その周辺は、川幅がせばまり川面に葦《あし》がおいしげる美しいところだった。

注2　グラシイの先住民《ファースト・ネーション》有志は森林完全伐採《クリアー・カッティング》に抗議して森林伐採会社車両侵入阻止のために道路封鎖《ブロケード》をしている。

注3　オジブワ語で白いイヌのこと。かつて行政はイズリントンという名称をこの指定居住区《リザーブ》につけていた。

注4　『ドライデン市の《殿さま企業》リード製紙株式会社ドライデン工場は、パルプから紙を製造する過程で塩素アルカリをつかっていた。その製造過程で水銀電池をつかっていた。結果、水銀をふくむスラッジ（タンクの底にたまる沈殿物。いわゆるヘドロ）が発生する。それをドライデン化学が、ワビグーン川に排出した。一九六二年三月から一九七五年十月にかけて、大気排出分もふくめると四万ポンド（約一万八〇〇〇キログラム）をこえる水銀が工場からたれ流されたという説が有力だが、会社側が具体的な数値をあきらかにしていないので、定かではない。ワビグーン川の魚から一六ppmの水銀が検出され、最高では二七・八ppmの水銀に汚染された魚もみつかったという（水俣の場合は、カキの五・六ppmを最低数値として、カニからは三五・七ppmの水銀が検出された。余談だがドライデン化学が水銀をたれ流しはじめたときには、日本ではすでに四十六人が、一九六九年にオンタリオ州政府がはじめて魚の水銀汚染度を調査しはじめたころには、百人強の人が水俣病で死んでいた）。水銀汚染源の工場の下流にあるグラシイ・ナロウズと、さらにその川下のホワイトドッグというふたつの村《バンド》に住む人びとが、その水銀汚染魚をたべていたことから

注5

問題は深刻化した。先住民《ファースト・ネーション》にとって、森の動物たちの肉と魚は主食である。水俣の漁民にとって水俣病発生当時、芋と魚しか食べ物がなかったように。』（この著作の姉妹編として発刊予定の礒貝　浩　あん・まくどなるど共著『カナダのミナマタ?!』用原稿から引用＝以下、この原稿からの引用を表示する場合には著者名省略）

『《カナダのミナマタ》事件の《元凶》であるリード製紙の親会社はイギリスのケントに本社のある多国籍企業リード・インターナショナルである。一八九四年に産声をあげた同社は、アルバート・E・リード・アンド・カンパニーという名前を一九七〇年にリード・インターナショナルと改名。一九七二年には、アメリカとカナダにあったいろんな子会社をリード製紙株式会社という名のもとに統合してカナダに子会社の本社をおいた。それまでの直接支配に、ここで《ワン・クッション》おいたわけである。この決定にドライデン工場の水銀汚染問題が影響をおよぼしたのか否かは、不明である。カナダのマスコミの一部は、「訴訟沙汰に発展したときに、本体が傷つかないための措置だ」とさわいだが、それを裏づける資料はない。でも、ひとつ、たしかなことがある。この処置は、カナダ連邦政府とオンタリオ州政府が、同社のドライデン工場から水銀の排出があることをみとめ、その事実を一般に公開したうえで、リード・インターナショナルに一九七〇年三月に州政府が流出禁止指令をだしたあとの《処方箋《せん》》だった。』（『カナダのミナマタ?!』原稿から引用）。リード・インターナショナルは、『全世界に約八万人に及ぶ従業員を持ち、そのうち一万五千人が本国以外の四十四カ国で働くという大会社であった。その国々の中でもいちばん大規模に営業していたのがカナダなのである。トロント株式取引所の情報によると、リード・インターナショナルはヨーロッパ最大の製紙製造及び梱包会社ということで、世界各地に大規模の工場を有し、製造だけではなく販売まで行なっていた。……カナダにおけるリード製紙はケベック州に約二千八百人、オンタリオ州に四千六百人、ブリティッシュ・コロンビア州に二千五十人の従業員を抱えていた』（宮松宏至著『インディアン居留地で見たこと――カナダ、グラシイ・ナロウズでの6年』［草思社］から引用）。『一九八二年に、本社の名前をリード・インターナショナルP・L・Cと改名。一九九二年にオランダのエルセビエーNVと合併し、リード・エルセビエーplcと改名。二〇〇二年にさらに、これをリード・エルセビエー・グループplcと名前をかえて、いまにいたっている。（中略）現在（二〇〇三年）の同社の社員総数は三万六千人。世界中に二百のオフィス（出先機関）を持っている』（『カナダのミナマタ?!』脚注原稿から引用）

注6

一九五六（昭和三十一）年四月二十一日、歩行障害、言語障害、さらに狂躁《きょうそう》状態などの脳症状をうったえる五歳十一か月の女の子（熊本県水俣市内在住）が、チッソ水俣工場附属病院小児科で診察をうけて二日後に入院。同年五月一日、チッソ附属病院院長細川　一（東大医学部出身）は、『「原因不明の中枢神経疾患が多発している」と水俣保健所（伊藤蓮雄所長）に正式に報告した。この五月一日こそ、水俣病正式発見の日である』（原田正純著『水俣病』岩波新書青版８４１）――発語障害、歩行困難、手足の運動障害、狂乱状態などの症状にみまわれた《奇病》の患者たちは、チッソ水俣工場付属病院に入院。その後、八人が「日本脳炎疑」として市隔離病棟にいれられた。はじめ水俣病は伝染病と誤診されたのである。一九五九（昭和三十四）年七月に『水俣湾産の魚介類の摂取によっておこる神経系疾患。毒物として水銀がもっとも注目される』という結論がみちびきだされた。世にいう「有機水銀説」である。（中略）熊本大学医学部水俣病研究班は「生物濃縮の原理」――工場廃水に含まれる有機水銀が、プランクトンからちいさな魚、そしておおきな魚へと食物連鎖をするうちに濃縮されていく原理をあきらかにした。これは世界ではじめての《食物連鎖経由の中毒事件》の研究発表である。一九六三（昭和三十八）年二月、熊大入鹿山且朗教授が、水俣病の原因はチッソの工場排水であることを最終的に証明した（この件に関する同教授の論文発表は、一九六二［昭和三十七］年八月）。入鹿山教室に、一九六〇年にチッソの酢酸工場の反応管から直接採取したスラッジ（ヘドロ）のちいさな破片が、保存されていたことが幸いしたのである。それを分析したら無機水銀とメチル水銀化合物がでてきた。その結晶をネコに食べさせたら水俣病が発症した。その後、いろいろな紆余曲折《うよきょくせつ》をへて、『通常初期に四肢末端、口囲のしびれ感にはじまり、漸次拡大するとともに、言語障害、歩行障害、求心性視野狭窄《きょうさく》、難聴などをきたす。また、精神障害、振戦（震顫《しんせん》）、痙攣《けいれん》その他の不随意運動、筋硬直などをきたす例もある。主要症状は求心性視野狭窄《きょうさく》、運動失調（言語障害、歩行障害を含む）、難聴、知覚障害』などが複数認められるものが後天性水俣病という公式見解となる。（この項、原田正純著『水俣病』

［岩波新書青版８４１］、『水俣病事件』［筆者不明］http://member.nifty.ne.jp/andot/minamatabyoujiken.html参照。一部、右記文献に記載事項の引用あり＝『カナダのミナマタ?!』脚注原稿から引用）

注7　熊本県の水俣市で発生した《奇病》の究明にとりくんだのは、熊本大学医学部水俣病研究班（班長は医学部長尾崎正道教授）である。（『カナダのミナマタ?!』脚注原稿から引用）

注8　統計研究会公開委員会の宮本憲一大阪市立大学商学部教授（現名誉教授）を団長とする国際環境調査団。メンバーは、宇井　純、原田正純、中西準子、故飯島伸子、藤野　糺、赤木健利、故唐木清志。

注9　『浜元二徳、川本輝夫（五六、二三一、二三七ページ参照）、浜田岩男の三人の水俣病患者と、映画の土本典昭、カメラの塩田武史、支援者など九名が東京を発ってカナダへ向かった』（原田正純著『水俣病は終っていない』［岩波新書黄版２９３］より引用）

注10　原田正純、藤野　糺、大類　義、中地重晴、大野秀樹。

注11　『一九七五年の秋から六年間、グラシイ・ナロウズでくらしたことのある写真家宮松宏至（一二、一三、三三二ページ参照）は、その著作「インディアン居留地で見たこと（副題省略）」のなかで、「一九八〇年三月、リード・インターナショナルは居留地に対する保証として千五百万カナダ・ドル（以下カナダを略してドルと表記。二〇〇四年四月一日現在、一カナダ・ドル、七九・二二円）を残して、ドライデン工場をＧＬＦＰ社に売り渡し、オンタリオ州から引き上げてしまった」とかいているが、一九八六年七月二十八日に施行された「グラシイ・ナロウズとイズリントン（ホワイトドッグ）のインディアン・バンド水銀汚染損害賠償協定」のもとになった一九八五年十一月の「和解協定のための覚書」にカナダ連邦政府インディアン・北方省、オンタリオ州政府、ＧＬＦＰ社、グラシイ・ナロウズ、イズリントンと、リード製紙六者の署名があるから、「あとのことは、しらぬ存ぜぬ」でにげだしたわけでもなさそうだ。ただ、水銀汚染問題の交渉の場や条約署名の場には、リード製紙の関係者は一切顔をださず、いつも顧問弁護団がすべてをとりしきっていたという先住民《ファースト・ネーション》側の証言がある。』（『カナダのミナマタ?!』原稿から引用）

注12　一九九九年八月の予備調査（取材）をかわきりに、二〇〇四年四月六日から九日にかけての基礎資料《データ》再確認調査まで。

イントロ・インタビュー■先住民《ファースト・ネーション》指定居住区《リザーブ》ホワイトドッグとグラシイ・ナロウズのことなど

一九四〇〜一九五〇年代の元祖・森人《オジブワ・ファースト・ネーションズ》たち

キャスリーン・キャンベル

一九二四年二月十四日生まれ（八十歳＝二〇〇四年四月現在。以後の面接調査《インタビュー》〔取材〕対象者の年齢も同様。ただし、正確な生年月日を聞かなかった、あるいは聞きだすことのできなかったケースがおおいので子どもの年齢は面接調査《インタビュー》〔取材〕時のままとした）。元指定居住区《リザーブ》巡回看護師《フィールド・ナース》。二〇〇四年現在、カナダのオンタリオ州の田舎町ケノラ（人口一万五千八百三十八人＝二〇〇一年現在。それ以後のデータ未入手）の町はずれでひっそりと隠遁生活をおくっているキャスリーンが看護師資格を取得したのは一九四六年。ウィニペグ・ジェネラル・ホスピタルで研修をうけて看護師になった。はじめての仕事場は、彼女の父がインディアン・エージェントをやっていた指定居住区《リザーブ》ノ

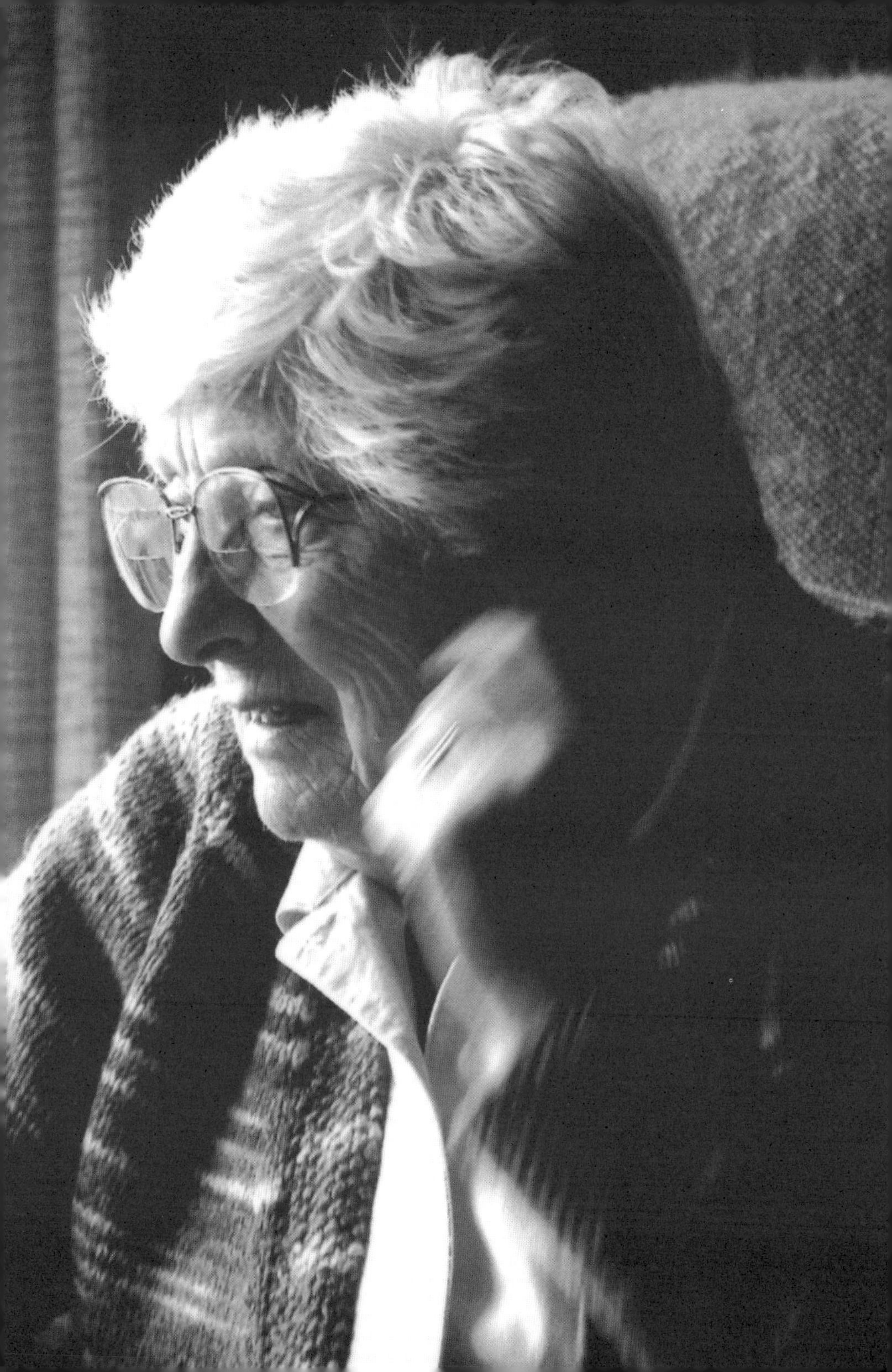

ルウェー・ハウス（マニトバ州）の健康《ヘルス》管理センター。ガンにおかされ死の床にあった父の看病をしながらそこで看護師として働く。その後、クロス・レーク指定居住区《リザーブ》で現場の仕事を学んだあと、一九五一年にトロント大学で公衆衛生の学位を習得。卒業後、ケノラ市を基地にしながら、グラシイとホワイトドッグをふくめオンタリオ州で十八か所の指定居住区《リザーブ》の巡回看護師《フィールド・ナース》を一九五四年までつとめる。私設秘書雇用事件（注一）でこの仕事をやめ、アルバータ州南部（フット・ヒルズと呼ばれている地方）の巡回看護師《フィールド・ナース》として働いたあと、一念発起、ふたたび大学にもどる。一九五七年、ミギル大学で看護師の学位を取得。当時は、大卒の看護師はすくなく、サスカチュワン州北部全体の巡回看護師《フィールド・ナース》の管理をする仕事（スーパーバイザー）に従事。現場主義者の彼女自身は、指定居住区《リザーブ》をめぐり歩く巡回看護師《フィールド・ナース》の仕事にもどりたかったが、国は、高学歴の彼女を現場に派遣すると組織の秩序が乱れることを理由に拒否。はじめはインディアン省所属のスーパーバイザーだったが、カナダ連邦政府がインディアン・ヘルス・サービスという組織をつくったときにそちらに移籍。結局、キャスリーンは一九四六年から五九年まで十四年間指定居住区《リザーブ》の巡回看護師《フィールド・ナース》とその管理職に従事していたことになる。

注一　担当指定居住区《リザーブ》がふえるにしたがって、デスクワークに忙殺されるようになったキャスリーンは、現場にでかける時間をおおくつくりたいと思ってインディアン・ヘルス・サービスに秘書の雇用を申請したが拒否される。そこでやむなく彼女は、自費で女性秘書をやとう。硬直した官僚機構は、その秘書の解雇をキャスリーンに命じる。すったもんだの末に、女性秘書を組織にのこすことを条件にキャスリーンは自主退職する。「わたしには、なにもうしなうものはなかった……彼女はその後、定年まで役所で働いたのよ」とキャスリーンは、笑いながら語った。

「おまえ、おれの家に顔をだしたら、撃《う》ち殺すからな!」

とアルバータ州ハイ・リバー指定居住区《リザーブ》に住む精悍《せいかん》なインディアン（二一ページ写真上）――そう、当時、ファースト・ネーションという言葉で彼らを呼ぶ人は、だれもいなかった。キャスリーンは、面接調査《インタビュー》（取材）中、なんの偏見もなくインディアンと言いつづけた――がさけんだ。彼は白人《コケージョン》嫌いの過激派の闘士だった。

巡回看護師《フィールド・ナース》としてベテランになっていたキャスリーンの担当地区としてあらたにハイ・リバー指定居住区《リザーブ》が加わっていた。

一九五六年二月、冬には零下二、三十度まで気温がさがるカナダの指定居住区《リザーブ》で肺結核が猛威をふるっていた。ハイ・リバーの先住民《ファースト・ネーション》の血液検査をしたところ、たくさんの人が結核にかかっていることが判明した。

「わたしをまえにおどしたインディアンも結核にかかっていることが、わかったんです。その結果を彼に知らせるために、彼の家に行こうとしたら、行ってはダメ、あの人はあぶない、なにをされるかわからない、と指定居住区《リザーブ》の学校の白人《ホワイト》の教師たちが本気でとめるんです。結果を知らせるのは看護師の義務だから、わたしは行く、と言いはったら、みんなが一緒についてきてくれた。雪のおおい年だった。道中、深い雪に車がうまってしまいました。わたしはみんなをそこにのこして、歩いてひとりで彼の家に行った……結果として、一対一でむきあったのがよかった。わたしははじめから彼と、ふたりっきりで話したかった。そしたら……」

いきなり鉄砲をつきつけられた。で、彼は言った。

「おれは、このまえ忠告したはずだ。おまえを殺す」

彼が鉄砲の安全装置をはずす。かわいた金属音とともに発射準備完了。

「わたしを殺すまえに、ひとことだけ言わせて。あなた、病気なの。このままでは、家族をまきこんで、みんな死ぬわよ。あなたは、治療をうけなきゃダメ。病院に行かなきゃダメなの。あなたが家族を愛していることはわかる。外の世界から家族を守りたいこともわかる。白人《ホワイト》の医療を、あなたは信じていないだろうけど、あなたの病気はここでは、なおらないの。ここにのこるのはあなたの勝手。でも、そのときは家族をまきこむことになるわ。そのことだけは肝《きも》に銘じて、その覚悟でのこりなさい。みんな死ぬのよ」

銃口は、彼女にむけられたままだ。

「わたしは、これから帰る。あなたに言うべきことは、すべて言った。あとは、あなたの判断次第。いまから、うしろをむいて、このまま去ります。あなた、むこうをむいたわたしを撃《う》ってもいいんだけど、インディアンは、人をうしろから撃《う》つような人間じゃない」

と言いながら、実際に、うしろをむいてキャスリーンは、戸口のほうに歩きはじめた。

「おい、おまえ、とまれ！　なんで、おまえ、ここまでするんだ」と彼。「だって、これがわたしの仕事」と彼女。

いきなり鉄砲をつきつけたこの男と、最後はなかよしになった。

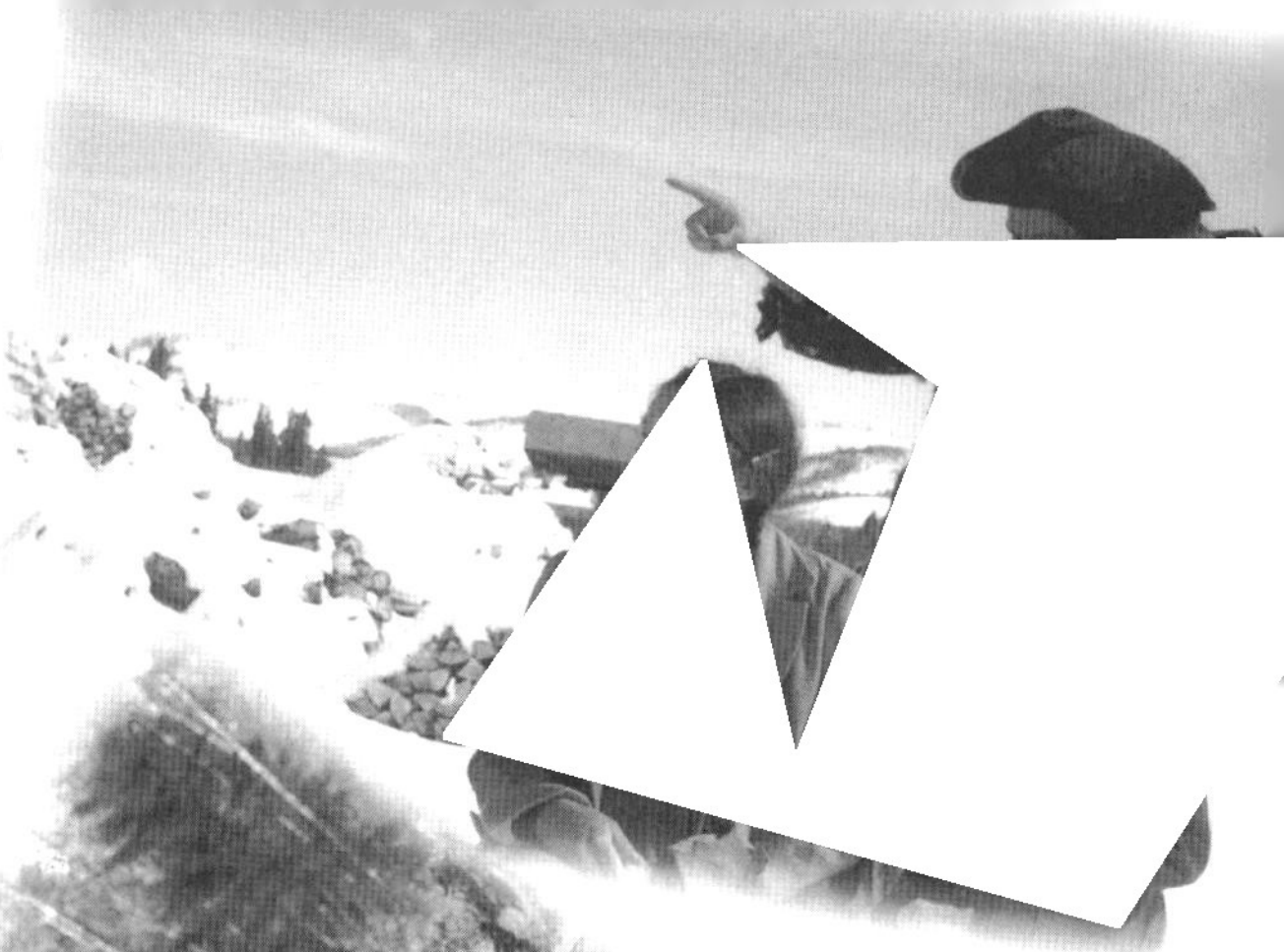

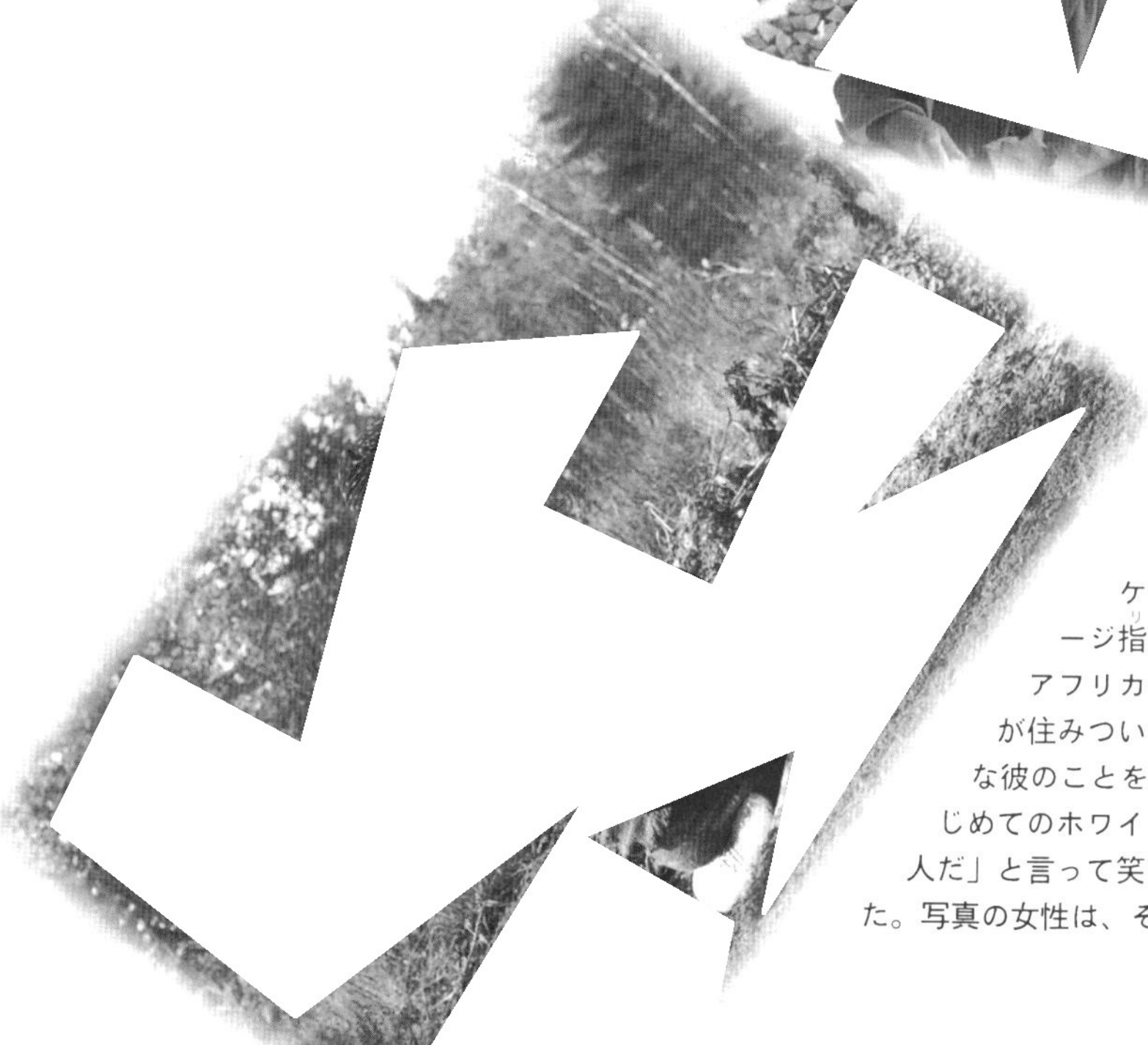

ラット・ポーテージ（現在のマッケンジー・ポテージ指定居住区《リザーブ》）にアフリカ系アメリカ人が住みついていた。みんな彼のことを「おまえ、はじめてのホワイト・マンの住人だ」と言って笑い話の種にした。写真の女性は、その人の末裔《まつえい》。

ラック・ラ・クロアの先住民《ファースト・ネーション》の家族。男は目のまえの湖を指さして女性になにか説明をしている。

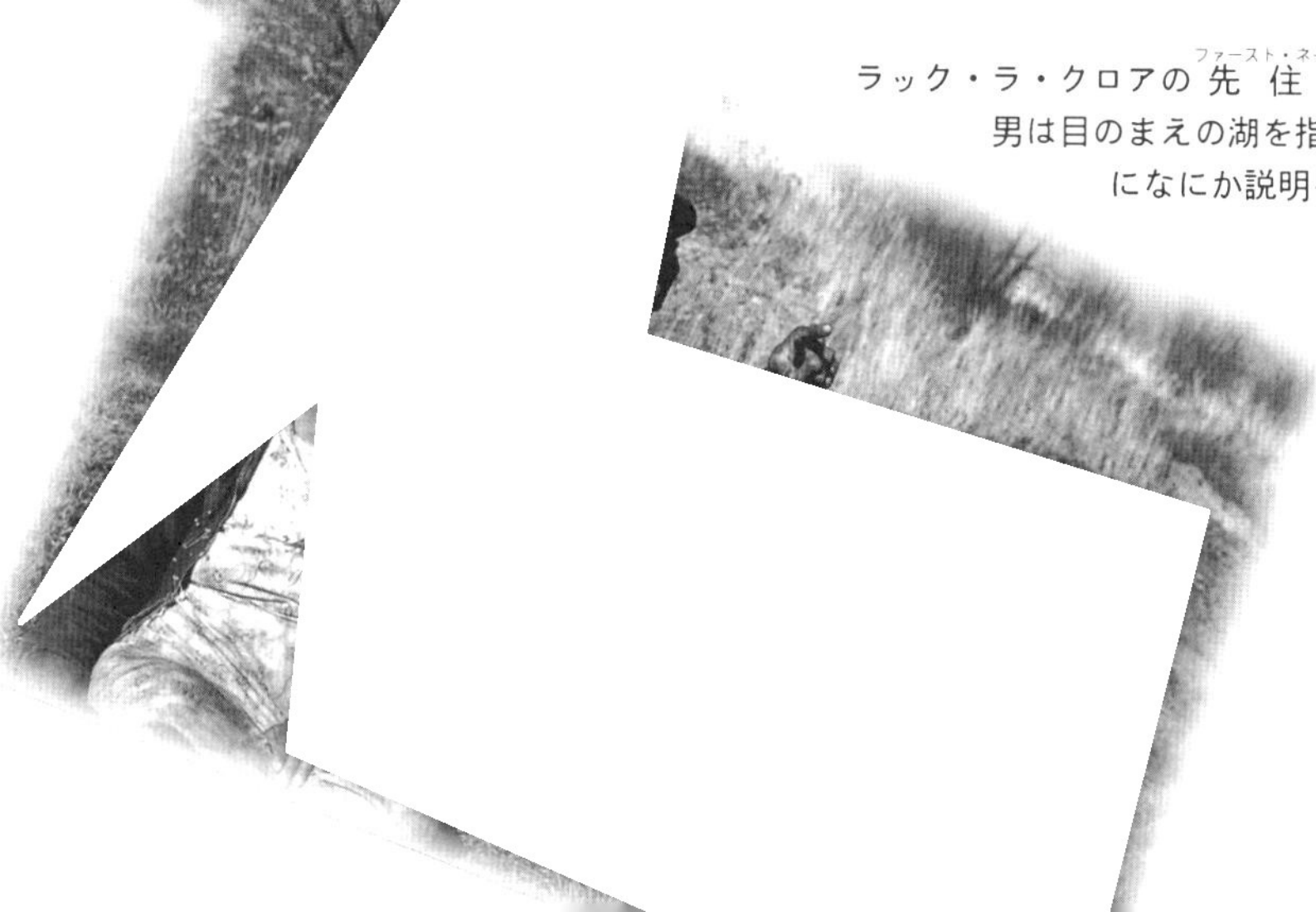

——で、結局、どうなったんですか？

「結局、なんだかんだといろいろ話しているうちに、なかよしになっちゃって（笑）……わたしは写真機をいつも持ち歩いている。ドイツのライカ。フィルムはコダックとアグファ。彼、家の外にでて、雪のなかでわたしが注文したポーズで写真をとらせてくれたの（二一ページ写真上）……インディアンって根はとってもいい人たちなの……おもしろい人がいっぱいいたわ……そう、そう、いつのころからか、先住民《ファースト・ネーション》の村《バンド》にひとりのアフリカ系アメリカ人（二一ページ写真中参照）が住みついた。彼らと生活をともにしたはじめての異人種。みんな、彼のことを、『おまえ、はじめてのホワイト・マンの住民だ』って（笑）」

「母リアムの第一言語はクリー語でした。英語よりもクリー語で話すのが好きでした。インディアンだったかって？　いいえ、彼女はスコットランド系白人《ホワイト》でした。母方の祖先は、マニトバ州初のセルカーク開拓者（注一）。わたしの父、アーネスト・グッドマンははじめ、開拓者として移民してきました。農業に精をだしました。ところが、大平原火災があって、父はそれまで努力してきずいてきたものすべてをうしなってしまったんです。それで、平原地帯の指定居住区《リザーブ》の学校（二三ページの写真）の先生になったんです。第二次大戦がはじまるまでは、ずっと先生をやっていました。彼は政府のインディアン政策に批判的でした。第一次大戦では空軍のパイロットとしてドイツと戦いました。第二次大戦も空軍でした。第二次大当時の指定居住区《リザーブ》の学校。先住民《ファースト・ネーション》の先生はすくなかった。この人はその数すくない先生のひとり。イギリスのエリザベス女王の写真（黒板の左上）に注目。

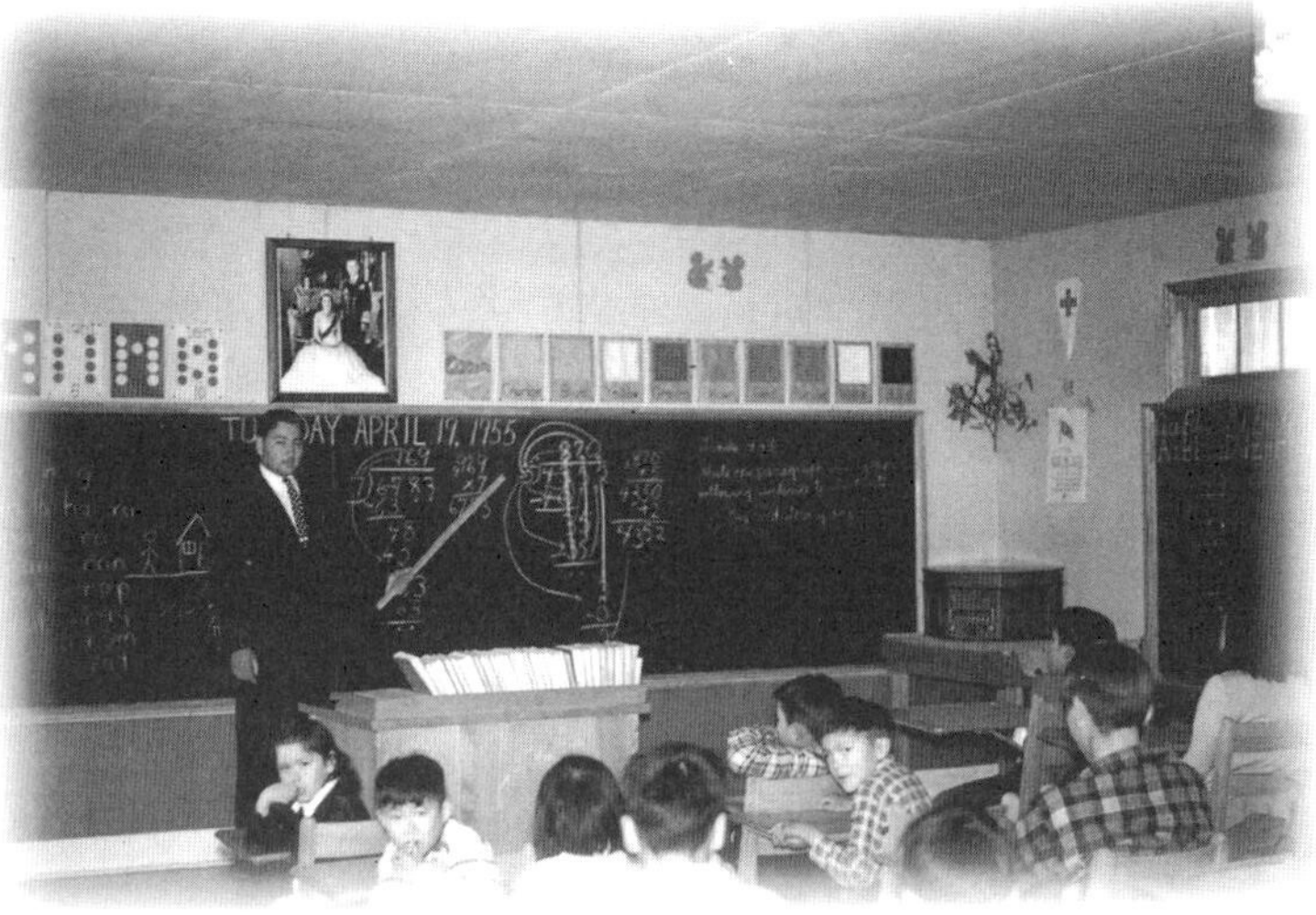

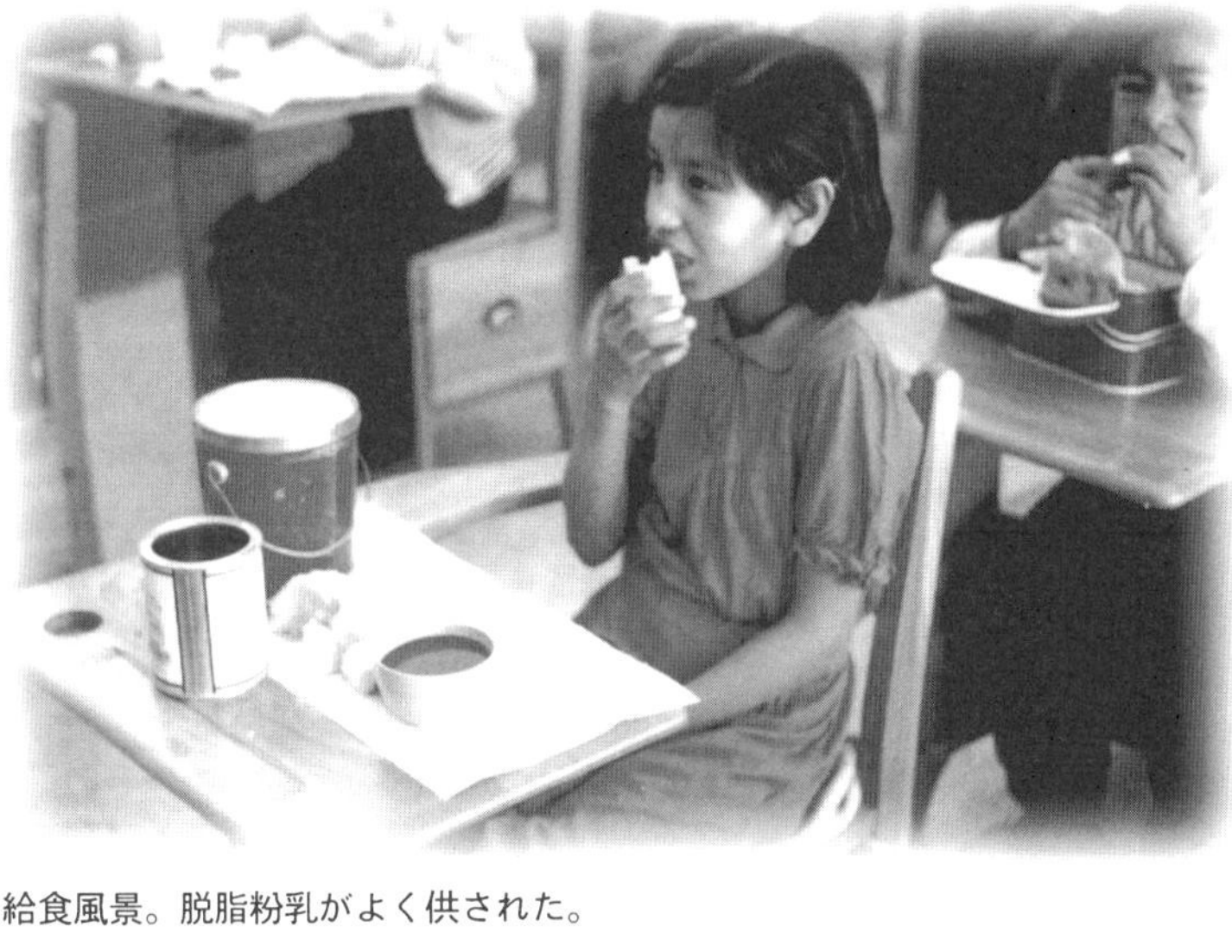

給食風景。脱脂粉乳がよく供された。

戦中、二、三日の休みがとれたときに、首都オタワに彼は行って、当時のインディアン省のトップにアポなしで面会強要。すったもんだのすえに、トップと会うことができたんです。カーネル・クラークという人です。しつこさが勝ったのね。そして、指定居住区《リザーブ》で教師をやっていた時代からいだいていたインディアン対策論をとうとうとぶったんです……もっと、インディアンの立場にたって行政をやれ、と。白人《ホワイト》はインディアンの独立心をうばってしまった。人は独立心をうしなうとまえむきに生きる意欲もなくなる。白人《ホワイト》の父親的温情主義《パターナリズム》があだになっている。みなおなじ人間である。でも、それぞれ、ちがう文化を持っている。忘れてはいけないのは、ちがう文化を持っている人間は、おたがいに相手の文化を認めあって、敬意をはらうべきだ。ようするに父の主張は、白人《ホワイト》の主流社会《アーバン・ソサエティー》で生きている人間とおなじような〝独立《インディペンデンス》〟を彼らにあたえるべきだというものでした。父は〝思いあがった支配や過保護型の指導方針〟に批判的だった。父はおなじ人間同士、おなじ立場で接するべきだという思想の持ち主でした」

　キャスリーンはそんな父の思想（人間観）から強い影響をうけた。

「余談になりますが、母の兄、わたしのおじさんも父に似て公平なものの考え方をする人でした。当時、国はインディアンを定着型農耕民族にしようという政策をすすめていたくせに、彼らがお金を持っていても、馬一頭、牛一頭、国の許可なしに売ったり買ったりすることをゆるさなかった。こんな矛盾したやり方はないと思ったおじさんは、彼の管理する指定居住区《リザーブ》でインディアンが自由に新生活に必要なものを売買していいようにしたら、あわてたインディアン省は彼をクビにしてしまった……話が横にそれました……父の話にもどります。父がカーネル・クラークに腹をくって意見具申に行くと手紙で知らせてきたとき、母もわたしも、これで戦争がおわったら指定居住区《リザーブ》で父は働けなくなると思っていました。ところが、まわりをイエス・マンにとりかこまれていたワンマンのカーネル・クラークは、父の強烈な主張になぜか感銘をうけたらしく、戦争がおわるまえから、『戦争がおわったら、マニトバ州のノルウェー・ハウス指定居住区《リザーブ》の指導をすべてまかせるから、好きに管理してみろ』と言ってくれたそうです」

戦後、彼はその指定居住区《リザーブ》を彼の理想にもとづいて管理した……そんな父に育てられたキャスリーンは、子どものころから、先住民《ファースト・ネーション》指定居住区《リザーブ》に住み、先住民《ファースト・ネーション》のもろもろを「からだで知っている数すくない白人《コケージョン》」のひとりとなった。もっとも、教育をうけるために、少女時代、指定居住区《リザーブ》に住んでいる両親のもとをはなれて、ウィニペグ市（マニトバ州州都）で医者をやっているおばあさんのところから学校に通ったこともあったが……。おばあさんはカナダ初の女医のひとりだった。

先住民《ファースト・ネーション》と身近に接触する機会のおおかった母方の祖父もふくめれば三代にわたって彼らと深くかかわって生きてきた一族の末裔《まつえい》キャスリーン。その巡回看護師《フィールド・ナース》としての仕事看護師の仕事は多岐にわたる……ジフテリアの免疫注射をするキャスリーン。

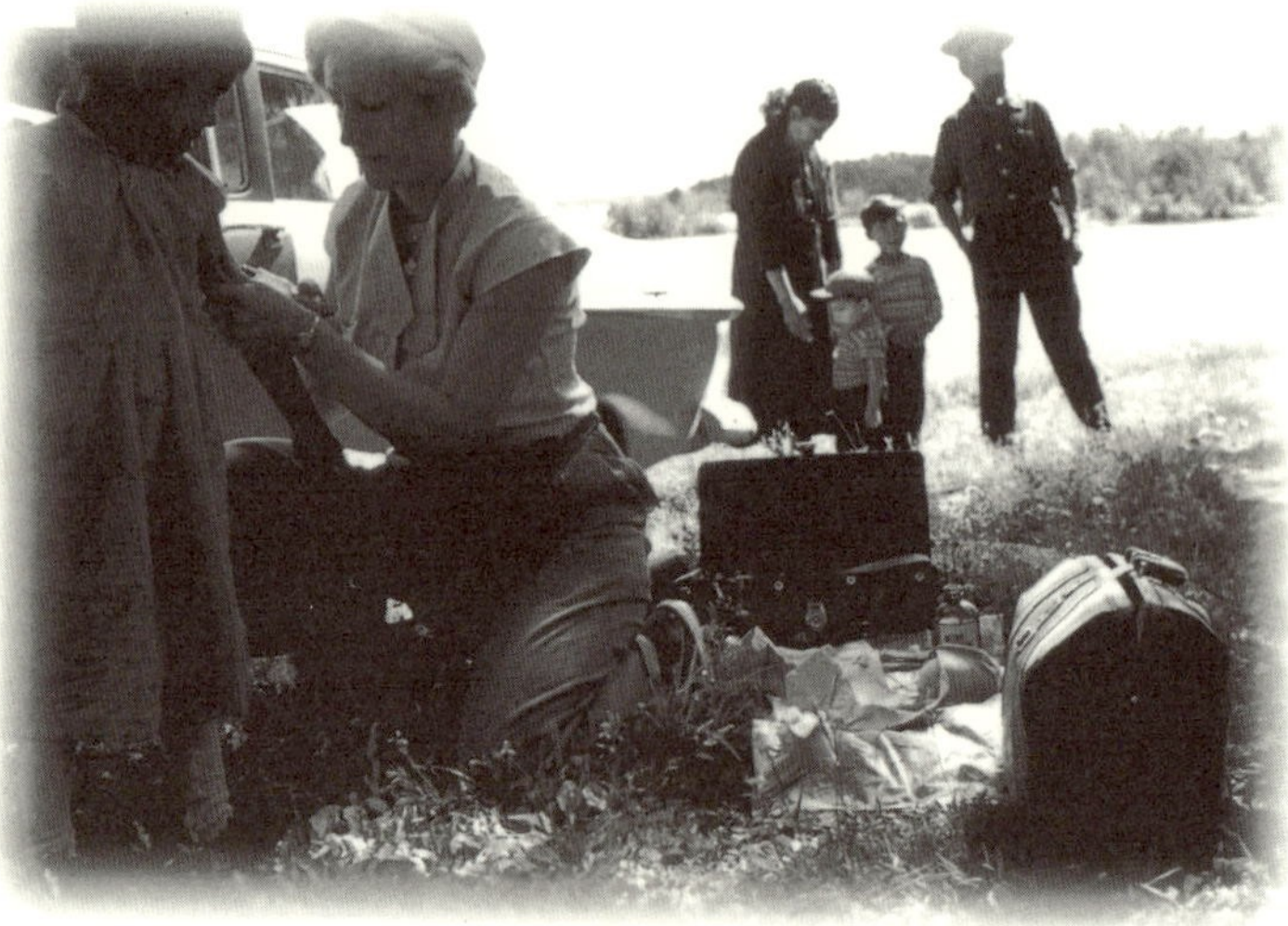

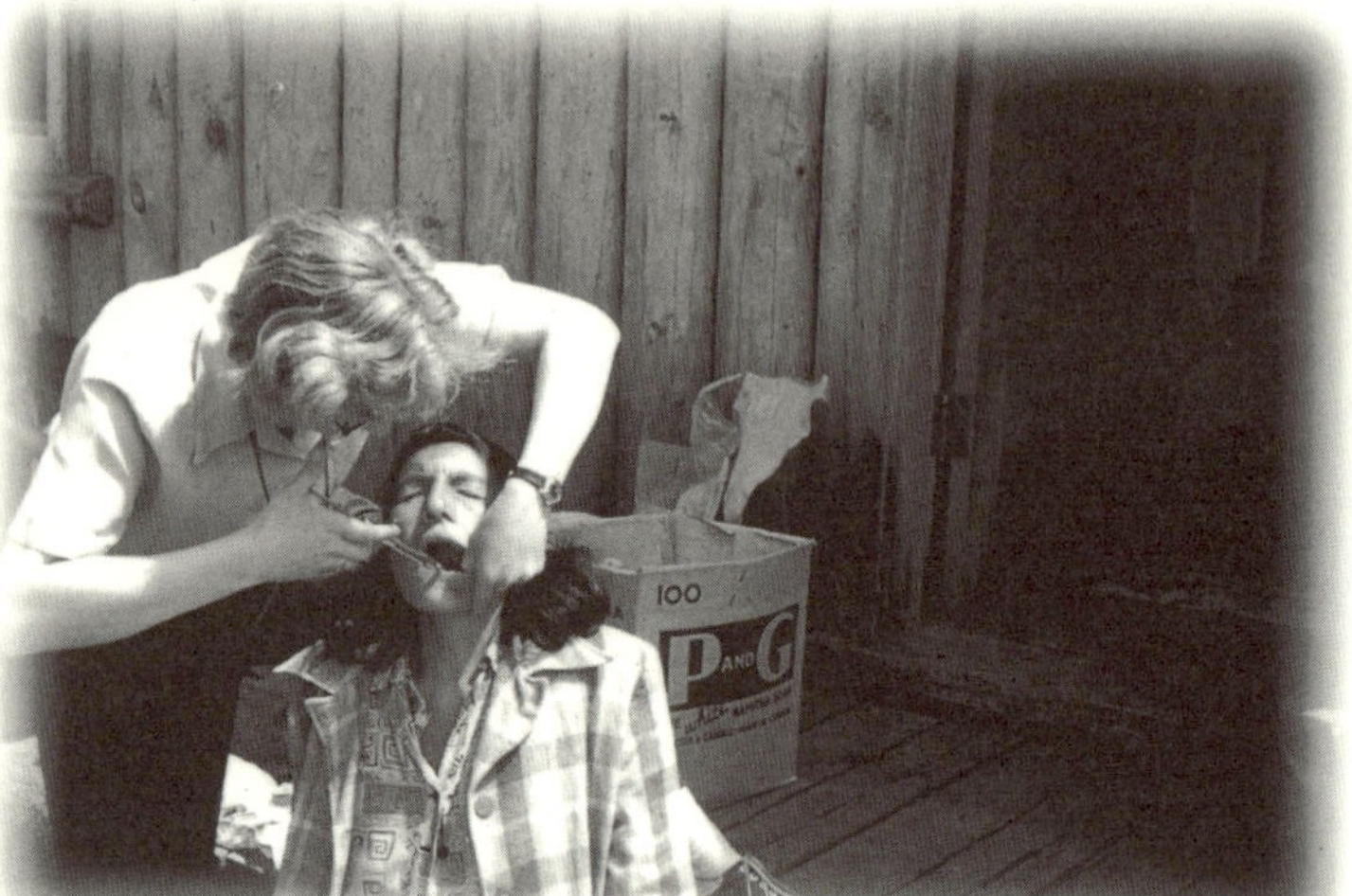

ときには、歯医者の仕事も。

グラシイやホワイトドッグ周辺では、カヌーでの移動は、当時、大切な交通手段のひとつだった（1950年代のグラシイの先住民《ファースト・ネーション》）。

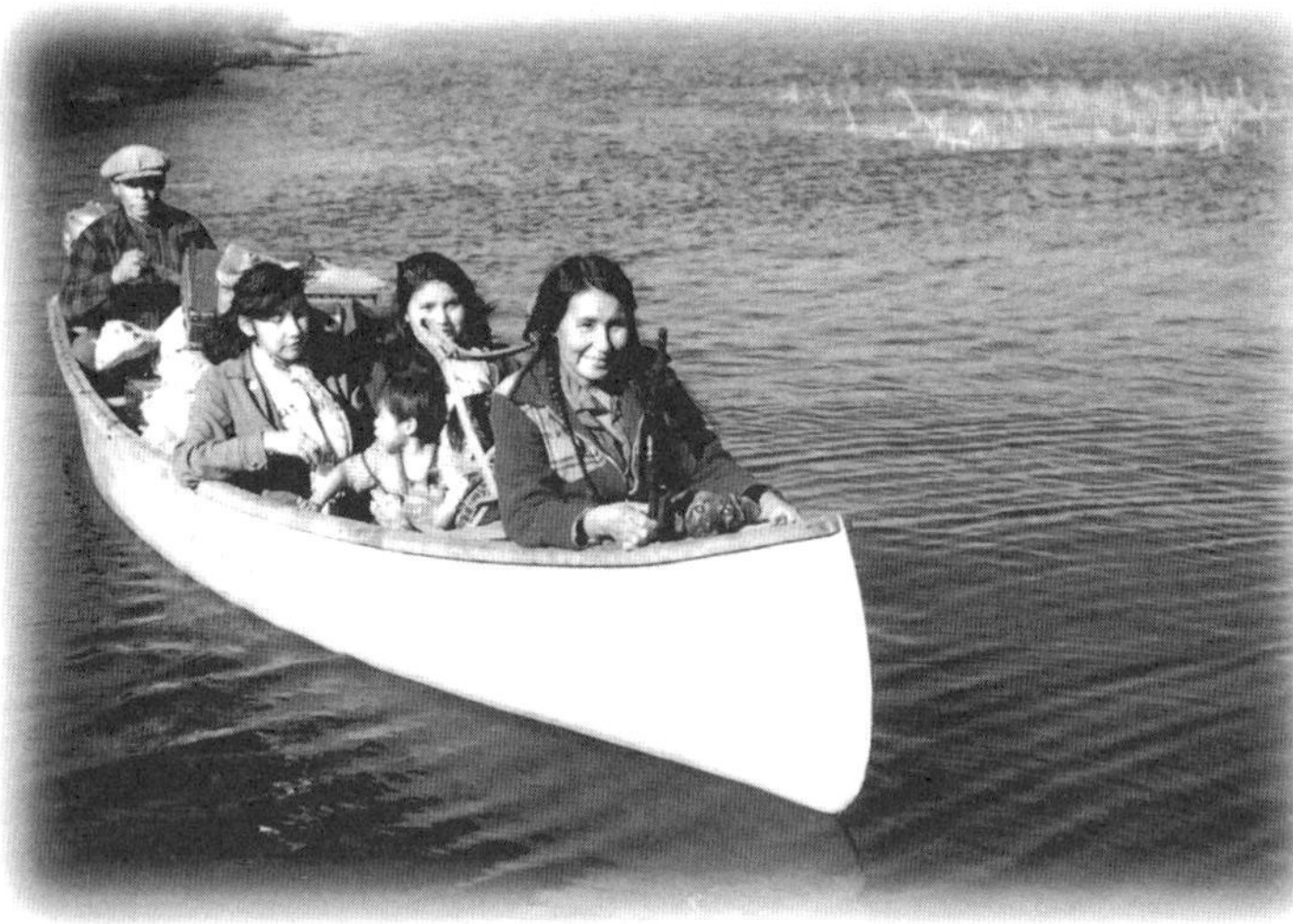

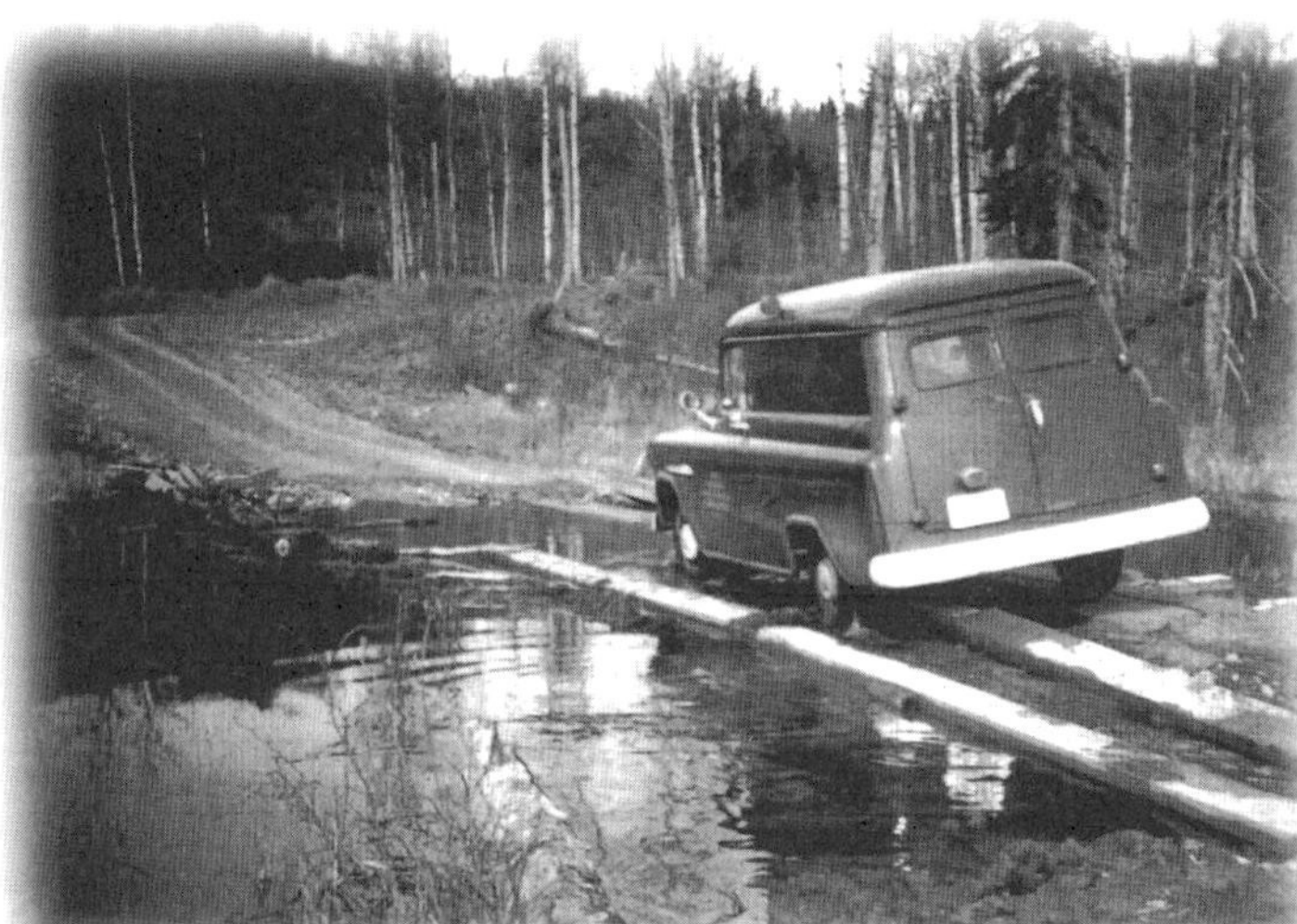

丸太道路《コーデュロイ・ロード》は、悪路の連続だった。

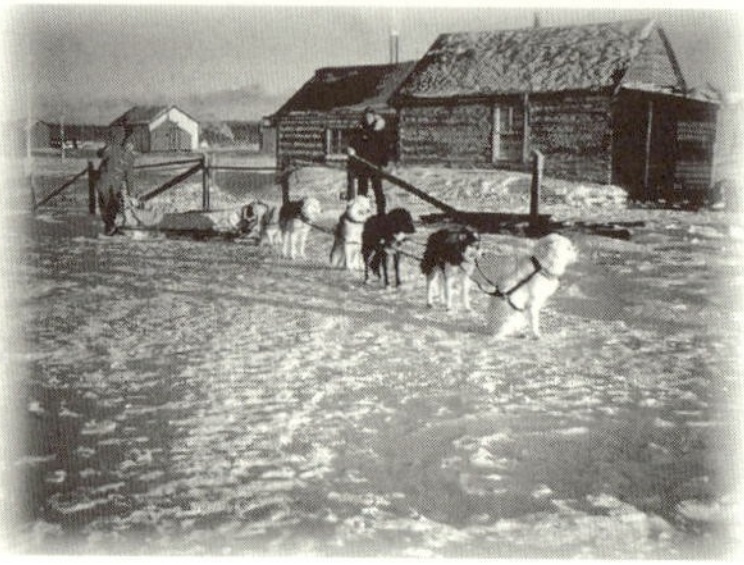

冬は犬橇《そり》で移動することもあった。

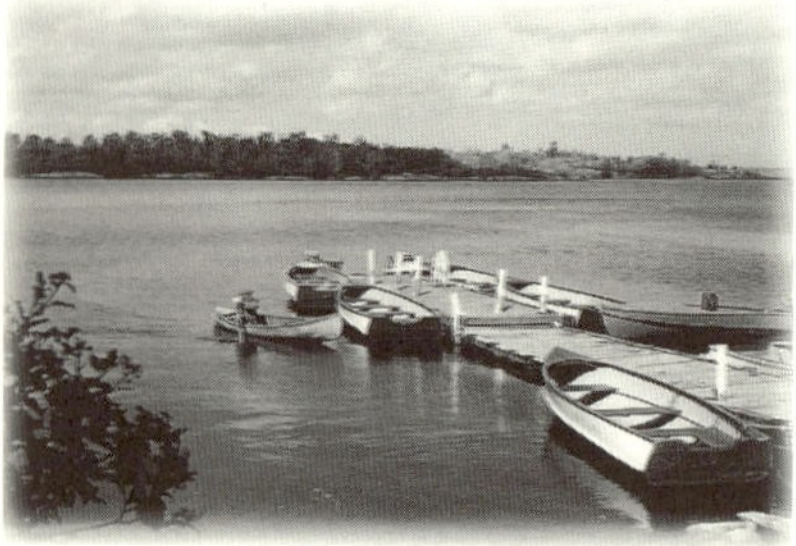

年に一回、各指定居住区《リザーブ》を巡回診断するときに、看護師はレントゲン検査器具などをこうした舟につんで運んだ（一九五〇年代初頭、ノース・ウエスト・アングル）。

は多岐にわたる。先住民《ファースト・ネーション》の健康指導と医療（二六ページ写真上）はもちろんだが、家族相談にのったり、ときには歯医者の仕事（二六ページ写真下）もやったりした。僻地《へきち》にある指定居住区《リザーブ》へたどりつくだけでひと苦労。交通手段もさまざまだった。

「飛行機、車、船、カヌー（二七ページ写真上のようなかたちをした先住民《ファースト・ネーション》の舟）、犬橇《ぞり》（上の写真）、馬車、たまには、しかたなく途中から歩くこともあります。アルバータ州勤務のときは、冬の道になやまされました。道があるといっても、〝丸太道路《コーデュロイ・ロード》〟（二七ページ写真下）ですからね……

……道に丸太が横にならべてあるの……雪が降るとおなじ太さでない丸太は、車の重さですべって、あっちこっち、ちがう方向をむく。すると、車のタイヤが丸太と丸太のあいだに、はさまって……しょっちゅう車をおりて、医療器具をはじめ車のなかの荷物をおろして、車をおしあげなければならなかった。『医療を僻地《へきち》へ！』という情熱に支えられて必死だったけど……。でも、苦しいことばかりじゃなかった。いつもカメラを持っていて写真をとるのは、楽しかったわ」

キャスリーンは、目をきらきらさせながら語る。

――グラシイとホワイトドッグには？

「おもに飛行機と船――ときにはカヌーで行った。毎年六月と七月は大移動だった。おおきな船にレントゲンなどの重い機材をつんででかけて、健康診断をやった。この時期に巡回担当地のすべての人の健康診断をやるの。このときは、インディアン・エージェントと警官建設中の学校の視察にやってきたインディアン・エージェント（右からふたり目）。通訳（右から4人目）と警官（右端）が同行した（1953年ごろのホワイトドックにて）。

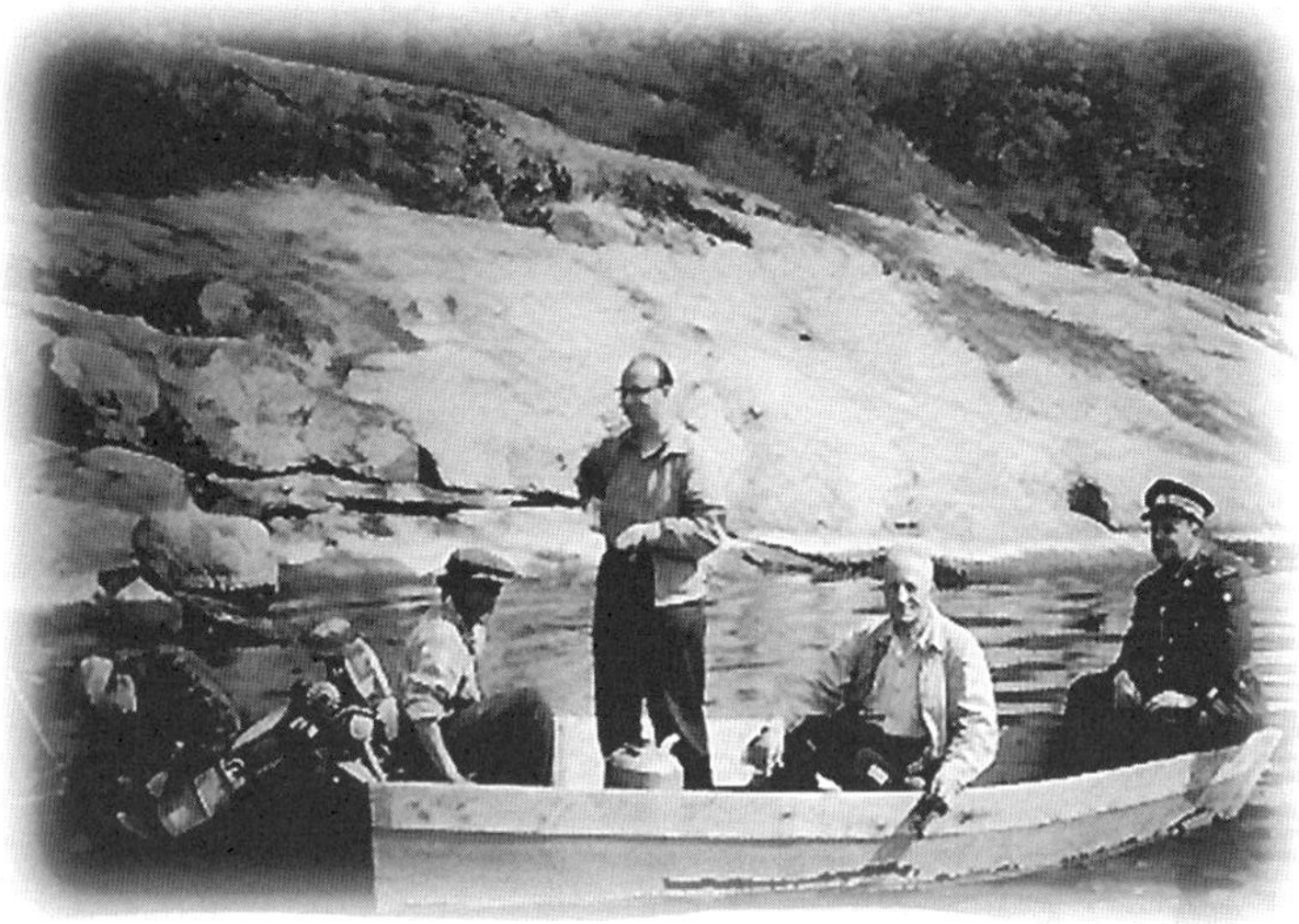

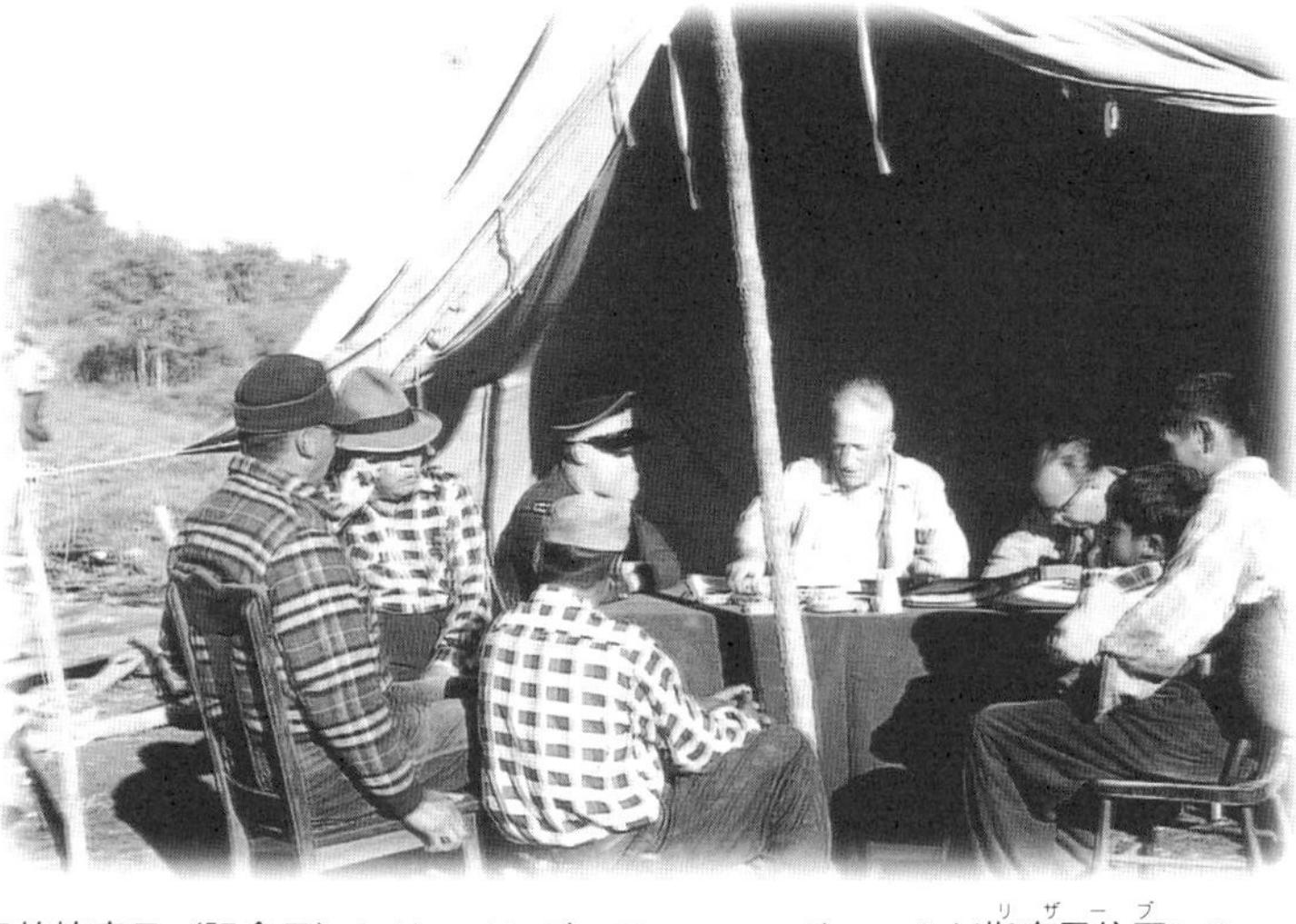

条約協定日（記念日）には、インディアン・エージェントが指定居住区《リザーブ》にやってきて、みんなに5ドルずつくばる。テントの支柱のむこう側にすわっているのがインディアン・エージェント。

が一緒（二九ページ写真）。八月から翌年の五月までは通訳をひとりつれて毎月かならず一回、担当の指定居住区《リザーブ》をまわる。冬は飛行機でまわるんだけど、気候が急変することもたびたびで、診断のためにたまたまおとずれたボール・レーク・ロッジ（二二六ページ参照）で、何日か〝避難滞在〟せざるをえないこともありました」

——経営者のアメリカ人、バーニーとメリーアン・ラム夫妻（二三〇ページ参照）は、イングリッシュ・ワビグーン水系で水銀汚染問題がおきたときに、いちはやくたちあがった人として有名ですが……。

「ちゃんとした人間でした。春から秋にかけて、ロッジに住みこんで釣り案内人《フィッシング・ガイド》をやっているインディアンがおおかったから、指定居住区《リザーブ》だけではなく、あっちこっちのロッジもまわったんです。ラム夫妻は、インディアンの案内人《ガイド》さんたちを人間あつかいしていました」

ほかのロッジの経営者はどうでしたか？　と聞いたら、キャスリーンはさりげなく話題をかえた。彼女は、人の噂話をしないし悪口を言わない。

キャスリーン、先住民《ファースト・ネーション》を語る。

「一九四〇年代から五〇年代のインディアンの生活はいまにくらべれば、たしかにまずしかった。衛生状態もよくなかった。もっとも、いまの彼らの生活水準が目をみはるほど向上したわけではありませんが、あくまで比較すればという話です。なんだかんだと言っても、いクック・テントで料理中。ブルーベリー摘みのために遠出するときや、狩りの最前線トラップ・ラインなどでは、このようなテントで生活した（ラット・ポーテージ）。

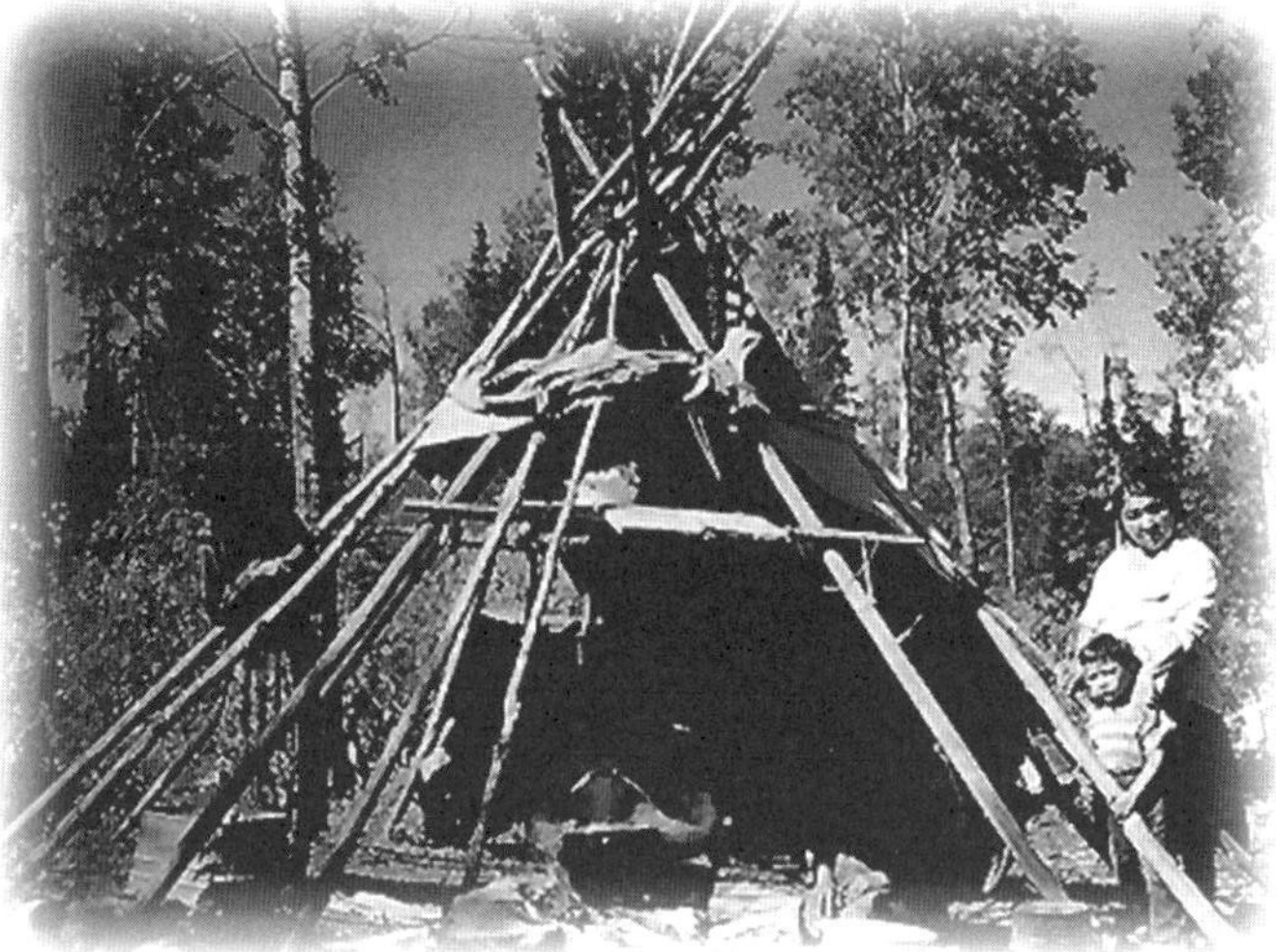

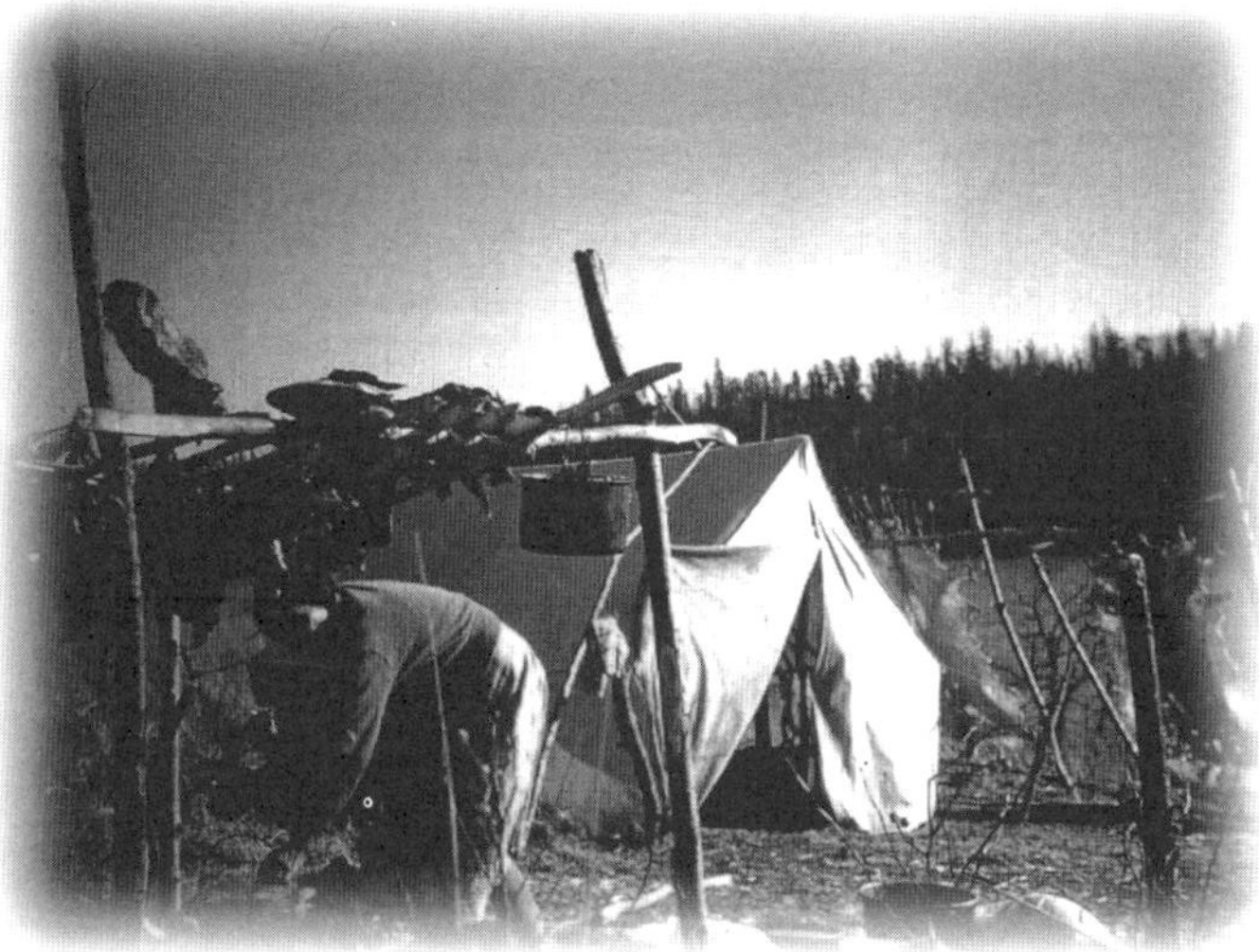

テントのまえでシカ肉の燻製をつくっている先住民《ファースト・ネーション》（ホワイトドッグ）。

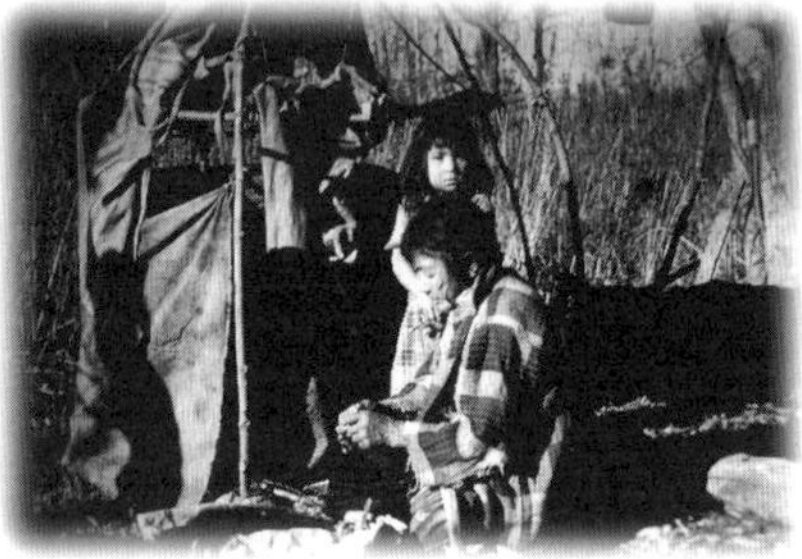

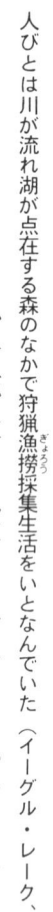

人びとは川が流れ湖が点在する森のなかで狩猟漁撈《ぎょろう》採集生活をいとなんでいた（イーグル・レーク、一九五〇年代初頭）。

まは、一応、彼らは〝家〟に住んでいます。でも当時は、テント暮らしの人がいたし（三一ページ写真）、丸太小屋に住んでいる人もいましたが、それだって、粗末な家がおおかった。段ボールで丸太のすき間をうめているような、ね。でも、人びとは、自給自足で心豊かな生活をしていました。森の動物と川や湖の魚とワイルド・ライスなどの狩猟漁撈《ぎょろう》採集生活（上段写真、三三、三四ページ写真）を堪能していました……冬をこすのはたいへんでしたが」

と、先住民《ファースト・ネーション》事情に精通した人なら、だれもが語る〝通り一遍〟の話をしたあと、キャスリーンは、独自の〝先住民《ファースト・ネーション》文化論〟を展開した。

「ずばり、彼らの文化は〝バクチ魂を持つ文化〟です。政府のほかに教会も熱心に彼らを指導しました。日曜日、すなわち神さまの日。ミサ以外は、なにもしてはいけないと教えこもうとする神父。日曜日、はい、安息日という教会の方針に父は賛成していませんでした。暇な人ほど、悪の世界に落ちるというのが父の考えでした」

指定居住区《リザーブ》に宣教にきている神父の冷たい目を無視して、キャスリーンの父はミサがおわったあと、彼女の家族と先住民《ファースト・ネーション》の家族たちと合同の〝持ち寄り野外宴会《アウトドア・パーティー》〟をよくひらいた。その宴会で、運動能力を競う先住民《ファースト・ネーション》のゲームがはじまる。

キャスリーンは、笑いながら言う。

「インディアンはバクチが大好き。体力ゲームがはじまると、みんな、どちらが勝つか賭《か》ける。父も一緒になってね……あきれかえっている神父の顔がおもしろかった……そう、彼ら

魚の網をほしている漁師
（ビッグ・アイランド）。

自宅のまえで、ジャコウネズミの皮をはいでいる先住民《ファースト・ネーション》。左足脇の動物の皮はビーバーの生皮。赤ん坊は、ティカナガン（別名モス・バッグ[苔《こけ》をつめた布製袋]）にはいっている。赤ん坊のオムツに苔《こけ》をつかっていた（水没したワン・マン・レークかホワイトドッグ）。➡

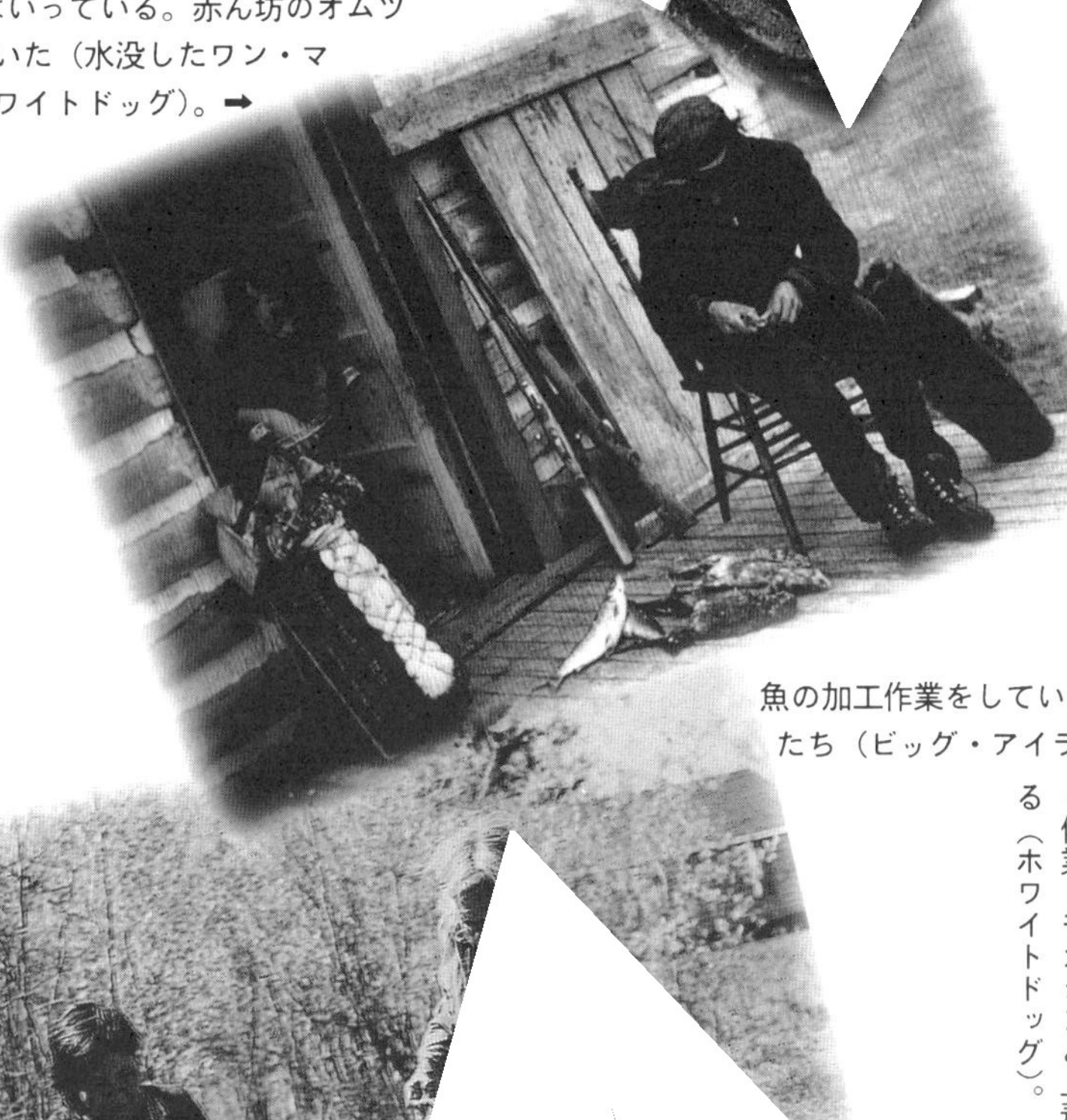

ビーバーの毛皮を家の壁でほしている風景。普通は柳の木の枝で輪をつくってほす。このときは、自宅の壁や戸までつかって、ほさなければならないほど、ビーバーがとれすぎた（ホワイト・フィッシュ・ベイ）。⬇

魚の加工作業をしている女たち（ビッグ・アイランド

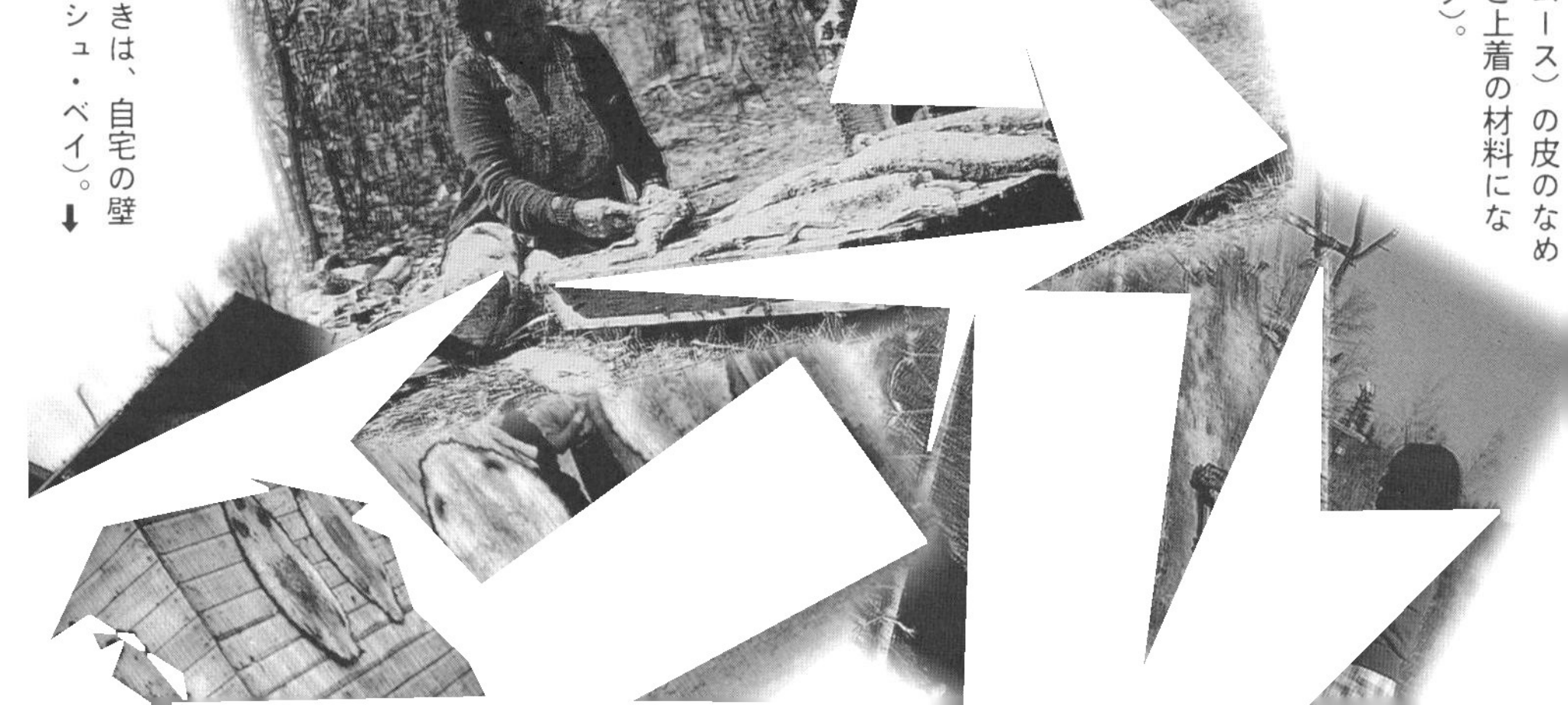

シカかヘラジカ（ムース）の皮のなめし作業。モカシンと上着の材料になる（ホワイトドッグ）。

クック・テントのなかでシチューをつくっている女《ひと》。魚かシカが料理の素材と思われる（ラット・ポーテージ）。

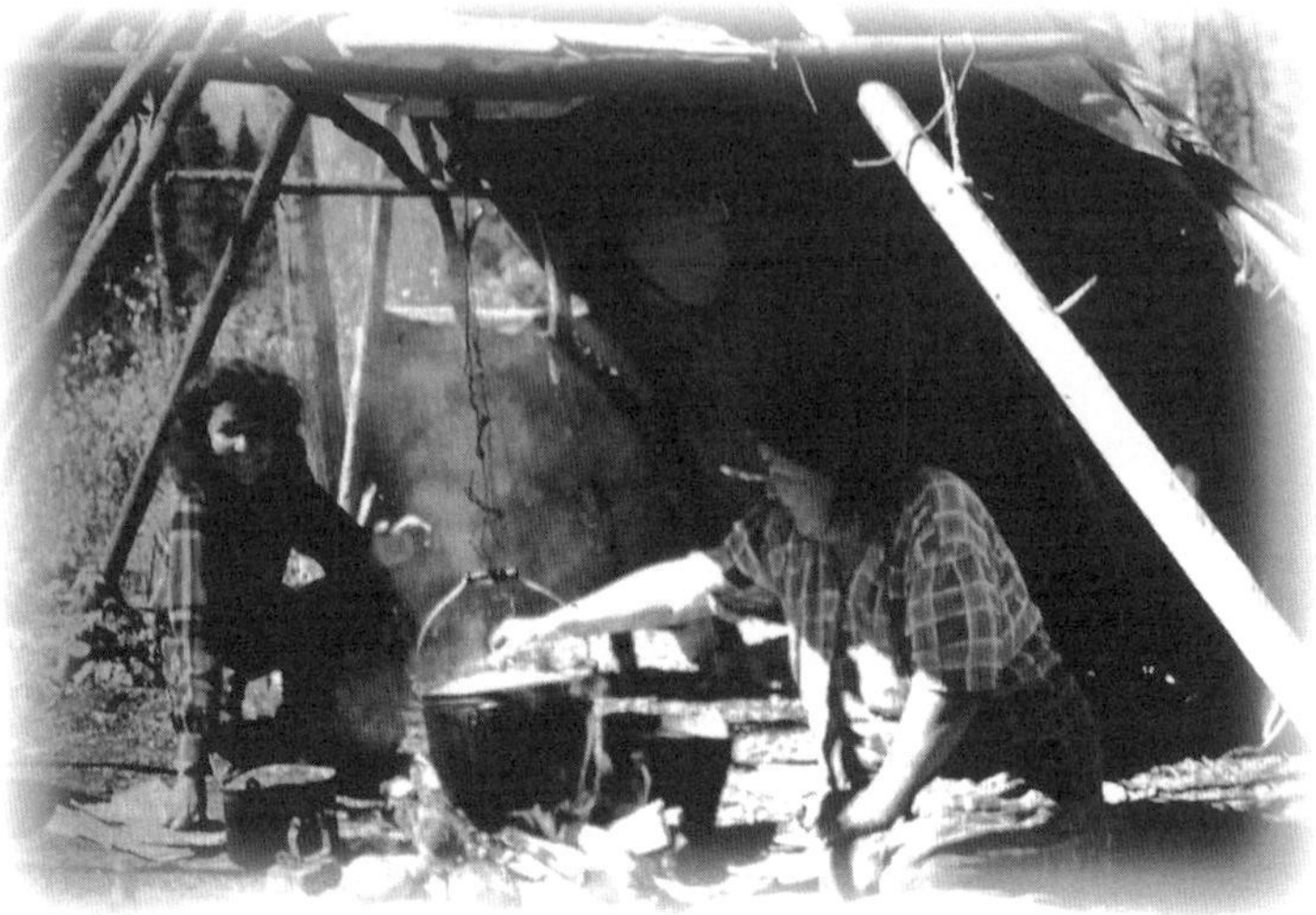

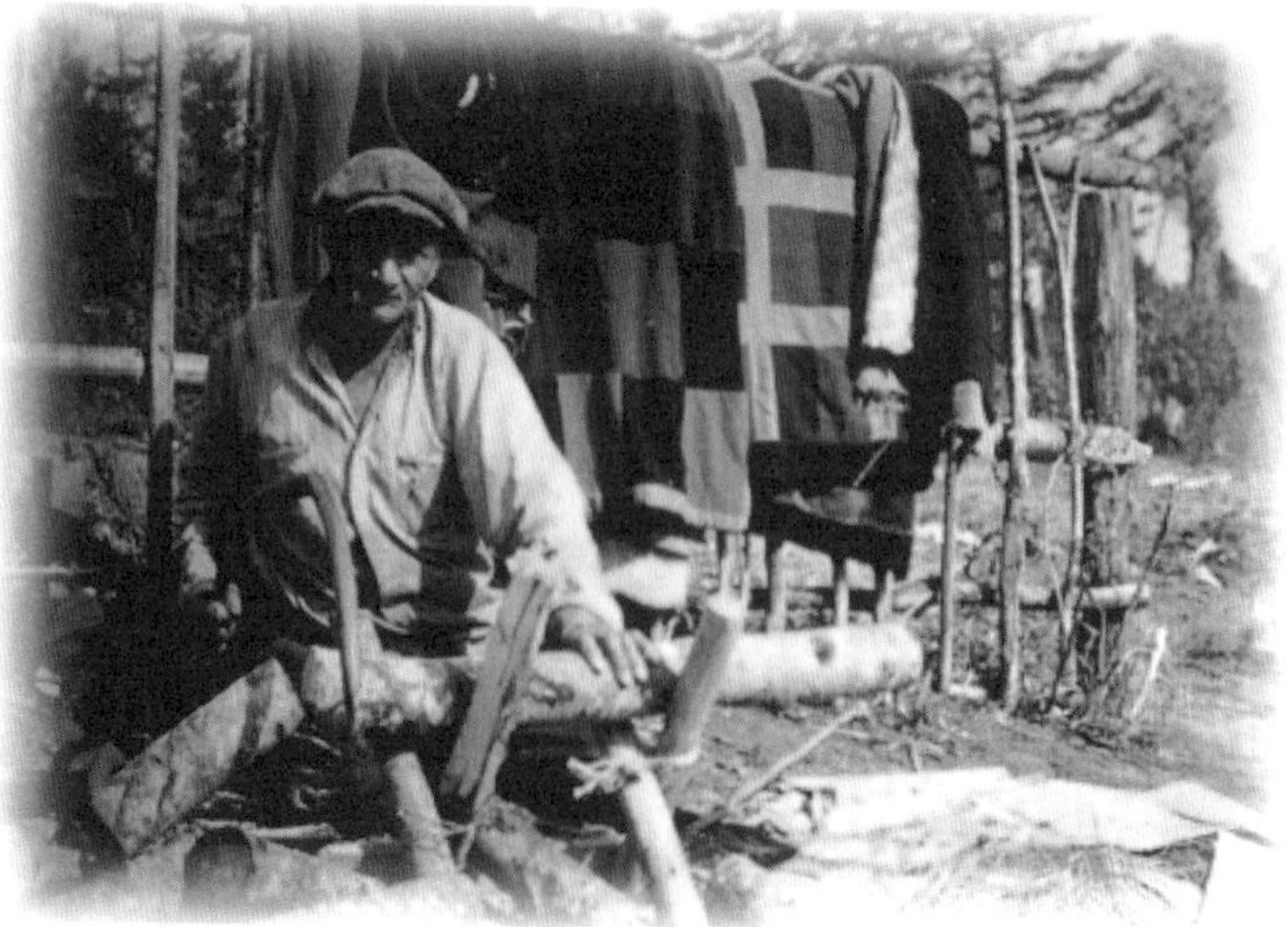

冬のまえにこの人をたずねたら、彼は冬用の薪《まき》の準備をしていた。春になって再訪すると、彼の家のまわりの丸太の塀がなくなっていた。「ひょっとしたら、用意した薪《まき》がたりなくなって、塀を燃料としてつかってしまったのかもしれない」とキャスリーンは笑いながら話した（ラット・ポーテージ）。

の文化は〝バクチ魂を持つ文化〟。それに、ユーモアのある人たち」

幼いころを思いだしながら、あかるい笑顔で話していた彼女が、一瞬、顔をくもらせて、つぶやく。

「残念ながら、インディアンのユーモアのわかる人はすくなかったし、いまもすくない」

キャスリーンの天職は看護師。筋金いりのプロの看護師。

「先住民《ファースト・ネーション》とかかわった、あなたのすべての歴史のなかで、印象深かったできごとは?」

と聞いたとき、彼女はやはり仕事上のエピソードを語った。

「一九五一年からグラシイやホワイトドッグなどで看護の仕事をやっていたころ、女性――とくに妊婦――の栄養不足状態が、とっても気になった。当時、オジブワ族は、狩りでとった獲物をはじめ、すべての食べものをまず主人が食べた。そのあと、子どもが食べる。最後ののこりものを女性が食べるのね。だから、妊婦は、慢性栄養不足状態になる傾向があった。どう改善すればいいのかを、わたしは真剣に考えた。食習慣をかえさせるためには、妊婦たちや主人によくわかる説明方法が必要だった。納得してもらうには、言葉だけの説明ではダメだと思ったの。そこで、目のまえで血液検査をして、栄養たっぷりの主人の血と栄養不足の女性の血を、男にも女にも実際に見せたら、きっと彼らは理解すると思って、ヘモグロビンを検査して分析する器具――その器具は、スペンサー・ヘモグロビノメーターと呼ばれ、当時、発売されたばかりの最新器具だったんですが――の提供をわたしの職場だったインディアン・ヘルス・サービスに提案してみたら、それはダメという返事がきた。理由は、その器具はとても高いものだし、わたしに提供したら、ほかのすべての指定居住区《リザーブ》の巡回看護師《フィールド・ナース》にも提供しなければならないからということだった。とてもじゃないが、経費がかかりすぎる案だということで、ことわられてしまった」

妊婦たちやお腹のなかにいる赤ん坊の命のほうが、器具よりも価値があると思ったキャスリーンは絶望した。拒絶の返事は冬のまえにきた。冬は妊婦や赤ん坊の死亡率が一番高い季節である。とにかく、栄養失調の妊婦になんとかきびしい冬を越させるのが彼女の仕事だったが、その冬、絶望的なほど妊婦や赤ん坊が死んだ。インディアン・ヘルス・サービスへ提出する月例報告書――それは、まずお礼ではじまる。『おかげさまで、この一か月で記録的な妊婦や赤ん坊の死亡者がでました。このままの状態がつづけば、早晩、「インディアン問題」からカナダは開放されるでしょう（幼児の死亡がさらに増大し、やがて先住民《ファースト・ネーション》が絶滅すれば、いわゆる「先住民《ファースト・ネーション》問題」はなくなるという皮肉）』。クビを覚悟でこの月例報告書を彼女は書いた。そして、そのなかに具体的なデータをきちんといれた。まもなくヘモグロビンを検査できる最新の器具がおくられてくる。キャスリーンのところだけではなく、カナダ全国の指定居住区《リザーブ》の巡回看護師《フィールド・ナース》へ……つぎの年、妊婦や赤ん坊の死亡率はさがった。

……これがキャスリーンの看護師時代をとおしてのもっとも印象深い思い出のひとつだという。

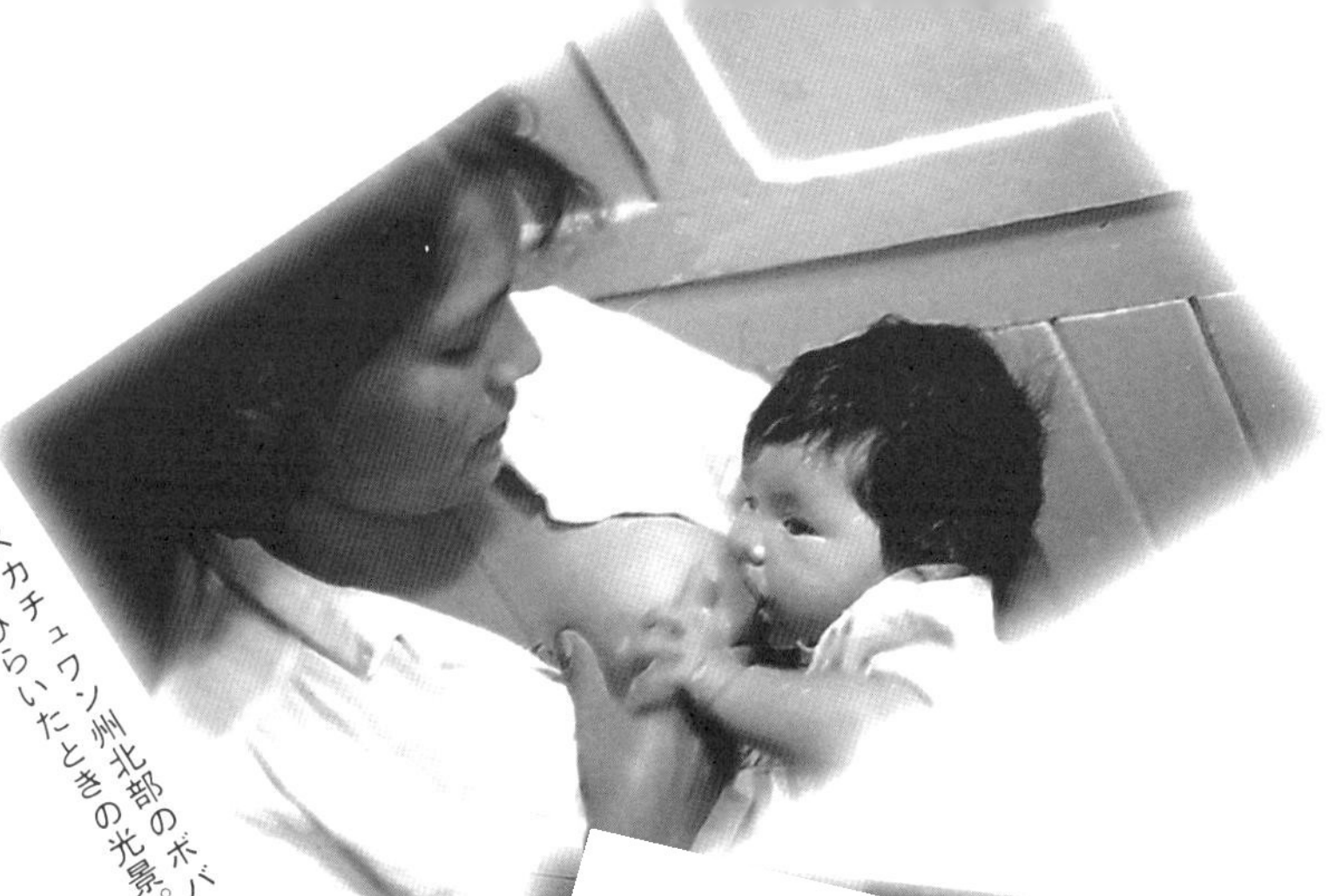

サスカチュワン州北部のボバールで子育て教室をひらいたときの光景。

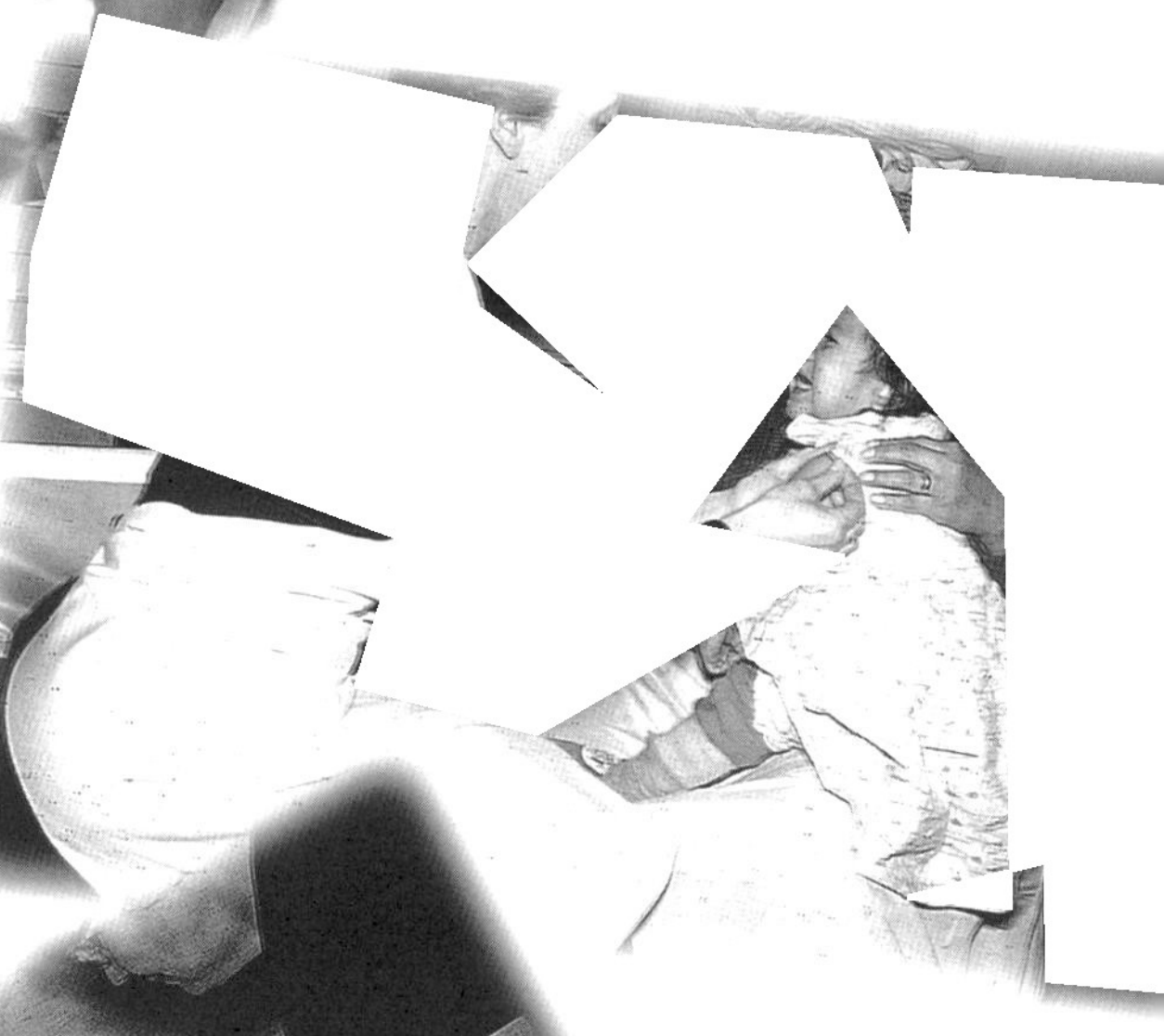

免疫注射と病気の子どもたちの診断を同時におこなった（サスカチュワン州北部のレインディア・レークのちかくのブルケット）。

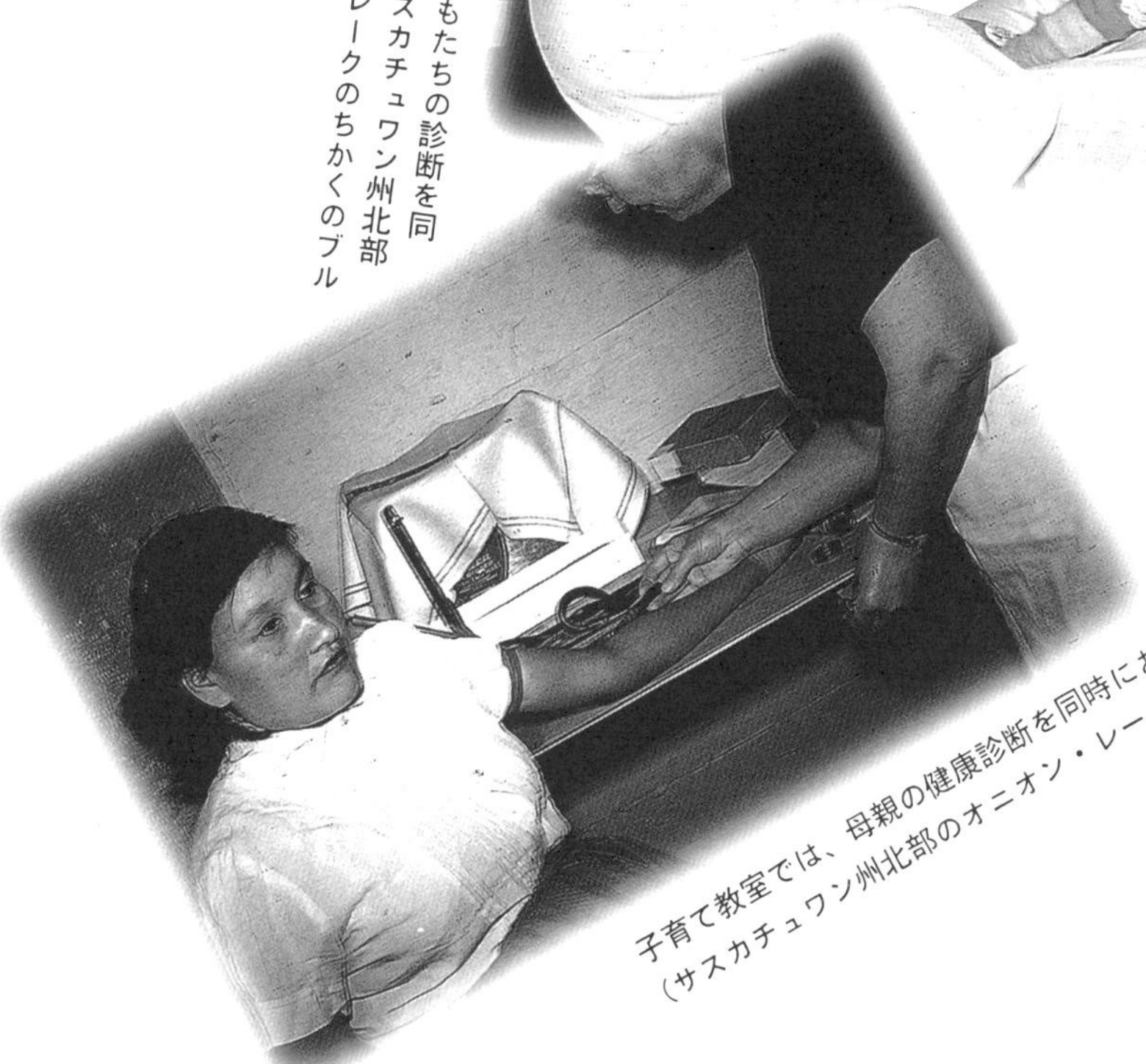

子育て教室では、母親の健康診断を同時におこない治療もした（サスカチュワン州北部のオニオン・レーク）。

この写真で子どもがはいっているティカナガン（モス・バッグ）をキャスリーンはいまも、ひとつ、大切に隠棲中の家に保存している。そのビーズ細工できれいに装飾されたティカナガン（モス・バッグ）は、彼女の母親がキャスリーンの赤ん坊時代につかったものである。（ラック・ラ・クロアにて　1950年代前半）。

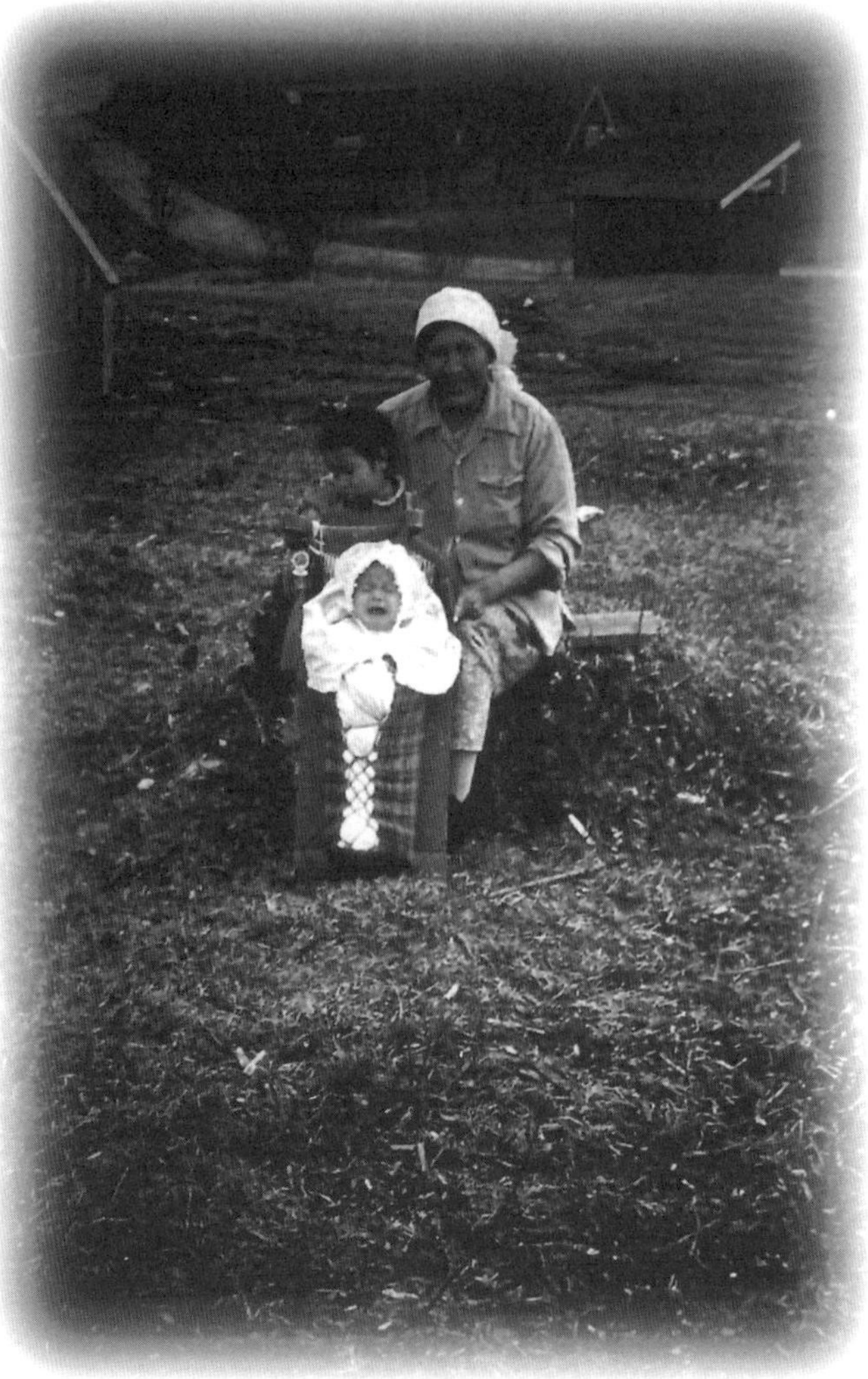

彼女の最後の赴任地は、サスカチュワン州。彼女はスーパーバイザーとして、この州のいくつかの指定居住区《リザーブ》を管轄する。はからずも、彼女の父が若いころに教師をやっていた村《バンド》もそのなかにふくまれていた。みんなに慕われ尊敬されていた人の娘ということもあり、彼女に対する村《バンド》の人びとの信頼は厚かった。あるとき、彼女は医療サービスのことで、その村《バンド》から頼みごとをされる。インディアン・ヘルス・サービスの上司におうかがいをたて内諾をえて、彼女は村《バンド》に、頼みごとの履行を約束する。ところが、一旦は許可を彼女にあたえておきながら、上司は前言をひるがえす。村《バンド》との約束を守れなくなった彼女は、父と彼女の名誉を守るためと、先住民《ファースト・ネーション》の信頼を裏切ったことに対する責任をとって役所に辞表を提出する。

「やめどきだな、と思ったんです」

職を辞したあとキャスリーンは、結婚して子どもを身籠《こ》もり専業主婦になる。一九六〇年代のおわりに、ふたたび、巡回看護師《フィールド・ナース》として村《バンド》めぐりを再開しようと思ったが、彼女が子育てに専念していた十年ほどのあいだに、僻地《へきち》医療のシステムはよく言えば近代化、わるく言えば官僚化しており、「もう、自分の出番ではない」と思ったキャスリーンは職場復帰を断念する。

——最後に一九六〇年代のはじめから今日まで尾をひいている先住民《ファースト・ネーション》の有機水銀中毒症（疾患）問題のことですが……。

キャスリーンは最後まで言わせなかった。イングリッシュ・ワビグーン水系で水銀汚染問題が発生したことに触れようとするやいなや、彼女はこう言った。

「水銀たれ流しの話を耳にしたので、すぐにカメラを持って、ワビグーン・リバーのほとりに写真をとりに行きました。ドライデン化学工場から一五キロメートルほど下流の岸辺にね。川の状態は想像を絶するほどひどかった。水はにごり、汚れきっていた。一目見て、どうしようもない状態であることが、はっきりとわかりました」

——有機水銀中毒症（疾患）問題、どう思いますか？

「ただ、ただ、絶句、です」

注一　一八一二年にスコットランドの貴族セルカーク卿が、農業移民をマニトバ州におくった。レッド・リバーとアシニボイン・リバーの合流点の土地をハドソン会社から手にいれた卿は、その地にスコットランド高地の人びとを入植させた。このセルカーク・コロニーがマニトバ州におけるヨーロッパからの農業入植地第一号である。

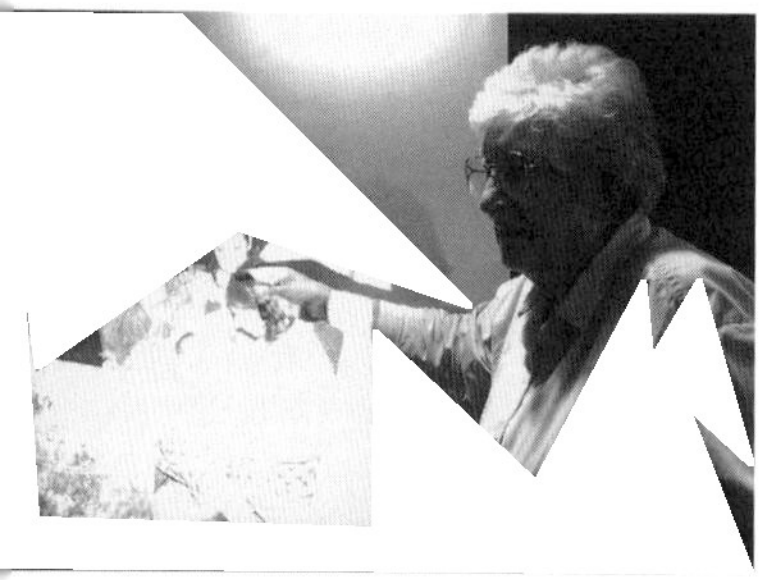

キャスリーンは自分のとった写真のスライドを見せながらむかしの先住民《ファースト・ネーション》事情を熱心に語ってくれた。

元祖・森人たちは、いま
オジブワ・ファースト・ネーションズ

一章　ホワイトドッグの先住民《ファースト・ネーション》たち

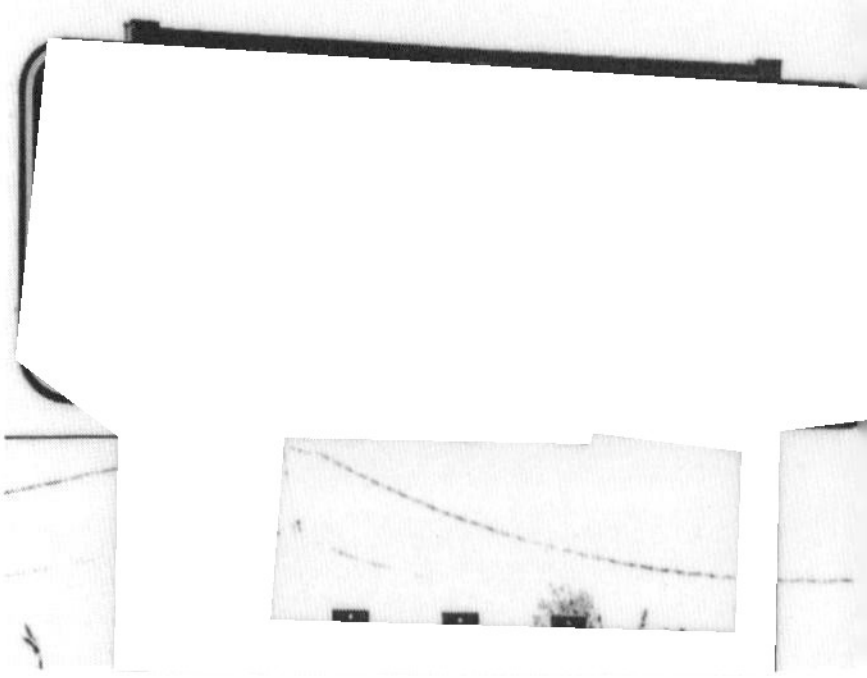

二〇〇二年九月十日、はじめてホワイトドッグをおとずれた。指定居住区《リザーブ》の入り口から森のなかに切りひらかれた未舗装道路をちょっと行くと、倒産してしまった村営の植林用苗木育成所とゴシャック・ランディング（注1）の看板がある。さらに、泥んこの未舗装道路をしばらく進むと右ななめ方向にむかう脇道があらわれる。そこには、カリブー・フォールズという看板がたっていて、その脇道を行けば水力発電所にいたることを示している。入り口から、約六キロメートル。道は湖につきあたり左右に別れる。

その分岐点の手前に「イースト（東）・ウエスト（西）」という青地に白文字のあざやかな道路標識が……そのうしろに灰色のコミュニティー・センター（いわゆる公民館）が建っている。この長方形の建物は木造建築。「ウエスト（西）」（右）へ曲がれば、湖畔に点点と家がつらなり、保育園や福祉センターがある。「イースト（東）」（左）に曲がると、こちらにも湖にそって塀つきや塀なしの芝生にかこまれた家が点在している。学校や役場《バンド・オフィス》や建設中の給水塔などがこのイースト・サイドにある。「イースト（東）」の行きどまりには、排水管があって湖へ排水を直接たれ流している。サギがのんびりと歩いているその周辺の湖畔には、まるでカーペットをしきつめたように黄色いひな菊《デージー》の花が咲き乱れている。

注— 村《バンド》（ワン・マン・レーク）の水没記念碑とささやかな板ばりの船着き場があるところ。

アンソニー・ヘンリー

一九四一年九月十七日生まれ（六十二歳）。助役《バンド・マネジャー》。

「ウエスト（西）」側のどんづまり、茂った林のなかの岩丘の上にアンソニー・ヘンリーの家

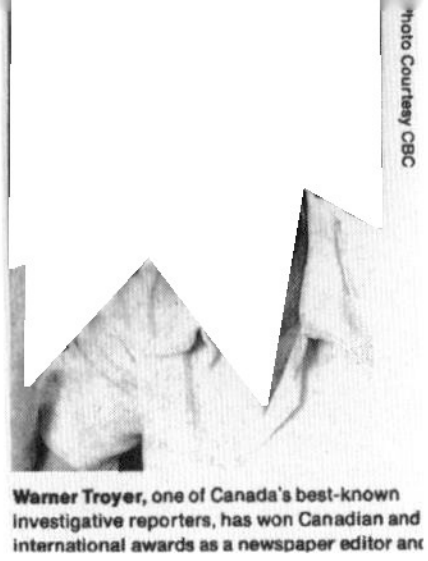
Photo Courtesy CBC
Warner Troyer, one of Canada's best-known investigative reporters, has won Canadian and international awards as a newspaper editor and
ワーナー・トロイヤー（CBC資料より）。

がある。

――隔離された庵《いおり》の雰囲気がただよっていますね。

「だからここにした」

と笑顔でうなずきながら答えるアンソニー。

「指定居住区《リザーブ》に家を建てるときには、まず村《バンド》の建設許可がいる。わたしの場合は、希望の場所を申請したところ、岩の上であることや、ほかの家からはなれているなどの理由のため、最初は許可がおりなかった。そのために余計にかかる工事費を自己負担にするという案をだしたら許可がおりたんだ」

二〇〇二年九月十一日午後四時。

一面に広がる青空のなかにあって太陽は、まろやかな黄色だった。風もまろやかだった。

アンソニーはシカ狩りの準備をしていた。

一八〇センチはゆうにある長身にジーパンとサングラスがよくにあう。

「これから狩りに行くから、あさっての午後にまた来て」

……そして二日後、アンソニーの面接調査《インタビュー》（取材）がはじまる（以下のアンソニーの面接調査《インタビュー》「取材」は、二〇〇二年のこの時点から二〇〇三年九月のあいだに何回か会って聞いた彼の話をまとめたもの）。

――CBCテレビのワーナー・トロイヤー記者（注1）が、一九七七年に上梓《じょうし》した『安全地帯

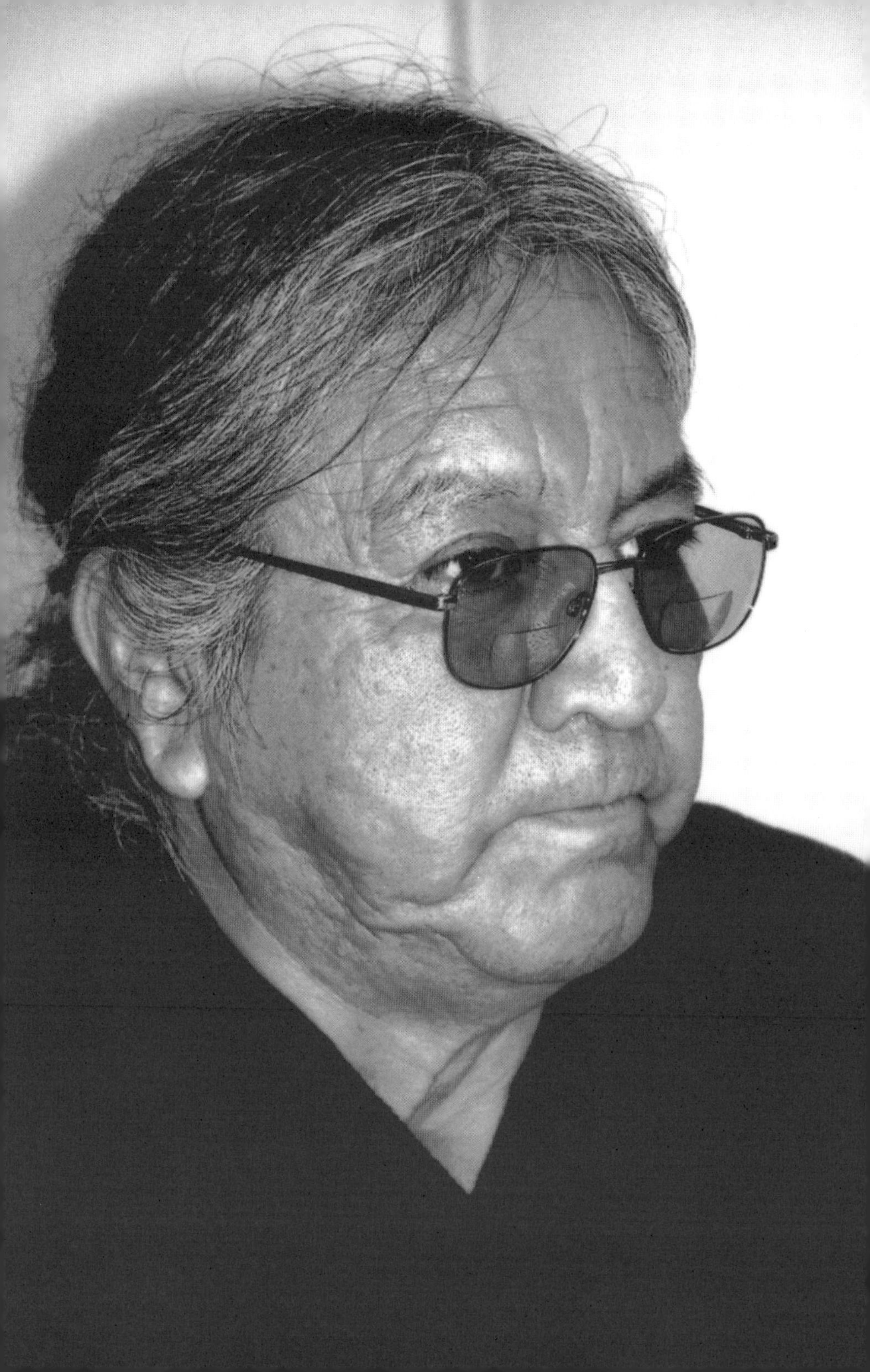

なしNO SAFE PLACE』（クラーク・アーウィン社）という本の資料編にこうあります。『オンタリオ・ハイドロ（注2）のふたつのダムができたことによる水位上昇は、ある日突然おきた。その日、家にいた人たちは、どんどん上昇する水に対して無力だった。カヌーにわずかな私物だけをつんで、とにかく、逃げるしかなかった。その日、狩りや漁にでかけていたりして家を留守にしていた人たちは、すべての財産をうしなった』――こうトロイヤーは書いています。彼が書いたことは事実？　それともまえもっての予告をワン・マン・レークの住人たちは理解できなかったのか？　あるいは予告を無視したのか？

「水没がどんなふうにおきたのかを、わたしははっきり証言できない。いくつかの説がある。ワン・マン・レークの水没事件がおきたときに、わたしがどこにいたのかは、はっきりおぼえていないが、現場にいなかったことだけはたしかです。ひょっとすると、村《バンド》が水没したとき、ホワイトドッグにいたかもしれない。でも、直後に現場に行った記憶がある。ある人は、ほとんど予告なしに、浸水がはじまったと言っている。また、ある人は、多少の予告はあったと言う。でも、いつ、何時にそれがはじまるのかについての通告は、ワン・マン・レークの人たちには、多分、うまくつたわっていなかっただろう。ハイドロ（オンタリオ・ハイドロ［発電会社］を彼はこう略して呼ぶ。以下、同様）は、ダム建設のために、まえから山腹の伐採をしていた。あの会社の測量技師をふくむチームがやってきて、一〇四四線と呼ばれていた位置まで、木を全部きっていた。一〇四四線というのは、水位がそこまであがるところだから、当然、ある種の予告と考えていいだろう……でも、交渉に類することはなかった。われわれは、おしつけられただけ。水没は基本的におしつけられた事態だったんだ。ということは、ある意味で予告があろうがなかろうが、あんまり関係なかったといえる」

注1　水銀汚染事件が発生した当時、熱心に取材した人。カナダの有名な取材記者のひとり。テレビ・ジャーナリスト。新聞の編集者・コラムニストとしても活躍。ドキュメンタリー映画もつくる。カナダをはじめ国際的な賞も受賞している。水銀汚染事件を取材した番組、CBCテレビの『フィフス・エステイト』は彼の代表作。

注2　一九〇六年に設立された電力会社。一九九九年に民営化。オンタリオ・パワー・ジェネレーションとオンタリオ・ハイドロ・サービス（のちに改名）とインディペンデント・マーケット・オペレーターの三社に分割。

こめんと

隣村のグラシイの人びと――とくに指導者たちは旧指定居住区《リザーブ》の水没のことを熱心に語った。旧指定居住区《リザーブ》のあった場所やボール・レーク・ロッジ（二二六ページ参照）などをモーター・ボートで案内してくれた指導者のひとりがさりげなく語ったオンタリオ・ハイドロ（発電会社）のダム建設による被害のひどさや水面がどれぐらい上昇したかという話は、説得力があった。「墓地が水没して、湖面にわれらの祖先の棺《ひつぎ》がいくつも浮いていた光景」の彼の描写は、なまなましかった。

……でも、ホワイトドッグで聞く水没の話は、グラシイのそれと多少、内容がちがう。

「詳細は明確ではない」とアンソニー・ヘンリーは、はっきりと言う。先祖代代先住民《ファースト・ネーション》が暮らしてきた集落、ワン・マン・レーク以外に水没したオジブワの村《バンド》はなかったと彼は断言する。たしかに、グラシイでも水位の変化があったのはたしかだが、わたしが知っている範囲では水没した家は一軒もない、とアンソニー。

（『カナダのミナマタ?!』原稿から引用）

オンタリオ・ハイドロ（発電会社）の技師たちとホワイトドッグのあいだのもめごとについてアンソニーは語る。

「墓がダムの水位上昇にともなう浸食で流されてしまう、と当時の長老たちが指摘した。しかし、ハイドロや彼らの技術者たちは、ちがう見方だった。でも、長老たちの指摘は正しかった。そのうち、浸食が進み、われわれは人間の骨を発見した。ハイドロに何年もかけて、その骨が人間の骨であることを納得させようとした。でも、彼らは認めようとしなかった」

――人間の骨をはじめて発見したのは、いつ？

「浸水後まもなく。湖畔の浸食がいちじるしかった。湖の底で棺《ひつぎ》を見た人もいた」

――棺《ひつぎ》が浮いていた？

「いいえ。底に沈んでいた。浸食が墓地におよんで、そうなった。でも、それは確実な証拠とはならなかったのね、水がひいて、湖がひあがるまでは。わたしはワン・マン・レークで生まれ育ったから、しょっちゅう、ふる里をしのんで、水没後も、その現場に足を運んだ。わたしは、湖の水がひあがる機会を待っていた。ひあがれば、祖先の墓が湖の底に沈んだという明白な証拠を提示することができるからね。実際に湖がひあがったときに、わたしは、写真をとりにいった。ビデオもとった。わたしがそのとき、とった写真は、賠償金交渉が妥結したときに、ハイドロが持っていってしまった……。ひあがったのは、一九八五年だと思う。そのとき、ハイドロの地元担当者を呼ぼうとした。でも、なぜかわからないが、来てくれなかった。そこで、トロントの本社に直談判した。とたんに、本社の人が、おっとり刀でかけつけてきた。そのとき、はじめて、われわれが、ずっと言いつづけてきたことをハイドロは認めたんです」

――彼らは、その墓の水没をどうして認めたくなかった？　水没まえにダムの建設にあたって墓が被害をこうむらないようにするという合意があったから？

「そう、そう、そのとおり。長老たちがダム建設のまえに水が土を浸食して、墓に被害がおよぶと主張していたとおりになった」

――でも、長老たちがそう主張していても、発電会社の現場の技師たちは、自分たちがしっかり測量して、そうならないと言いはったことにこだわった？　メンツの問題？

「そうです」

――トロントの本社に電話したとき、彼らの反応は？

「とにかく、すばやかった。その骨がオオジカかゾウの骨なのか、確認にやってきた」とアンソニーは、皮肉っぽく語ったあと、こうつづけた。「じつは、浸水まえに、いくつかの棺《ひつぎ》は、ほかの安全な場所にうつされていた。ハイドロはスタッフをおくりこんで、水没すると彼らが予測した墓と棺《ひつぎ》を、安全な場所にうつしたんだ。はじめの四十三の墓の移動は、一九五七年だったかどうか、はっきりおぼえていないが、とにかく一九五〇年代だった。そのときから、長老たちとハイドロの争いがはじまったということですね。長老たちは、墓全部を安全な場所にうつせと言っていたわけだから。ハイドロは、それに対して、ノーと言いつづけた。自分たちは正しいと主張しつづけた。彼らは頑固だった」

——それで、彼らは謝罪した？　賠償金をはらった？

「賠償金をはらったと思う。でも額は知らない。当時の村《バンド》の長老たちとハイドロの交渉事項だった。その後、ハイドロは御影石に記念額をはめこんだ記念碑をつくったんだ……彼らはふたつ記念碑をつくった。墓のそばとゴシャック・ランディングに」

ゴシャック・ランディングの石碑の記念額に刻まれた文字。

『ゴシャック・ランディング・メモリアル。一九五八年の春にホワイトドッグ・フォールズとカリブー・フォールズ（注一）のふたつのダム（発電所）の完成によってワン・マン・レークというコミュニティーが永久に水没した。先祖代代住みなれた家から、家族たちは、強制的に移住を強いられた。彼らの土地は、水面下五〇フィート（約一五メートル）に水没した。そのとき、同時に彼らの祖先の墓も、ほかの場所にうつされた。墓の移転を記念して、一九五八年十一月一日(金)、ささやかな儀式がいとなまれた。三十九年後の今日、一九九七年六月二十五日、この記念碑は、とおくはなれたワン・マン・レークで眠る家族を偲《しの》んで、この場に建つ。』

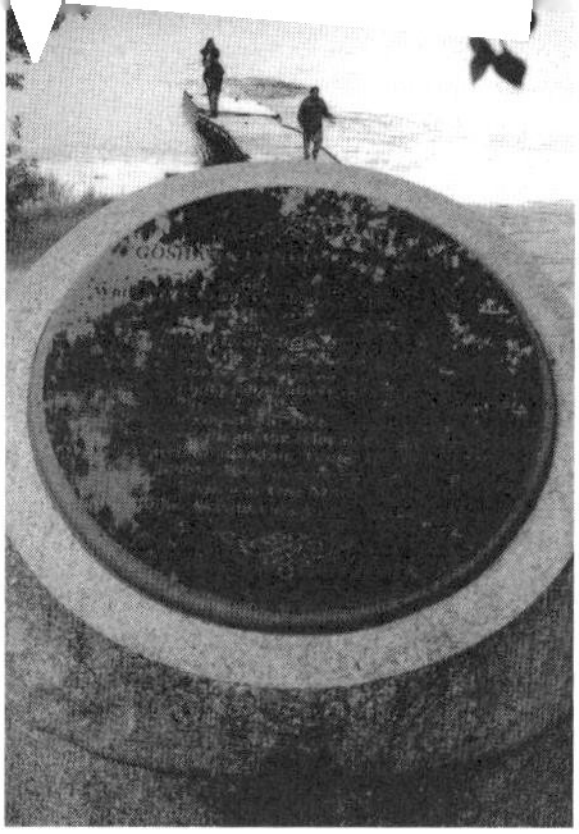

ゴシャック・ランディングの水没記念碑。

……二〇〇二年の秋、アンソニーの家を四回訪れた。

彼はあるときは湖畔の草むらに腰をかけ、またあるときは家のうしろにある林のなかを歩きながら、はたまた、あるときは彼が瞑想《めいそう》にふける場だというけわしい崖の上に案内してくれながら、昔の記憶を呼びおこしてオジブワ文化のことをはじめ、さまざまな先住民《ファースト・ネーション》の生活のことなどを語ってくれた。そのなかで、彼の先祖が代代住んでいた村《バンド》ワン・マン・レークの水没と、そのあとみっつの村《バンド》――ホワイトドッグとワン・マン・レークとスワン・レークが、政府の主導のもとに無理やり合併させられたいきさつを、ことこまかに話してくれたのだった。

注― 一九五八年に稼働しはじめたこの発電所は、当時、景気のよかったパルプ・製紙工場や鉱山の電力供給要求にこたえてつくられた。

ものろーぐ

そもそもわたしがホワイトドッグに深いりするようになったのは、いま(二〇〇四年四月)の村長《チーフ》ロン・マクドナルド(一一六ページ参照)の奥さんであるリンダ・マクドナルド(四〇二ページ参照)の面接調査《インタビュー》(取材)がきっかけだった。グラシイで生まれ育ったリンダと二〇〇一年九月にウィニペグ市(マニトバ州州都)で会った。

リンダの弟キース・パパセイが、ウィニペグ市の施設にはいっている。その弟に紹介してくれるために彼女は週末にホワイトドッグから、わざわざウィニペグ市まで来てくれた。キースは二〇〇四年現在生存している有機水銀中毒症（疾患）患者のなかで、一番重症だと言われている。この件に関する詳細は、あとで書く（四〇二ページ参照）。

そのときに、リンダをエスコートしてきたロン・マクドナルドが、

「おれは今度の村長《チーフ》選に立候補するけど、おれが村長《チーフ》になったら、ホワイトドッグにいつ来てもいいよ」

とその場で約束してくれた。

彼はこうつけ加えた。

「なんでみんな水銀汚染問題をテーマにするときにグラシイにしか行かないんだ？」

ロンは村長《チーフ》選に勝った。そして、約束をはたしてくれた。

カナダの水銀汚染問題研究家や地元記者の〝噂話〟によれば、二〇〇一年の時点では、まだ彼らは一九七六年以来の白人《コケージョン》に対する拒絶姿勢をくずしていないということだった。

ほんとに、そうなの？　とわたしは当時疑問に感じていて、そろそろホワイトドッグのしかるべき筋にアプローチをしようと思っていた矢先に、この幸運がころがりこんできた。

〝昔話〟の心理的な影響は、おおきいと思う。マスコミ人や学者たちは、〝昔話〟がもたらす先入観に左右され、〝まっしろけ〟の目で現場を見る努力を、数十年間、おこたっていたのではないか。

とにもかくにも、こうしてロン村長《チーフ》お墨つきの無条件入村許可をえてわたしたちのホワイトドッグ現地調査《フィールド・ワーク》（取材）がはじまった。

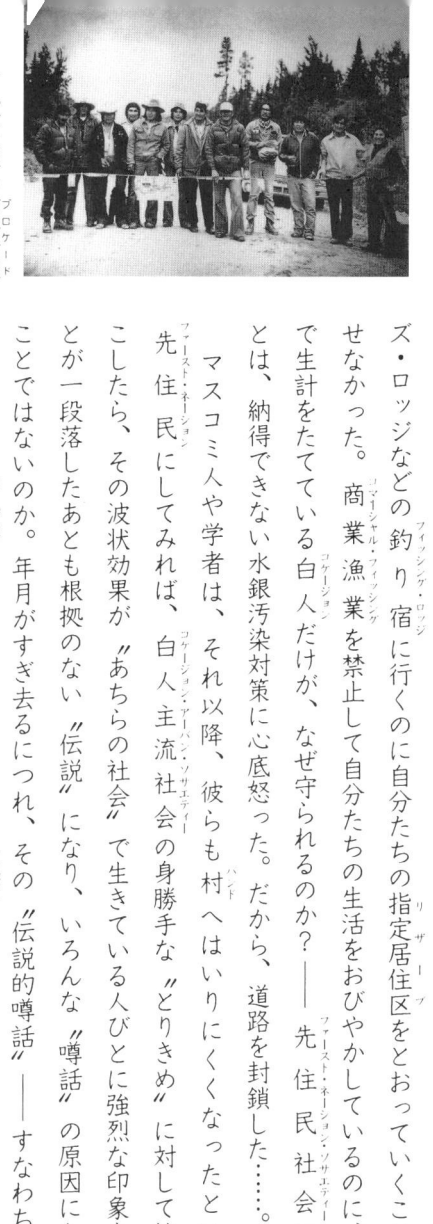

一九七六年の道路封鎖《ブロケード》の現場（故ロイ・マクドナルド元村長《チーフ》［七二ページ参照］が右端にいる。アンソニーもいる。右から四人目）。

こめんと

ここで〝昔話〟の心理的な影響について考察したい。

ホワイトドッグの人びとは、商業漁業《コマーシャル・フィッシング》禁止措置（注一参照）に対する対抗手段として一九七六年五月二十八日（金）午前九時から、同年七月七日（木）午後まで道路封鎖《ブロケード》をおこなった。観光漁業《スポーツ・フィッシング》（注一）にやってくる白人《コケージョン》の観光客がホールス・ロッジやカリブー・フォールズ・ロッジなどの釣り宿《フィッシング・ロッジ》に行くのに自分たちの指定居住区《リザーブ》をとおっていくことを彼らは許せなかった。商業漁業《コマーシャル・フィッシング》を禁止して自分たちの生活をおびやかしているのに、観光漁業《スポーツ・フィッシング》で生計をたてている白人《コケージョン》だけが、なぜ守られるのか？――先住民社会《ファースト・ネーション・ソサエティー》に生きる人びとは、納得できない水銀汚染対策に心底怒った。だから、道路を封鎖した……。

マスコミ人や学者は、それ以降、彼らも村《バンド》へはいりにくくなったというのだが、先住民《ファースト・ネーション》にしてみれば、白人主流社会《コケージョン・アーバン・ソサエティー》の身勝手な〝とりきめ〟に対して抗議運動をおこしたら、その波状効果が〝あちらの社会〟で生きている人びとに強烈な印象をあたえ、ことが一段落したあとも根拠のない〝伝説〟になり、いろんな〝噂話〟の原因になったということではないのか。年月がすぎ去るにつれ、その〝伝説的噂話〟――すなわち〝昔話〟は、重みをまし、白人《コケージョン》の深層心理にいわれのない影響《インパクト》をあたえたということではないのか。

注一　イングリッシュ・ワビグーン水系に水銀汚染が生じたことを認めた連邦政府と州政府は、一九七〇年三月二十六日にオンタリオ州資源管理省（当時）名でセント・クレア・レークに対する水銀流出禁止指令をだした（しかし、このと

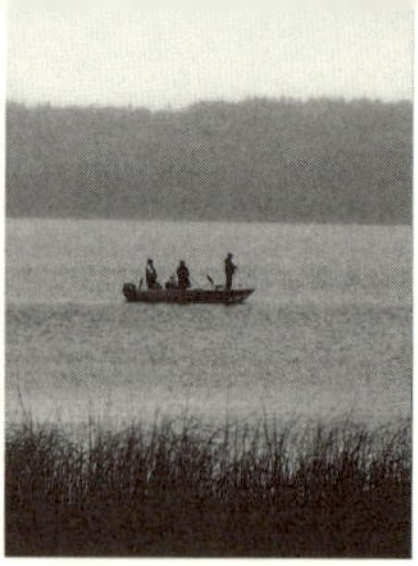

湖で釣りを楽しんでいる観光漁業《スポーツ・フィッシング》者。

き大気排出に対する禁止指令はださなかった）。そして、一九七〇年五月には川や湖での商業漁業《コマーシャル・フィッシング》の禁止指令をだした。この法令は今日も生きている。イングリッシュ・ワビグーン水系では、それまで毎年二〇万ポンド（九万七二〇キログラム）の漁獲量があった。周辺の漁業者の年収は三万ドルから五万ドルだった。むこう四十年間にわたって漁業ができなくなると、約二〇〇万ドルの損失になると試算された＝数字は、ワーナー・トロイヤー著『安全地帯なしNO SAFE PLACE』（クラーク・アーウィン社　一九七七年刊）より引用。商業漁業《コマーシャル・フィッシング》の禁止は、漁業者にとっては、死活問題である。ところが、その一方で観光漁業《スポーツ・フィッシング》はつづけていいことになった。舞台裏でどのような画策がなされたのか、いまとなっては〝闇のなか〟である。商業漁業《コマーシャル・フィッシング》に従事する漁師のほとんどが先住民《ファースト・ネーション》で、観光漁業《スポーツ・フィッシング》関連業者が白人《コケージョン》だったことが、この決定に影響があったのか、なかったのか？　釣り宿《フィッシング・ロッジ》の白人《コケージョン》経営者が政治家や役所に圧力をかけたことは既成の事実だが、その〝圧力〟の詳細については不明である。ひとつ言えることは、当時もいまも観光漁業《スポーツ・フィッシング》は、地元経済を支えている観光業の収入源のおおきな柱になっているということ。観光漁業《スポーツ・フィッシング》関連業者たちは、当時、億単位の収入をもたらす産業を守るために必死だった。いまもそうだが。

＝『カナダのミナマタ?!』原稿から引用

二〇〇三年九月二十三日、アンソニー・ヘンリーと五回目の邂逅《かいこう》。

二〇〇二年十一月二十七日から助役《バンド・マネジャー》の職についたアンソニーの面接調査《インタビュー》（取材）は、このときは村役場《バンド・オフィス》の二階にある彼の執務室のなかでおこなった。オンタリオ・ハイドロ（発電会社）が、また話題にあがったが、このときの中心話題は有機水銀中毒問題だった。アンソニーは、この問題をこの村《バンド》で〝わがこと〟として語れる数すくない人のひとりである。というのは、一九七五年七月十六日から八月二日まで、カナダから日本へおくった水俣病の視察団の団員五人（注一）のうちホワイトドッグからは、ジャック・ケントとアンソニーのふたりが参加したが、ジャックはもうこの世にいないから。

「村《バンド》の代表のひとりとして視察団に参加しないかと当時のホワイトドッグの村長《チーフ》ロイ・マクドナルドさん——もう亡くなりましたが、現村長《チーフ》ロン・マクドナルド（一一六ページ参照）のお父さんですね——の指名で、ジル・トーリー（一二三ページ参照）から電話がかかってきたときに、わたしはトロント市に住んでいた。なんで自分が抜擢《ばってき》されたんだ？　とまだ三十歳になる

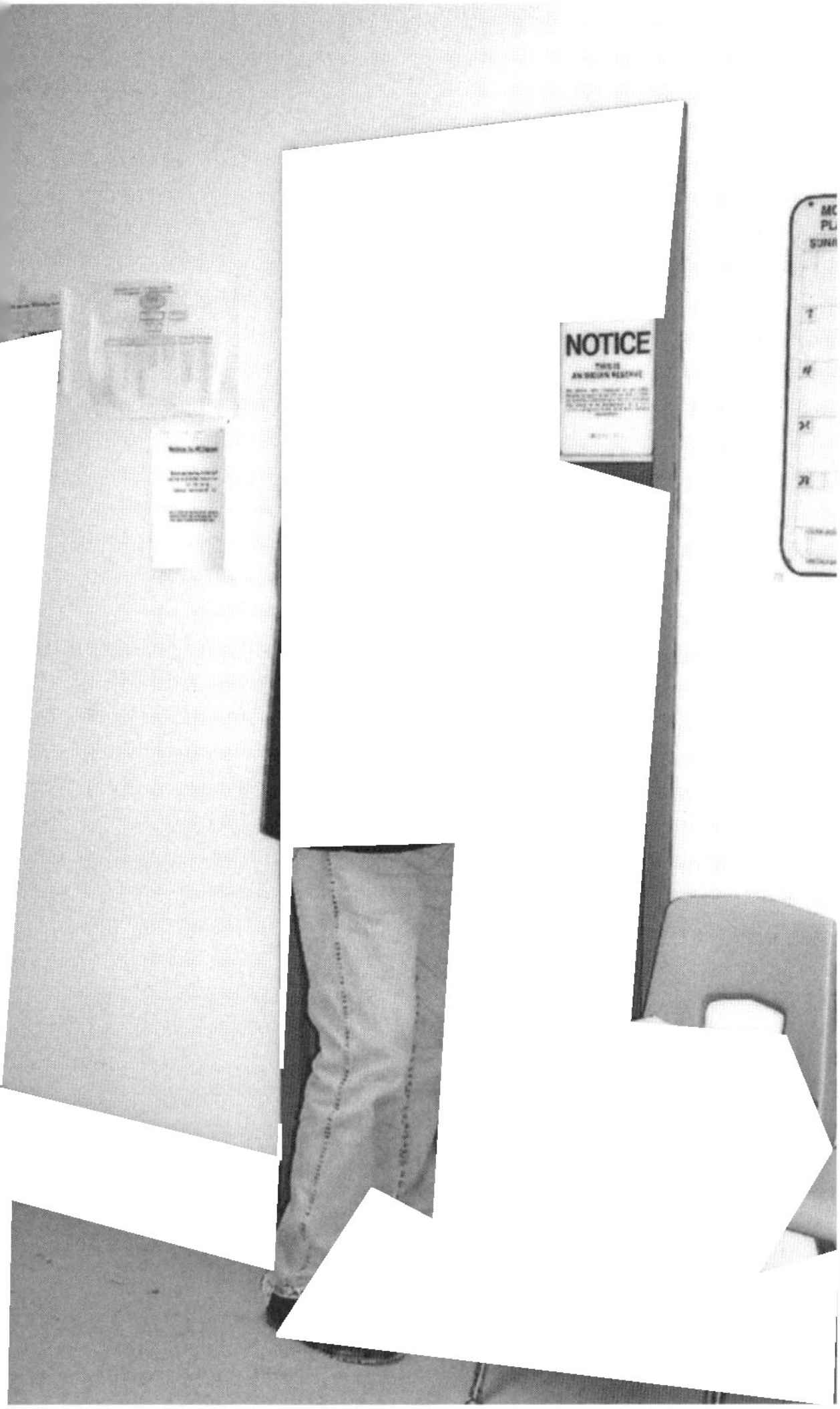

執務室にはいろうとしているアンソニー。入り口脇に1976年の道路封鎖《ブロケード》事件を報じた新聞記事の切り抜き（写真左上）がはってある。

かならないかの年齢だったわたしは疑問に思いながら、バンクーバー市で同世代のトミー・キージック（二三七ページ参照）をはじめ、ほかの視察団の団員と合流しました」

トミーは会うたびに、自分が影響をうけたという伝説の水俣病患者運動家故川本輝夫（注2＝一五、二三一、二三七ページ参照）のことを熱く語るグラシイ在住の運動家である。「あいつと会うといいよ」とアンソニーの面接調査《インタビュー》（取材）をするように何回か薦《すす》めてくれた人だ。

――日本の思い出は？

「地理的なちがいを痛感すると同時に類似点のおおいことが印象深かった。われわれが有機水銀中毒問題を追求していくにはミナマタよりニイガタ（注3）を参考にすべきだと思っていた。医療研究や治療関係、被害者運動という面ではミナマタから学ぶものはおおかったが……」

トミーも同意見だった。川の上流の工場が水銀をたれ流し、下流に住んでいる人が被害をこうむったという発生状況も、加害者と被害者の地縁（人間）関係がうすいことなどなど、新潟水俣病とホワイトドッグとグラシイの有機水銀中毒症（疾患）は類似点がおおかった。新潟水俣病の関係者がそれまでにやっていた環境影響《インパクト・》評価《アセスメント》研究を勉強したほうがいいとアンソニーは思った。

「帰国後、視察団報告のなかでミナマタだけではなくて、ニイガタで生じた水銀汚染――川への影響、未来への研究予測など――をもっと研究したほうがいいと主張したんだが……」

でも、視察のあと、日本との関係はだんだんとうすれていく。もっと情報交換をして、水

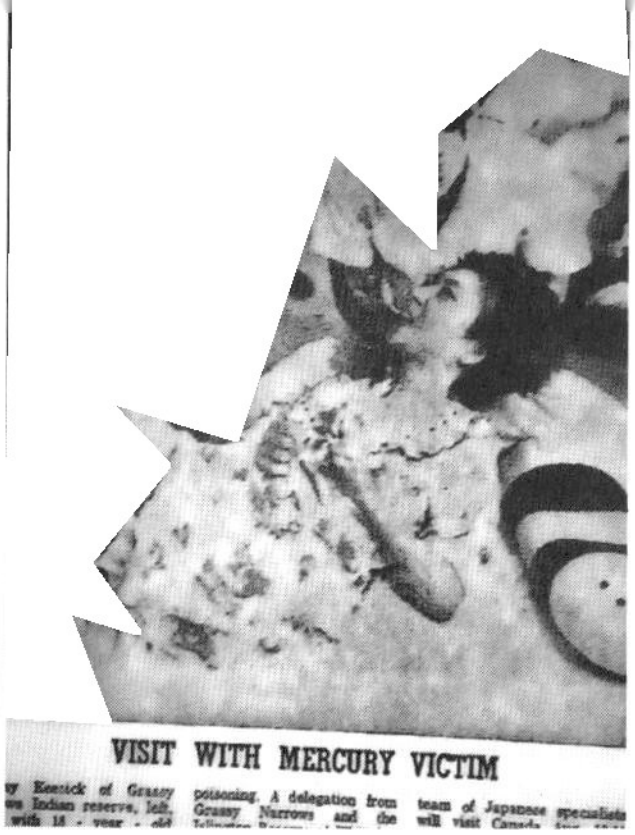

カナダの新聞に掲載された水俣病患者の写真。

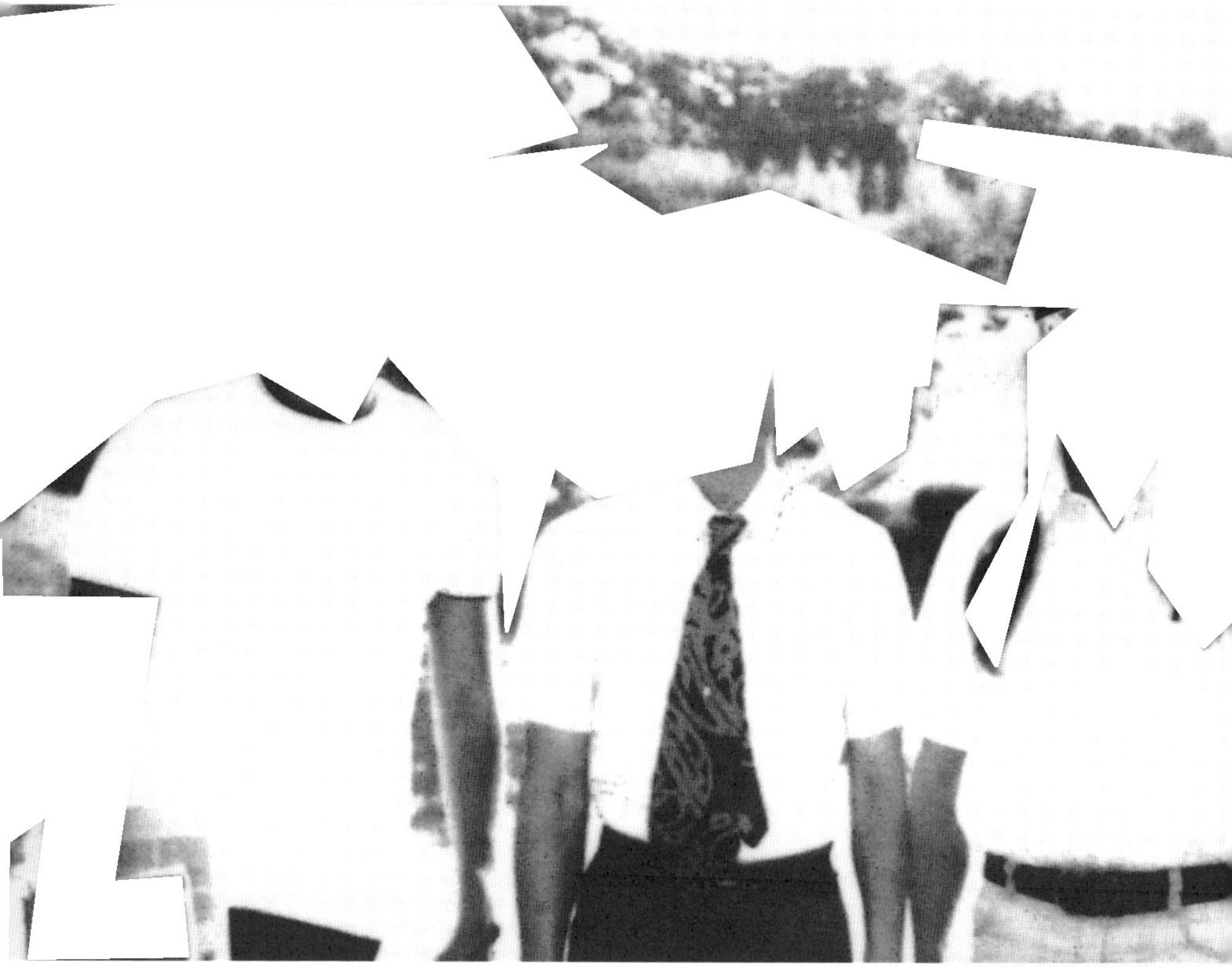

水俣をおとずれたときの写真。右から若き日のアンソニー、原田正純医学博士、トミー・キージック（撮影者不明）。この写真はトミー・キージック（237ページ参照）がホームレスにちかい生活をしていたころ、娘にあずけて保管してもらっていたものだと彼は言う。すばらしい記憶力の持ち主であるトミーは、この写真がとられた場所は「公園でスイゼンジって名前じゃなかったかな？」と言った。そして、こうつけくわえた。「おれは、背がひくいから、石の上にたって、とってもらったんだ」。アンソニーにこの写真を見せたら、彼も水前寺公園の名前をおぼえていた。彼いわく、「この写真はトミーの娘がラット・ポーテージのガソリン・スタンドで働いていたときに、たまたま彼女と立ち話をしたら、娘に『お父さんのうつっている写真を持っていないか？』と聞かれて、焼き増しをして彼女にわたした写真だ」。

俣病にとりくんでいる人たちと共同研究をおこない日本の専門家の指導もうけようと夢見ていた若き日のアンソニーとトミーだったが、目のまえの現実問題——加害者側との〝戦い〟がその夢をふっとばしてしまった。

「リード製紙（八～一五ページ参照）や政府との〝戦い〟でこちらの村《バンド》の力がそがれたのと、さまざまな意味で日本はあまりにとおすぎた」

注1　『一九七五（昭和五〇）年七月一六日、羽田にはるばるアンディ酋長以下五人のインディアンとニューベリー医師（三六八ページ参照）と白人支援者ジル・トーリー（一二三ページ参照）嬢が着いた』（原田正純著『水俣病は終っていない』岩波新書黄版293）

注2　トミーはのちにテルオという名前を長男につけるほど、いまは亡き川本に傾倒していた。

注3　新潟県の阿賀野川流域で発生した第二の水俣病。いわゆる新潟水俣病。新聞の初報道は一九六五年六月十二日。当初、二十六人の患者が確認され、一九六八年までに三十人、一九七四年には五百二十人の患者が認定された。一九七五年七月二十五日に新潟に行ったカナダの水俣病視察団は、実際に新潟水俣病の患者と会っている。

こめんと

オンタリオ州営であるオンタリオ・ハイドロ（発電会社）が、ふたつのダムをつくったことによって生じた集落水没や水位上昇にともなう浸食で祖先の墓地が破壊されたこと、リード製紙がひきおこした水銀汚染——こうしたできごとが先住民《ファースト・ネーション》と白人主流社会《コケージョン・アーバン・ソサエティー》との長期にわたる係争の原因になった。二〇〇四年四月現在、グラシイの村長《チーフ》をつとめるサイモン・フォビスター（三二六ページ参照）いわく、「当時、二十歳で村長《チーフ》になった自分をはじめ、グラシイとホワイトドッグの指導者たちは、連中を〝ゴリアテ（注1）〟だとしたら〝デイビット（注2）〟だった自分たちが、どう戦えるか、おおきな悩みだった。〝戦い〟の〝武器〟にするために、政府や企業の過去の〝悪行〟の材料を集めようとしたら、水銀汚染問題以外に一九五〇年代の集落水没問題が浮かびあがってきたんだ」。

ダム建設にともなう被害と水銀汚染被害——一九七八年の最初の和解協定の締結から八七年の補償金支払いまで、どちらの村《バンド》がより被害をうけたか、という争点を加害者側はたくみにあおることで両村《バンド》の絆《きずな》を弱め分裂させて交渉を有利に運ぼうとした、と和解交渉に参加したグラシイやホワイトドッグの代表者何人かが証言する。グラシイはホワイトドッグより水銀汚染源にちかい。ホワイトドッグはふたつのダムのあいだにある。ともに手をたずさえて〝ゴリアテ〟と戦う決意をしたが、〝内なる被害者意識〟をたくみにあやつられるにつれ、実際に両村《バンド》のあいだが、ぎくしゃくしはじめたのは事実だという。噂話の域をでないが、両村《バンド》が対立して、当時一万ドルの支払いをグラシイがホワイトドッグに要求して、和解交渉成立後、その金をホワイトドッグが支払ったという〝もめごと話〟もつたえられている。絆《きずな》にひびが生じなければ、もっと有利な和解条件を相手にのませることができた、という人もいる。

二〇〇四年現在、もし、ふたたび水銀汚染問題や森林完全伐採《クリアー・カッティング》問題で〝戦い〟の火の手をあげるにしても、両村《バンド》の指導者たちは、ともに戦う気はない。（『カナダのミナマタ?!』原稿から引用）

注1　旧約聖書に登場する巨人戦士。

注2　ダビデ。旧約聖書のなかにデイビットとゴリアテの話がでてくる。西洋では、弱い人と強い人が戦うときの比喩《ひゆ》にこの話をよくつかう。

こめんと

人間社会の人為的水銀汚染は、二〇世紀後半の半世紀に限定してふりかえってみても、日本の水俣や新潟、それにカナダのオンタリオ州だけで発生しているわけではない。最近では、中国、インド、パキスタン(注1)、ブラジル、ペルー、ガーナなどの金鉱山汚染のことがよく例にひかれるが、さかのぼれば、一九五六年、六〇年、七一年に有機水銀処理穀物摂取による中毒事件がイラクでおきているし(注2)、一九六六年にグアテマラ、一九六九年にパキスタンやアメリカのニューメキシコ州で同様な穀物摂取による有機水銀中毒事件がおきている。

ニューメキシコ州でおきた事件のあと、アーネスト・ハックルビーという養豚農家が、当時テキサス州にあったゴールデン・ウエスト種子会社の工場から、知らずに有機水銀で処理した穀物を購入し、それを餌にまぜてブタに食べさせた事件は有名である。ブタが突然死んだ。その肉を食べたハックルビーの子ども、三人が病気になった。水俣病とおなじ症状だった。さらに、一九七〇年三月にハックルビーの四人目の子どもが生まれる。生まれたときは健康体に見えたが、ずっと泣きつづけるので、医師に診断してもらったら、水俣病《ミナマタ・ディジーズ》だということがわかった。この赤ん坊がアメリカで、はじめての胎児性水俣病患者だった。その後、すぐにアメリカとカナダで有機水銀で処理した穀物の生産は禁止になった。このように、肉食民族である北米人は〝肉の水銀汚染〟に対しては、きわめて敏感だったようだが、彼らが常食にしていない魚に対しては、示す態度がちがうような気がしてならない。

この仮説を頭の片隅において、「ホワイトドッグとグラシイでおこった水銀汚染事件の背景」という本題にはいる。

一九七〇年に〝魚の水銀汚染〟がカナダで問題になり、その事実をカナダ連邦政府が公式に認めたときに、グローブ・アンド・メール新聞（トロントで発行されている全国紙）の記者が、当時のオンタリオ州の水源委員会の代表に質問したことがある。すでに一九六〇年代にスウェーデンや日本の医学界からバイオメチレーション（無機水銀の微生物による有機水銀化）についての研究発表がなされているのに、どうして、カナダではそれを分析して問題意識を持たなかったのか？　また、カナダの水銀汚染問題の原因調査を、なぜしなかったのか、と。その答えは、「日本人はカナダ人よりたくさんの魚を食べるし、日本には公害規制がないから」というものだった。それに、こうもつけ加えた。「研究論文が、日本語とスウェーデン語で書かれているため、われわれには読めない」――六〇年代に日本人の学者は、ちゃんと英語で研究結果を発表している。

政府機関が、このように〝腰のひけている態度〟に終始していた状況のなかで、グラシイちかくの湖のほとりで釣り宿《フィッシング・ロッジ》――ボール・レーク・ロッジ（二二六ページ参照）を経営していたバーニー・ラム（二三〇ページ参照）が、この地の水銀汚染問題の解明にはたした役割はおおきい。

水銀汚染がおおやけになったその年にラムは、水銀研究を専門にしている研究者を私費を投じて現地に招聘《しょうへい》した。そのなかに、カナダの湖や川の水銀汚染を最初に発見して政府に報告したノルウェー人のノールバル・フィムライテ（現在はノルウェーのテレマーク大学教授）がいた。彼は一九六六年から六七年までウエスタン・オンタリオ大学の博士課程に籍をおいていた。

バーニー・ラム（右下）。左上写真の日本人は、水俣病の患者たちが、現地を訪問したときの同行者のひとり水俣病患者同盟の浜田岩男。『安全地帯なし NO SAFE PLACE』（ワーナー・トロイヤー著　クラーク・アーウィン社 1977年刊）のグラビア・ページに掲載された写真。

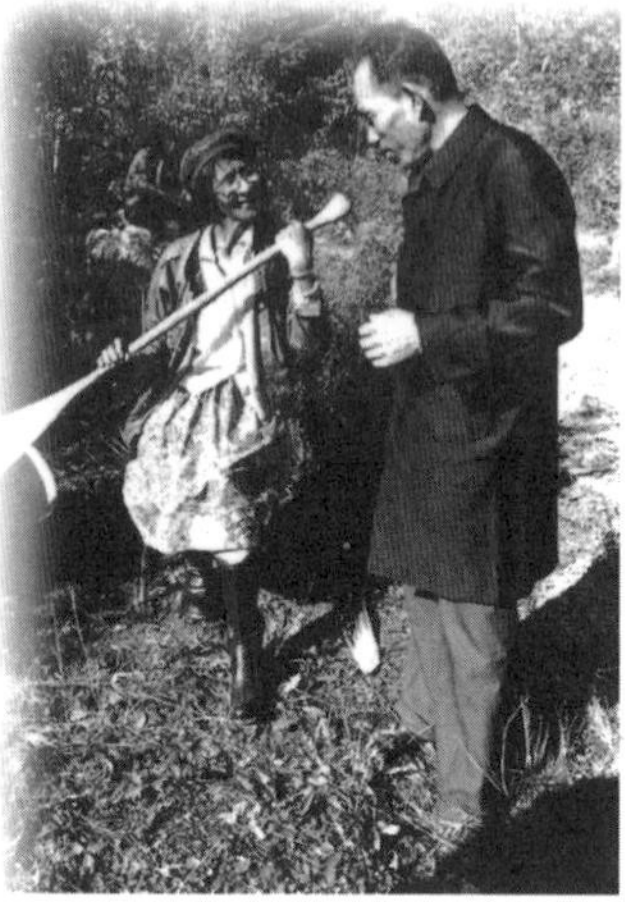

The Kumamoto Study Group
visits the reserves – summer 1975

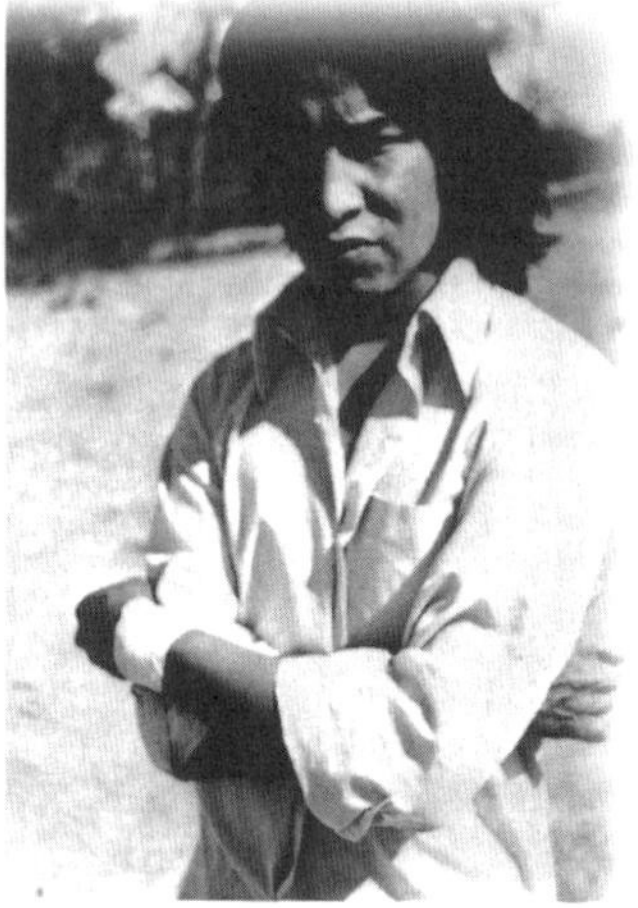

Jimmy Tanguay

Shore Lunch

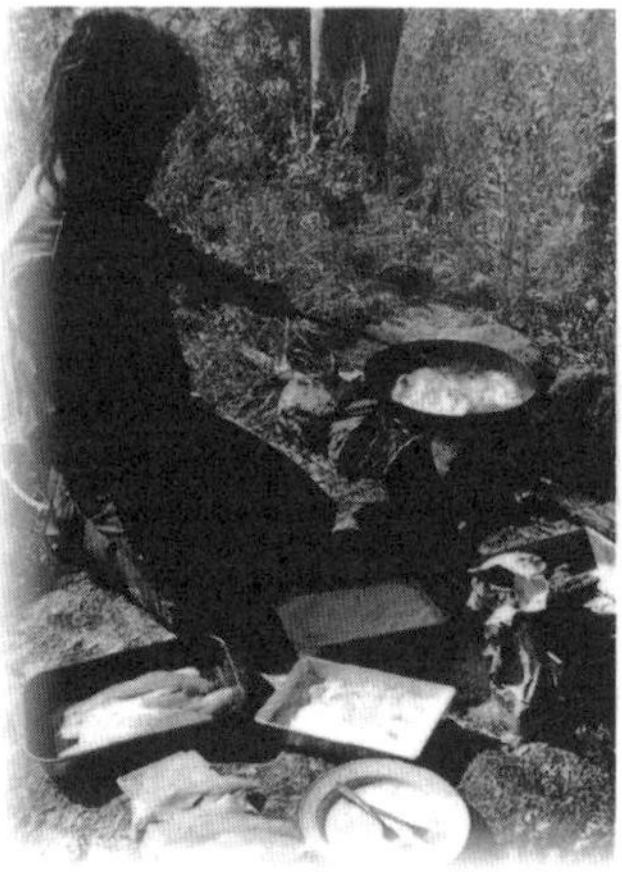

Barney Lamm and poster
outside Ball Lake Lodge

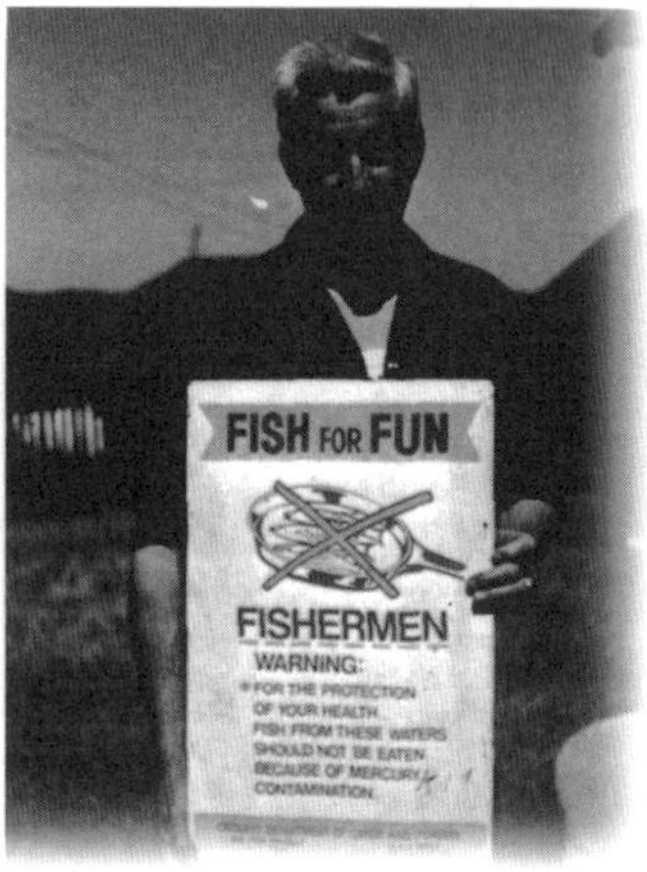
FISH FOR FUN
FISHERMEN
WARNING:
FOR THE PROTECTION
OF YOUR HEALTH
FISH FROM THESE WATERS
SHOULD NOT BE EATEN
BECAUSE OF MERCURY
CONTAMINATION

『水銀をふくむ雑穀を餌にすることで生じる野鳥への影響や魚への水銀による影響《インパクト》』が彼の博士論文のテーマだった。フィムライテは、三か所で調査をした。アルバータ州で有機水銀で処理した穀物を食べた野鳥の調査をおこない、魚の検査と調査はサスカチュワン・リバー周辺（アルバータ州）とセント・クレア・レーク（オンタリオ州とミシガン州［アメリカ］のあいだにある湖）でおこなった。この湖の周辺に化学工業品工場があったからフィムライテは、その地を選んだ。その理由は単純明快。当時、北米では工業用に水銀をもっともつかっていたのは、化学工業品工場だったからである。リード製紙（八～一五ページ参照）も、そうした工場のひとつだった。調査の結果、一九六七年と六八年にフィムライテは、「水銀による野鳥と魚の汚染危機が濃厚である」という研究結果をカナダ連邦政府とアルバータ・オンタリオ両州政府に提出して汚染警告をする。アルバータ州政府は、その報告を真摯《しんし》にうけとめて、危機管理のため、一九六九年にサスカチュワン・リバー周辺の野鳥狩りを禁止する決意をかためる。連邦政府とオンタリオ州はフィムライテの化学工業品工場警戒報告を無視する。オンタリオ州政府に無視されたフィムライテは、一九六九年に州政府に圧力をかけるために、調査結果を公表する（公的機関の名誉のためにつけ加えれば、連邦政府も手をこまねいていたわけではない。たとえば、だいぶあとになるが、一九七五年の夏に厚生省はアメリカのローチェスター大学のトーマス・W・クラークソン博士［八五ページ参照］に現地調査を依頼している。当時、北米の水銀汚染研究［毒物学］の権威とされていた研究家である）。オンタリオ州の水資源委員会は、一九六九年に独自の調査を開始――オンタリオ州にあったむっつの化学工業品工場（リード製紙の子会社ドライデン化学はこの六工場のなかのひとつ）の周辺の川や湖から魚をとり、アメリカのカリフォルニア州にある検査研究所へその見本《サンプル》をおくる。一九七〇年三月三日、「魚は水銀を含有している」という検査結果がでる。五三ページの『注1』に書いたように一九七〇年三月二十六日、オンタリオ州資源管理省（当時）のジョージ・A・ケル大臣は、化学工業品工場の水銀流出禁止指令をだすことになる（この指令は『オンタリオ水源条例——規制五十項』と呼ばれている）。

水銀流出禁止指令をだしてから一年後の一九七一年三月、オンタリオ州政府は、ダウ化学社を相手どって三五〇〇万ドルの賠償訴訟をおこす。このことによって、州政府が、「ダウ化学社との訴訟問題が解決しないかぎり、リード製紙の水銀汚染問題の処理ができない」という態度をとったことで、〝あやつり作戦〟としか思えないドラマがはじまる。当時、水銀汚染事件の取材にあたったCBCテレビのワーナー・トロイヤー記者が一九七七年に上梓《じょうし》した『安全地帯なしNO SAFE PLACE』（クラーク・アーウィン社）をひもとくと、この本が発刊された時点では、州政府がダウ化学社に対しておこした訴訟は、まだ裁判にもいたっていない状態だったことがわかる。この〝訴訟ごっこ〟が、じつはグラシイとホワイトドッグの村《バンド》当局がおこそうとした訴訟の邪魔になったということは、十分考えられる。

（『カナダのミナマタ?!』原稿から引用）

注1　中国、インド、パキスタンをなやませている水銀汚染は、〝Eウェイスト（E－waste）〟——すなわち、使用ずみのパソコンや携帯電話などの廃棄物から生じる水銀汚染問題である。

注2　未確認情報だが、一説によれば、一九七一年から七二年の冬、イラク北部の水銀中毒事件では、六千五百三十人が入院し、そのうち、四百五十九人が死亡したという（ローチェスター大学トーマス・W・クラーソン博士の情報）。

アイザック・マンダミン

一九三五年十月五日生まれ（六十八歳）。元村長《チーフ》。

――ワン・マン・レークとスワン・レークとホワイトドッグのみっつの村《バンド》が……。

「……ある日、突然、一緒にされて、うまくいくわけがないでしょ。先住民《ファースト・ネーション》の歴史をかえりみれば、わかるでしょ。オジブワ、スー、モヒガン、イロコイなど、おたがいに戦いつづけてきたのがわれわれの歴史。それぞれの部族のなかでも、戦いがあった。いまでも、部族のあいだは、かならずしも、うまくいっていない。そんな伝統をうけついでいるわれわれのことを、ちょっと考えてみればわかるでしょ?!」

――このみっつの村《バンド》を統合させることをきめた政府は、当然、そこに混乱が生じるということを考えていなかった?

「そう。祖父から聞いた話だけど、彼はホワイトドッグの村会議員を三十五年間やっていた人だけど、ダムの建設計画を知っていた。祖父が若いころ、測量技師がここにやってきているのを見ていた。最初の案は、バウンダリ・フォールズにつくる計画だった。みっつの村《バンド》のどの村《バンド》を犠牲にするかが大問題だった。最初の案では、ホワイトドッグが水没することになっていたけど、祖父をはじめ村《バンド》をあげて猛反対した。結局、ホワイトドッグ・フォールズ

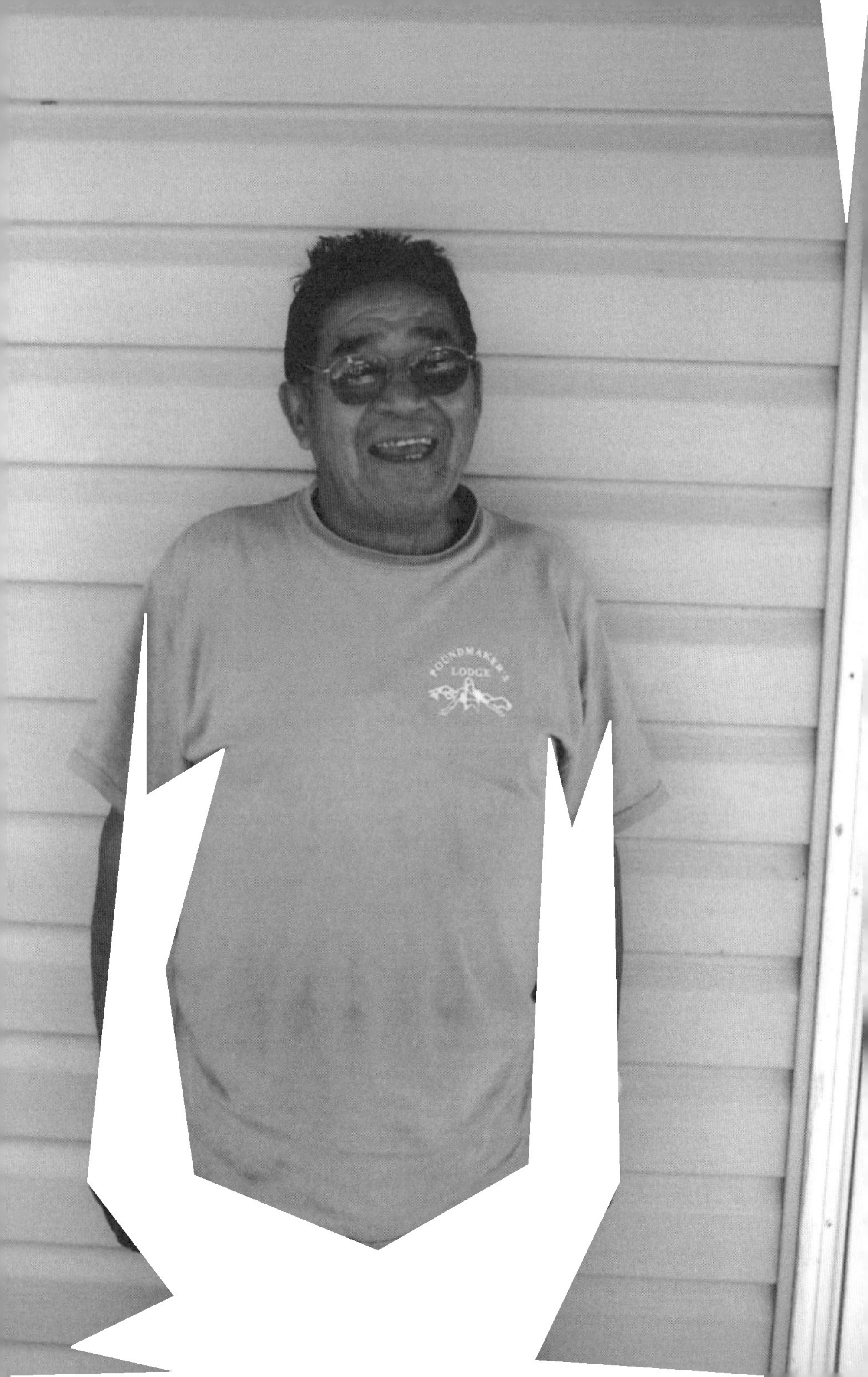
POUNDMAKER'S
LODGE

とカリブー・フォールズの両方にダムをつくることになって、ワン・マン・レークが水没することになったんだ」

――ワン・マン・レークの人たちは、そのことでホワイトドッグをうらんでいる？

「わからない。当時、わたしは政治の世界にまだはいっていなかったから。でも、ハイドロ（オンタリオ・ハイドロ〔発電会社〕を彼はこう略して呼ぶ。以下、同様）とインディアン省の連中が、ここに交渉にきたときに、わたしは学校をでたばかりだったが通訳をつとめた」

――何年のこと？

「五二年か五三年だったかな」

――そのとき、ダムをつくると彼らはきめていた？

「そのとおり。ハイドロとインディアン省は、ダムをつくることは決定ずみだと宣言した。そのかわり仕事をここに持ってくると。村長《チーフ》が反論する余地はなかった。選択の余地も。インディアン省がすでにハイドロとすべてのことを話しあって、きめてしまっていた。なにかの覚書に村長《チーフ》は、署名させられただけ。ハイドロとインディアン省と村長《チーフ》の会談は、たった一回だけ。三十分間。そして、そのあと署名を求められ、ハイドロはすぐにダム建設に着手した」

話が水銀汚染事件におよぶと、アイザックは、

「具体的な話にはいるまえに、はっきり言っておきたいことがある。これから言うことを、しっかり書きとめておいてほしい。オンタリオ州の大臣のひとり……名前は忘れたけど、厚

生大臣だったかなあ……当時の州議会議事録を調べればでてくるはずだ……彼が議会で、『ホワイトドッグとグラシイの人たちは、水銀の毒では絶対に死なない。死ぬとしたらアルコール中毒と性病で死ぬ』と発言しているんだ……社会はそういう時代だった」

と強調したあと〝各論〟にはいった。

――和解交渉はグラシイと一緒に？

「一緒にやった」

――なぜ訴訟でなく和解交渉を？

「きっかけは、ドクター・ハラダだったと思う。彼が裁判より和解交渉にもっていったほうがいいと、わたしにアドバイスしてくれた。裁判にもっていって勝てるだけの、たしかな証拠がそろっていないと言われた。ドクター・ハラダはそのとき、もうひとつ重要なことを言った。ホワイトドッグにおいて水銀の影響《インパクト》が一番でるのは、二十五年か、三十年あとだろう、と」

――原田先生に和解を薦《すす》められたとき、あなたが村長《チーフ》だった？

「そうです。七四年か七五年だった」

――あのころ、ロイ・マクドナルドが村長《チーフ》だったのでは？

「いや、わたしだった」

――原田先生をはじめ日本から人を呼んだのはラム夫妻（二三〇ページ参照）だった。グラシイにはラム夫妻のような味方がいたわけだけど、ホワイトドッグには？

「当初は、だれもいなかった……われわれも本気なんだということを示すために道路封鎖《ブロケード》をわたしが立案した。実際に封鎖したのは三週間だったけど、インパクトはおおきかった。『おまえ、ケノラにやってきたらたたき殺すぞ！』というたぐいの脅迫電話が、ほとんど毎晩かかってきた。あの事件のあとケノラ市に行ったが、四、五年間、白人《コケージョン》はだれも口を聞いてくれなかった」

――道路封鎖《ブロケード》の効果はあった？

「あった。その直後、和解交渉がはじまった。そのあと、和解交渉は長年つづいた……難航した交渉のことを話しだすときりがないが、ひとつ例をあげれば、連邦政府、州政府、ハイドロ、加害企業――加害者側の現場交渉人は、なにかというと『その問題は、一度、話を持ちかえって検討しなければならない。ここでは即答できない』とのらりくらり。そして、つぎの交渉の場では、その問題に対する回答は、なんら用意されていないんだ……いらいらする経験だった。あのころは、あの連中との交渉術をわたしたちは身につけていなかった」

――グラシイとホワイトドッグは一体となって戦った？

「ふりかえってみれば、あんまり一体となって戦っていたとはいえない。グラシイとのあいだに、いつも見解の相違があった。当時のグラシイの村長《チーフ》はサイモン（三二六ページ参照）だったが、わたしと彼はいつも議論していた……とにかく、両村《バンド》の加害者側に対する統一要求がまとまらなかった。事態を悪化させたのは、加害者側がグラシイとホワイトドッグと分離交渉したことだ。彼らはわれわれを分裂させる作戦をとった……われわれ側にはドライデン市からボランティアでやってきてくれていたブルース・クロフトというリード・マン（アドバイザー）がいた。彼は道路封鎖《ブロケード》のあと、『なにか手つだうことはないか？』とアプローチしてきてくれた。実際に、彼はガソリン代だけで、わたしたちを助けてくれた。グラシイ側には、ほら、なんとかいう白人《ホワイト》の女がいた……そう、そう、アナスタシア（三三四ページ参照）が交渉の場に同席してた」

――水銀汚染の影響《インパクト》のことで、印象深い思い出は？

「（地元選出の）資源管理省（当時）の大臣がホワイトドッグにやってきた。彼はアングリカン教会にみんなを集めた……あのころ、村長《チーフ》はだれだったっけ？　そう、わたしだった……その場で彼は、水銀汚染が原因の商業漁業《コマーシャル・フィッシング》禁止（五四ページ参照）は、一時的なもので六か月間だけだ、そのあいだに、しっかり汚染の実態を調べると明言した（注一）」

――それを聞いた漁業者の反応は？

「仕方ないなという感じ。そのとき、それが長期にわたって、漁業が壊滅的な打撃をうけるとは、だれも思っていなかった。大臣みずからの発言だったから、われわれは信じたんだ。でも、いまもってそのままだからね。そして、半年後、今度は、いろんな専門家をおくりこんできて漁師たちから聞きこみ調査をはじめた。商業漁業《コマーシャル・フィッシング》禁止による被害がどれぐらいだったか？　漁具の価値は？　などなど。それで、一部、補償金がでた」

――過去にはもどれないが、もし過去にもどって補償の再交渉が可能だったら？

「お金はいらない。諸権益請求《ランド・クレイムズ》をする。まだ、これから、再交渉のチャンスはあるかもしれない。ハイドロはいままで州政府直営だったが、これから民営化する。わたしから見れば、ウィニペグ市の弁護士にも相談したんだが、もしそっちの方向にむかうんだったら、あらたに補償問題を再交渉するつもり。ダムはわれわれの指定居住区《リザーブ》内にある。もし、発電所が民間のものになるのなら、過去にさかのぼって、補償問題をもう一度話しあわなければならない」

――そんなことが可能？

「そう、できる。いまの村長《チーフ》――ロイの息子をおろしてね。ロイとわたしの争点は、わたしはハイドロとの和解書に安易に署名するなという立場。ロイは妥協すべきところは妥協して、問題をはやくかたずけるという立場だった」

二〇〇四年四月にホワイトドッグを訪れたときに、助役《バンド・マネジャー》のアンソニー・ヘンリー（四三ページ参照）の奥さんと話す機会があったが、彼女も「ロイは、妥協型の村長《チーフ》だった」と言う。有機水銀汚染事件の和解交渉が煮つまり、加害者側が賠償金を支払うという提案をしてきたときに、その受諾の賛否を問う住民投票がおこなわれた。そのとき、故ロイ村長《チーフ》をはじめ、住民の大多数が賛成票を投じた。反対にまわったのは、アンソニーと奥さん、アイザックと当時彼の奥さんだった故ジョセフィン・マンダミン（七五ページ参照）の四人だけだったという。

注― 一九七〇年十二月二十三日にオンタリオ州資源管理省（当時）は、クレイ・レイク湖畔とイングリッシュ・リバー流域とウィニペグ・リバー流域に住む商業漁業者《コマーシャル・フィッシャー》たちにあてて、『一九七一年度も、商業漁業《コマーシャル・フィッシング》の許可《ライセンス》はだせない』という趣旨の手紙をだしている。

こめんと

アイザックは、ホワイトドッグ派の重鎮。いまの村長《チーフ》ロン・マクドナルドはワン・マン・レーク派のボス。ロンの父故ロイとアイザックは、村長《チーフ》の座をめぐって長年、あらそってきた両雄。アイザックの発言は、二〇〇二年九月十二日午後一時時点のもの。グラシイの〝グレープバイン・ルート（口こみ）〟情報によれば、その後、この年の十一月に当時村長《チーフ》だったロンは、選挙違反（買収行為嫌疑）を理由に、実際に村長《チーフ》をおろされ、二〇〇三年の春まで、ホワイトドッグは、村長《チーフ》不在という状態がつづいた。この騒動にアイザックが〝黒幕〟としてどう加担したかは不明である。この政治的混乱状況に、インディアン省が介入してきて、アンソニー・ヘンリー（四三ページ参照）を助役《バンド・マネジャー》に任命した。結局、すったもんだの末に、選挙違反の容疑は晴れて、ロンは無罪。村長《チーフ》選挙がおこなわれ、二〇〇三年晩春に彼は村長《チーフ》に返り咲く――とにかく、歴史的にむかしからいろいろと確執があるみっつの村《バンド》を、ダム建設のために無理やり一か所にあつめた当局のやり方は、先住民《ファースト・ネーション》事情を無視した、かなり乱暴なものだったと言える。その無茶な方法論が今日も尾をひいて、長年にわたり村《バンド》はかなりはげしい政治的内紛にあけくれ、いろんな意味で〝消耗〟した。村《バンド》のだれもが、そのことをわかっていながら、どうしようもなかった。いまも村《バンド》は、その〝後遺症〟になやまされている。近親憎悪――骨肉のあらそいの根は深い。

エマ・ペイシュク

一九四一年四月十八日生まれ（六十二歳）。ホワイトドッグの保育園でそこにかよう親と子の相談を一手にひきうけているカウンセラー。村会議員をやったこともある。故ロイの妹。ロン村長《チーフ》の叔母《おば》。

故ロイ村長《チーフ》の未亡人マチルダ・マクドナルド（一二〇ページ参照）の友だちであるエマは、四人の子を生んだあと、ケノラ市のカレッジで勉強してカウンセラーの資格をとった。

――ホワイトドッグは、内部でいろいろな対立抗争がはげしいとみんな言いますが？

「そのとおりです。水銀汚染事件のせいで、この村《バンド》の混乱がはじまったのではありません。ここのそもそもの問題のはじまりは、オンタリオ・ハイドロ（発電会社）のダム建設による混乱です。八二年から八四年のあいだ、アイザック（六五ページ参照）が村長だった。それまで、ロイが白人社会《コケージョン・ソサエティー》との交渉で手にいれたものを彼は手ばなしそうになった。だからアイザックとロイは仲がわるかったんです。ロイをはじめ、ワン・マン・レークから、こっちにやってきた人たちは、もとの村へ帰れというのがアイザックの主張。ふたりの対立が、結局、ロイの政治生命をうばったと言えるかもしれない。でも、ロイはほかのどんな村長《チーフ》よりも、この村《バンド》に遺産をのこしたのです」

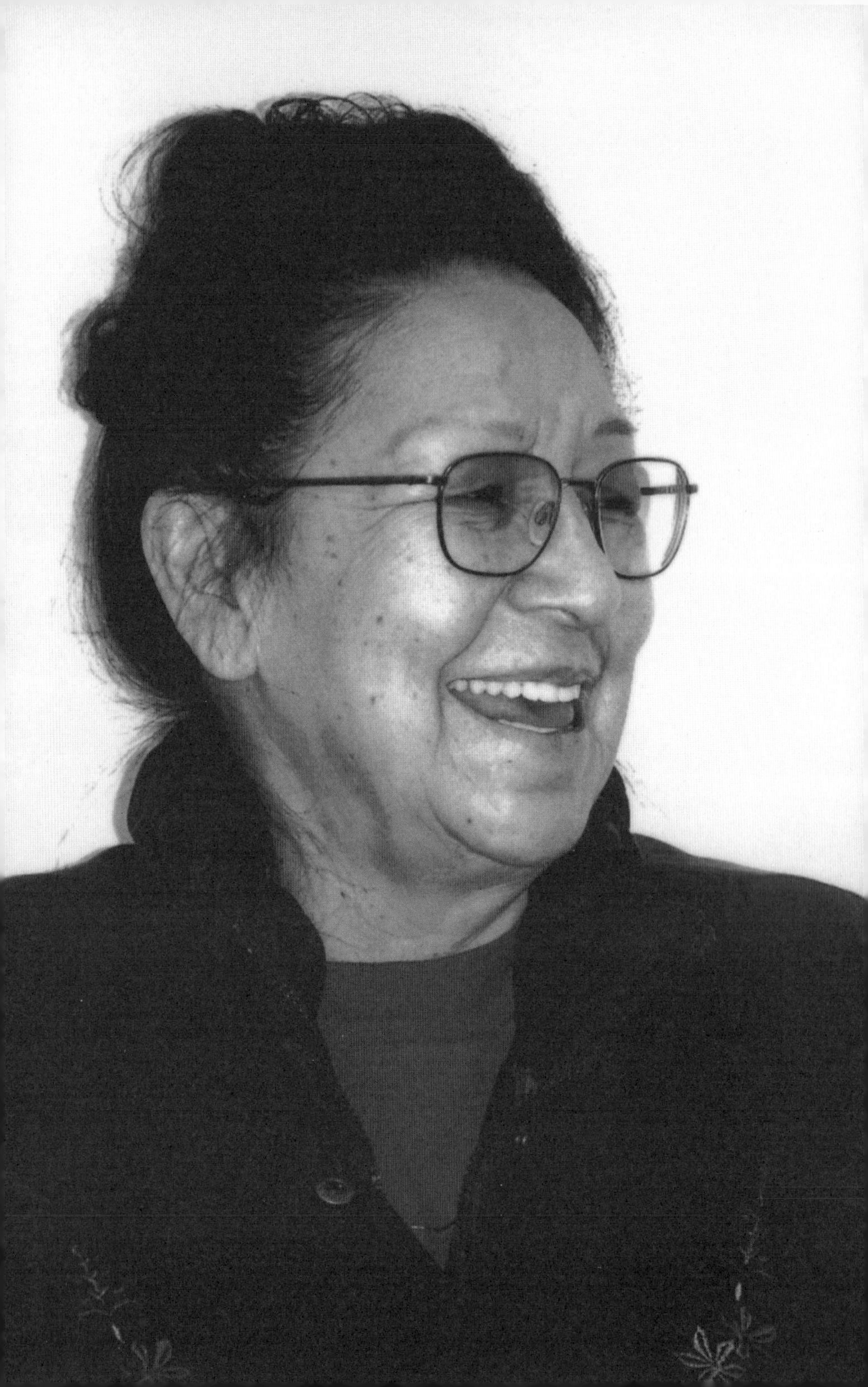

故ジョセフィン・マンダミン

一九四一年三月八日生まれ（六十二歳で死去）。アイザック・マンダミン（六五ページ参照）の元妻。

故ジョセフィンはワン・マン・レーク生まれ、ホワイトドッグ育ち。流暢《りゅうちょう》な英語をしゃべり、むずかしい英単語を会話のなかにちりばめるこの女《ひと》は、相当なインテリだった。

ワーナー・トロイヤーの本――『安全地帯なしNO SAFE PLACE』（クラーク・アーウィン社一九七七年刊）を読むことを、彼女は薦《すす》めてくれた（注一）。

「八〇年代にトロイヤーは死んだと思うけど、科学的なことと政治的なことを、彼はよく調べました。いい本です」

二〇〇二年九月十一日に元気だったころのジョセフィンと会った。視覚障害者の彼女は、このあと、なにかと便利な都市生活をえらぶ決心をして十六日にホワイトドッグを去ってケノラ市にうつり住んだ。

彼女は六年まえに目が見えなくなって、四十年間つれそっていたアイザックとわかれた。

「目が見えなくなったから、夫に捨てられた」

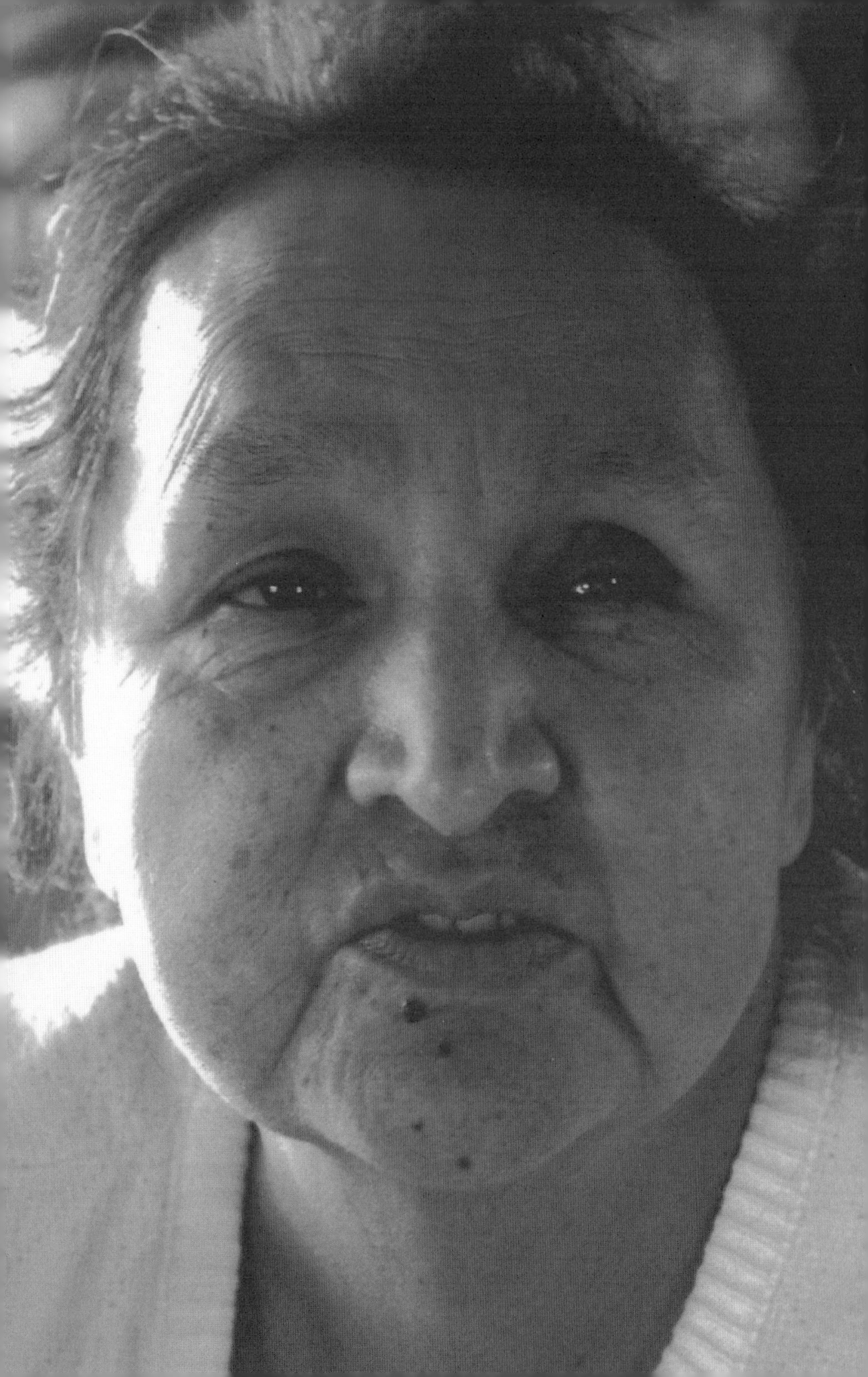

2004年4月にアンソニー・ヘンリー（43ページ参照）の奥さんに、2002年9月にとったこの写真を見せたら、「すでに、往年のジョセフィンじゃない。魂がすでに消えてしまっている顔ですね」とつぶやいた。 ➡

と彼女は、はっきり言った。でも、二十五年まえに自分たちでつくって、ずっと一緒に住んでいた丸太小屋を彼は、わかれるときにくれた。彼女は目が見えなくなったからといって、「過去に生きていてはいけない」という、まえむきな気持ちを持って生きていたのに……。

故ジョセフィン語録。

「主人は村長《チーフ》をやっている時代にいろんな人を怒らせた。わたしが怒らせた原因をつくったと思っている。わたしは、昔からかなり過激な環境保護派だったから。いまは、環境問題は、みんなの〝愛すべき対象《ダーリン》〟になっているけど……」

「すばらしい日本人を何人か知っている。わたしの名前を言えば、彼らはわたしのことをおぼえているでしょう。ここにミナマタから来た日本人って、とってもキュートだった。彼らとの出会いは、とっても楽しかった。わたしには、アジア系の友だちがたくさんいる。黒人《ニグロ》の友だちも。わたしは偏見を持っている人間だけど、人種的偏見はない。わたしの偏見は思想的偏見。わたしの種族のなかにもレッドネック（注2）はいる。その連中にむかってわたしは、人種偏見を持つな、といつも言っている。レッドネックは白人《コケージョン》の〝専売特許〟ではない」

「日本人が来たことで、鮮明におぼえているのは、政府側が彼らを〝否定的うけいれ《ネガティブ・レセプション》〟態勢でむかえたことです。ここにやってきた日本人は、吟遊詩人《トルバドゥール》（注3）と呼ばれた。彼らはここに来たときに、すでに水銀の害が社会や人びとにあたえる影響を知っていた。その情報を持って彼らはここにやってきた。カナダ政府は、その知識がここに広まることを恐れたんだと思う。有機水銀中毒症（疾患）が、死にいたる病気であり、おおくの障害者を生むという知識を、すくなくともわたしたちに知られたくなかったんだと思います。一九六七年以前にパルプ工場と水銀の関係や、そのほかの水銀汚染に関する知識がカナダ政府になかったとは思えない。もし、そうだとしたら、無知な政府ほどこわいものはない」

「人間は自然に対して〝奉仕する人《スチュワード》〟でなければいけない。でも、人間が思いあがって、自然をダメにした……目が不自由になって、ますます、このことを深く実感している」

「インディアン省の仕事はわれわれの面倒をみる仕事のはずなのに彼らは、われわれを安く売りとばした。オンタリオ・ハイドロ（発電会社）との和解交渉、水銀汚染問題の交渉もふくめて……工場がたれ流した水銀は、白人《コケージョン》の住んでいない大自然のなかに消えていく。その流出先には、彼らはだれひとりいない……白人主流社会《コケージョン・アーバン・ソサエティー》は、自分たちのところに毒が流れてこないことでひと安心した。アウト・オブ・サイト・アウト・オブ・マインド――去る者は日日にうとし。自分に直接関係のない被害を人間はいつまでもおぼえている動物ではありません」（二〇〇三年六月、一緒に住んでいた孫《まご》息子の突然死［自殺説もある］のあと、気落ちして生きる希望をなくしたせいか、彼女は亡くなってしまった）

注1　トロイヤーの本のなかに彼女は登場する。

注2　偏見を持った人。この本では人種差別主義者の意味をこめてつかっている。語源はアメリカ南部の無学でまずしい白人の農園労働者。戸外労働で白人労働者の首が赤く日焼けしていることからこう呼ばれるようになったという説が有力。

注3　サイモン・フォビスター（三二六ページ参照）も、カナダにやってきた日本の調査（医師）団をこの地の

ジョージ・バンティング

一九四五年八月二十二日生まれ（五十八歳）。警察官をはじめ公的機関でいろんな仕事をしてきた。糖尿病が悪化したので、いまは仕事をしていない。奥さんが働いている。

ワン・マン・レーク生まれのジョージには、未亡人の母がいる。一九五六年の夏に父はカヌーから川に落ちて死んだ。父は泳げなかった。男五人、妹ひとりの兄弟姉妹の長男だった彼は十四歳のときから一家をやしなうために働いている。ハーリーズ・ランディング・キャンプのキャビン・ボーイが初仕事。経営者が彼の家庭事情を知っていたので、少年だった彼をやとってくれた。日給は、六ドル。そのなかから二ドルを食費と宿泊代としてとられた。手取り四ドル。その後、おなじキャンプで釣り案内人《フィッシング・ガイド》をやるようになった。一〇ドルの日給（手取り八ドル）がもらえるようになった。

「あのころは、家族によるけど、七歳から九歳になると、おやじから狩りの技術を教わったもんだ……あの当時、ワナをかけてつかまえるジャコウネズミは一匹一ドル、ミンクは五～一〇ドル、ビーバは一〇～一五ドル、カワウソは一八～二〇ドルで売れた。十月から五月中旬までのあいだトラップ・ライン（注一）ですごすと、運がよければ、三～四〇〇〇ドルをかせげた。あんまり収獲のないときでも、二〇〇〇ドルはかせげた。ラード一ポンド（四五四グ

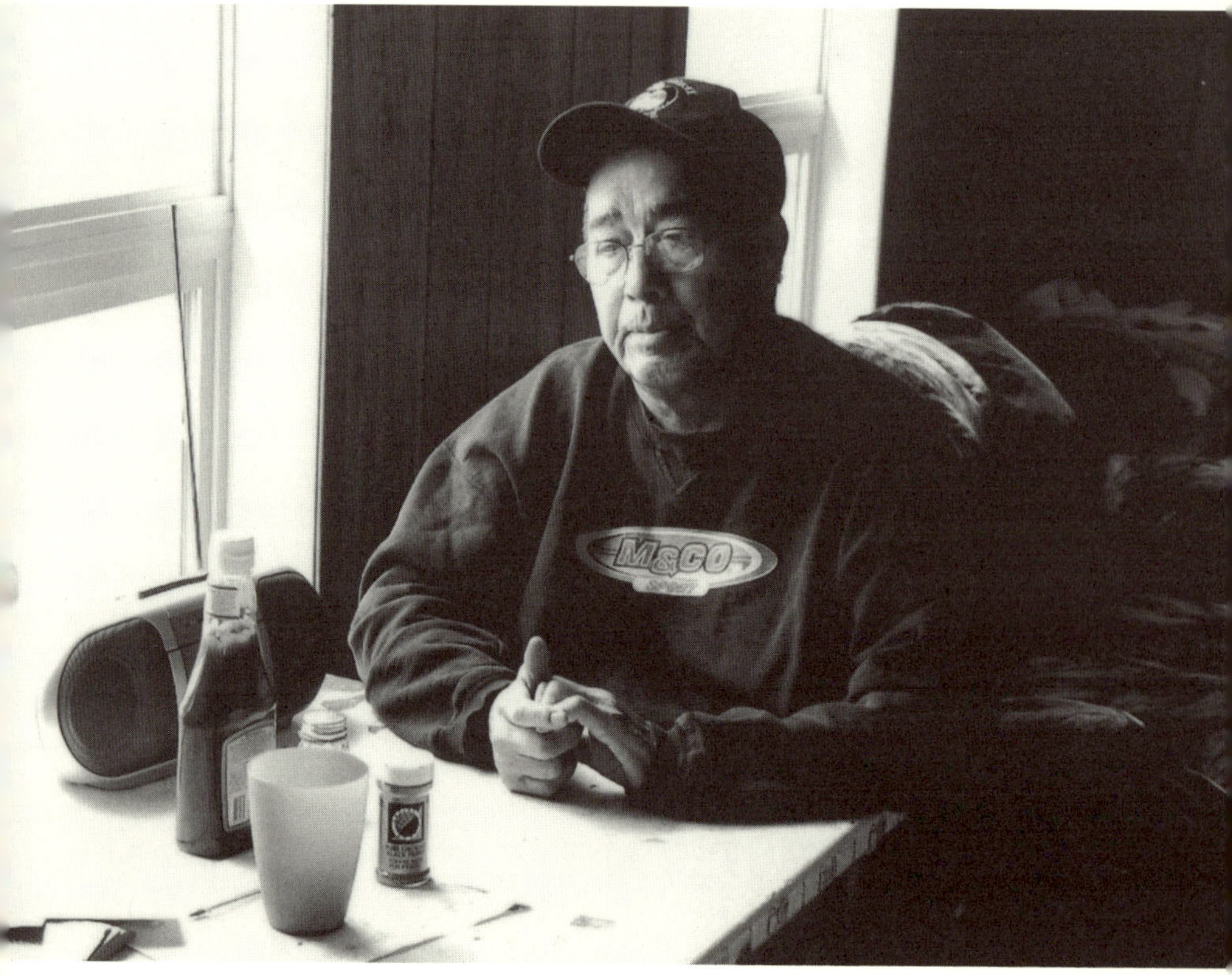
M&CO

ラム）が二五セントの時代だよ……参考までに言うけど、一九六六年には、すでにケノラに行く道路があったんだけど、あのころは、みんなタクシーで町にでた。そのタクシー代が町まで片道二〇ドルだった。七〇年代なかばになるとガソリンが値あがりした。タクシーも倍の四〇ドルになった。七〇年代後半には、それが九〇ドル。いまは、片道一二五ドル」

ジョージは釣り案内人《フィッシング・ガイド》の仕事で一生懸命に金をためて、おふくろと兄弟姉妹にロッジの売店で買った食料（おもに缶詰め）をおくった。靴や上着もおくった。

「父が亡くなった年の秋、わたしの一家は、ホワイトドッグにうつったと記憶している。そうそう、その年にダムの準備のために木の伐採がはじまったのをおぼえている」

――ダムの建設は、わかっていたということ？

「うーん……大人は知っていたと思うよ。わたしはまだ子どもだったから知らなかった。彼ら（オンタリオ・ハイドロ［発電会社］）が家を建ててくれるまでの二、三年間はテント暮らしだった。家ったって、〝紙の家《ペーパー・ハウス》〟（注2）だけどね」

――冬もテント生活？

「うん。ワン・マン・レークから、ホワイトドッグにうつった人たちのほとんどは、最初の何年間か、テント生活をしていた」

――なんで、テント生活をする羽目に？

「ぼくにはよくわからない。インディアン省がわれわれの代表としてハイドロ（オンタリオ・ハイドロ［発電会社］を彼はこう略して呼ぶ。以下、同様）と交渉した。連中、あんまりいい交渉《ジョッブ》をしてくれなかった。だから、われわれはテント生活」

——ワン・マン・レークに、断固、のころうとした家族もいた？

「いいや。みんなうつり住んだ」

ここでアンソニー・ヘンリー（四三ページ参照）と話したときとおなじようにワーナー・トロイヤー著『安全地帯なしNO SAFE PLACE』（クラーク・アーウィン社　一九七七年刊）のなかにでてくる村《バンド》の水没の描写を説明した。それに対するジョージの答え。

「すくなくとも、ぼくがおぼえているのは、ぼくの家族は家財道具を全部荷づくりして、ある日、ホワイトドッグにそれをカヌーで運んで、そのあとテントから学校に通いはじめた。親切な人が自分の家に居候させてくれるまでは、とにかく、しばらくテント生活をしたんだ（ジョージは、当時のテント生活のことが、よほど強く脳裏に焼きついていたようで、何度もこの話をくりかえした）。あの男の人のことは、一生、忘れない」

——その人の名前は？

「ノーバト・キャメロン（注3）。当時の村長《チーフ》だった。ちょうどそのころ、ワン・マン・レークからホワイトドッグにうつった人たちの家をつくってくれるように、しびれを切らせた村《バンド》のみんなが強い圧力をかけていたんだ。それで、この地域にハイドロが八軒の〃紙の家《ペーパー・ハウス》〃をつくったってわけ。それと、ゴシャック・ランディングにも、漁師のために二軒、連中は

〝紙の家《ペーパー・ハウス》〟を建てたんだ。そうそう、五七年の春、わたしの一家はワン・マン・レークに帰ってすごした……まだ、水がそこまであがってきていなかったからね。伐採をまだやっていた。五七年八月末、ホワイトドッグにもどった。それがワン・マン・レークを見た最後……水があがってきたから、二度ともどれなくなった」

——話はちょっとまえにもどるけど、ワン・マン・レークから、たちのかなければならないってことは、家族にとってつらいことだった？

「わからない。なんせ、幼すぎたからね。でも、ホワイトドックにうつって学校にかよえるようになって、たくさん友だちができたから、わたしはホワイトドッグが好きだった。おふくろにとってはどうだったかな……おやじも亡くなっていたし……彼女は父親役もやらなきゃなんなかったし……当時、失業保険やそのほかの福祉補償もなかったから、わたしたち子どもを食べさせるために、おふくろはホワイトドッグのあちらこちらの家をたずね歩いて、掃除、洗濯、薪わり、水汲み、ありとあらゆる雑用をやって日日の糧《かて》をえていた。わたしが大人になったあと、おふくろはわたしに、『お父さんが亡くなったとき、わたしは三十一歳だったから、再婚しようと思えばできたけど、あなたたち子どものことを考えると、わたしとあなたたちのあいだに、ほかの男をいれたくなかった。だから、この四十八年間、ひとりで生きてきたのよ』と言った」

やがて大人になったジョージは、ホワイトドッグではじめての先住民《ファースト・ネーション》警察官になった。

——ホワイトドッグは、ラフなコミュニティーだと言う人がいる。とくに七〇年代は、ここにはいってくるのは危険だったと強調する人がおおいが……警察官だったあなたの見解は？

「その意見には、まったく賛同できない。三年半、わたしは警察官をやったが、なんの問題もなかった。たしかに、酒を飲んで喧嘩する人はいたけど。わたしは、当時のここが危険でラフなところだったとは、ちっとも思っていない。そういう記事を書いた記者やテレビのレポーターは、自分の名前を売るためにそんなふうに扇動的《センセーショナル》な報道をしたのかもしれないけど、ここはそんなところじゃなかった……はじめてのここでの殺人事件は、一九七七年におきた。すざまじい喧嘩があった。で、自分を守るために相手を撃《う》ったと、犯人は言いはっていたが……それまでは、こんな事件がおきたことは一度もなかったんだ」

警察官をやったあと、彼は政府機関の医療・福祉関係の仕事に十二年間従事。その後、ケノラ市にあるオジブワ族家族サービス（相互扶助の福祉機関）の仕事をした。

——日本から医師団が来たときに診《み》てもらった？

「いいえ。わたしはプリチャード医師に診《み》てもらった。あの先生は、トロントあたりから来たのかなあ……まあ、いい先生だったんじゃない。ここの人は、みんな、あの先生に診《み》てもらったんだ。水銀がからだにはいっているかどうか、チェックしてもらいたかったからね。髪の毛と血のサンプルをとって検査してくれた」

――親切な先生だった？　検診のときに、いろいろ病気のことを教えてくれた？

「親切だったよ。彼は……おもに村長《チーフ》と村会議員の連中と話してた。（直接の所見ではなく）なにを食べていいのか、なにを食べてはいけないのか彼らに話していた。わが村《バンド》は、ウィニペグ・リバーに面しているわけだけど、この川とイングリッシュ・リバーの魚を食べないようにって話をね」

日本の医師団が一九七五年にホワイトドッグとグラシイで有機水銀中毒症（疾患）の臨床検診をはじめておこなったあと、カナダ連邦政府厚生省はローチェスター大学の毒物学の大家トーマス・W・クラークソン博士（六三、六四ページ参照）を両村《バンド》におくりこんで何人かの診察をさせている。その後、一九七六年、七七年、七九年にトロント大学のJ・S・プリチャード医師が、やはり連邦政府に派遣されて両村《バンド》で診察している。このときに、ジョージは診《み》てもらった。

――ウィニペグ・リバーも水銀汚染されていた？

「七〇年代にそう聞いた」

ジョージは一九七二年から七六年まで医療助手をやっていたという。当時、英語がしゃべれなかった村人《バンド・メンバー》がおおかったので通訳をしながらの仕事だった。

「魚を食べるとあぶないということを、村《バンド》のみんなにつたえるのは、わたしの役割だった。村《バンド》の連中の髪の毛と血液のサンプルをとった。正確な年月はおぼえていないが、七〇年代に検査室ができて、専任の看護師が、ここにやってきた」

――さっきプリチャード先生の話がでたけど、彼以外の政府関係者や医療にたずさわっている人たちは、ベストをつくしてくれたと思う？

「ここに来てくれた看護師をはじめ、みんながんばってくれたと思う。カナダの医療関係の人たちは、それなりに努力したけど、ものたりなかったという人たちもいる」

――抜本的な問題の解決にいたらなかったという批判的な声も聞くけど……。

「たしかにそのとおりだけど、すくなくとも、なにがおきているかについて、彼らは教えてくれた。魚を食べたら健康をそこなうって話を医者たちが説明してくれたし……」

――通訳として医者が言っていることを理解できたとしても、村《バンド》のみんなにそれをつたえたとき、それを彼らは理解できた？

「なかには、聞く耳を持たなかった人たちもいた。で、魚を食べつづけたし、狩りもつづけた。それがわれわれの生き方だったから。生まれた日から、そうやって生きてきたし、そう教わってきているんだから、それ以外の世界観はわれわれになかった……でも、なにができるの？　魚を食べちゃいけないって言われても、ほかになにを食べるの？　っていう問題もあった。ひとつの例をあげましょう。釣り宿《フィッシング・ロッジ》の持ち主《キャンプ・オーナー》から強制的に魚を食べさせられた。『魚は安全でない、食べないほうがいいよ』と客に言ったら、即、クビになった。『客に水銀汚染のことを言うな！』とオーナーに言われた。ここらへんの釣り宿《フィッシング・ロッジ》のオーナーは、みんなそうだった。わたしは五人の子どもを食べさせなければならなかったから、だまっジョージの母親と同世代の1950年代の女《ひと》。

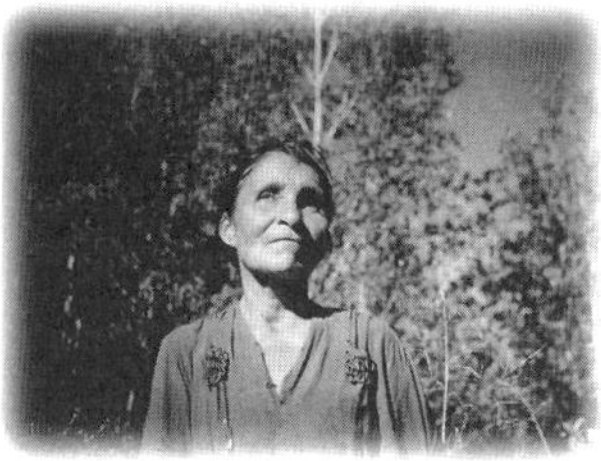

て、したがっていた。でも、わたしが隣のマニトバ州で釣り案内人《フィッシング・ガイド》として働いていたときには、内陸湖に釣り客を連れていって釣りをした」

――マニトバ州のどこで？

「ここから三〇マイル（四八キロメートル）ほど離れたところにあるパイン・アレン・ロッジ」

――マニトバ州の釣り宿《フィッシング・ロッジ》では、川の魚が水銀に汚染されていることを、釣り客に教えていた？

「そうです。そのとおり。だから、わたしたち案内人《ガイド》は、川につながっていない内陸の湖に客を案内していた」

――オンタリオ州では？

「オーナーたちが、お客さまになんて言っていたか、わたしは知らない。ただ、わたしたち案内人《ガイド》に、話すなと言っていたことだけはたしか」

――マニトバ州側のロッジは、釣り客に事実を正直につたえたってこと？

「そうです」

注1　狩りをするための森のなかの前線基地。

注2　ホワイトドッグの人びとは、オンタリオ・ハイドロ（発電会社）が提供してくれた家をみんな、こう呼ぶ。彼らがこの言葉を口にするとき、その家が粗末だったことに対する抵抗感がにじみでる。

注3　一九五九年から六一年まで村長《チーフ》だった。

ロバート・クエウィザンス

一九四一年四月十一日生まれ（六十二歳）。一九九五年までは釣り案内人《フィッシング・ガイド》だったが、右足をわるくして引退。足に障害がでた原因は不明。

漁と猟の専門家のロバートは、かなり足をひきずって歩く。彼はジーパンをはいていた。よくにあう。彼の釣り案内人《フィッシング・ガイド》歴は四十一年。十五歳から釣り案内人《フィッシング・ガイド》と漁師を十五年ちかくやった。その後、水銀汚染のせいで川や湖の商業漁業《コマーシャル・フィッシング》（五四ページ参照）が禁止になったため、春から秋にかけて釣り案内人《フィッシング・ガイド》の仕事に専念した。注意深くてするどい動物的な目つきで〝よそ者〟を警戒しながら、彼はたんたんと過去を語った。

「二〇年代だったかな、水がよごれはじめたのは……。よくわからないが、そのころだったと長老たちから聞いた。でも、われわれは、（水銀汚染だということを）そのころ知らなかった。日本からだったかな、何人かの人がホワイトドッグに来たのは。彼らがビデオや写真をとったり、日本から持ってきた映画を見せてくれたり、診断してくれたりした。それではじめて（水銀汚染のことを）知った。カナダ人からは、なんの知らせもこなかった」

面接調査《インタビュー》（取材）中、ロバートは三回、この話をくりかえした。日本人が情報をとどけ警告してくれた。でも、カナダからはなんの音沙汰《おとさた》もなかった、と。

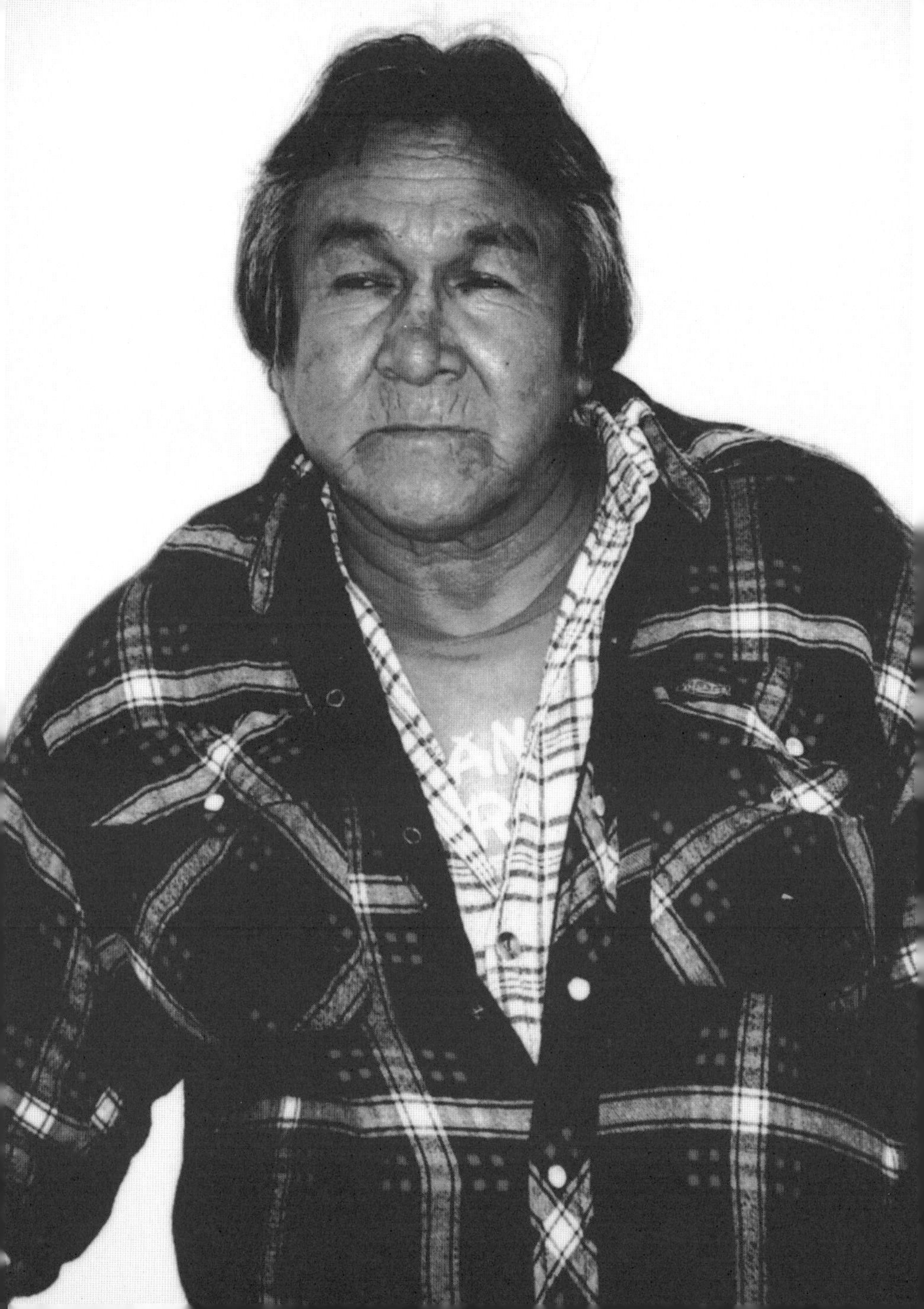

こめんと

ロバートは〝カナダ〟という言葉を、外国のことを語るような口ぶりで話した。「カナダはべつの国」という意識を持つ人はロバートだけでなく、ホワイトドッグとグラシイにはすくなくない。とくにロバートの年齢（六十歳前後）から上の熟年世代のほとんどの人がそう思っていると言っても過言ではない。

それはそれとしてロバートは記憶ちがいをしている。日本の調査団が彼らの村《バンド》をおとずれる五年まえに商業漁業《コマーシャル・フィッシング》禁止の通達がでている。〝カナダ〟からの水銀汚染情報が彼らの手元にさきにとどいていたことは、まずまちがいない。しかし、〝カナダ〟から通り一遍の通達はあったにしても、具体的な水銀汚染の実態、そして汚染が人間におよぼす健康被害の説明をはじめてくわしくしてくれたのは日本人だったという強い思いをロバートをはじめホワイトドッグの当時の住民たちは持っている。その思いが知らず知らずのうちに潜在意識として、「日本からのみ水銀汚染の情報がとどいた」という文脈でしみこんでしまったと思われる（注1）。日本人の説明が、なぜ彼らに通じたのか？　水俣病を追求している日本の調査団の医師や学者は有機水銀汚染やその中毒症に関する知識を持っていたから、それを持たない人びとに通じるような説明ができたからか？　さらに言いつのれば、白人《コケージョン》からの情報には耳をふさぐ彼らも、日本人はおなじ蒙古斑《もうこはん》を持っている民族だという親近感があって話が通じたのか？　今後、要分析。

注1　以後の面接調査《インタビュー》（取材）で話を聞いた人びとのなかには、ロバートとおなじように、水銀汚染問題について、「記憶ちがい」をしている人びとがかなりいるが、現地の声をナマのままあつめて収録するというこ

ロバートの商業漁業《コマーシャル・フィッシング》と釣り案内人《フィッシング・ガイド》談議。

「バイヤーたちが水上飛行機かエンジンつきボートで、ここに（魚や動物の毛皮を）買いにきてくれた。水上で取引をした。あのころいいチョウザメがとれたなあ……（注1）。あれは（貴重品なので）かならず水上飛行機で運ばれた。日本人が来るまでは（水銀汚染のことは）なにもわからなかったので、商業漁業《コマーシャル・フィッシング》をつづけた。ある日、村《バンド》（の役人）がわれわれを集めて、魚はあぶないから、とってはいけない、食べてはいけないとみんなに言った。でも、魚は危険だからといっても、その日からいきなり缶詰生活にかえることは、なかなかむずかしい。現金はかぎられているし。野生の魚や食料のほうが安くつくし。冬もそうだった」

商業漁業《コマーシャル・フィッシング》は禁止。さらに、「魚を食べないように」という指導をオンタリオ州厚生省がやっていた。そのおなじ州政府の資源省が観光漁業《スポーツ・フィッシング》はつづけていいと言う。商業漁業《コマーシャル・フィッシング》と観光漁業《スポーツ・フィッシング》の両方の現場で当時働いていたロバートにはその矛盾が理解できない。

「魚をとってはいけない、食べてはいけない、と言われたが、ロッジの主人はショアー・ランチ（注2）のときにお客さまと一緒に魚を食べなければクビにするぞとわれわれ案内人《ガイド》たちをおどした。食べなければ仕事がなかった」

こう語るロバートの目は、最後までつめたかった。

注1　アレックス・マックル（シニア）（一七三ページ参照）によれば、有機水銀汚染事件がおきるまえは、商業漁業《コマーシャル・フィッシング》に従事していた村《バンド》の人たちは、家族づれでチョウザメを追って移動生活をしていたという。

注2　湖で釣った魚を案内人《ガイド》が岸辺で火をおこして調理して食べる野外昼食《アウトドア・ランチ》（六二ページ写真左下参照）。

こめんと

水銀汚染が生じたときに、魚の消費基準がきめられた。一定期間中に食べても安全な魚の量の基準である。日本でも水俣病事件が第三水俣病〝騒ぎ〟（注一）になったころ、水銀パニックが全国的におきて、厚生省が一週間のメチル水銀許容摂取量〇・一七ミリグラム（WHOの基準は体重六〇キログラムあたり〇・二ミリグラム）を基準に、魚の種類別に摂取許容量を定めた通達をだしたことがあるが、カナダの場合、資源管理省（当時）が消費基準を発表した。それを根拠に一九七〇年代のオンタリオ州では、「たまにやってくる釣り客が魚を食べても、なんの問題もない」と言いはった釣り宿《フィッシング・ロッジ》の経営者はおおかった。当時、釣り案内人《フィッシング・ガイド》の仕事をしていたグラシイやホワイトドッグの何人かの人の証言によれば、「水銀汚染やその毒の危険性について、お客さまにひとことも、しゃべってはいけない」とロッジの主人に口どめされたという。

オンタリオ州資源管理省（当時）の条件つき魚介類摂取安全論の一方では、オンタリオ州厚生省は、先住民《ファースト・ネーション》をはじめ商業漁業《コマーシャル・フィッシング》に従事している人たちに、「魚は危険だから食べてはいけない」と通達し商業漁業《コマーシャル・フィッシング》を禁止した……イングリッシュ・ワビグーン水系の魚と密接に関係を持って生活している先住民《ファースト・ネーション》を中心にした観光客相手の釣り案内人《フィッシング・ガイド》や漁業に従事する人たちは、ことの次第を理解できず混乱状態におちいった。そして、その不安感が、徐徐に当局に対する不信感をふくらませることになっていった。

（『カナダのミナマタ?!』原稿から引用）

注一　一九七三（昭和四十八）年五月二十二日、有明海に第三水俣病が発生したというスクープ記事が『朝日新聞』一面冒頭にでたことではじまった全国的な水銀パニック事件。

コリーン・ペイシュク

一九六五年七月三日生まれ（三十八歳）。保育園副園長。

三十歳をすぎてからカレッジにはいって保育園の園長の資格をとった。現在（二〇〇三年九月）、オンタリオ州文部省から派遣されている白人《コケージョン》の若い女性園長の下で〃園長教育〃をうけている。でも、このことに対してコリーンは、複雑な思いをいだいている。

「いまの園長と波長があうから、彼女に去ってほしくない」

オジブワ語を保育園の第一言語にしている。ホワイトドッグの長老たちを呼んで、オジブワ族の伝統や世界観などを子どもたちに教えてもらっている。小学校にあがるまえにオジブワ族のことが、子どもたちの「血となり肉となるように」とコリーンはねがっている。

「わたしの世代のころは、文部省が定めた教育カリキュラムのなかに『オジブワ族に関する教材』は、なかったの。また、そんなことにならないように、がんばらなくっちゃ」

とコリーンは自分に言い聞かせる。白人《コケージョン》の園長も同意見だという。

「日本人に教わったこと」は、コリーンの記憶のなかに強くのこっている。七〇年代に、日本人がホワイトドッグの学校で子どもたちに、俗に言う〃ネコ踊り〃の映像を見せてくれたことを、とくによくおぼえている。

Niigan Zhaa-daa

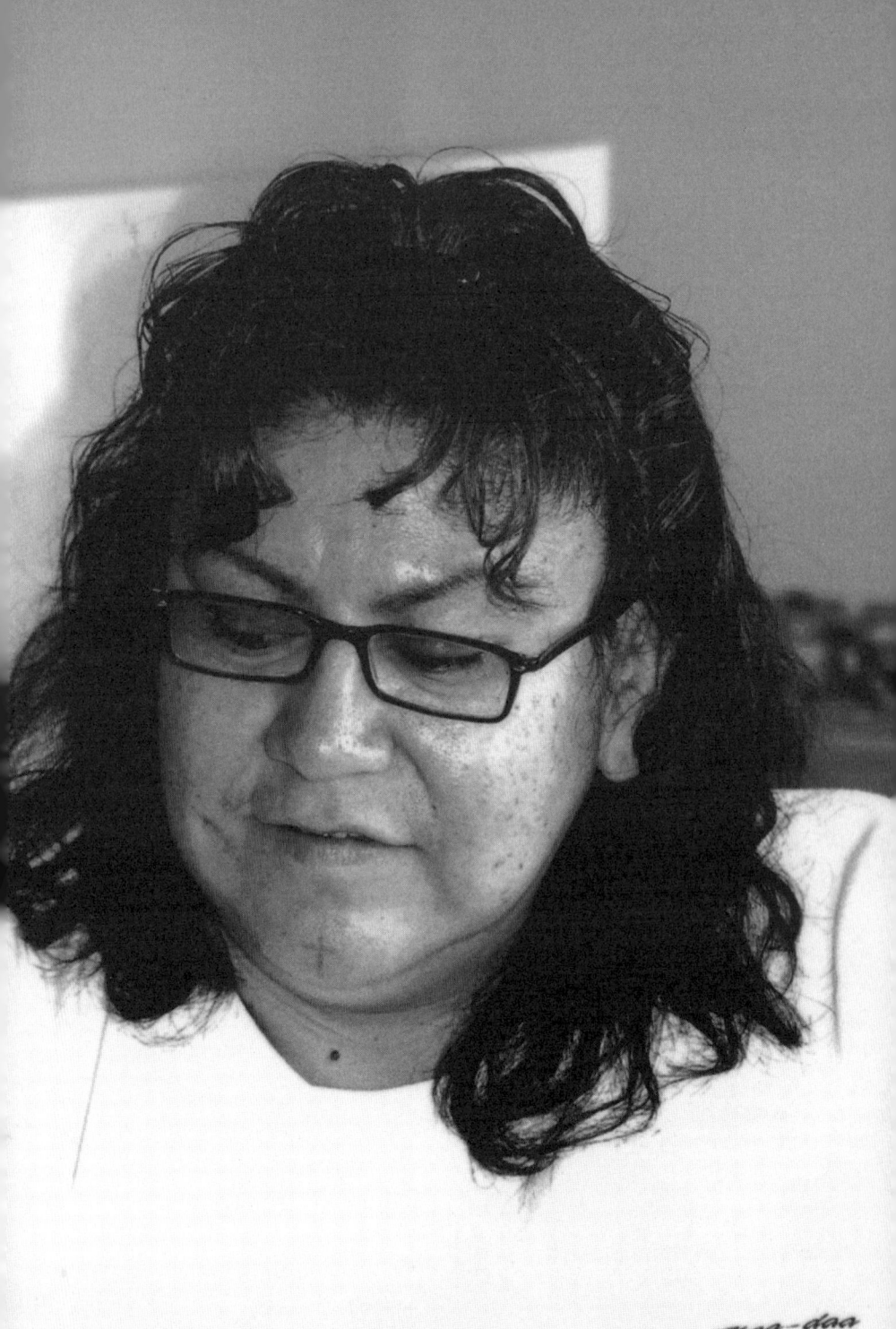

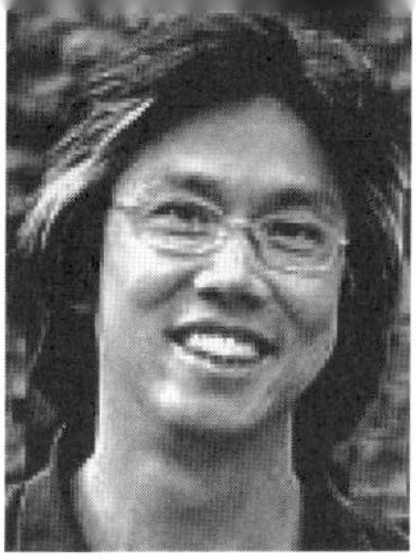

ローリー・H・M・チャン博士（ミギル大学のホームページから）

「われわれの魚が水銀によって毒されていると日本人に教わった。そのことしか記憶にないけど……わたしが知る範囲では、七〇年代以降、ホワイトドッグには日本人は来ていない。川や湖の水銀汚染調査を、いまはカナダがおこなっている」

ここでコリーンはホワイトドッグの医療厚生委員会について触れた。

「ここにある医療厚生委員会の委員は村長《チーフ》に指名権がある。委員は五人。いままでは、五年の任期だったんだけど、それを二年にするか、いままでどおりにするか議論しているところ。わたしは今年（二〇〇三年）の四月に委員になったの。ミギル大学のチャン博士（注1）の水銀汚染調査（一五〇ページ参照）のプロジェクト・チームに協力するために、わたしたちは、このあいだ、ルイ・キャメロン（一四八、一五四、二四一ページ参照）をやとった。ルイはホワイトドッグの人。彼の肩書きは、たしかマーキュリー（水銀）・プロジェクト・ワーカーだったか……コーディネーターだったかしら。ルイとおなじプロジェクトで、この夏にミギル大学の学生が、何人かここに来た。もう（ミギル大学へ）帰ったけど、研究はそちらでつづけている……わたしたちはハイドロ（オンタリオ・ハイドロ［発電会社］）と和解の再交渉を考えているの」

――オンタリオ・ハイドロ（発電会社）から三社にわかれた会社と再交渉？

「そうだと思う。河川を汚染した加害者のパルプ会社との再交渉も考えているかもしれない。今年（二〇〇三年）の十一月にチャン博士の研究結果や報告書がでるはずなんだけど（注2）」

ようするに、いまは川や湖の汚染調査の結果報告待ちの状態だが、ひとつ気にかかっていることがある。

「医療厚生委員会委員長の席が、いま、空白状態なの。わたしが委員をやっているこの委員会は、有機水銀中毒のプログラム以外に、麻薬依存プログラム、アルコール依存プログラム、シンナー悪用プログラム、精神病治療プログラムなど、この村《バンド》すべての医療プログラムの監視役をはたさなければならないんだけど、委員長は日常の運営役だから、その役の人がいなければ、組織が動かないのね。いまは、暫定的に細かい日日の運営は助役《バンド・マネジャー》のアンソニー・ヘンリー（四三ページ参照）がやっているようだけど」

注1　ローリー・H・M・チャン。一九八三年、香港大学卒業。一九九〇年、ロンドン大学で博士号取得。

注2　二〇〇四年一月にチャン博士がパワー・ポイントをつかって、みじかい研究発表をおこなった。その中間発表によると、汚染源にちかいグラシイよりも、ホワイトドッグ近辺の魚のほうが、水銀汚染値が高いという。二〇〇四年度中に本格的な研究論文が発表される予定（スティーブ・フォビスター［シニア］［二四七ページ参照］情報）。

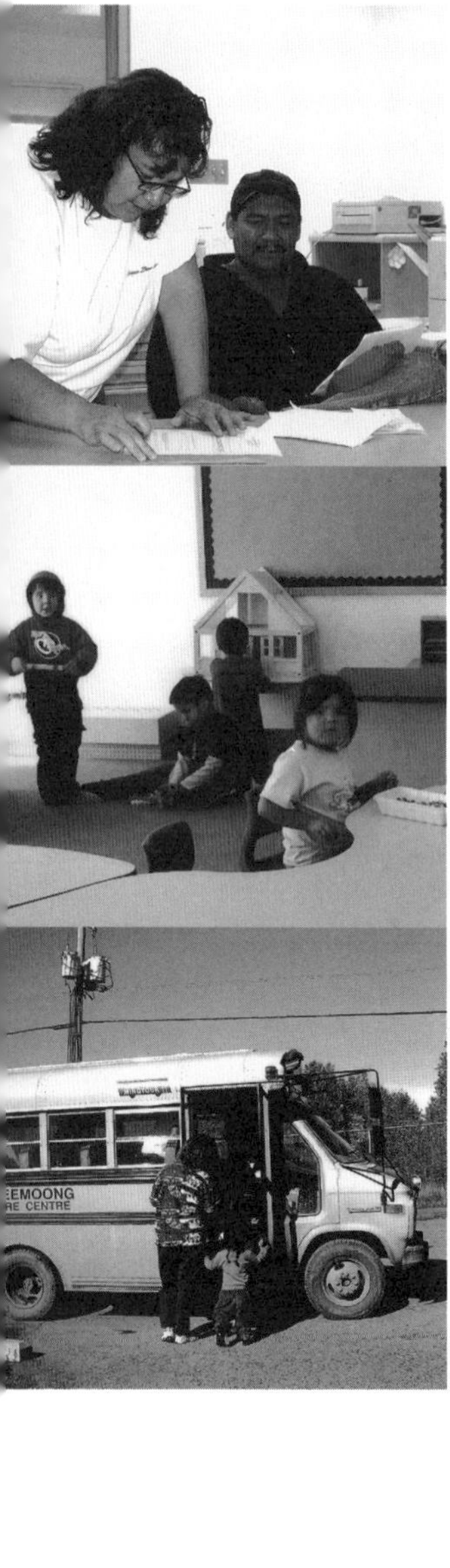

兄と談笑中のコリーン（上）。教室風景（中）。児童はスクール・バスで送迎（下）。

四人の子どもたち

ハンナ・マンダミン
八月十八日生まれ（八歳だと彼女は思っている）。生まれた年は知らない。

ベリーン・バンティング（レキーシアの従姉妹《いとこ》）
十八日生まれ（六歳）。たぶん八月に生まれた。生まれた年はわからない。

レキーシア・キャメロン
一九九六年二月一七日生まれ（八歳）。

ジェード・ケント
一九九九年六月十日（四歳）。

ものろーぐ

「誕生日は？」という質問は、子どもにあまり歓迎されない。ベリーンとジェードとおない年の都会に生まれ育ったわたしのふたりの姪《めい》たちも、この質問にはとまどう。四人のなかで、レキーシアとジェードが生

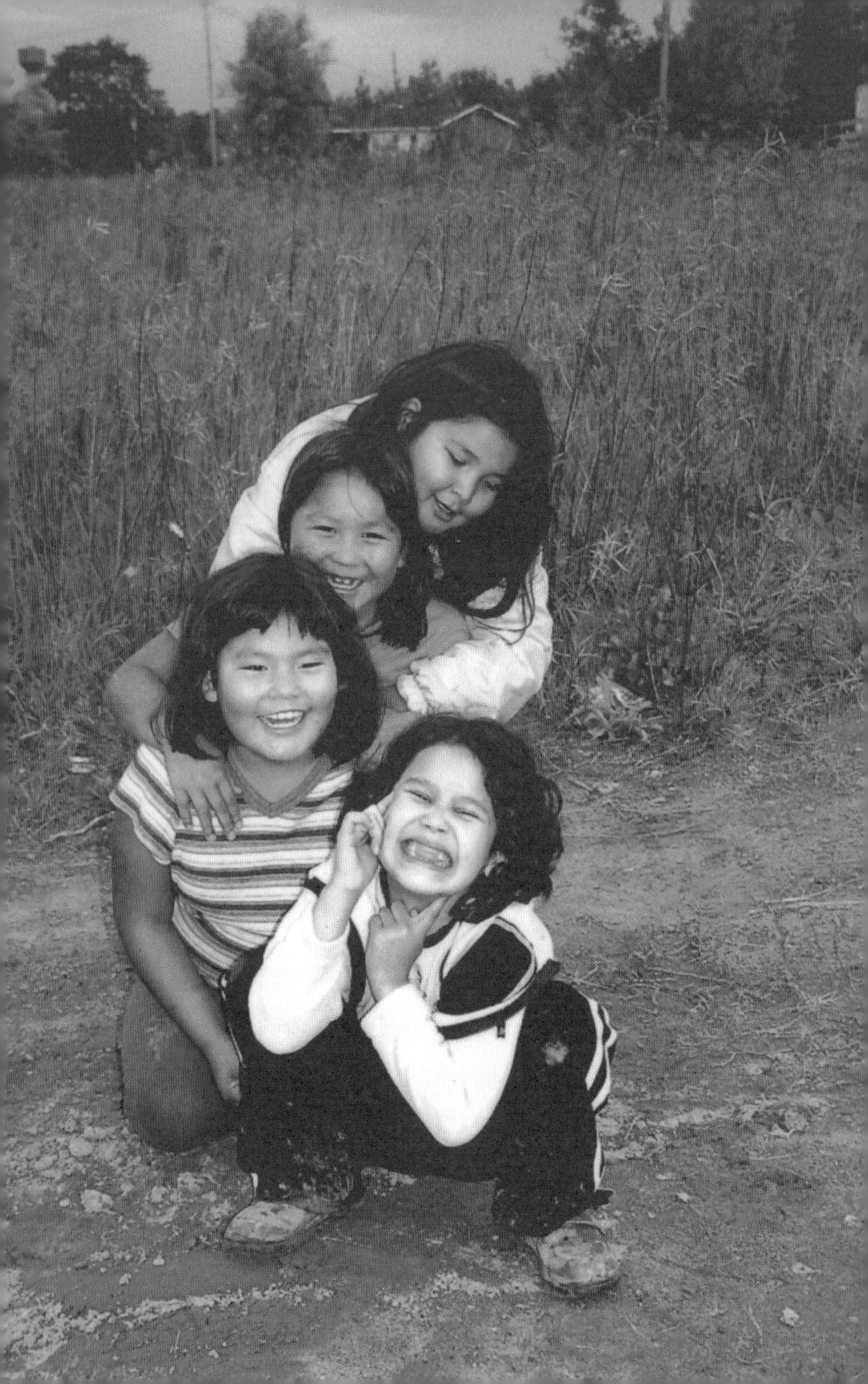

年月日をすらすらと言えた。彼女たちはあとの質問にはうわの空で、写真をどのようにとってもらえばいいのかポーズをきめることに頭がいっぱいになってしまった。八歳のハンナが〝監督〟である。あれこれほかの三人に指示して、「このならび方でとって！」「すべり台を背景にとって！」とデジタル・カメラを持った議員に注文をだしながら、自分たちの〝お気にいりの一枚〟をきめた。

あん・まくどなるど

――水銀汚染という言葉、知ってる？

三人が「知らない」と答えたあと、「聞いたことがあるけど、どういう意味なのかわからない」とレキーシアが言う。

――魚を食べる？

「いいえ。魚はくさい」とベリーンが言う。ほかの三人はウォールアイ（注1）が大好物。一年中、家でお母さんが食べさせてくれる。

――水は？

「たまに冷たい。たまに暖かい」とハンナが言い、ほかの三人がうなずく。

最後に「ね、ね、家に遊びに来ない？」と誘ってくれる。

注1　ホワイトドッグとグラシイの住民が好んで食べる淡水魚。目がおおきい。パーチ科の食用魚。パーチ科の魚では一番おおきくなる。

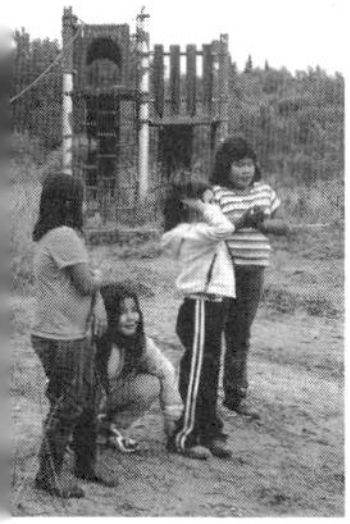

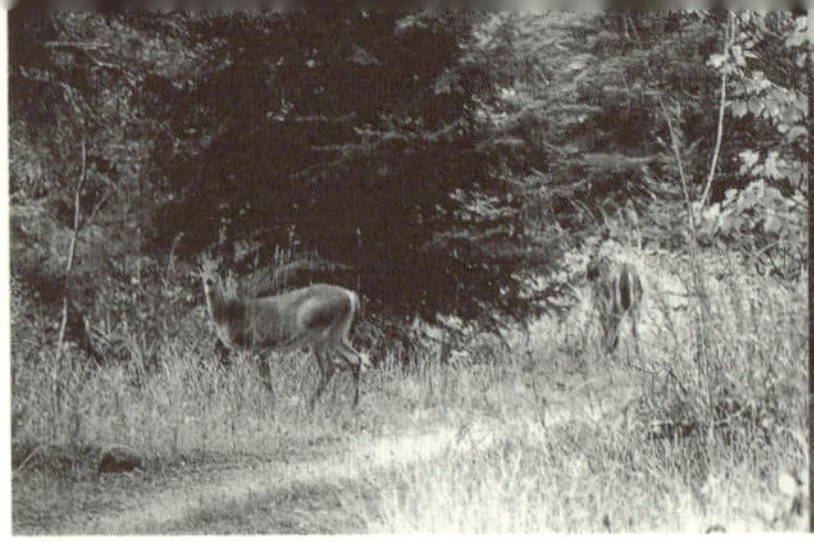 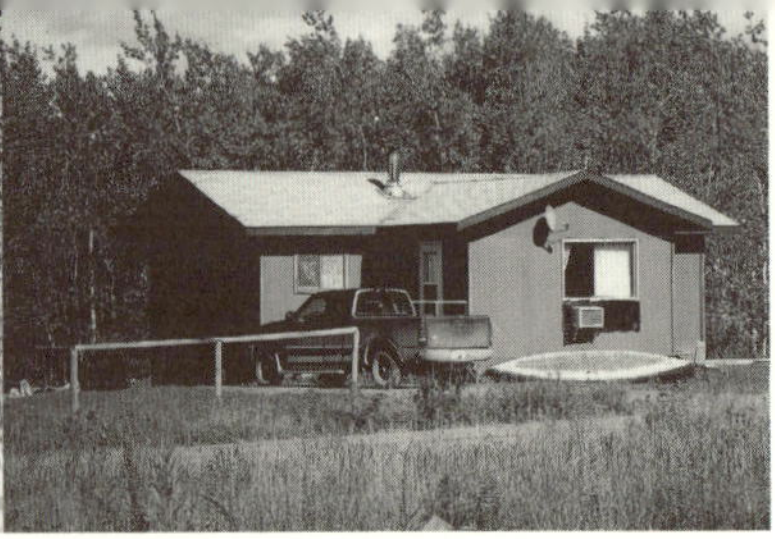

村《バンド》の平均的な家。

コンラッド・アンドリュー・サンディー

一九八〇年一月二十四日生まれ（二十四歳）。無職。自給自足生活者だと本人は言う。

「窓からずっと見てたけど、おれの家のまえで、なにをしているんだ？」

スクール・バスを待っていた子どもたちの面接調査《インタビュー》（取材）をしていたらコンラッドがあらわれた。ジーパンは膝まで泥でよごれている。

「水銀汚染については、聞いたことはあるけど、あまりよくわからない。オンタリオ・ハイドロ（発電会社）が六〇年代前半から七〇年代にかけて、水にたれ流した。イングリッシュ・リバーがそれによって汚染されてしまったって聞いてるけど……」

こちらの質問におざなりに答えた彼は、つぎの瞬間、はりきって言う。

「肉を買わないか？　ヘラジカは三日まえのもので、シカは昨日、仕留めたんだ」

一旦、家にひきかえした彼は、手に肉のかたまりのはいったビニール袋をぶらさげてもどってきた。「ゼラーズ」（注1）という文字がすりこんであるその袋を笑顔でわたしてくれた。

「シカの肉。殺したてだから新鮮だよ」

一〇ドルをはらった。コンラッドは、「してやったり！」という表情を素直に浮かべた。

彼の〝サイド・ジョブ〟についてあらぬ噂を聞いたが……。

注1　ケノラ市にある大型雑貨店。

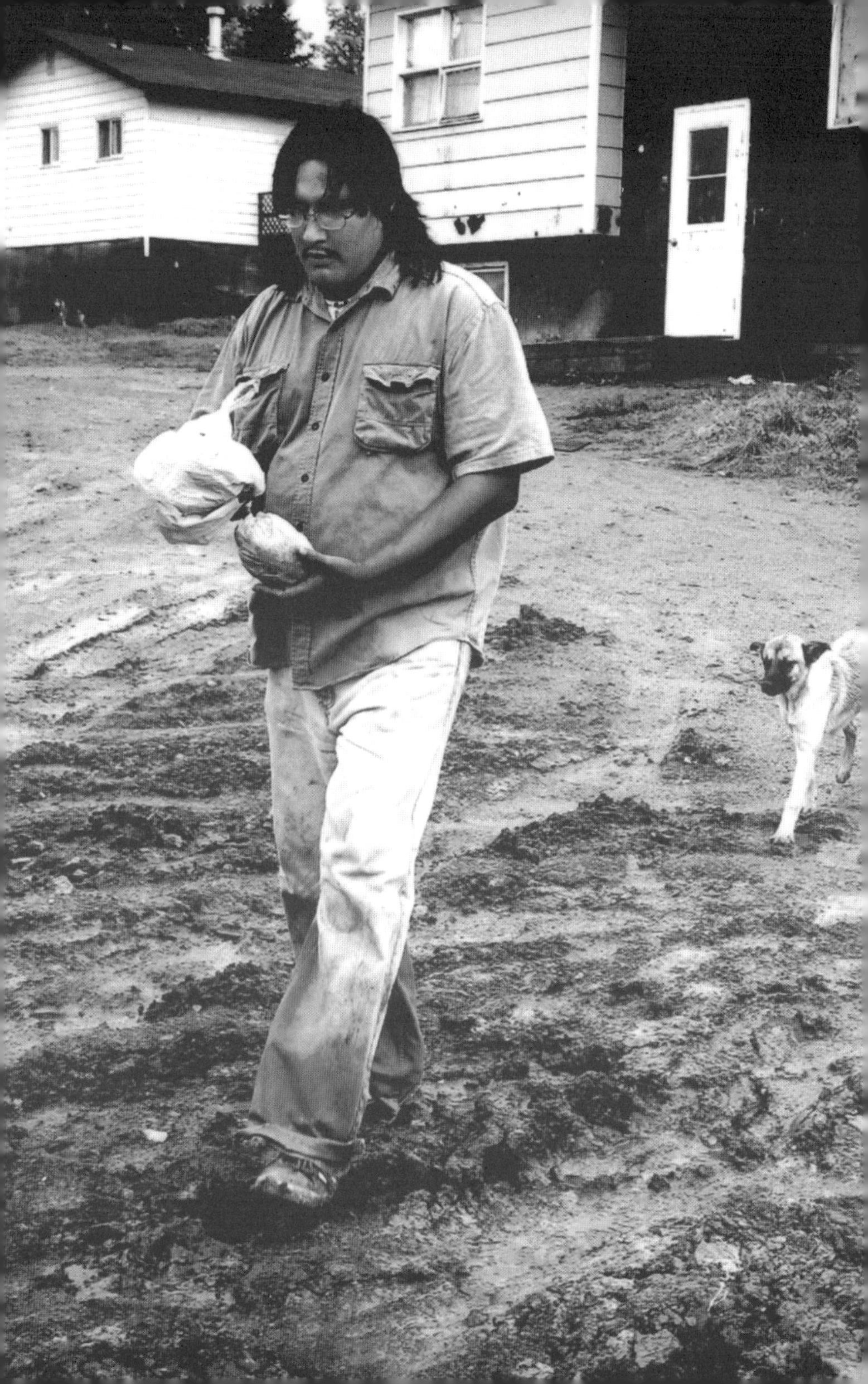

ヘレン・マックル

一九七〇年八月二十七日生まれ（三十三歳）。生活保護をうけている。二週間おきに九七ドル五〇セントをもらっている。それで、子どもと生活をしている。

——魚、食べる？

「ええ、魚は食べる。おもにウォールアイとノーザン。釣れるときに。たまに釣りにでるの」

——女の漁師なの？

「そう、そうなの」（と、よどみない答え）。

ものろーぐ

記録的にみじかい面接調査《インタビュー》（取材）だった。一分ぐらいでおわった。野球帽のひさしを下にひっぱりクスクス笑いながら、からだをくねらせて面接調査《インタビュー》（取材）に応じたヘレン。

女の漁師と本人は言うが、自給自足生活をできない子どもをかかえた女《ひと》が、二週間に一万円弱で生活するというのは、どういう生活なのだろうか。

あん・まくどなるど

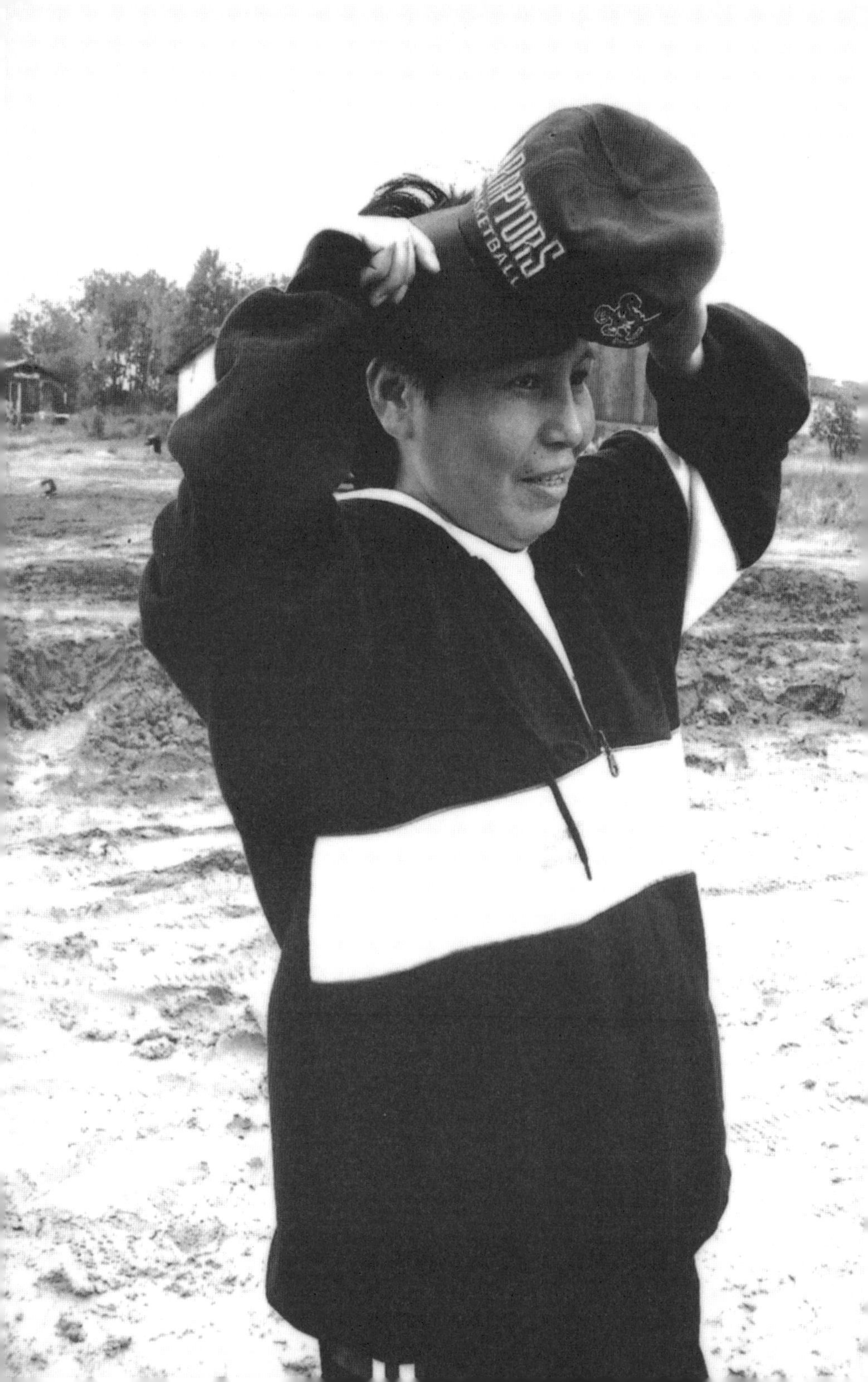
RAPTORS

ケルシィー・ジョセフ

一九七七年七月六日生まれ（二十六歳）。高校生（二年生と三年生の教科を同時に学習）。

二〇〇三年九月十九日。カナダの新学年度がはじまってから三週間。釣り竿を手に持った学校帰りのケルシィーが、雨がしょぼふるどろんこ道を歩いている。ポータブル・プレーヤーで音楽を聞いている。ケルシィーはグラシイで生まれ育ったが、いまはホワイトドッグの従兄弟《いとこ》のところで暮らしている。そこから高校に通っている。一度、中退したが、「いま両親にあずけてある二歳半の娘のために高校をでなければ」と思いたって復学。体育の先生が文部省に供給を申請した体育道具が、まだとどいていないために、この日は体育の時間に釣りをした。

――今日の成果は？

「ゼロだった。一時間、学校の裏手の湖でたちっぱなしでやったんだけど。クラス全員でおおぜいだったから、きっと魚がシャイになってたんじゃない」

――水銀汚染、知ってる？

「ウィニペグ市に住んでいるグラシイ出身のおじいさんが有機水銀中毒症（疾患）なんだ」

握手の手を笑顔でさしだして、また音楽のリズムにのり、家にむかうケルシィー。

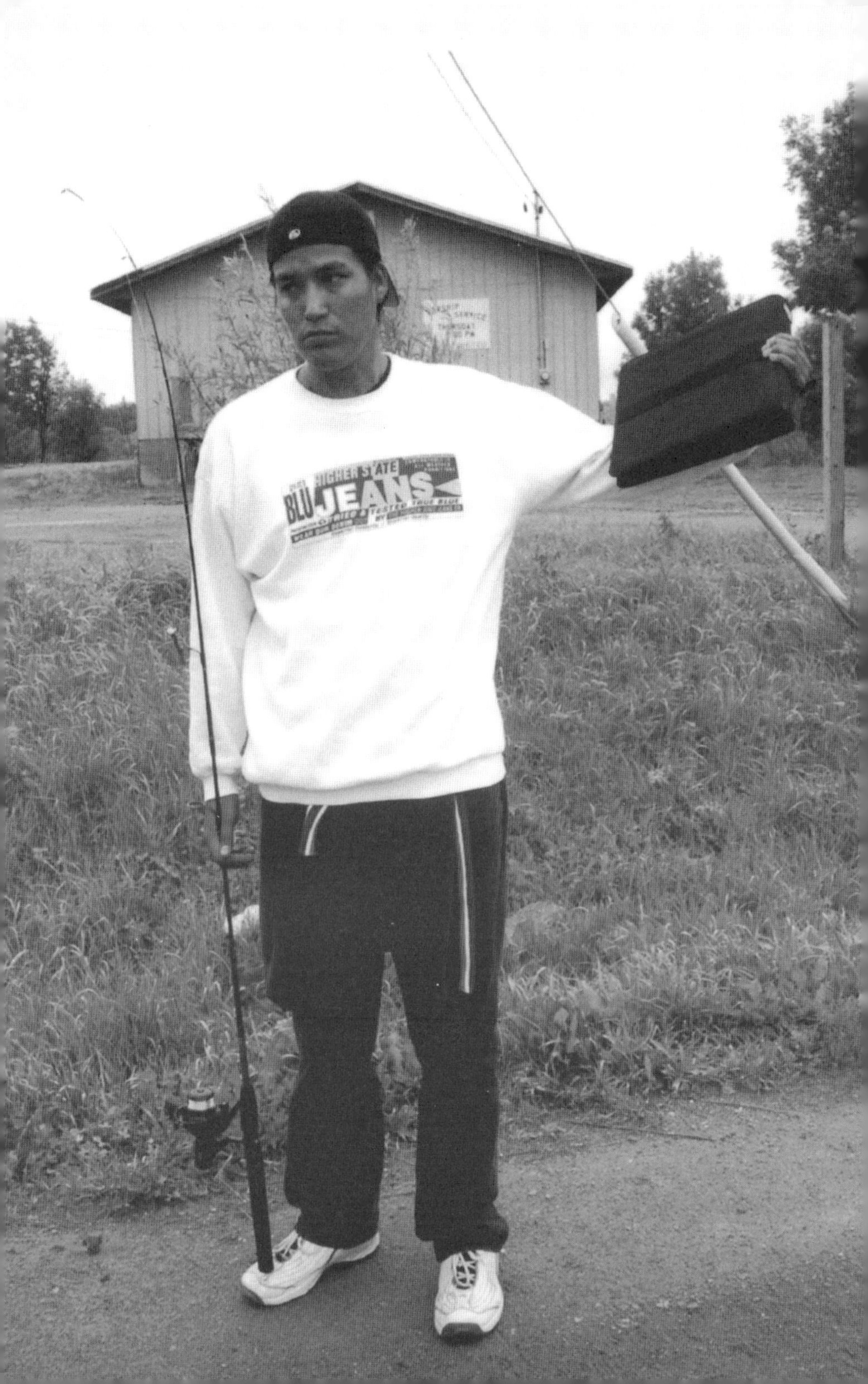
BLU
JEANS

ジョアン・バンティング

一九七六年八月二日生まれ（二十七歳）。無職。家で二歳半の息子の世話をしている。

「水銀のことはよく話に聞く。人が病気になる原因……（会話が途切れて、しばらくためらったのち、話をつづける彼女）顔に発疹ができた。それに爪の下にもなにかができた。原因がわからない。ここでは、ものごとはあまりはっきり説明されていないのね」

こめんと

この地の情報伝播《でんぱ》は二重構造になっている。口から口へと情報が広がる方式がそのひとつ。いわゆる〝グレープバイン・ルート（口こみ）〟。もうひとつは文明社会から導入したメディア方式——おもにはテレビとラジオである（活字媒体はここでは情報源にならない）。主流社会《アーバン・ソサエティー》との同化が進めば進むほど、このふたつの情報伝播《でんぱ》方式は不協和音をかなでる。

水銀汚染という言葉はオジブワ語にはなかった。自民族の語彙《ごい》では表現できないような〝できごと〟がおきると、〝グレープバイン・ルート（口こみ）〟は、かならずしも、正常に機能しない。なにがなんだか、わけがわからないから、噂が噂を呼び人びとはパニック状態におちいる。一方、主流社会《アーバン・ソサエティー》のマスコミは、ときに誇張された水銀汚染事件の情報を扇動的《センセーショナル》

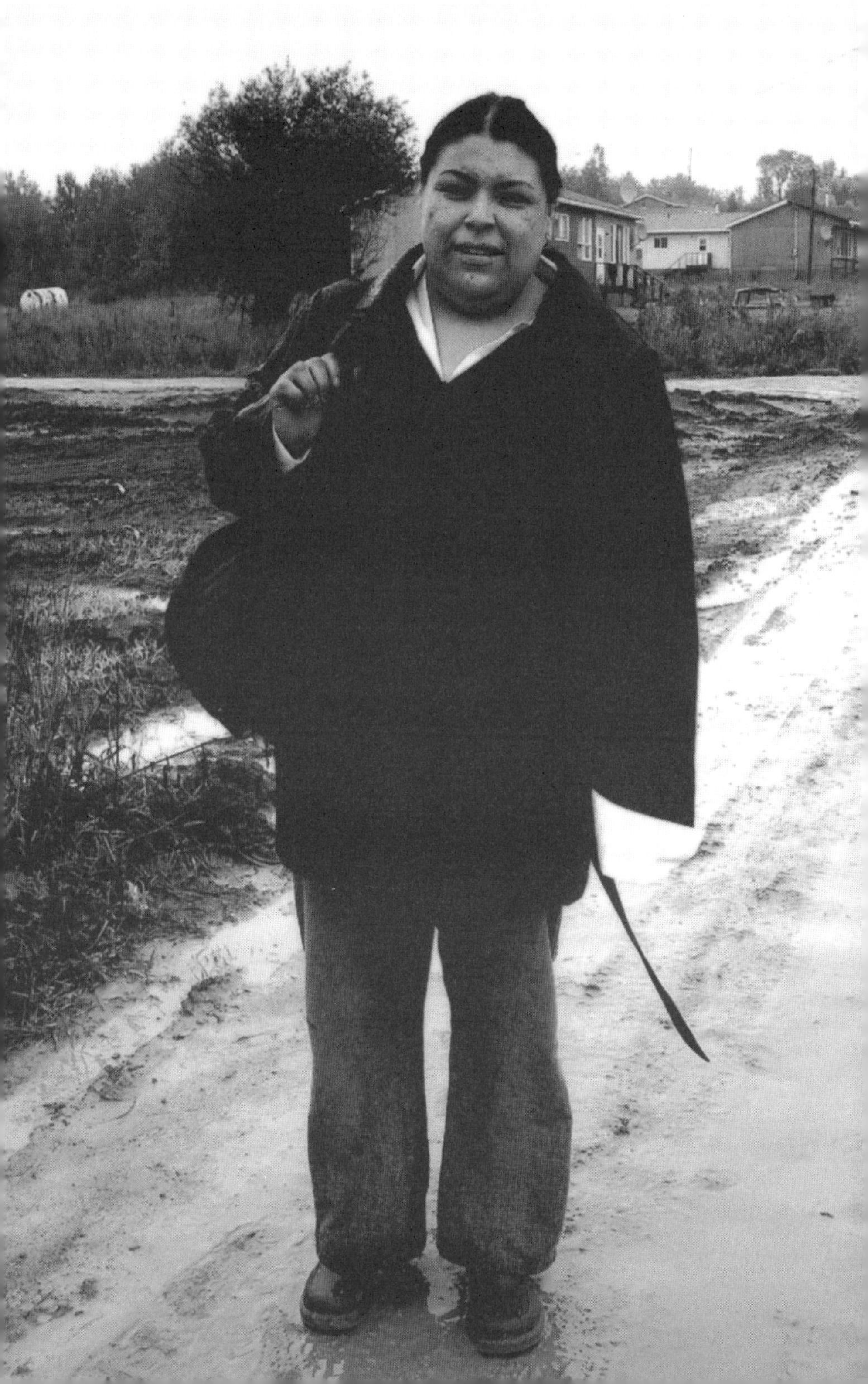

につたえてくる。当事者の村人《バンド・メンバー》は、ますます混乱状態におちいる……。

主流社会《アーバン・ソサエティー》の政府や水銀汚染元の企業は、はじめから先住民社会《ファースト・ネーション・ソサエティー》と波長があっていない。彼らは説明責任《アカウンタビリティー》を負っていたにもかかわらず、それをきちんとはたさなかった。水銀汚染に関する基本的な情報——その発生状況や有機水銀が人間のからだに蓄積されると病気になることなどだけでなく、長年にわたって波状的にふえた〝関係者みんなが共有していなければならない水銀汚染・有機水銀中毒関連事項〟を、被害者たち全員にきちんと丁寧に説明していれば、その後の水銀汚染後遺症は、もっと削減されていたはずである。たしかに、いま、こうやって環境歴史学的立場にたって過去のもろもろを批判するのは容易《たやす》い。でも、水銀汚染問題の情報発信に関しては白人社会《コケージョン・ソサエティー》が感受性に欠けていたことは否定できない。

洗練《ソフィスティケート》されていない社会だったから情報発信しても、それを理解する能力が先住民《ファースト・ネーション》社会《・ソサエティー》になかったという意見や主張がある。こうした論調は、自己防衛のための言い訳に聞こえる。当時の社会を考えると先住民社会《ファースト・ネーション・ソサエティー》も白人社会《コケージョン・ソサエティー》も、意味あいはちがうが、洗練度《ソフィスティケーション》は低かったと言っていい。「和解に達したから」という双方の錯覚が、抜本的な問題解決にいたらない原因であるのはたしかである。水銀汚染というのは〝抜本問題を直視しない和解〟の成立で消えるような問題ではない。おそまきながら、情報がコミュニティーの末端までちゃんととどき、かつ消化できるような情報伝播《でんぱ》方式を編みだすことが、白人《コケージョン》社会《・ソサエティー》と村《バンド》の指導者たちの緊急課題のひとつだと確信する。

(『カナダのミナマタ?!』原稿から引用)

ホワイトドッグの周辺には、古代そのままといった感じの自然がのこっている。

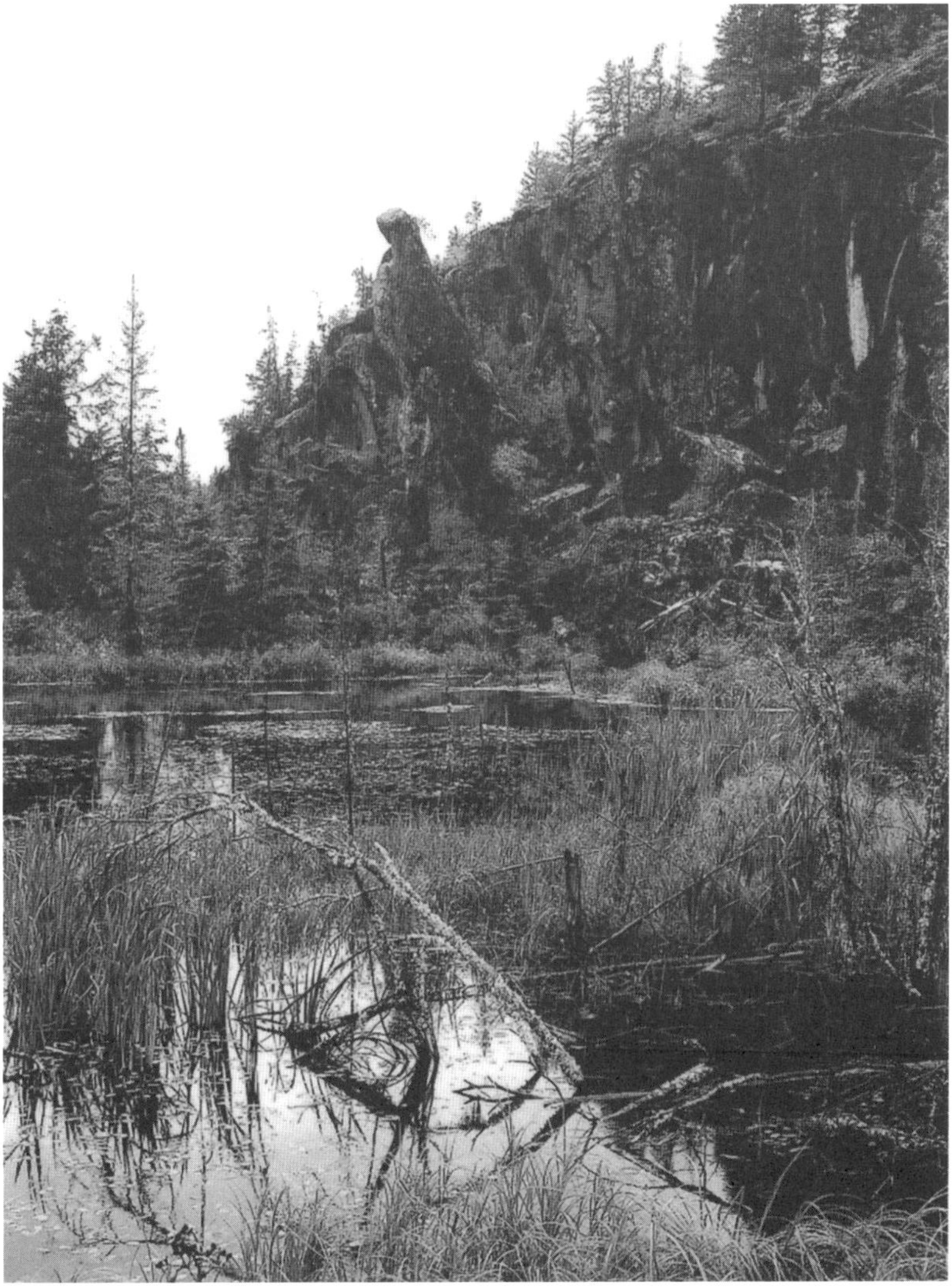

クリス・マンダミン

一九七三年三月十日生まれ（三十一歳）。家や建物の修理《リフォーム》見習い。アイザック・マンダミン（六五ページ参照）と故ジョセフィン・マンダミン（七五ページ参照）の孫《まご》息子。

湖のそばの工事現場。水道関係の建物を建設している。クリスはその現場にいた。

「彼の写真をとったら？」

と工事現場でクリスの指導に当たっていた白人《コケージョン》の現場監督が笑いながら言う。

「横顔をとって」

と明るく応じるクリス（次ページの写真は、そのときの写真ではない。週末釣り大会《ウィーク・エンド・フィッシング・ダービー》の日の写真）。

——水銀汚染や有機水銀中毒のこと、聞いたことある？

「うん。聞いたことがある」

——どんなふうに？

「魚。水。いろんなもの」

——ここの水、これからどうなる？

「わからない《ノー・アイディア》」

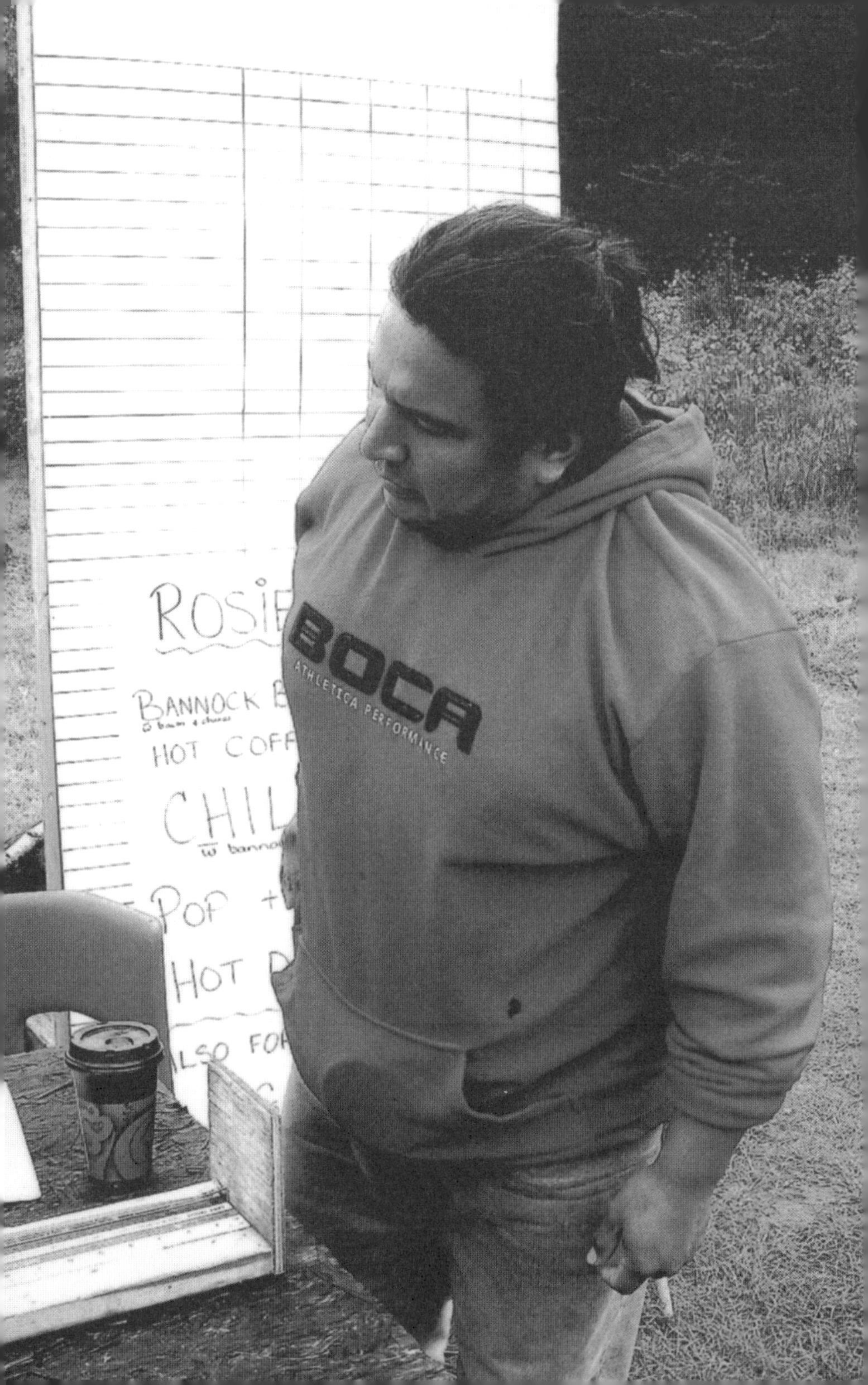
ROSIE
BANNOCK B
HOT COFF
CHIL
POP +
HOT D
LSO FOR
BOCA
ATHLETICA PERFORMANCE

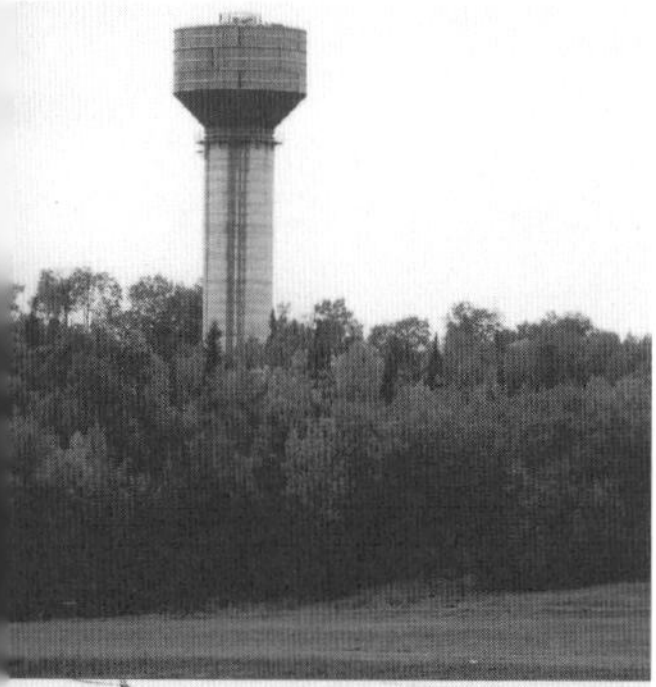

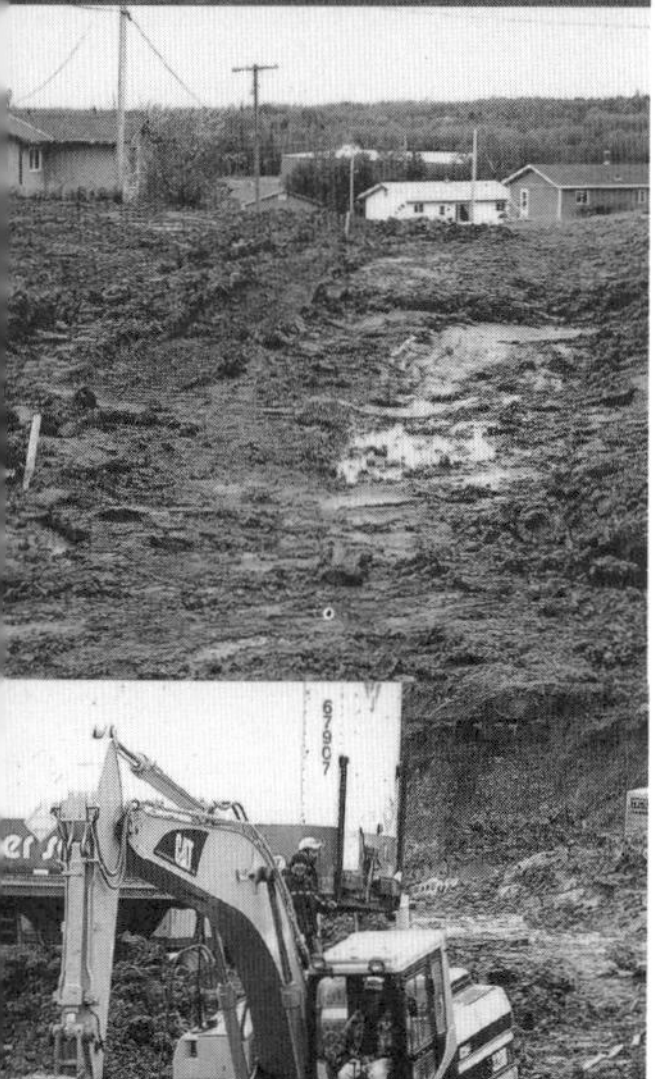

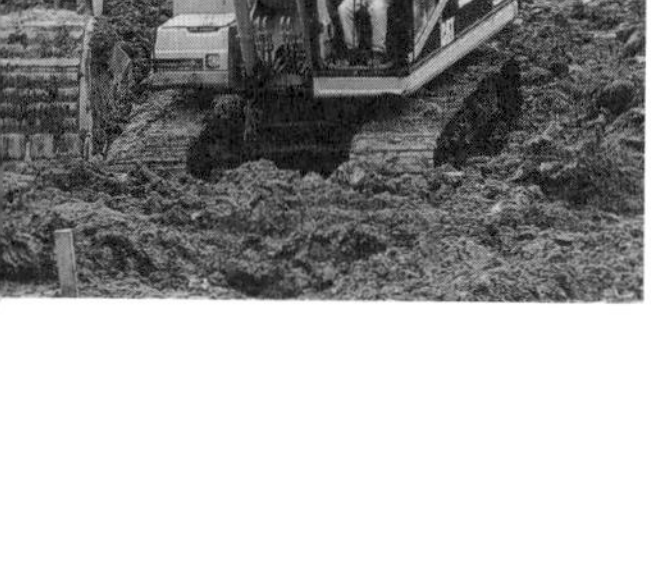

こめんと

二〇〇三年秋のホワイトドッグは、あちらこちらで工事をしていた。新給水塔をはじめ、新しい学校の校舎などの基本的施設《インフラストラクチャー》づくりがちゃくちゃくと進んでいた。主流社会《アーバン・ソサエティー》にくらべたら、何十年もおくれていると言われている基本的施設《インフラストラクチャー》の整備は、隣のグラシイにくらべても、十年ほどおくれている。政治力のあるグラシイには、電気も水道もひかれているし、簡易舗装とはいえ道路も整備されている。極端に言えば、ホワイトドッグにいまある快適設備《アメニティ》は電気だけ。ロン・マクドナルド村長《チーフ》（一一六ページ参照）によれば、水道はすべての住宅に完備しているが、その管理・維持は個人の責任なので、たくさんいる失業者のなかには、収入がすくないために維持できない人が結構いるとのこと。その人たちに助成金をだして水道の水をつかえるようにする場合もあるという。「道の舗装はまだまだ先になる」と村長《チーフ》はため息をつく。

（『カナダのミナマタ?!』原稿から引用）

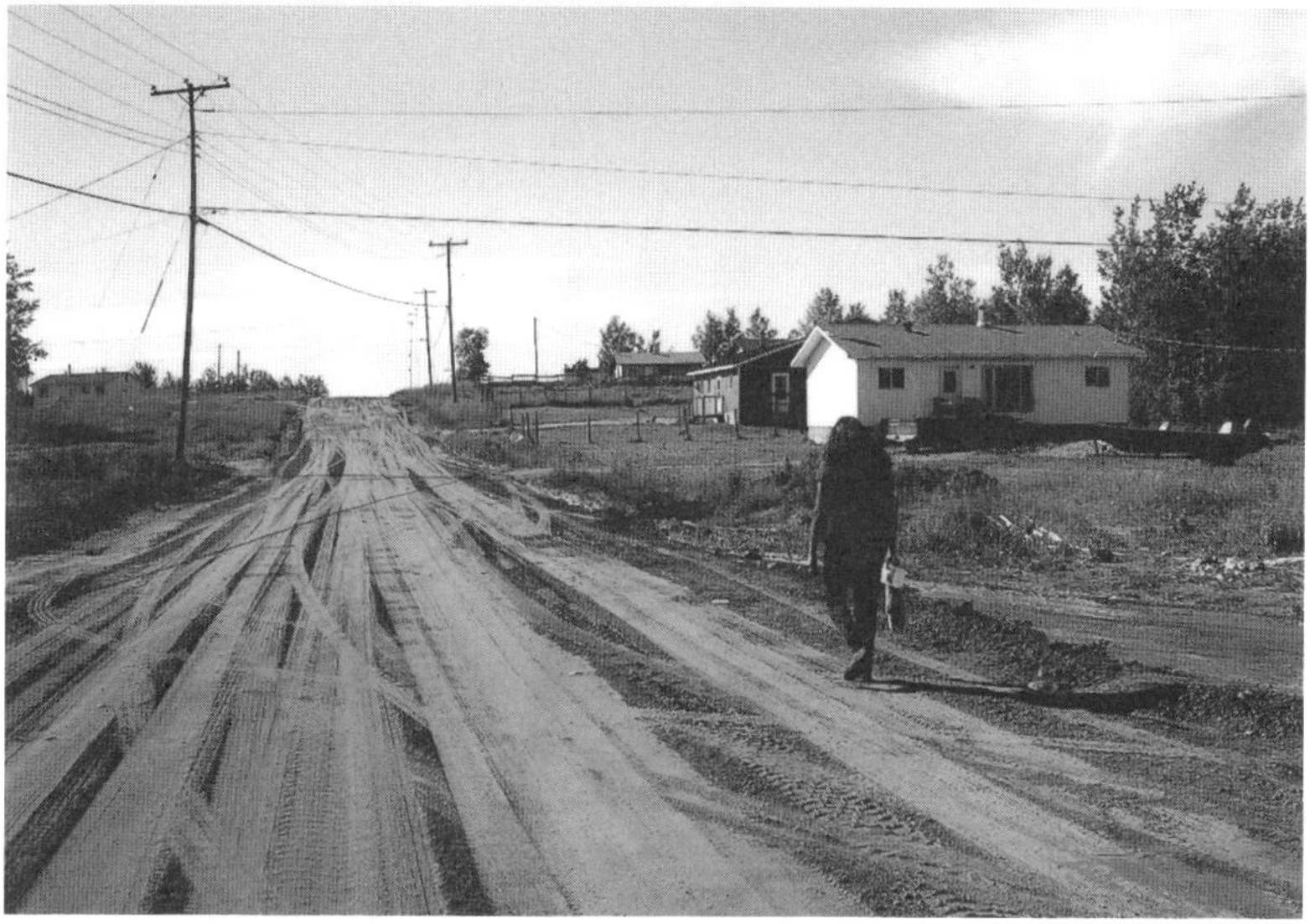

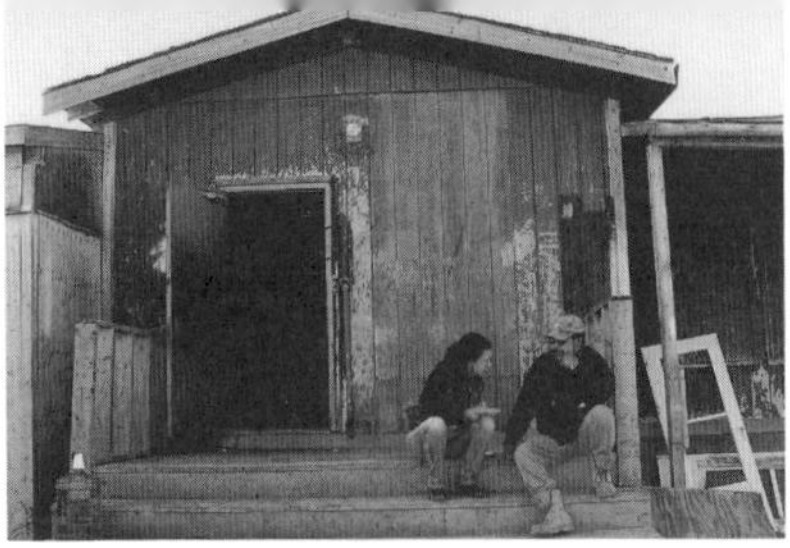

ロイ・キャメロン

一九四九年十月一日生まれ（五十四歳）。村営工房勤務の住宅コーディネーター。

ロイは工房のまえの階段にすわってタバコをすいながら休憩中。憩いのひとときに邪魔がはいって、ちょっと迷惑そうだったので、こみいった質問はしなかったが、彼は村営工房のボスらしい。彼は最近の村《バンド》の建築ブームを、やや冷ややかな目で見ている。たしかに、いろんな工事をさかんにやっている。でも、地元業者には最末端の下請け工事しかまわってこない。近隣のおおきな町の白人《コケージョン》の業者が仕事をとりしきるのは愉快じゃない、というのである。

「水銀汚染が生じたため、この道（大工の仕事）にはいった。十四歳から商業漁業《コマーシャル・フィッシング》をやったり、テトゥ・ロッジやカリブー・フォールズで釣り案内人《フィッシング・ガイド》をやったりしたが、汚染があったため、やめた……というより、仕事がなくなった。七〇年代からは大工の仕事をやっている。八〇年代になって、一時的に案内人《ガイド》の仕事にもどったけど、結局、大工の仕事をまたはじめたんだ」

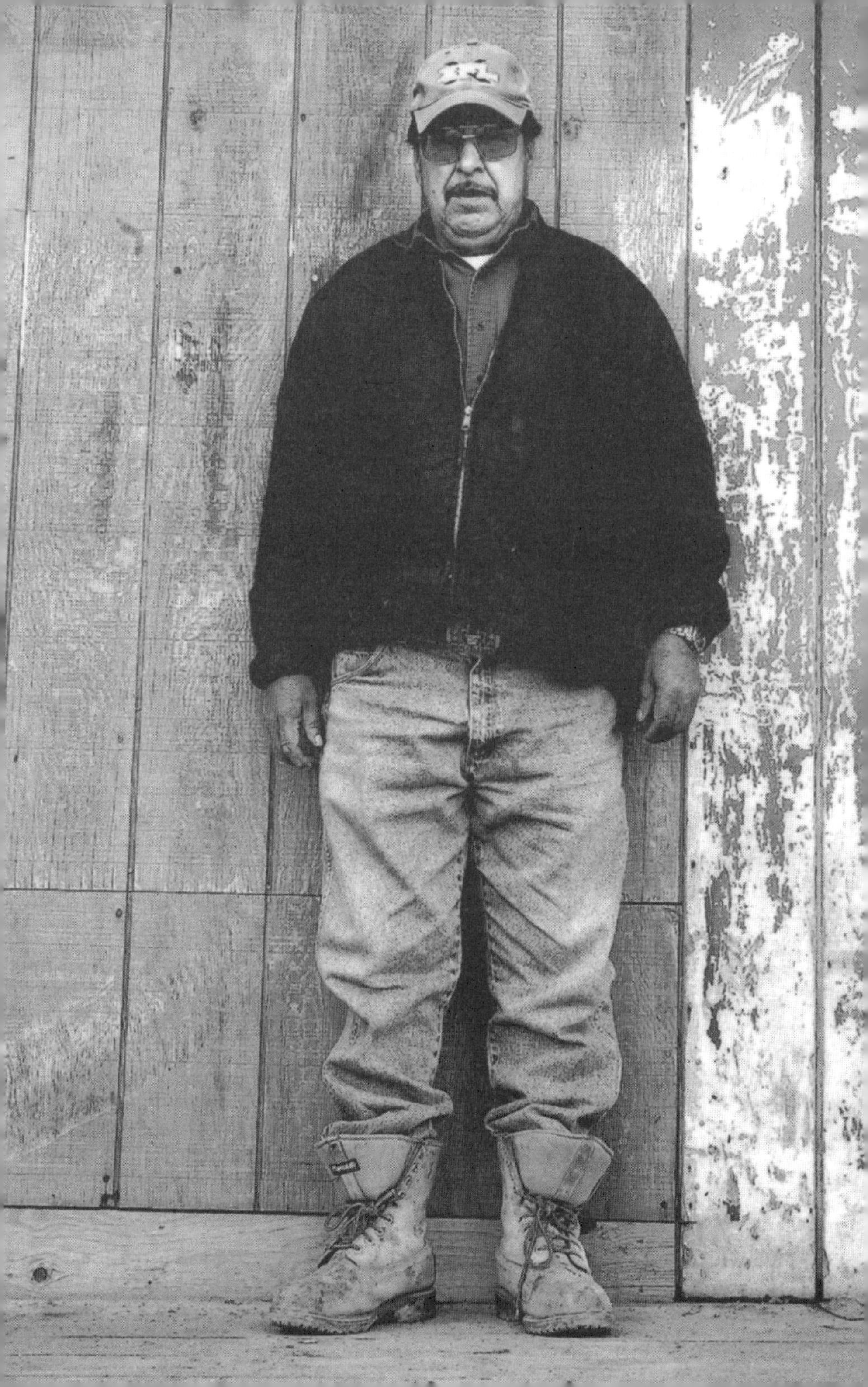

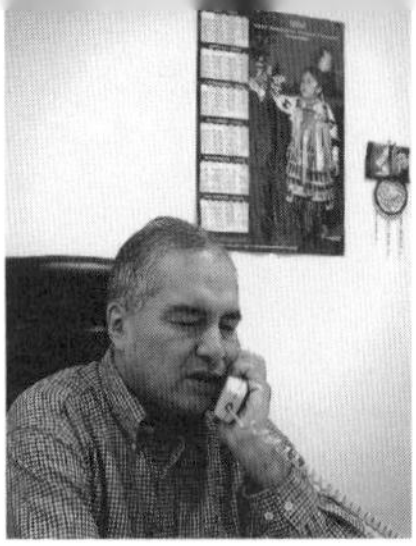

ロン・マクドナルド

一九五七年八月十六日（四十六歳）。村長《チーフ》。

村長《チーフ》室。

ウィニペグ市（マニトバ州州都）在住の先住民《ファースト・ネーション》女性から電話がかかってくる。村《バンド》に帰りたいが、家があるかどうかの問いあわせ。てきぱきと応対するロン。

「家がたりないから、ホワイトドッグに住みたくても住めない人が、たくさんいる。いまの女性もそのひとり。住宅不足と安定した仕事がないことで町にでていく人がいるんです。でも、そうやってでていった人のなかにも、大都会でいろいろやってみたけど、そこでの生活が肌にあわなくて、結局、ふるさとにもどりたくなる人もいるんです……これからの一年以内に二十軒の家を建てる計画がある。冬がくるまえに五軒建てて、二〇〇四年度末までにのこりの家を建てる予定にしている」

――ここの失業率は？

「こまかい数字は、いま、手元にないが、すくな目に言って七〇パーセント。ここでのおもな仕事は、政府関係の仕事――教師、役場の職員、福祉の仕事、それにさまざまな村《バンド》関係の事業にたずさわる仕事などがおもな仕事」

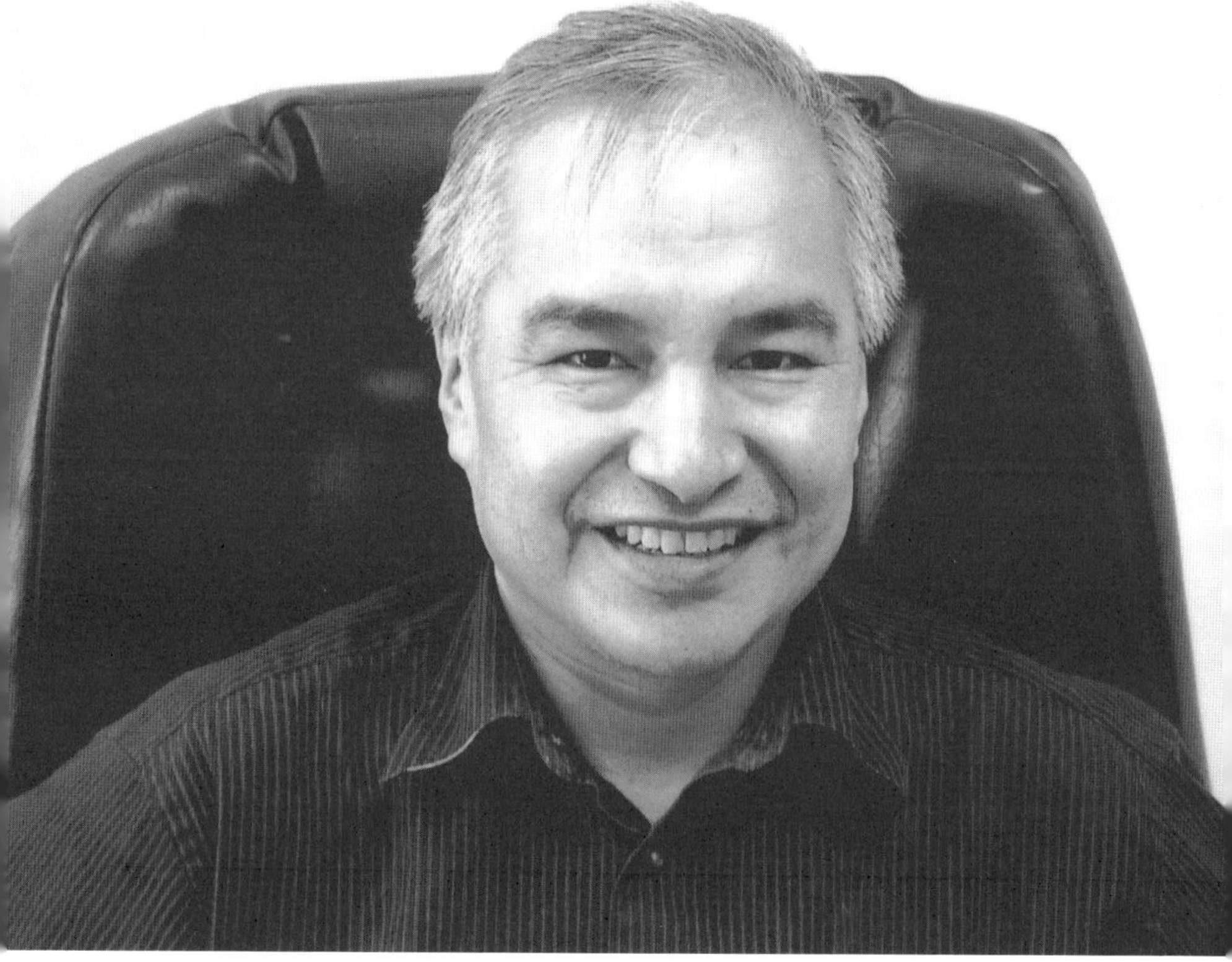

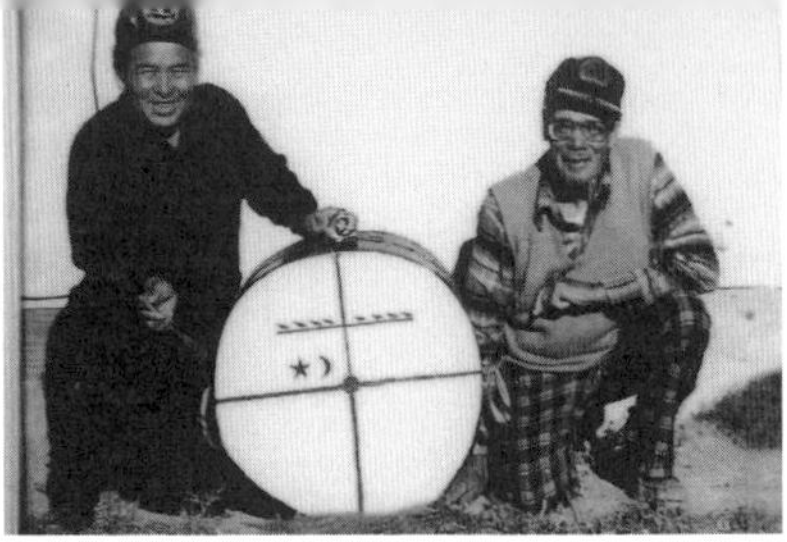

ロンの父である故ロイ（左）と叔父。

――自営業の割合は？

「五パーセントぐらいかな。おもには、店の経営をやっている人だね」

ロンによれば彼の父である故ロイは、七〇年代から九〇年代初頭まで、あわせて二十三年ほど村長《チーフ》をつとめた。水銀汚染問題が生じたころ、その渦中でいろいろ苦労した村長《チーフ》である。

ロンの子どものころの父の思い出。

彼が八歳か九歳のころ、彼の父は、ほとんど家にいなかった。

故ロイは、水銀汚染がひきおこしたもろもろの被害の賠償交渉をするためにトロントやオタワにしょっちゅうでかけていて、家をあけていることがおおかった。

「父は、それでも家に帰ってくると、（家族と食卓をかこんで）水銀《マーキュリー》のことをいろいろ報告してくれた。彼がよく言っていたことは、水銀汚染によって、コミュニティーは、社会的、経済的、精神的な打撃をうけたということ」

ロンがはじめて村長《チーフ》になったのは、一九九六年である。二〇〇〇年から二〇〇一年のあいだは、落選してほかの人――ロンはその人の名前をあげなかった――が村《バンド》をとりしきっていたが、二〇〇一年の暮れに、復職したと言葉すくなに語った。

――政敵がいるんですか？

「うーん……いないとは言えないでしょう」

ロンは、この話題をこれ以上、つづけることを好まなかったが、彼はワン・マン・レーク派――水没した村《バンド》の出身者である。

ロンはちょっとやるせなさそうな表情で言う。

「水が汚染されているのは、よくわかっている。でも、わたしにコントロールできないことにイラつく。わが村《バンド》は、ケノラ、ドライデン、フォート・フランシスなどのおおきな町の下流に位置している。ようするに、ここは、簡単に言ってしまえば、レーク・オブ・ザ・ウッズ（注一）のゴミ捨て場《ダンピング・グラウンド》なんだよ」

注一　アメリカとカナダの両国にまたがるおおきな湖。欧米では観光湖として有名。オンタリオ州で二番目におおきな内陸湖。ケノラ市はその湖畔にある。

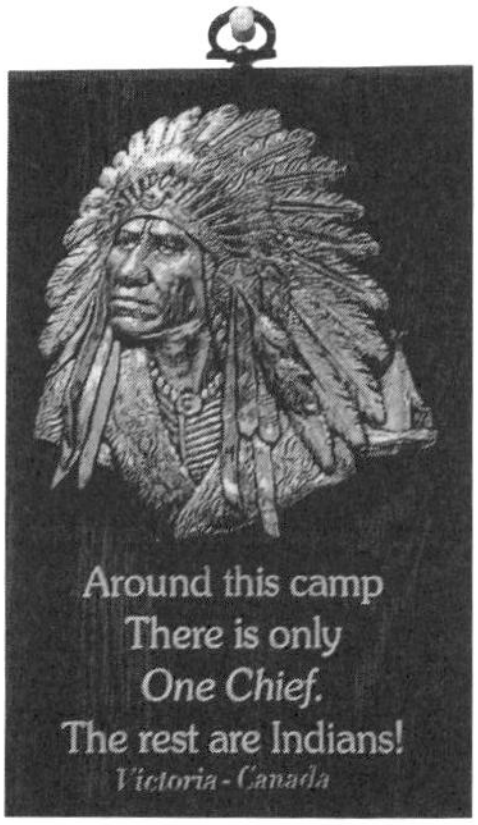
Around this camp
There is only
One Chief.
The rest are Indians!
Victoria - Canada
『このキャンプの周辺では、酋長はひとりだけである。のこりは全部（ただの）インディアン！』――村長《チーフ》室の壁にかけてあったレリーフ。ロンがどういう気持ちで、これをここに飾っているのかは、あえて聞かなかった。

マチルダ・マクドナルド

一九五〇年四月二十日生まれ（五十三歳）。故ロイ・マクドナルド村長《チーフ》未亡人。ロイの二人目の奥さん。現村長《チーフ》ロン（二一六ページ参照）の義理の母親。

マチルダは、古い写真を大切に保管していた。ラム夫人のメリーアン（二三一ページ参照）、ジル・トーリー（注一）などの写真もあった。

一九七四年にオタワで撮影された写真にアイリーン・スミス（二三一、二三七、三三三、四二八ページ参照）と元気なころのロイが一緒に写っている写真がたくさんあった。

「アイリーンは、とってもいい人でした」

あまり多弁でないマチルダは、ぽつりとつぶやいた。

いまは亡きロイは、この年、オタワ旅行から帰ってきたときに、「これから、水銀汚染の〝戦い〟を本格的にはじめる」と宣言したという。

「……この写真は、一九七九年にオタワでとった写真」

と言って、マチルダはむかしのロイの写真を見せた。

――失礼ですが、五年まえの写真にくらべて、別人のようにロイは……。

「……ふけている。胆石の手術をやった直後であることと、糖尿病をわずらっていたから」

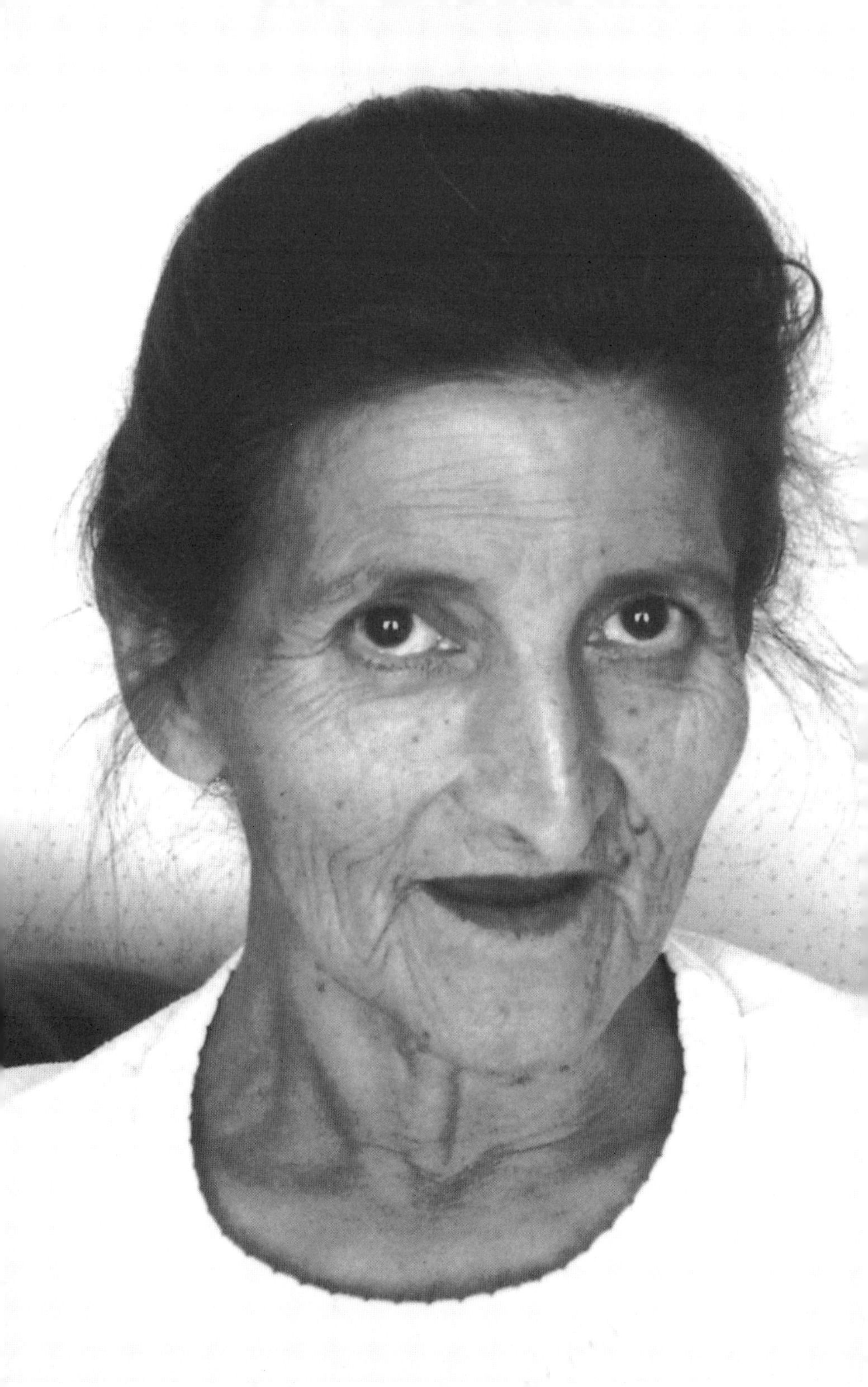

――村長《チーフ》として、相当ストレスがたまっていたのでは？

「そう、そうなの。ストレスがたまりすぎたら、家族づれで森のなかにでかけて、のんびりすごすようにしていました」

――あなたのご主人とおなじ時期にグラシイで村長《チーフ》をやっていたサイモン・フォビスターユニティー内部のごたごたにかなり手をやいたと彼は言っていましたが……ご主人は、外と(三二六ページ参照)の話を聞いたことがあるんですが、外との〝戦い〟はもちろんだけど、コミ内なる〝戦い〟のどっちにプレッシャーを感じていた？

「内側」

――ある人の証言では、ホワイトドッグには、よっつの派閥があるそうですが……。

「よっつどころじゃないわよ」

と彼女は笑いながら答えた。

「日本人が七五年の秋にここに来てくれたあと……あれはたしか二、三か月あとだけど、ある男の人が散弾銃を持って家にやってきて（水銀汚染の被害に対して）お金を要求した。(その要求をロイに拒絶された彼は）壁にむけて鉄砲を撃《う》った。おおきな穴がそこに開いた。怒りくるってスキー・ドゥー（スノーモービル）でやってきて、家に二回つっこんだ人もいたし。そのころ、主人はしょっちゅう村《バンド》で集会を開いて、水銀汚染の賠償交渉の進展の説明をくわしくしていたんです。たいていの人は納得してくれていたんですが、交渉がまえに進まないことにいらついた一部の人が、過激な行動にでたんです。一時、わたしたちの家族はコミュニティー内のごたごたのためにストレスがたまりすぎて、家をでて暮らしていました」

——連邦政府あるいは州政府のだれかが、ホワイトドッグにやってきてご主人の相談に乗ってくれなかった？

「いや、そんなことはなかった。ここに来たのは記者だけ。主人はいつも水銀汚染問題を話しあうために彼らのところに行かなければなりませんでした」

——そんな状態だと村長《チーフ》の職を投げだすのが普通では？

「人間は、目的達成のためには、ときに素手で蜂の巣をにぎったままで戦う必要がある、とわたしは主人にいつも言っていました」

マチルダは笑いながら、こんなことも言った。

「(政敵の)アイザック(六五ページ参照)は水銀汚染について、ロイほどくわしくなかったので、(彼の村長《チーフ》時代には)いつも交渉の席にロイをともなっていったもんです」

注ー　ジル・トーリーの父は、ケノラ市在住の医師で、先住民《ファースト・ネーション》シンパだった。この地に水銀汚染問題が生じたころにはすでに引退していたが、その人の娘ジルが、ラム夫人とともに、われわれの側にたって戦ってくれた、と先住民《ファースト・ネーション》のおおくの人が感謝の念を持って彼女のことを語る。トミー・キージック(二三七ページ参照)は、「カナダ版アイリーン・スミス」とよく言う。カナダから水俣に行った視察団に同行した。

トニア・ビビアン・フレイザー

一九七五年一月十日生まれ（二十九歳）。専業主婦。子ども四人がいる（十二歳と七歳の娘と十一歳と三歳の息子）。

午後四時半をすこしまわっている。村役場《バンド・オフィス》の受付カウンターをとりかこんで終業まえのひとときを井戸端会議に花を咲かせている六人の女性がいる。そのなかにトニアもいた。ためらうことなくトニアが面接調査《インタビュー》（取材）に応じてくれた。

——ここの水は？

「あまりよくない。日によって味がかわる。土の味、塩素の味、またときには石鹸の味もしたりして、いろんな味がするの」

こめんと

『プリスティン《pristine》・ウォーターズ《waters》』（原始的な水、清純な水、よごれていない水）——この地域の『観光パンフレット』に目を通すとやたら強調されているご当地白人社会《コケージョン・ソサエティー》ご自慢のスローガンである。トニアをはじめ村《バンド》の住民たちの証言とかなりくいちがっている。ホワイトドッグの水質汚染はドライデン化学の水銀排出がひきおこした結果だけではなくて、先住民《ファースト・ネーション》の

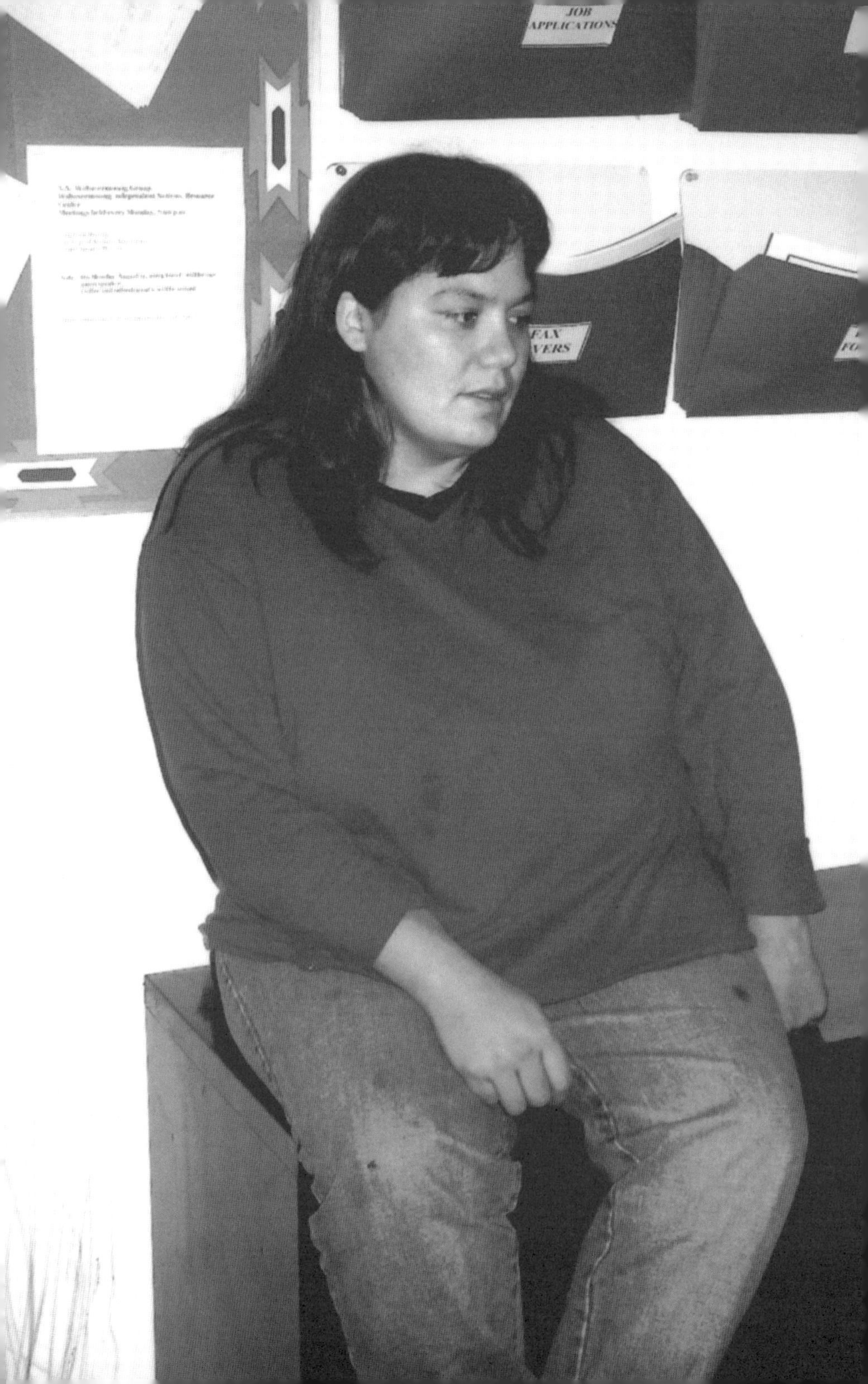
JOB
APPLICATIONS

コミュニティー形成計画自体の誤算にも原因がある。というのは、水銀汚染問題が生じたのとおなじ六〇年代に、主流社会《アーバン・ソサエティー》に倣《なら》って先住民《ファースト・ネーション》のコミュニティーづくりを国が促進したわけだが、将来の人口増加に対する配慮があまりなされないまま計画が実行にうつされた。そこには人口増加が周囲の環境にあたえる負の影響《インパクト》に対する見通しの甘さがあった。先住民《ファースト・ネーション》のコミュニティーの人口密度が高まり、また生活自体が主流社会《アーバン・ソサエティー》に似てくると、これは言うまでもないことだが、自然環境への影響《インパクト》も同時におおきくなる。都市に住む主流社会《アーバン・ソサエティー》の人びとは、自分たちが自然環境にあたえる影響《インパクト》を直視しないで生活することができるが、〝自然と隣組〟のホワイトドッグをはじめ先住民《ファースト・ネーション》の村《バンド》では、そうはいかない。自然破壊は、即、わが身に影響してくる。ホワイトドッグで現在、おこなわれている基本的施設《インフラストラクチャー》工事をはじめるまえに自然界への影響評価《インパクト・アセスメント》をおこなったかどうかは、まだ未調査(取材)だが、この村《バンド》の住民に〝水の話〟をすると、質のわるい飲料水や生活廃水や水銀に汚染された水などの〝水問題〟に触れる人の数はおおい。

水の水銀汚染が自然界や人間社会にあたえる影響《インパクト》を無視して、オンタリオ州政府やケノラ市、さらに地元の白人《コケージョン》の観光業界は『プリスティン・ウォーターズ《pristine waters》』のイメージだけを守ってきた。一九七〇年代、そのイメージ保持運動はすさまじいものだった。ある意味で、ホワイトドッグとグラシイで有機水銀におかされた先住民《ファースト・ネーション》は、このイメージ堅持のための〝生贄《いけにえ》〟にされたともいえる。

(『カナダのミナマタ?!』原稿から引用)

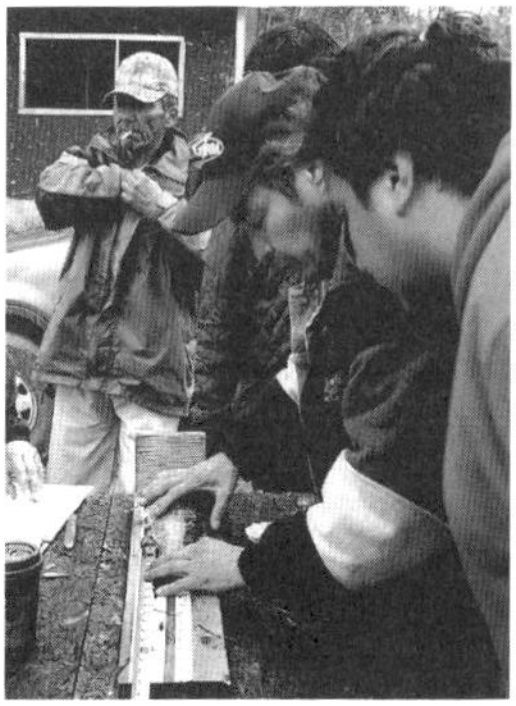

数日後トニアと会った。厚い雲がたれこめている日曜日だった。ときどき冷たい雨が降るなかで女子アイス・ホッケー・チーム主催の週末釣り大会《ウィーク・エンド・フィッシング・ダービー》がひらかれていた。トニアはホッケーのチーム・メンバーのひとりで、大会《ダービー》参加者が魚を釣ってきたときの計量係だった。木でできた手製の計量器の上で魚のながさをはかる。主人と長男は大会《ダービー》に参加していた（二〇二ページ参照）。湖の桟橋《さんばし》で彼らが魚を釣っているそばでトニアはトラックの運転席にすわり、旧約聖書の『イザヤ書』を読んでいた。たち話をしたら、彼女はホワイトドッグやグラシイに一九七〇年代からいまにいたるまでオンタリオ州政府が食の安全のために供給している水銀汚染の心配のない冷凍魚について話した（注一）。

「ちいさいころお父さんが犬橇《いぬぞり》の犬たちにその冷凍魚をやっていたのをおぼえている」

注一　カナダ連邦政府インディアン省も、となりのマニトバ州にあるレーク・ウィニペグでとれる安全な魚を両村《バンド》に供給した。レーク・ウィニペグは、汚染されたウィニペグ・リバーがながれこんでいる湖なのだが……。

トミー・ランド

一九五一年七月二十五日生まれ（五十二歳）。道路・水道・排水設備の工事現場で働く。

道路工事中、大型トラクターをとめて、戸をあけて、「トラクターの上にあがっていいよ」といざなってくれた。〝やさしい熊〟のような雰囲気をかもしだしている男《ひと》。一九三〇年生まれの母親リア・ランドは有機水銀中毒症（疾患）だという。「昔のことなので、記憶はあいまいだけど、七〇年代に中国人がここにやって来たのをおぼえている」とトミーは言う。川釣りを好む。網漁をやる。湖にはあまり行かない。週三回、自分がとった魚を奥さんが調理して家族みんなで食べる。

――政府が提供してくれる冷凍魚は？

「ながく冷凍しすぎている。ここにたどり着くまでに三か月から六か月かかるって聞いている。よくないよね。それにどこから魚が来ているかわからないし……アラスカから来ているって聞いたことがあるけど」

面接調査《インタビュー》（取材）をおえてトラクターからおりかけたら、トミーはやさしい笑顔で言う。

「メモをちょっと貸して。おれのおふくろから話を聞くといい。こちらでは都会のように家の番地がないから、地図を描いてあげる。時間があったら、行ってみたら」

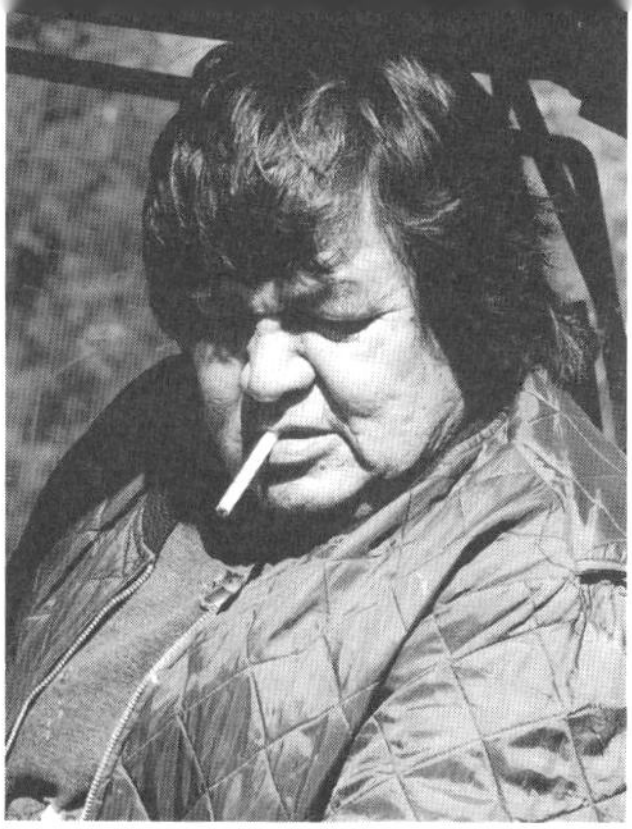

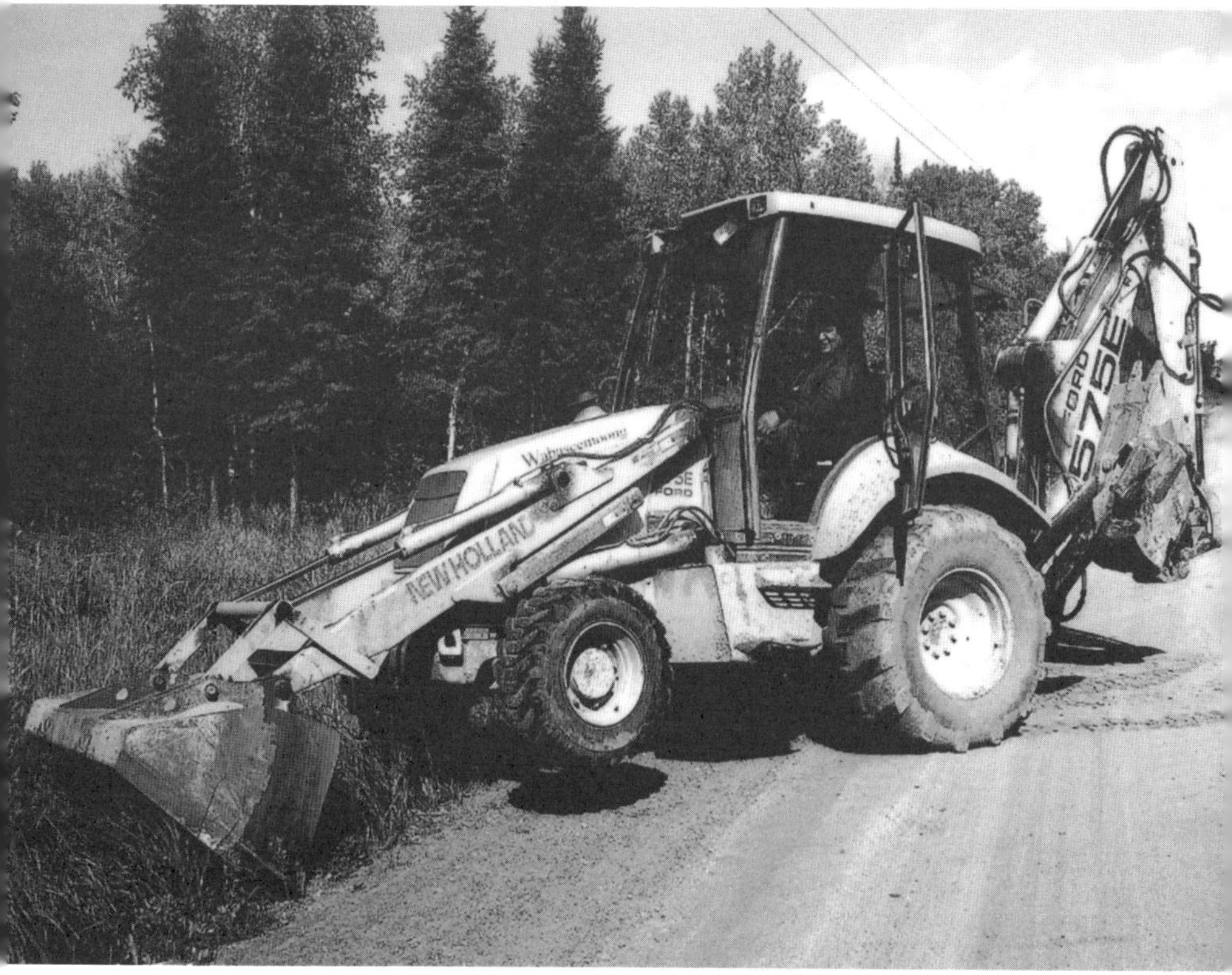

トミーは、指定居住区《リザーブ》内の未補装道路を整備していた。

カレン・ケント

一九七四年三月十日生まれ（三十歳）。村役場《バンド・オフィス》の管理人（清掃係）。子ども五人（三人が娘。十歳と八歳と六歳。ふたりが息子。七歳と一歳）の母。アンソニー・ヘンリー（四三ページ参照）とともに日本に行ったジャック・ケント（五五、二四二ページ参照）は彼女の父。

「ミナマタという言葉は聞いたことがあるが、どのように、またどこで聞いたかはおぼえていない」

と語るカレン。

——水銀汚染や有機水銀中毒は？

「ええ、知っている。水銀汚染について話してくれた人がいたし、パンフレットもある。妊娠中、魚の消費量をひかえるように健康管理《ヘルス》センターで注意された。はじめての子を身ごもっていたときには、魚を食べなかった」

妊娠中の医療指導のことを聞くと、女性によってまちまちの答えがかえってくるが、アドバイスをうけた記憶のある女性のほうがすくない。

——いまは？

「ちかくの川や湖でとれた魚が手にはいれば、うちの家族みんなで食べる」

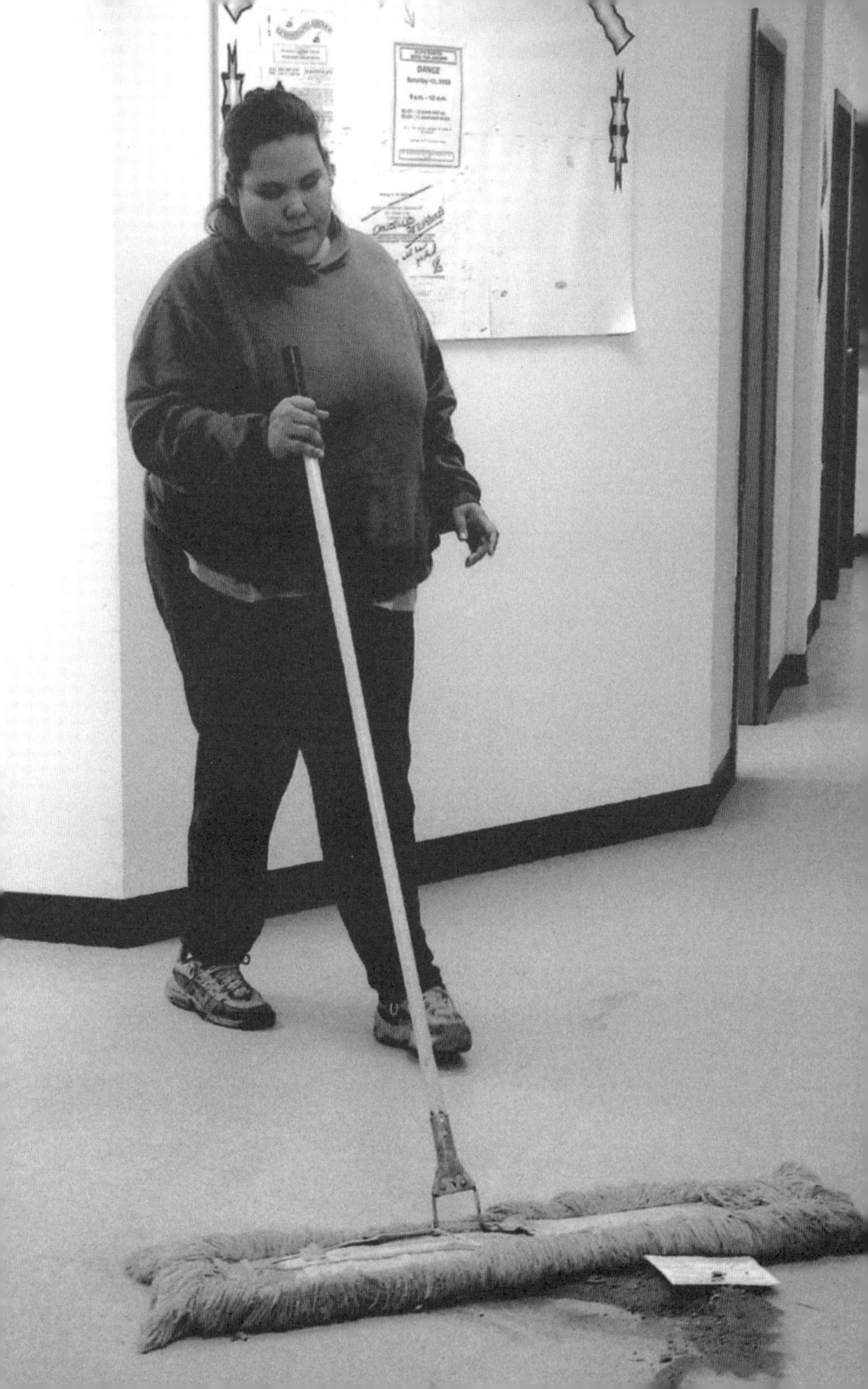
DANCE

——冷凍魚は？

「いえ！　絶対に食べない」

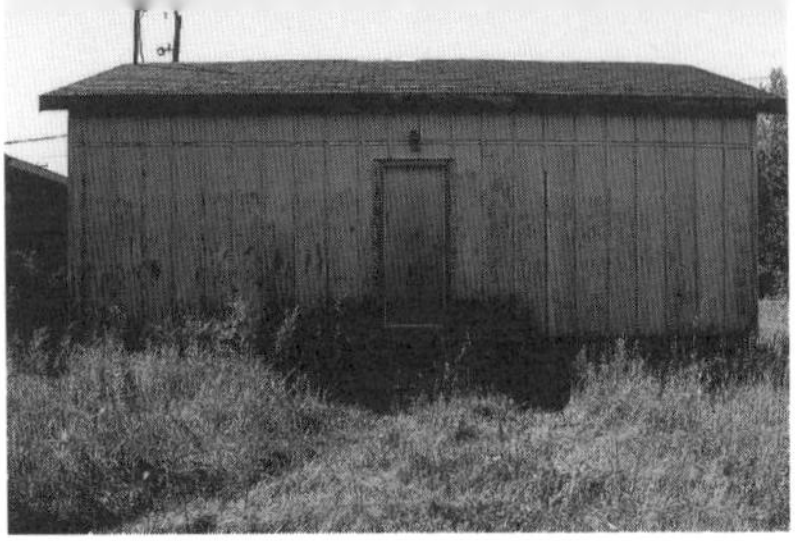

ホワイトドッグの冷凍庫

こめんと

ホワイトドッグでもグラシイでも〝水銀非汚染冷凍魚〟は人気がない。すくなくとも面接調査《インタビュー》（取材）をした人で食べる人は、ほとんどいなかった。

ホワイトドッグの魚用冷凍庫は、「ウエスト（西）・イースト（東）」という道路標識のそばにある。隣は村営の大工工房である。〝お上《かみ》〟から無償提供された冷凍魚の管理責任があるはずの村役場《バンド・オフィス》から、かなりはなれたところに冷凍庫専用のちいさな木造の小屋は建っている。ロン・マクドナルド村長《チーフ》（二一六ページ参照）は、冷凍庫用の建物をここに建てたのは、「ここが村《バンド》のまんなかだから。みんなに平等に安全な魚を提供したいと思って」と言う。この冷凍庫の管理人はちかくの健康《ヘルス》管理センターで働いているドリス・ハンター看護師（先住民《ファースト・ネーション》）である。彼女の冷凍魚の無料配布に関する〝審査〟はきびしいと、もっぱらの噂である。

グラシイの魚用冷凍庫は村役場《バンド・オフィス》の裏のちいさな苔《こけ》色の木造の建物のなかにある。おおきな錠前ががっちりかけてある。その鍵は村役場《バンド・オフィス》の受付と水道管理人のラリー・キーウェイティンが持っている。建物のなかの冷凍庫の入り口に村役場《バンド・オフィス》の備品、すなわち水道用の塩素が保管してあることから、鍵の管理を両者がやっている。二〇〇一年九月にグラシイをお

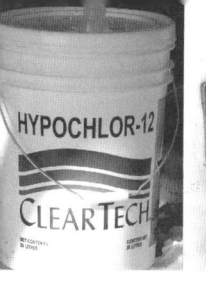

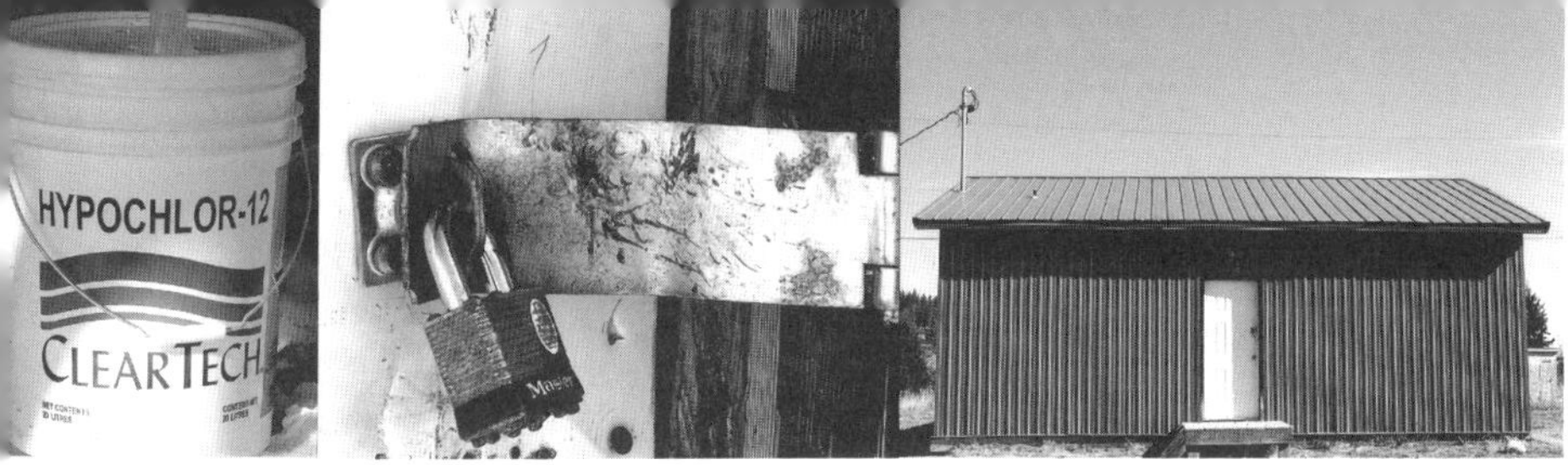

グラシイの魚用冷凍庫（右）。がっちりとかけてある鍵（中）。グラシイでは、この薬品を水道につかっている（左）。

とずれたときには、村役場《バンド・オフィス》が管理している鍵は、行方不明だと係の人につげられた。二〇〇三年四月には、なぜかその鍵がでてきていたので、なかを見ることができた。

その日、グラシイは停電だった。ここでは、よくあることである。冷凍庫は停電になっても自家発電で動く仕組みになっている。入り口には液体塩素のはいった白い容器がいっぱいつんであった。冷凍庫のドアをあけてみると、ダンボールがきちんとならべてある。なかに破れたダンボールがあって、冷凍魚が床にあふれだしている。温度計は、零下十二度を示していた。

鍵管理の方法はちがうがホワイトドッグとグラシイの冷凍魚作戦《フィッシュ・フォー・フード・プログラム》（注1）は同時に発足した。

二〇〇三年九月二十三日、ケノラ市にある冷凍魚供給の元締めオンタリオ州資源省ケノラ支所の担当者ショーン・スティーブンソンに面接調査《インタビュー》（取材）。顔写真の撮影は拒絶された。ショーンは、いつプログラムか発足したかわからないと言った。彼の手元にはそういった記録がのこっていなかった。

彼は抑揚のない口調で語った。

「わたしが役所で働きだしたまえであるのはたしかだが、個人的な予測では、たぶん一九七九年だったと思うけど、七〇年代後半にオンタリオ州政府が州都のトロント市にある当時のオンタリオ州資源管理省の本省で考えたプログラムだと思うよ」

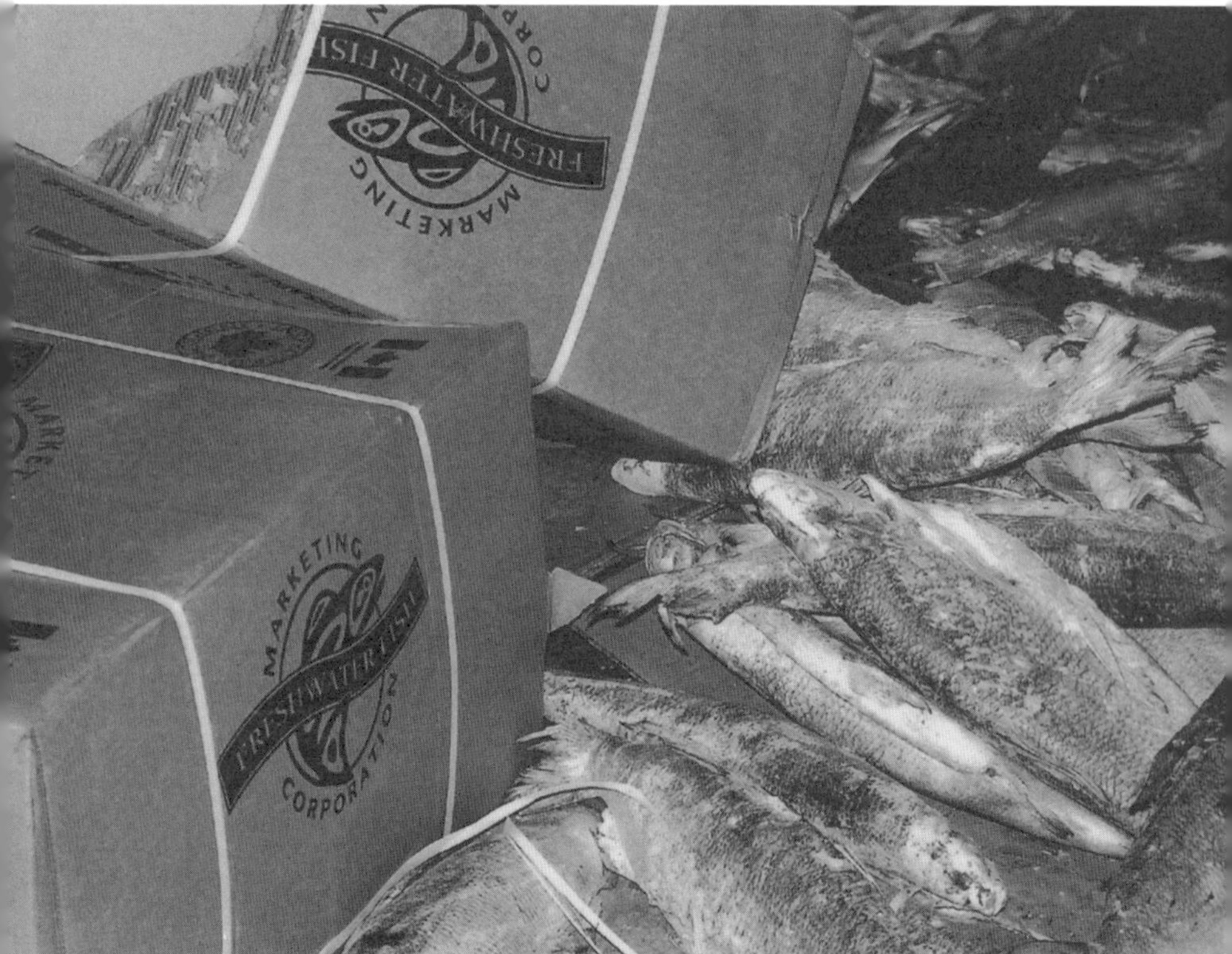
MARKETING
FRESHWATER FISH
CORPORATION

――紙のうえでたてた目的は、実際にはたせたのか？

――プログラムの実用重視的事業評価はしたのか？

――総合的に判断して、効果はあったのか？

――冷凍魚の配給で〝人間〟を水銀の害から守ることはできたのか？

などの質問すべてに、

「ノー」

ときっぱり答えたショーン。

――どうして、そんなにはっきり否定できる？

「だって、いまの質問事項は、当役所の仕事に関するものじゃない。われわれは本省の指令にしたがって仕事をしている。冷凍魚の供給だけがこの地方事務所の義務なんだ」

事業評価するかしないかは、本省の管轄で地方事務所とは無関係だ、というのである。

――それでは、百歩ゆずって、地方事務所が事業評価をしたほうがいいと思った場合、本省に提案書をだすことは可能？

「はい、それはやろうと思えばできるけど、やったことはない。とにかく何度も言うようにプログラムづくりや評価は、われわれの管轄ではない。プログラム責任者である本省からの指令は、冷凍魚をホワイトドッグとグラシイにきっちりとどけることだけ。その義務は、おこたることなくちゃんとはたしてきた。一旦、供給したら、今度は村《バンド》の管轄になる。われわれは供給する冷凍魚の配布を義務づけることもできないし、指令によって食べさせることもできない。川や湖の魚を食べるか、政府が供給する冷凍魚を食べるかは、先住民《ファースト・ネーション》の自由だ」

……そして、とにもかくにも、ホワイトドッグとグラシイの村人《バンド・メンバー》たちは、冷凍魚をほとんど食べない。釣りたての鮮魚を好む。

（『カナダのミナマタ?!』原稿から引用）

注1　一九七五年にオンタリオ州政府が、このプログラムを発足させた（アナスタシア・シキルニック著『毒は愛よりも強しA Poison Stronger Than Love（邦訳なし。邦題は仮題）』［エール大学出版　一九八五年刊］）。

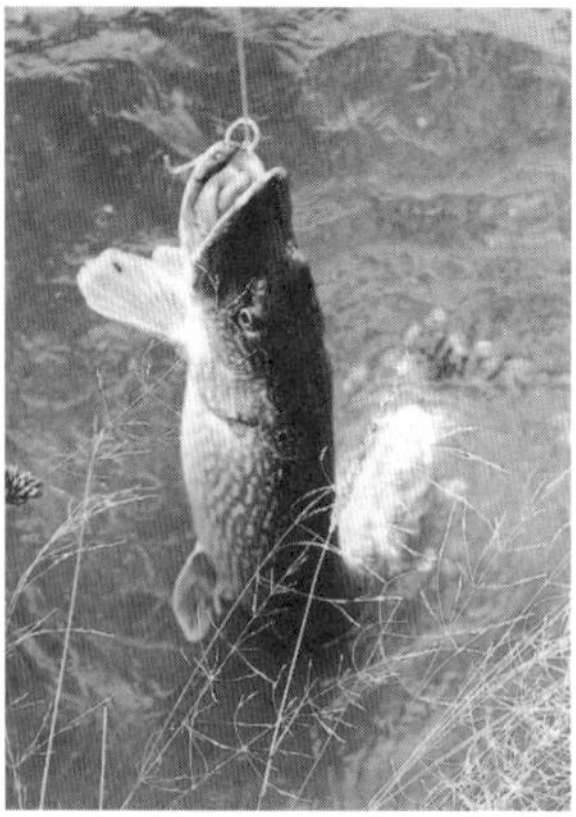

フランセス・ケント

一九八二年十一月五日生まれ（二十一歳）。村役場《バント・オフィス》の管理人（清掃係）。

「魚はたまに食べる。おもに夏のあいだ、釣りに行くときにね」

――ほかの季節は？

「いや。夏に二、三回程度食べるだけ。でも今年は（釣りに）行かなかった。最後に魚を食べたのは、去年（二〇〇二年）の夏」

　魚の消費量は、人それぞれ。グラシイも同様。でも、ホワイトドッグでは秋になると冬用の魚をとって自分で冷凍するという人が何人かいた。たまたま、面接調査《インタビュー》（取材）した人がそうだったのかもしれないが、なぜかグラシイでは〝冬用食糧確保のための秋釣り〟の話題はだれからもでなかった。ホワイトドッグでは、聞かなくてもみずからこの話題に触れた人

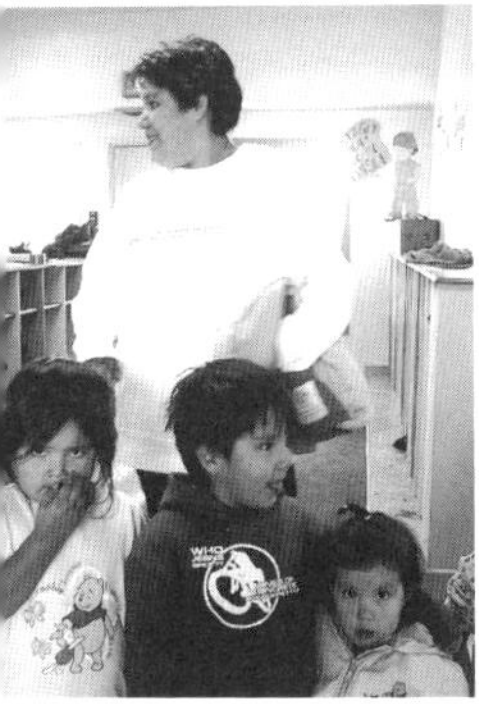

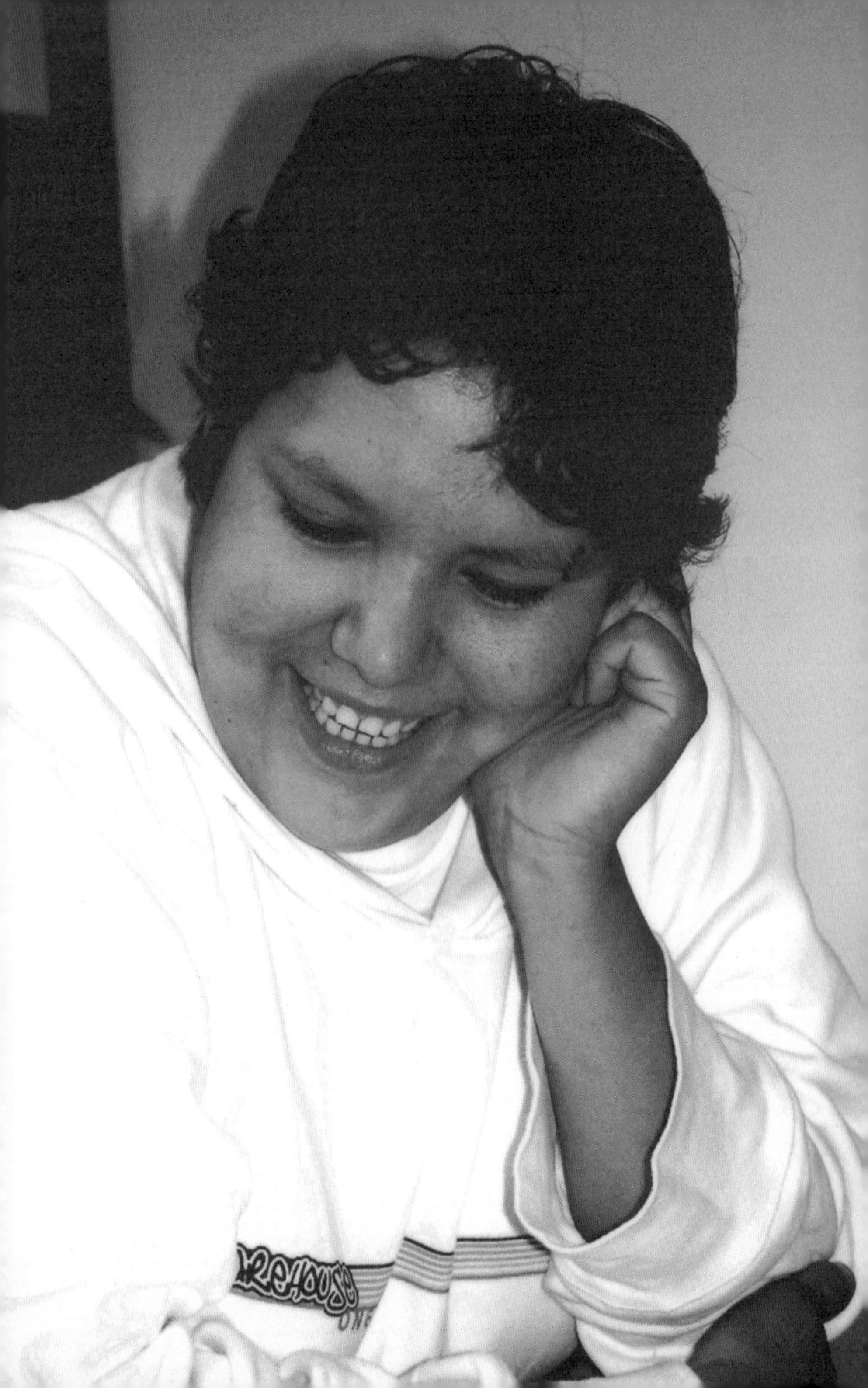

がおおかった。

こめんと

　現時点（二〇〇四年四月）までの調査（取材）では、ケノラ市にある政府関係機関の役人（複数）によれば、一九七〇年から今日まで、ふたつの指定居住区《リザーブ》に住む先住民《ファースト・ネーション》の食生活についての記録はないという。水銀汚染が生じた直後には、栄養関係の調査がいくつかおこなわれたが、単発におわり、継続的調査はおこなわれなかったようだ。栄養や医療研究の継続性のなさが、皮肉なことに先住民《ファースト・ネーション》の有機水銀中毒問題を今日までひきずってしまっている原因のひとつになっているのではないか。（行政や政策もふくめた）研究を何十年にわたり地道につづけるというのは、大変なことだ。つぎからつぎへと現出する〝新問題〟とのかねあいもあって、よっぽど芯《しん》の強い研究者でなければ、派手な結果がすぐにでなくて評価されない研究を、こつこつとつづけるのは、そう簡単なことではない。

……こうした論理の流れで言うと、日本の水俣病を、まわりの圧力にめげず、こつこつ調べた熊本大学医学部の医師をはじめとする初期の研究者たちに敬意を表する。なかには、博士号取得という個人的野心が動機だった研究者もいたかもしれない。それにしても、尊敬と賞賛を彼らにささげる。

（『カナダのミナマタ?!』原稿から引用）

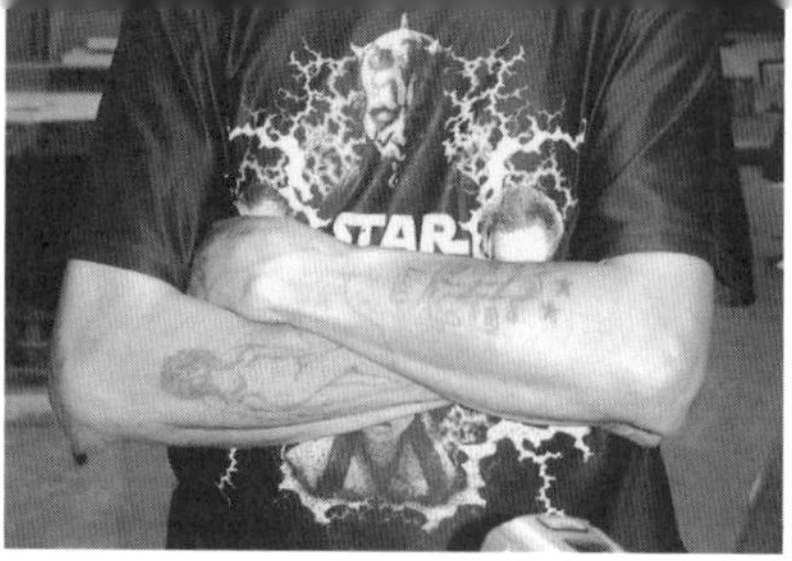

フランク・ヘンリー

一九五〇年六月二十一日生まれ（五十三歳）。村営工房勤務の大工さん。アンソニー・ヘンリー（四三ページ参照）の弟。

なかには例外もある。好んで冷凍魚を食べる人もいる。フランクは、工房仲間から「冷凍庫男」と呼ばれている。おだやかで人あたりのいい職人さんである。

彼は工房のなかで仕事をしていた。両腕に目一杯入れ墨を彫りこんでいる。そのむかし、刑務所にはいっていたころにいれた入れ墨だという。刑務所仲間に、ともにホワイトドッグで生まれて育った幼なじみがいた。先住民《ファースト・ネーション》作家として有名なリチャード・ワガミースである。フランクはリチャードの著作『キーパー・イン・ミー』を読むように薦《すす》めてくれた。刑務所のなかでリチャードが書いた作品である。「われわれが自分たちのことを文学的に書く作品と、あなたたちがいままで読んだ白人《コケージョン》の〝インディアンもの〟とは、ちがうかもしれないが、参考になるかもしれない」と静かに語ったあと冷凍魚の話へ。

「ひとり暮らしだから、冬は冷凍魚を食べる。十一月から三月下旬まで食べる。週に一回か二週間に一回看護師のドリス・ハンターからひと箱をもらう。夏のあいだ、自分がとる魚とは、もちろん味はちがうけど、冬をすごすにはわるくはない」

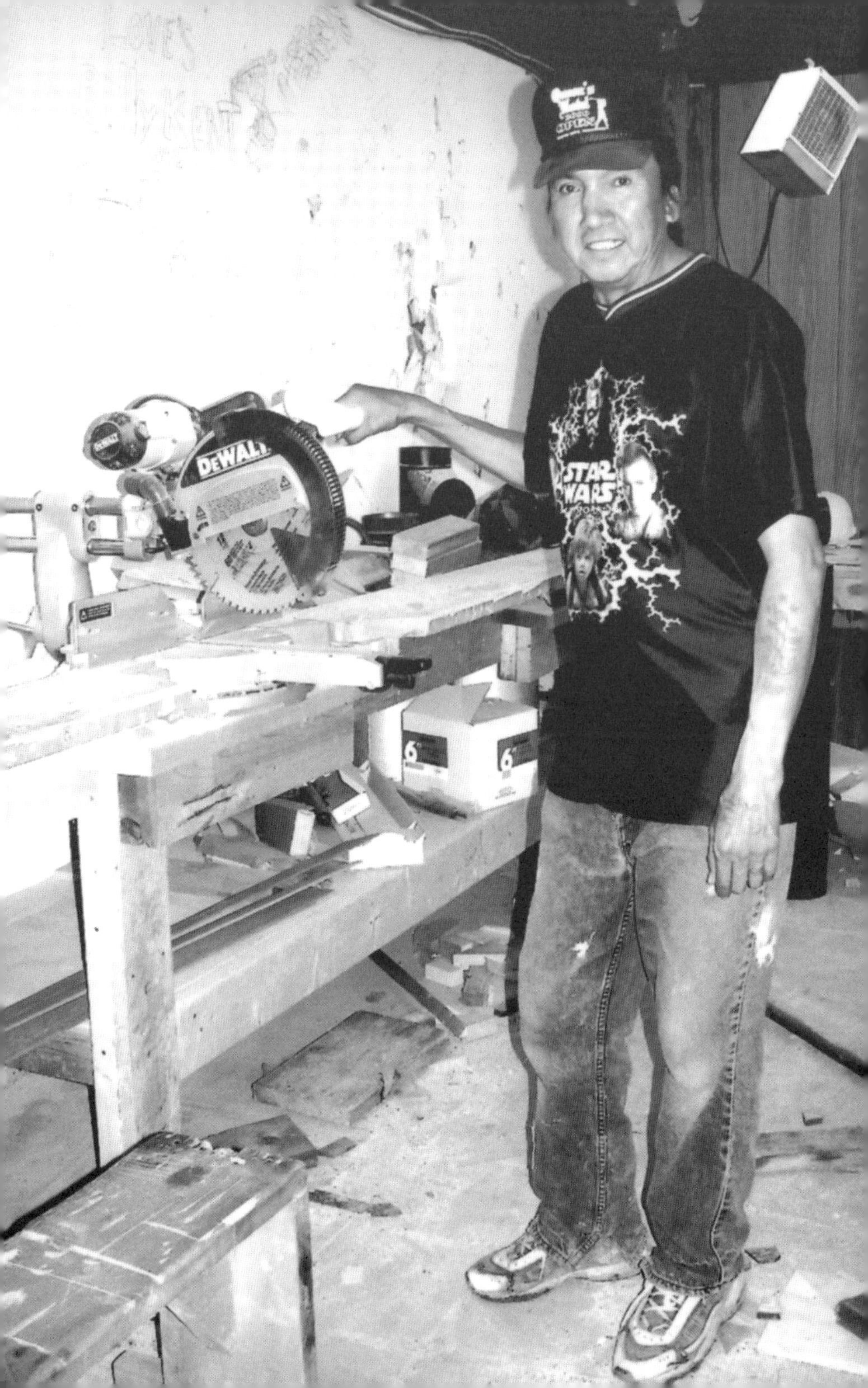
DeWALT
STAR WARS

ペリー・ケージック

一九六二年十二月二十一日生まれ（四十一歳）。村営工房勤務の大工さん。

「水銀汚染って言葉は聞いたことがあるが、いったいどういうものなのかよくわからない。水銀中毒になったら、アルコール中毒と似たような病状になる。全身が弱くなる。胸焼けしたときのような感覚になるという話も聞いたことがある」

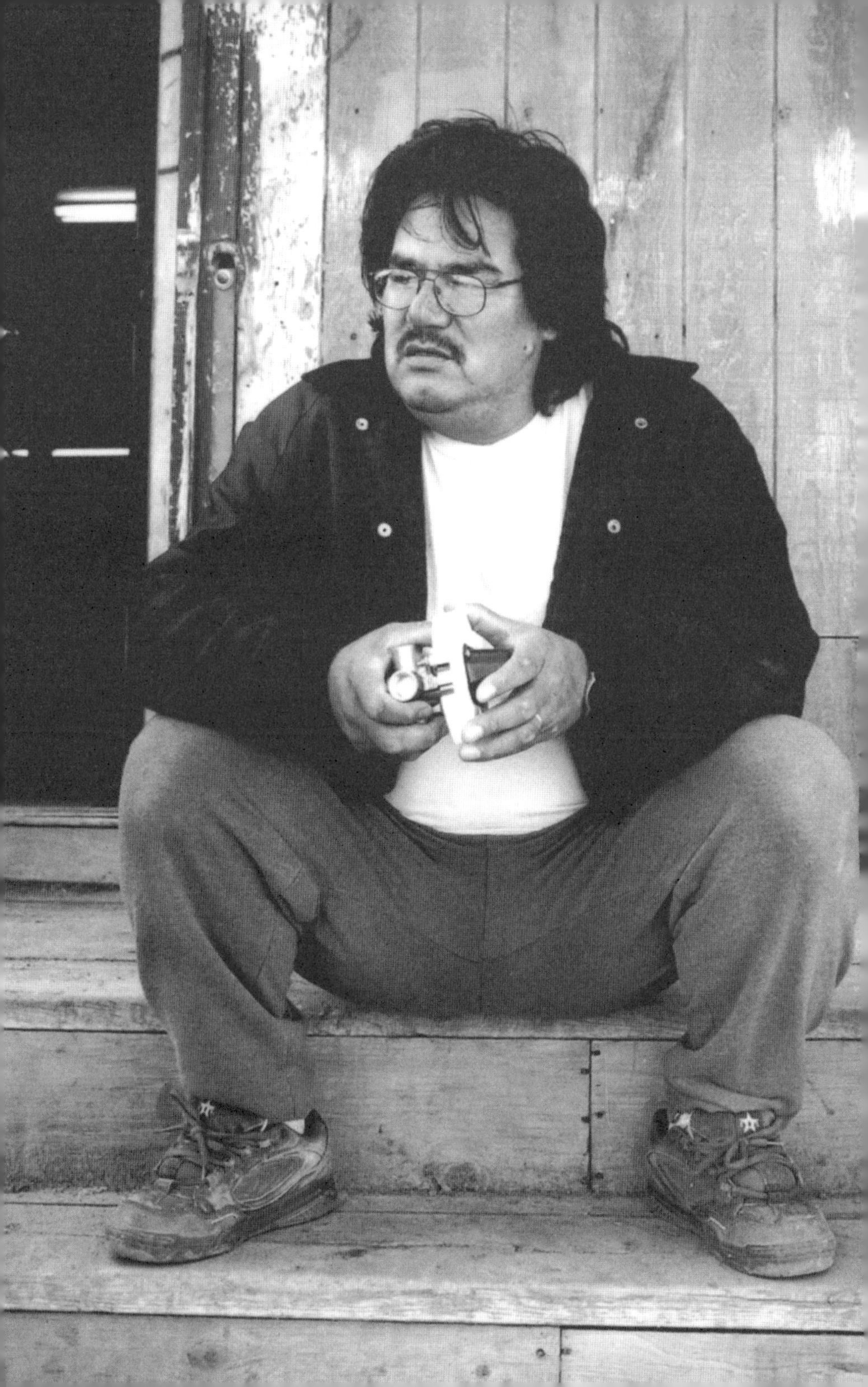

シャノン・ハンター

一九七三年六月二十一日生まれ（三十歳）。村長《チーフ》の秘書。

「面接調査《インタビュー》（取材）は、プライベートな場でおねがいします」

という条件をだしたシャノンは、自室の戸を閉めて静かな声で語った。

「家族のうち、何人かが水銀による病気におかされている。二十二歳（調査［取材］当時）になる妹のジャニンは、毎月八〇〇ドルをもらっている。彼女はいま、ウィニペグ市で親と一緒に暮らしている。その補償金を、いつからもらいはじめたのかは知らないけど……。母が妹を〝健康被害〟の検診につれていったあと、補償金をもらうようになったことしか、わたしは知らない」

シャノンはウィニペグ市（マニトバ州州都）にいる母親の名前と電話番号を紙に書いて、

「電話をすれば、くわしいことを母が教えてくれるかもしれない」

と言いながら、そのメモをわたしてくれた。

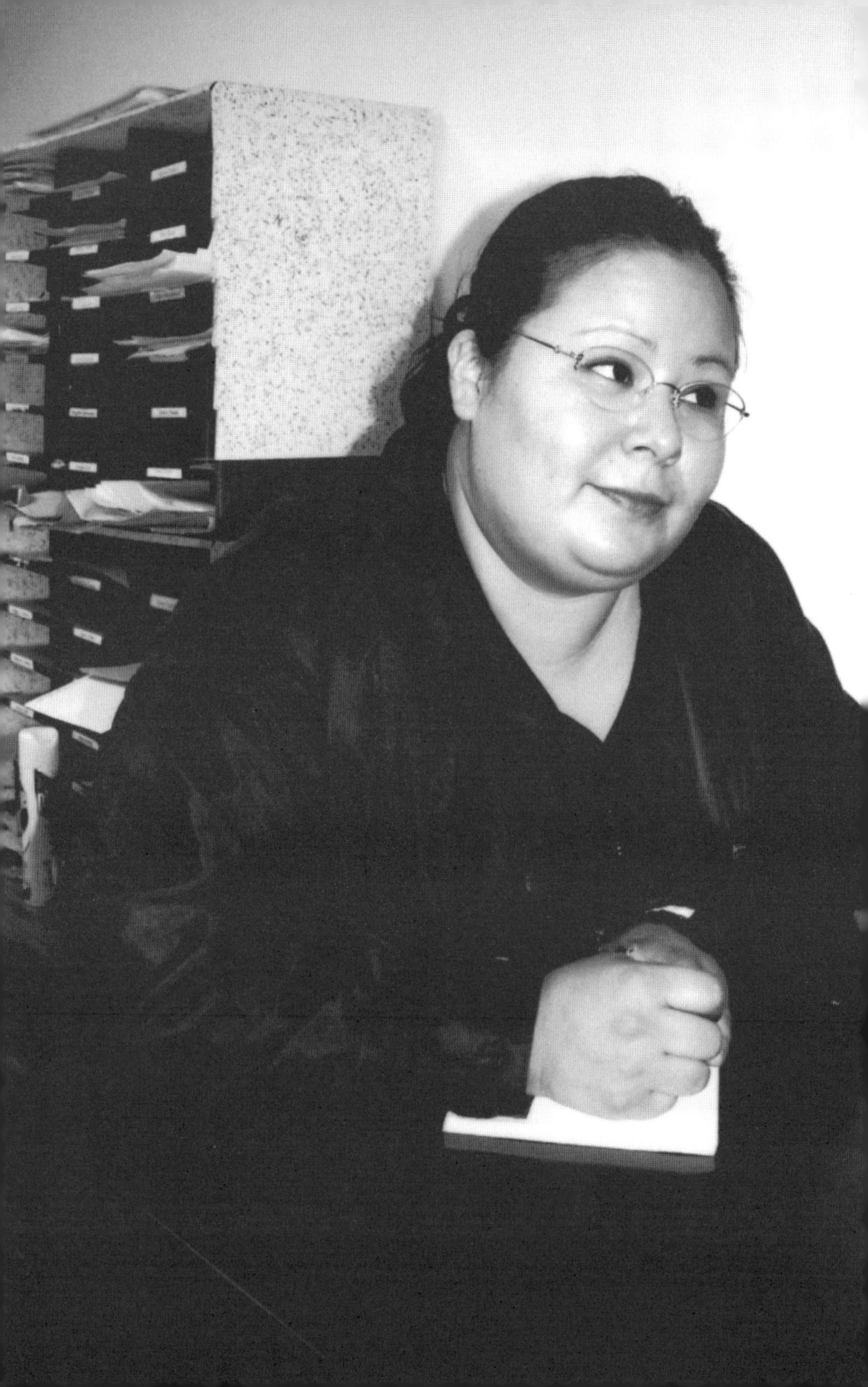

こめんと

一括補償金（両村《バンド》あわせて、一六〇〇万ドル）のなかから二〇〇万ドルを拠出してつくった基金が〃健康被害者〃の補償にあてられている。まえにも書いたように、水銀をたれ流したリード製紙（八～一五ページ参照）は加害責任を一切認めていない。結果、病像問題をあいまいにしたままなされた加害者側と被害者側の〃和解〃をもとに、水銀中毒症（疾患）補償認定委員会（水銀障害理事会）（注一＝一六二、一七五、一八七、一九〇、二六四、三九二、四三三、四三八、四四〇ページ参照）という名前の委員会（理事会）を一九八五年十一月に締結された『和解協定のための覚書』にのっとって発足させた。その委員会（理事会）で〃健康被害〃を認定するのだが、その認定者は水俣病《ミナマタ・ディジーズ》と断定はしないという摩訶《まか》不思議な〃魔法〃が、カナダではまかりとおっている。

（『カナダのミナマタ?!』原稿から引用）

注一　日本の水俣病認定審査会にあたる。

シャノンは〃Uターン型〃オジブワ人である。ホワイトドッグで生まれて、大都会で教育をうけた。大学を卒業したあと、大人になってから指定居住区《リザーブ》にもどった。

「たまたま……ウィニペグ市で先住民《ファースト・ネーション》のためにつくられた学校を卒業してから大学へ行き、休みのときにホワイトドッグをひさしぶりにたずねてみたあと、なんとなくその気になって。まさかと自分で思った。そう、住み着いてから、もう、およそ五年になるのよねえ」

こめんと

ホワイトドッグでは〝Iターン型〟先住民《ファースト・ネーション》（都会で生まれ育って大人になってから指定居住区《リサーブ》在住）はすくない。〝Jターン型〟（ほかの指定居住区《リサーブ》で生まれ育って、結婚あるいは仕事関係でホワイトドッグに住みつくようになる）やシャノンのような〝Uターン型〟先住民《ファースト・ネーション》のほうがおおい。ハイティーンのとき、あるいは大人になってから指定居住区《リザーブ》をはなれ都会へでていく人もかなりいる。仕事があまりない土地柄なので、都市近郊型の指定居住区《リザーブ》でおこりがちな人口の流動問題はここにも存在する。一度、指定居住区《リザーブ》を去った人が、ふたたびもどってくる理由はいろいろある。大都会での生存競争に破れ、やむをえず里帰りする人、家族事情で帰る人、おのれの先住民《ファースト・ネーション》の〝ルーツを求めて〟もどる人、主流社会《アーバン・ソサエティー》と肌が合わない人——どの田舎社会も同じ。日本も同様である。さまざまな〝ふるさと帰り〟の動機がある。

（『カナダのミナマタ?!』原稿から引用）

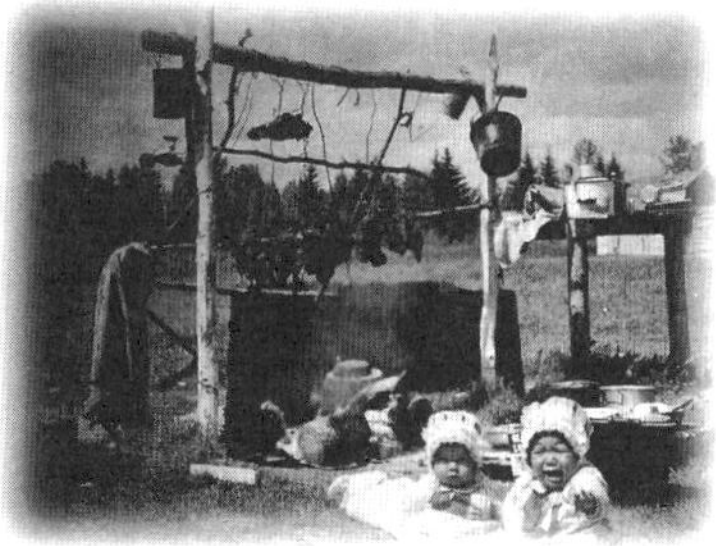

ビッグ・アイランド風景。手前の子どもは双子の姉妹。

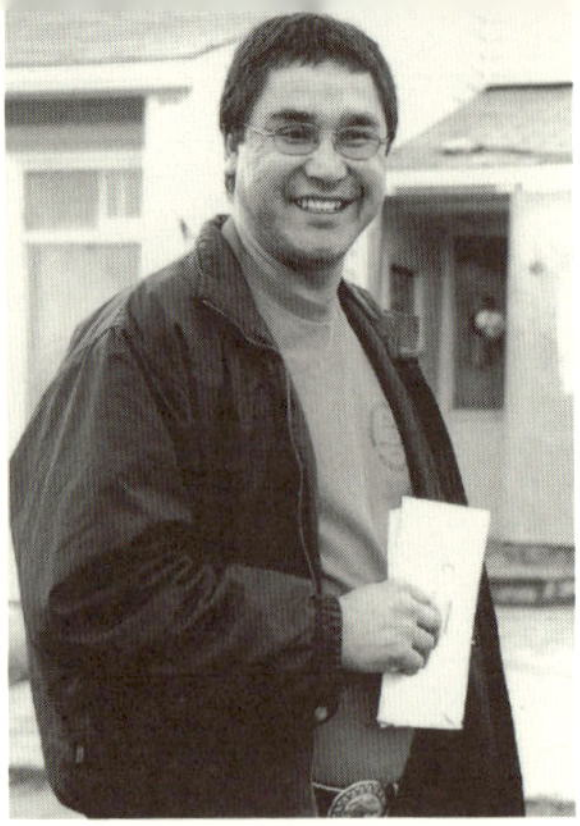

愛想のいいゴード。

ゴード・ハルバーソン

一九五八年四月十七日生まれ（四十五歳）。ミノ・バ・マート・ティ・ゼ・ウィン生活改善センター所長。

ラク・スゥールで生まれたゴードは一九八一年にホワイトドッグ出身の女性と結婚したことで、この地に住むようになった。水銀汚染のことを話題にあげるやいなや、ゴードはミギル大学のローリー・H・M・チャン博士がホワイトドッグでおこなっている水銀調査について話しはじめた。チャン博士と電話で二〜三回、話したことがあるとゴードが言う。彼はホワイトドッグには、まだ一度も来たことがない。でも、彼の教え子エイプリルとパトリシアには会ったことがある。このふたりの女性は、マーキュリー（水銀）・プロジェクト・コーディネーターのルイ・キャメロン（九五、一五四、二四一ページ参照）やアレックス・マックル（シニア）（一七三ページ参照）などの漁師たちの協力をえながら現地調査《フィールドワーク》をしたという。「彼女たちと会えて光栄だった」とゴード。

ゴードによれば、チャン博士を中心に組織された調査チームは、水銀汚染調査のために一八万ドルの研究費をここホワイトドッグ、グラシイ、ダルスにつぎこむという。

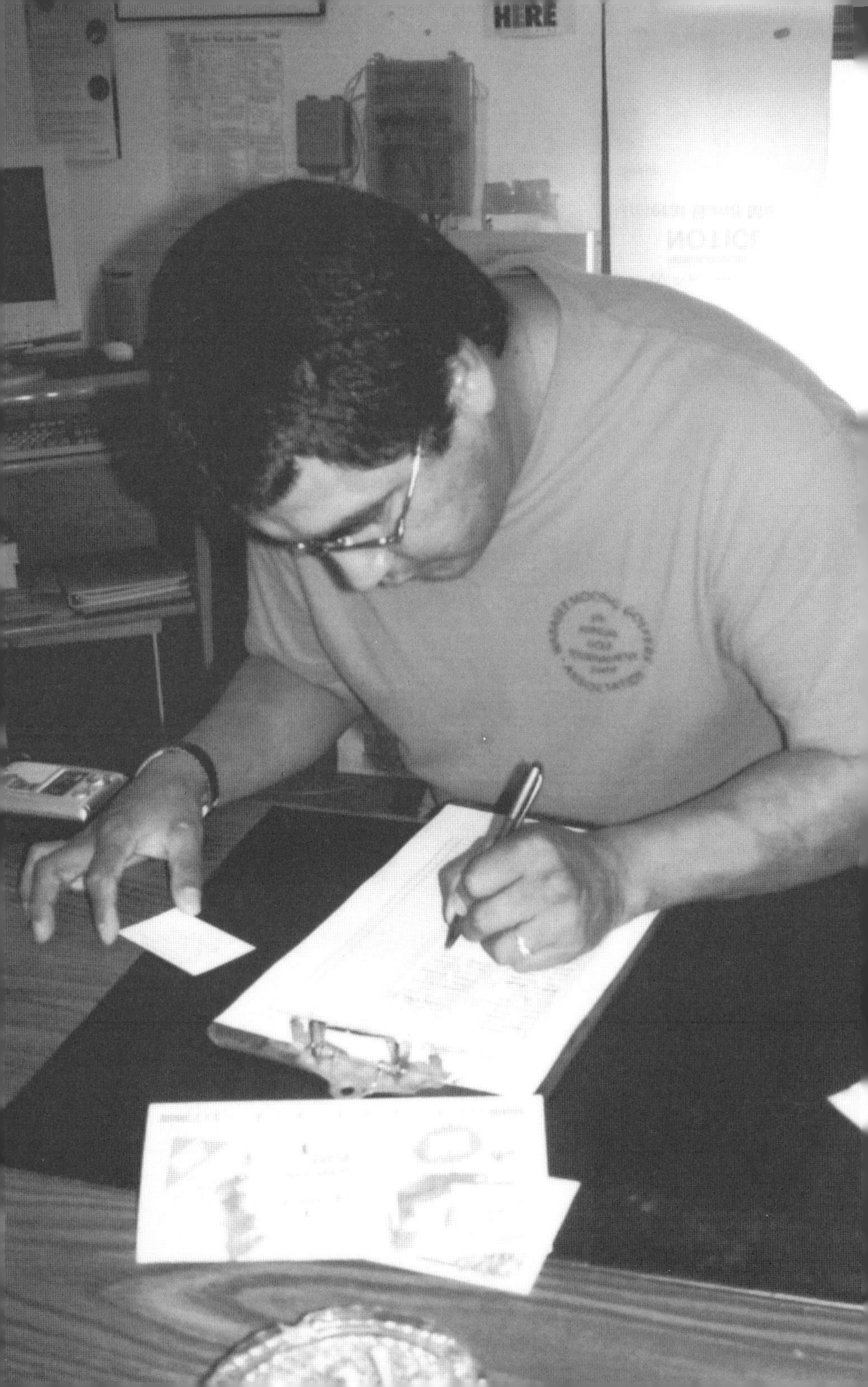
HERE

こめんと

二〇〇三年四月三日にグラシイで開かれたホワイトドッグとグラシイの両村《バンド》合同会議に、スティーブ・フォビスター（シニア）（二四七ページ参照）の誘いで、たまたま現地にいたあん・まくどなるどが、オブザーバーとして出席した。日本の医師団が二十七年ぶりにグラシイでおこなった臨床検診の結果を、日本で六月に発表するが、だれか代表をよこさないかという招待が、原田正純医学博士からとどいた。その返事をどうだすかきめるために会議は開かれた。その席で、ローリー・H・M・チャン博士が、水銀汚染の学術調査研究をはじめることがおおやけにされた。チャン博士はグラシイとホワイトドッグ以外にドライデン市のちかくにあるワビグーンも調査対象として考えているとのことだった。会議に参加した人たちは、この調査にだれも異をとなえなかった。一九七五年七月に日本をおとずれたときのグラシイ代表のトミー・キージック（二三七ページ参照）とホワイトドッグ代表のアンソニー・ヘンリー（四三ページ参照）の意見をまず聞くことから会議は、はじまった。日本訪問当時、若手だったふたりは、いまや長老になっていた。トミーが、「チャン博士は、日本の水俣病専門家と連携して研究したほうがいい。とりあえず日本に行ったほうがいいのでは」という意見をだした。

以下、余談。一九九九年にはじめた礒貝　浩とあん・まくどなるどをリーダーにした継続的調査（取材）、二〇〇二年の日本の医師団の二度目の診断とその結果発表、それにつぐミギル大学の調査開始宣言は、〝眠っていた水銀汚染問題〟に、ふたたび火をつけた。

トミーについでアンソニーが手書きのメモを参考にしながら話した。当時の日本の視察やその後のことをアンソニーはたんたんと語った。彼は、それなりに努力したが、さまざまな理由でその成果を生かせなかった視察だったことを、いまも悔いているようだった。

「チャン博士の訪日問題はさておき、われわれの村《バンド》から、今度日本に人をおくるときには、わたしやトミーのような老人ではなく、若手をおくるべきだ。とにかく、長期にわたるビジョンをしっかり描くことのできる人物を派遣しよう」

トミーは即座にこの意見に賛成した。

ホワイトドッグのロン村長《チーフ》が、

「ドクター・ハラダ、あるいは、その同僚の先生でもいいんだが、グラシイだけでなくホワイトドッグにも来て診察してほしいんだが……」

と発言した。

二〇〇四年四月にグラシイをおとずれたとき、結局、原田医学博士の招待に応じて日本に行った人はだれもいなかったことを知った。

（『カナダのミナマタ?!』原稿から引用）

ゴードは語る。

「ずばり、チャン博士の目的は、川や湖がまだ水銀に汚染されているかどうか調べること。われわれも知らないしね。ぼくがここに来て、はじめて魚の汚染のことを聞いたときは、ちょっと気になった。でも、魚を食べるのをやめるほど、気にしたわけじゃない。水俣病《ミナマタ・ディジーズ》の実態をこの目で見たわけじゃないもの。話に聞いただけだもの。どんな病気なのか、ぼくにはわからない。そうでしょう？　ぼくに言えることは、子どものころから、ウォールアイを食べつづけているってこと。なんで、ぼくがその習慣を、いまさらかえなきゃなんないの。ぼくの思想、価値観、道徳は全部オジブワ文化にもとづいているんだ。どこに住んでても、いつも、魚を食べてる――それがわれわれ（の文化）なんだな。ぼくはこのコミュニティーに来て、魚が汚染されていることを、はじめて知った。魚の汚染を語る人に、『ぼくがそれを食べたら、どんな被害をうけるのか？』って聞いたら、実際に明快な答えを持っている人はいないんだ。『でも、影響はあるんだ』とだれもが言う。たしかに、多少、その被害をうけている人を見かけたことはあるんだけど……うーん……魚を食べない理由にはならない。もうちょっと、論理的な説明が欲しいんだよね」

――カナダ連邦政府厚生省は、なんて言ってる？

「おおかれすくなかれ、害がある、と」

――魚は汚染されているけど気にするほどではない、食べ方に注意すればいい、と？

「そう。そのとおり」

――この村《バンド》のカナダ連邦政府厚生省との連絡役は？

「リーダーたち。彼らからの情報は、いわゆる〝グレープバイン・ルート（口こみ）〟でつたわってくる。たとえば、今晩（金曜の夜）ここのみんなに、逐一、あなたたちがここにいることはつたわる。月曜日には、みんなが、『どこから来た人たち？』『日本から来たんだって』『なにをやってるの？』『水銀汚染の調査だって』……そして、来週のみんなの話題は水銀汚染のことになる。先住民社会《ファースト・ネーション》は、こうやって動いてるんだ……ぼくは、カナダを八回横断して、さまざまの先住民社会《ファースト・ネーション・ソサエティー》に住んだことがあるから（その内情を、よく知っている）。そして、ぼくはここを終《つい》の棲家《すみか》に選んだ」とここで、ひと息ついて、「ぼくの家族は、全員がウォールアイが大好きなんだ」

――くどいようだけど、連邦政府厚生省が「魚はもう安全である」と宣言していると、この村《バンド》の人たちは解釈している？

「まあ、そういうふうに聞いている。繰り返しになるけど、ぼくがはじめてここに来たときには、魚の汚染を、ここの人たちは気にしながら食べつづけていた。そう、水銀で健康をそこねた人をすこしは見てきている。たとえば、ぼくの義理の母は、〝健康被害〟の補償金をもらっている。でも、ぼくには、（彼女が病気であるふうには）見えない。よくわからないんだ。でも、医者たちが、水銀によって〝健康被害〟をうけていると診断したんだから……彼女の名前は、ジョセフィン・フィッシャー。毎月、三〇〇ドルもらっている。いま、彼女は糖尿病も併発しているしね。平衡感覚もわるくて、うまく歩けない。見える範囲もせまいしね。でもね、これって、水銀のせいか、糖尿病のせいか、ぼくにはわからない」

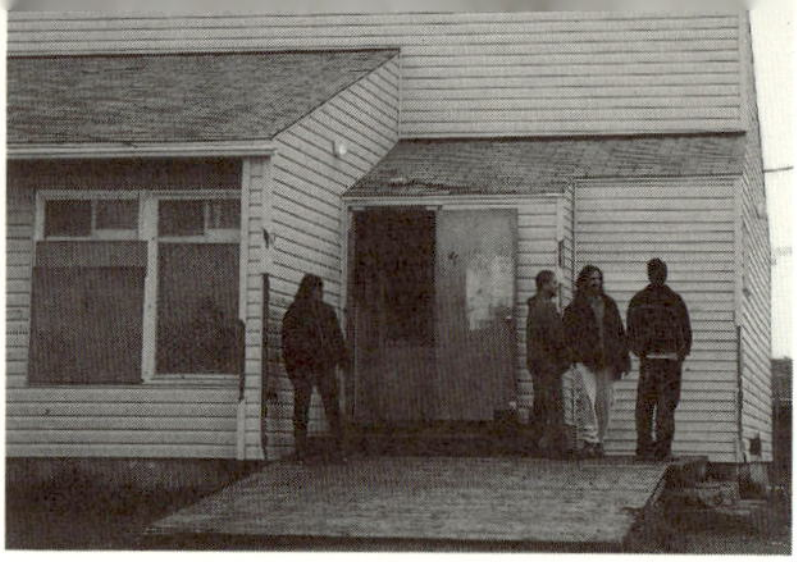

ミノ・バ・マート・ティ・ゼ・ウィン生活改善センターの入り口。ここはいつもにぎわっている。

——病気の原因を見極めないまま〝健康被害〟の補償金が支払われているってこと？

「なにがほんとうの原因なのか医者たちが、はっきりさせないまま〝健康被害〟の補償金を支払う決済をくだしていることを、じつは、われわれのコミュニティーでは気にしているんだ。本当の原因をぼくたちは知りたい。でも、医者には、それが無理なのかも。ミナマタの明確な定義が、ここにはない（のが問題）。ルイがこの村《バンド》の水銀調査の担当者だから、この場にいれば一番よかったのに……彼のところに案内するよ」

　とここで、ゴードは奥さんに電話。

「ちょっと、出発がおくれるけど待っててくれるな」

　夫婦そろって、ゴルフ好きで、週末にはゴルフに行くことがおおいんだ、とゴードは笑いながら、ルイの家まで案内してくれたが、ルイは不在だった。つぎの日、ふたたび、彼の家に行ってみたが、やはり不在だった。

　ゴードのところには、月間のべ二千五百人がおとずれてくる。その人たちの名前を彼は全部記録して、そのデータをコンピューターにいれて年齢別にわけて政府に報告している。

「この仕事のおかげで、たくさんの人と会える。その人たちが、なにを考え、なにを悩んでいるか、よくわかる地位にぼくはいる。そんな立場で総合判断すると、いまの時点で水銀汚染問題は、ここの人たちにとってそんなに重要な関心事ではない。補償金をどうやってとるかということで、相談をうけることは、あるけど」

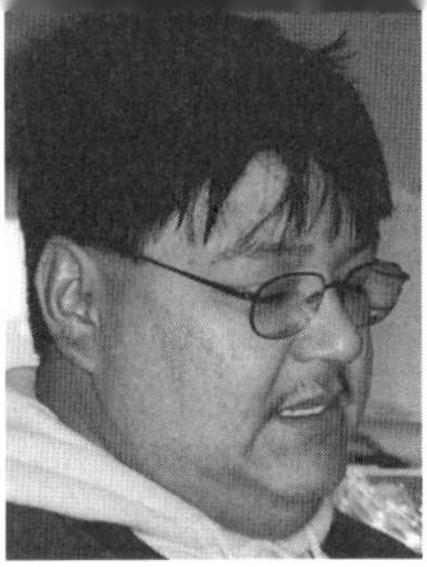

ハワード・カーペンター

一九七三年三月二十五日生まれ（三十一歳）。土木建築業者。

「どれくらいの期間かわからないけど、とにかく何年間も指定居住区《リザーブ》は水銀汚染におおわれていた。自分の記憶では、〝それは、ここにあった〟。ドライデン市からやってきた」

――だれから聞いた話？

「何人かの人から聞いた。おもには年寄りから。祖父と祖母からも聞いた」

――現在は問題ではない？

「まだ問題らしいけど」

――気になる？

「うん、すこしは」

――どんなふうに？

「幼い子が病気になると気になる。もっとあの問題についていろいろ知りたい」

――有機水銀中毒症（疾患）にかかっている子どもをだれか知ってる？

「ひとりだけ。ちいさな女の子。何歳なのかはっきりわからないけど、六歳か七歳だと思う。名前はパトリシア・ビショップだと思う」

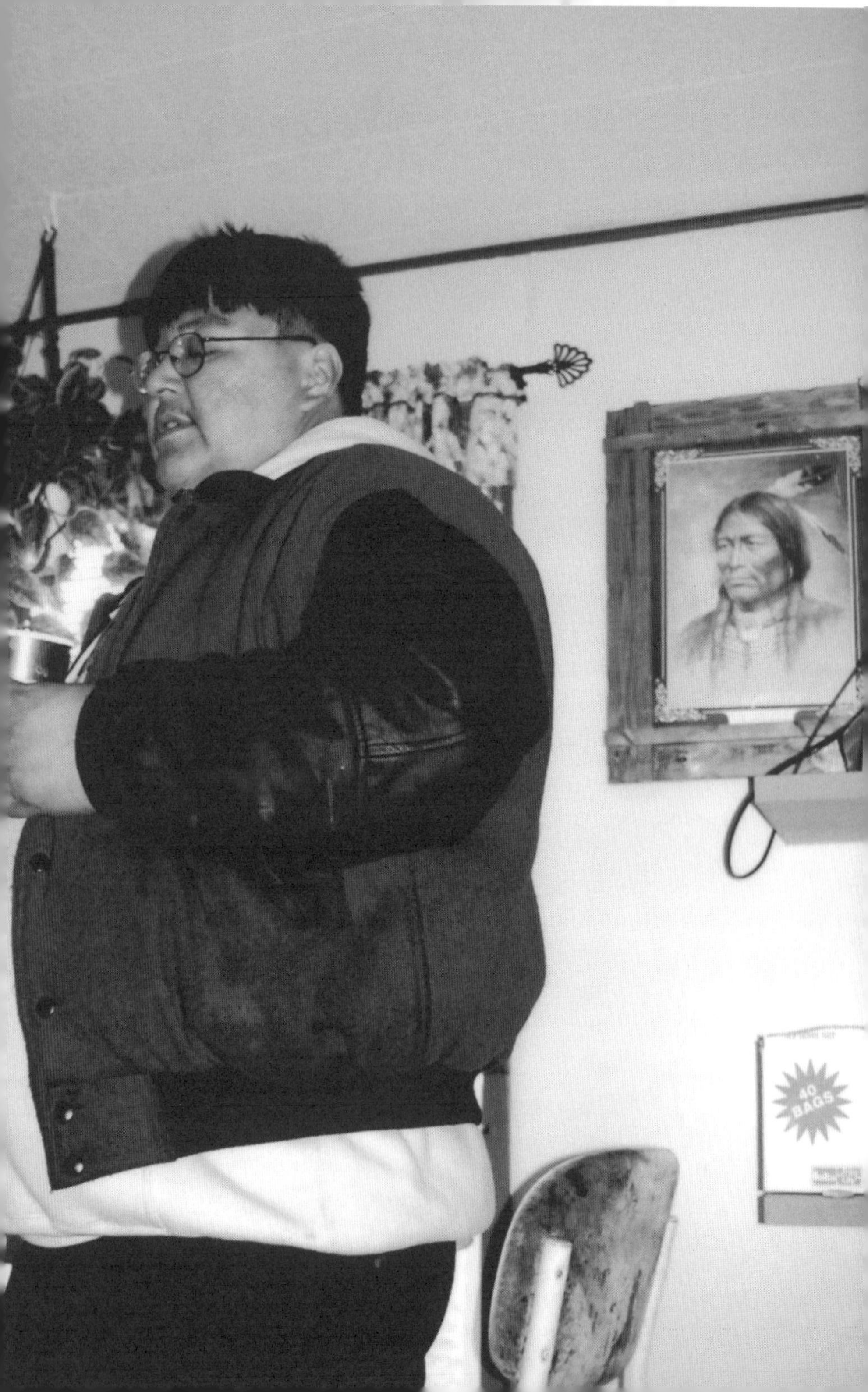
40 BAGS

テレサ・ティカニエ

一九五五年十一月九日生まれ（四十八歳）。カナダ連邦政府アルコール依存症プログラム・ワパシームーング担当者。

テレサの兄のブライアン・キャメロンは、一九五四年に原因不明の病気になった。当時は指定居住区《リザーブ》に健康管理《ヘルス》センターはなかった。テレサの父親が、まだ赤ん坊だった息子のブライアンをちかくにあったK・C・Rキャンプ（ホワイトドッグの入り口から六キロメートルほど先にある釣り宿《フィッシング・ロッジ》）へつれていって、そこから水上飛行機で一番ちかくのケノラ市の病院へ運んだ。医者に診《み》てもらったが、病名が判明しない。そこで、さらにケノラ市から西に二二〇キロメートルはなれたウィニペグ市（マニトバ州州都）へ。こうやって病院をたらいまわしにされたあげくのはてに、彼は最終的には、ホワイトドッグの東にあるサンダー・ベイ市の施設に収容されることになった。病名や病気の原因がわからないで右往左往しているうちに、ブライアンの両親はこの世を去った。一九八九年にテレサが兄にかわって〝健康被害〟の補償金申請をだしてみた。結果、いまは毎月補償金をもらっている。

テレサ、兄のブライアンを語る。彼女の英語表現は、じつに個性的。

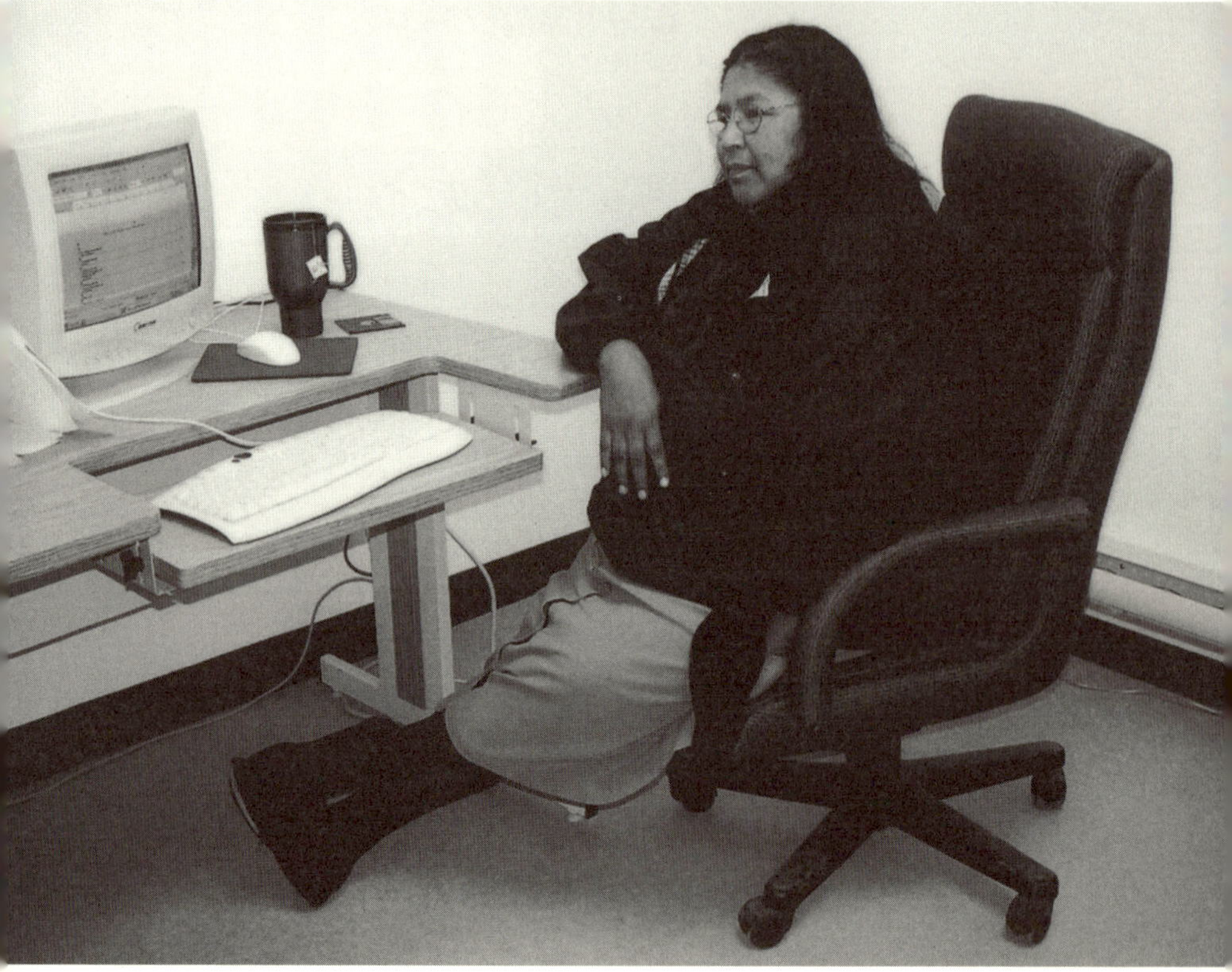

「母から聞いた話ですが、ブライアンをつれて母は実家に行った。その帰り道で兄の様子がおかしくなった。母は毛布にくるんだブライアンを背中に背負ったね。彼が泣きだして、背中をたたいたりした。家にもどったら、父がいて。なだめようとしたけど泣きやまない。数時間後やっとブライアンの涙はとまったけど、両親がブライアンのからだを調べてみたら、手首と足首がさがっていた《ゴーイング・ダウン》。そこで兄は飛行機に乗せられ、ここをでた」

——ブライアンはそのとき、生後六か月？

「そう。両親はこわかった。お父さんはちかくにあったK・C・Rキャンプへ行って、電話した。するとメディカル・サービスが飛行機をおくってくれた」

——そのとき医者は、親になんて言った？

「わからない。それだけだった。お父さんが家に帰った。お父さんは一週間か、二週間ぐらいでかけていた……ブライアンのことをお父さんに聞いたら、ブライアンはひどく、ひどく病気とわたしたち（兄弟姉妹）に言っていた。ひどくひどく病気なの。あなたたちがおおきくなるまでは、ブライアンとは会えない。おおきくなったら、そのときに会いに行きましょう。お父さんがそう言った」

——そのあと、ブライアンと会ったのは？

「わたしは二十四歳だった。『本当に、本当にひどい』——（最初会ったとき）わたしはそう看護師に言いつづけた。会うまえに、ブライアンは、なにが好きなのか何回か電話をして、たずねた。『彼の趣味は？　なにをプレゼントに買えばいいの？』。でも、看護師は『なにも買わないで、ただおいで』とわたしに言う。まず彼と会って、その後、彼になにかを買ってあげたらいい（と看護師に言われた）。ブライアンと会える日をわたしたちは楽しみにしていたわ。それで会いにいった。彼が（病院の）どこにいるかわからなかった。階段の下にわたしたちを迎えにきてくれた病院の人がいた。（まわりにいる）たくさんの身体障害者を目にしたら、内側でこわい気持ちがわいてきた。ほとんどの人が壁や戸にしばられているのね。裸の人もいた。はじめてその光景を見たときはショックだった。（こんな環境のなかに兄がいることを、だれも）教えてくれなかった。電話したときに、施設の事情を教えてくれたら、まえもって心の準備ができたかもしれないのに……。階段をあがると、ひとりの男が椅子にすわっていた。お父さんが酔っぱらったときの姿に似ていた。わたしは泣きだした。まあ、涙を流すのをこらえて、目に涙をためた。妹を見たら、彼女も涙を目にためていた。長老のおばさんが一緒に来ていた。ブライアンに挨拶したら、彼が突然、泣きだした。本当につらかった。三日間、いた。（世話をしてくれた人たちが）ホテルを買ってくれてね（テレサは「部屋を借りる」という英語の表現をつかわなかった。直訳するとこうなる）。食事も買ってくれた。タクシーの手配もしてくれた。でも、タクシー（に乗る）よりわたしたちは歩くのが好き。歩いているあいだにいろいろ考えて、心の準備をしていた。また、会ったあと、気持ちの整理をしながら、歩いた。大変だった。その後、看護師から電話がかかってきた。サンダー・ベイ市にある施設を閉鎖すると言うんです。新しい施設を探しはじめた。なんとかなるように祈った。そこで、ある日、ある女性と会った。『サンダー・ベイ市にある（知的障害者や精神病患者のための）メンタル施設が閉鎖される。弟はそこにいる。どうすればいいかわからない』とわたしが言った。『わかった、わかった』とその女性が言ってくれた。で、その女性が兄をほかにうつす用意をしはじめてくれた」

ここで、一息ついたあと、テレサの話はつづく。

「不思議なのは、お父さんが亡くなるまえにわたしに話したこと。『自分はもうすぐこの世をでる（去る）』『そんなこと言わないで、お父さん』とわたしは言った。『おまえの兄の世話をおまえにまかせる。ぼくはもう責任を負えないから』とお父さんが言った。あの日、わたしは妊娠して二か月目だった。でもお父さんには言わなかった。こう言ったすぐあとに、お父さんは亡くなった。その後、いろんな施設とのやりとりを、わたしがしなければならなかった。ブライアンのことについて知らせてくる看護師からの手紙の返事とか。一番つらかったのはどうなるかわからないとき、返事が来ないときの待つ時間だった。もう一人のおばさんと一緒に施設へ行った。お父さんの妹。熊の毛皮を持っていった。ブライアンはなにも持っていなかったから。毎月もらう給料の一部を（彼の面倒をみるために）つかってしまった。おじさんを世話しなければならないからと子どもたちに言った。そのあと、しばらくしてから、水銀《マーキュリー》に申請をだしてみた（直訳するとこうなるが、テレサが言いたかったことは、水銀中毒症［疾患］補

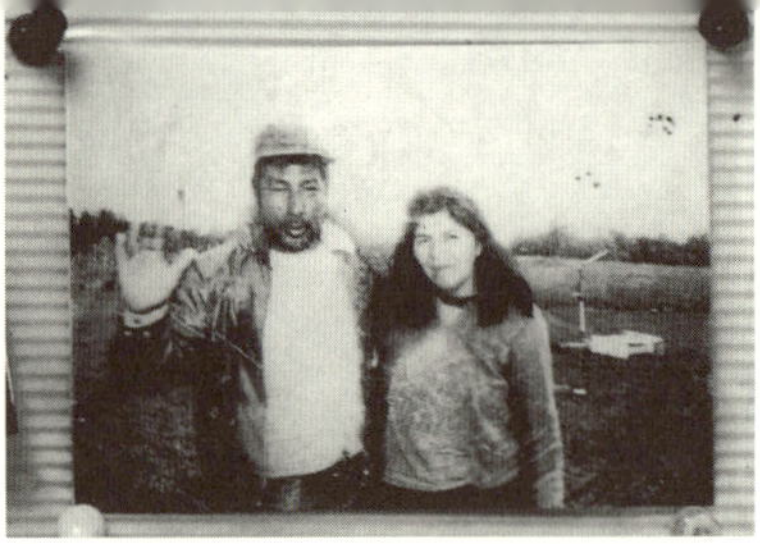
テレサの両親。

償認定委員会〔水銀障害理事会＝一四六、一七五、一八七、一九〇、二六四、三九二、四三三、四三八、四四〇ページ参照〕に〝健康被害〟の申請書を提出したということ）。それで助かった」

――〝健康被害〟の補償金が政府から支払われるようになるまえは？

「医療費名目ではなく、食べ物と衣類のための補助金を、それまでもらっていた」

――毎月、いくらぐらい？

「はっきりおぼえていないけど、とにかく、〝健康被害〟のお金をもらうまえ、全部の収入は、二週間ごとにはいる補助金をあわせると一〇〇〇ドルぐらいだったと思う」

――ブライアンの世話のために必要な額は？

「毎月三〇〇ドルぐらいを弟のためにつかったと思う」

ここで戸がノックされる。「どうぞ」とテレサが応じる。二十歳ぐらいの女性が戸から顔をのぞかせた。「三十分後に、また来て」とテレサは彼女に言ったあと、壁に貼ってあった両親の写真を見せてくれた。

「ブライアンがはじめて補償金をもらったときに、看護師のひとりが彼をここにつれてきてくれた。その後、何年間か、彼は夏をここですごした。施設をでて、人と会ったほうがいいとわたしたちは思ったのね。でも、彼は施設にいるのが好き。彼の片手は動くの。その手で椅子をつかまえて、はなさない。『よし、ここにいていいよ』とブライアンに言うまで、はなさない。もう一本の片手は奇形なの。足も奇形。しゃべれない。声をあげて泣けない。涙が流れるだけ……」

ここでテレサは、突然、だまりこんでうつむいた。

――ブライアンの誕生日が正確かどうか証明できる？

と聞いたら、部屋をでたテレサはしばらくしてもどってきた。村《バンド》の住民登録帳を持ってきてくれた。

『ブライアン・キャメロン　一九五三年十月二十日生まれ』

と書いてある一行をテレサは指さした。まちがいない。

こめんと

どう分析しても数字があわないことがある。『まえがきに』の『注4』（一二ページ）にも書いたようにリード製紙（八〜一五ページ参照）が水銀を川にたれ流したのは、一九六二年三月から一九七五年十月までの十三年間という説が有力である。それが事実だとすれば、〝健康被害〟の補償金をもらっている一九五三年生まれのブライアンは、なんの病気なのか。もし、有機水銀中毒症（疾患）にかかっているのなら、どうやってその病気にかかったのかわからない。

こうした〝数字のあわない水銀汚染問題〟は、ほかにもある。

ホワイトドッグとグラシイの指定居住区《リザーブ》を無視して、そのむかしイングリッシュ・ワビ

←ベルタ・ペティクィン。83歳までひとりでカヌーをこいでワイルド・ライス採集に。2002年夏からからだがよわる。湖が波だつと身に危険をおよぼす可能性があるため、ひとりでカヌーででかけるのをやめにした。2000年9月にはじめて会ったとき、ベルタの髪の毛は腰までとどくみつ編みだった。2003年4月に会ったときは短髪だった。「生まれてはじめてみじかくした」とベルタが笑った。彼女はワイルド・ライス料理と森のなかでとってきたブルーベリーのパイをごちそうしてくれた……この一連の調査（取材）中に会った女性のなかで一番印象深い女《ひと》。本物の森人。（あん・まくどなるど『ものろーぐ』番外編）

グーン水系のほとりで暮らしていたオジブワ先住民《ファースト・ネーション》の何人かが言う。「一九五〇年代に、有機水銀中毒症（疾患）患者とおなじ症状の人を何人も見た」、と。

そうした複数の証言のなかで、ベルタ・ペティクィンおばあちゃん（一九一八年五月四日生まれ［八十五歳］）の話は印象深い。

リード製紙から八マイル（一三キロメートル弱）ほど下流にケベル（二二〇ページ参照）というちいさな集落がある。現在（二〇〇四年四月）、三、四軒の白人《コケージョン》の家が建っている。すぐそのそばをカナダ大陸横断鉄道《VIA Rail Canada》が通っている。駅はない。その小集落の上流の川ぞいに先住民《ファースト・ネーション》の三人兄弟と彼らの奥さんたちが住んでいた。ベルタおばあちゃんは、三男と結婚していた。一九三〇年代のなかばから六〇年のなかばまで、おばあちゃんはそこに住んでいたという。最初、川の水は澄んでいたが、だんだん苔《こけ》の色に似た茶緑色になっていった。一九四七年八月に三人目の子どもドナルドが生まれたあと、最初の四か月は母乳がでたが、その後でなくなったので、おばあちゃんの主人が物物交換で持って帰った粉ミルクを川の水でとかして赤ん坊に飲ませた。すると生後六か月目ぐらいから、その子は、はげしくふるえはじめた。カヌーでドライデン市へつれていって、医者に診《み》てもらったが、

「不治の病です。この子を家につれて帰って、家でしっかりだいていていてください」

と病気の原因もつげられず、なんの治療指導もないまま家に帰された。

生まれてから十か月後、息子はふるえながら世を去った。

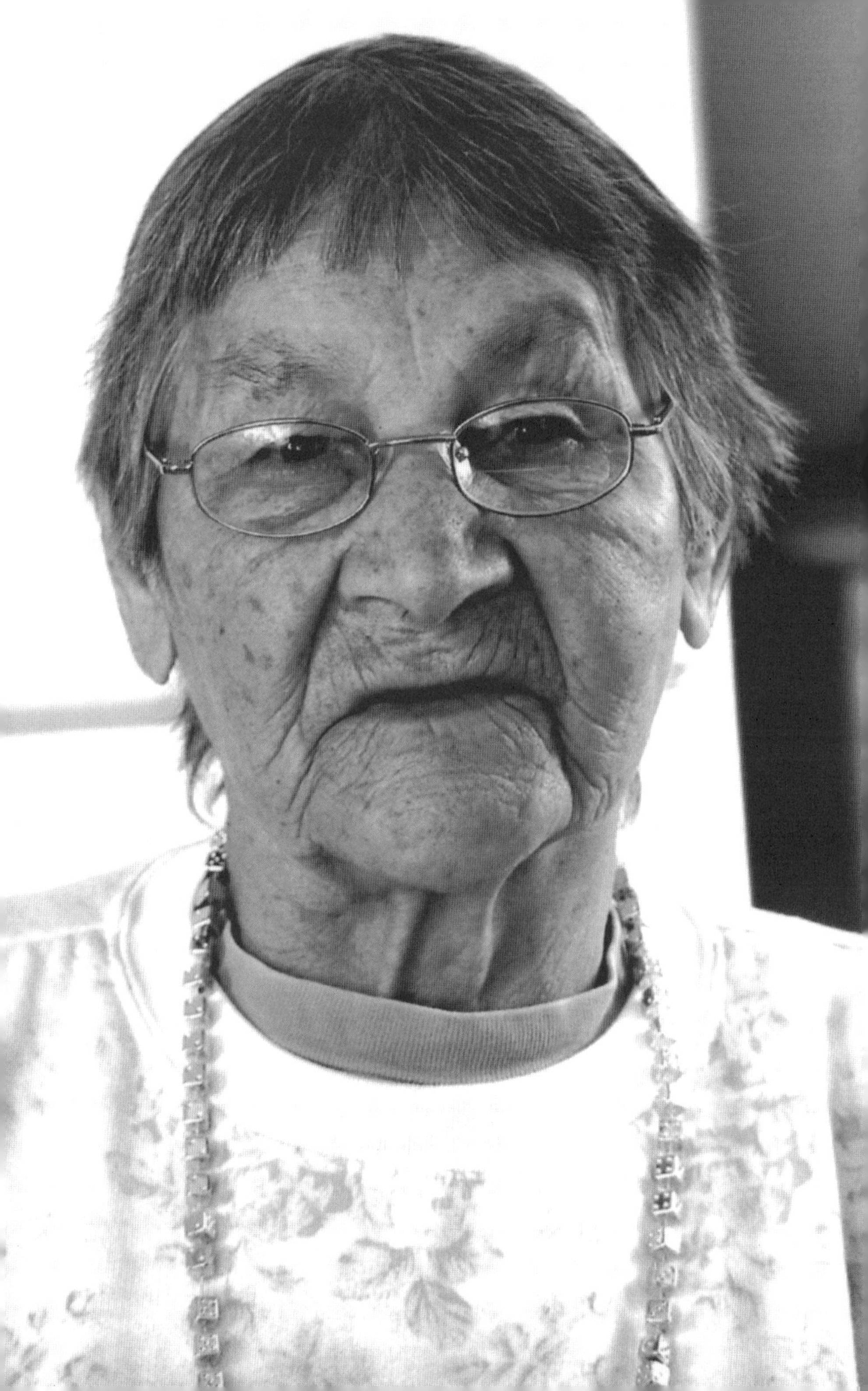

「母の主人――わたしの父も似たような病気で死んだ」

とそばにいた娘のベティ・リッフェルがベルタおばあちゃんの話を補足した。この女《ひと》は元看護師である。

子どものころは、川の水汲みが仕事だったというベティは、「川は色だけではなく、においや味も、強烈だった」という。

むかしの写真を見たり、いろんな文献をひもとくと、リード製紙は一九六二年以前も産業廃棄物をすべて川に流していたと推測できる。そのことを完全に証明できる書類は見つかっていないが、極端に言えば、「川はリード製紙のゴミ箱だった」と言っても過言ではないだろう。五〇年代に、すでに川面《かわも》から〝強烈〟なにおいがたちのぼり、川水は〝強烈〟な味がしたという複数の証言から推測すると、水銀以外の〝人間のからだによくないもの〟もたれ流していた可能性を示唆している。

ベルタおばあちゃんの記憶のなかに、いまは亡き義理のお姉さんも〝生きて〟いる。彼女も母乳がまったくでない女《ひと》だった。五人の赤ん坊に川の水で溶《と》いた粉ミルクを飲ませた。五人とも謎の〝ふるえ病〟で亡くなったという。

〝数字のあわない水銀汚染問題〟は、「パンドラの箱」である。あけると、なかからなにがでてくるかわからない。

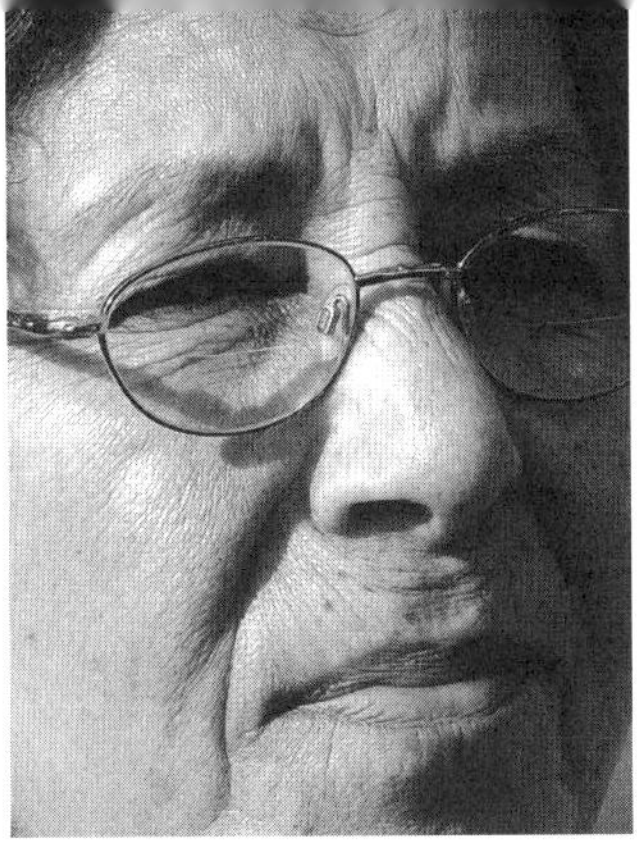

ベルダおばあちゃんの娘ベティ・リッフェル。

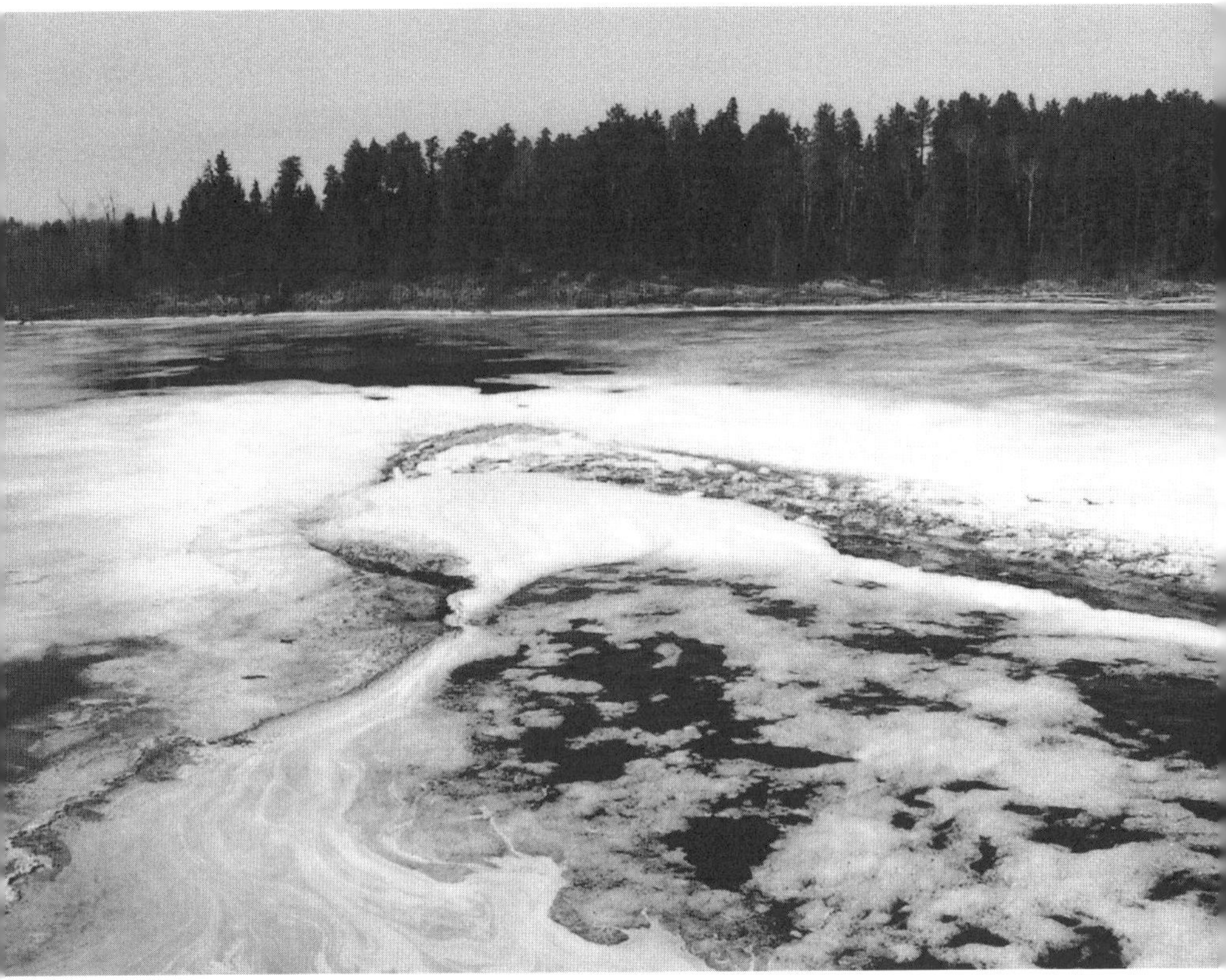

ケベル周辺の川は、いま（2003年春撮影）もよごれている。

汚染された川ぞいに、ばらばらに住んでいた先住民《ファースト・ネーション》は、今日にいたるまで一連の水銀汚染事件の〝蚊帳《かや》の外〟におかれている。「指定居住区《リザーブ》に住んでいない先住民《ファースト・ネーション》は、カナダでは、その存在自体を認知されていなかった。存在がなければ、被害も認められないし、訴える権利もないとカナダの主流社会《アーバン・ソサエティー》は定義している」（ホワイトドッグの助役《バンド・マネジャー》アンソニー・ヘンリー〔四三ページ参照〕の言葉）。

この水銀汚染源にちかい森のなかに住む〝はぐれ森人たち〟が、水銀汚染に関して自分たちの目で見てきたこと、そして体験してきたことと、公式に認められていることとのズレが目だつ。文字を持たなかった彼らは口から口へつたえる口承文化にささえられて生きてきた。完全に正確ではないにしても、彼らの語る体験談には、それなりの〝真実〟があるのではないか。水銀汚染がこの地に発生した当初、なぜ、ちゃんとした聞き取り調査をしなかったのか。大多数の先住民《ファースト・ネーション》が指定居住区《リザーブ》におしこめられたあとも自然のまっただなかに住んでいた彼らの自然観察力が無視されたことを、とくに残念に思う。

時が流れるにつれ、人びとの記憶もあやふやになる。うんと控え目に言っても水銀汚染が〝認識〟されてから、およそ三十五年がたった。ベルタおばあちゃんなどの〝最後の森人〟の証言をしっかり聞いて記録にとどめておくのは、いまが最後の機会である。

いまさら強調するまでもないが、カナダ先住民《ファースト・ネーション》は主流社会《アーバン・ソサエティー》から疎外された辺境の民《マージナル・ピープル》（注一）である。さらにそこからもはみだした人たちはまったく相手にされない。たとえ、水銀汚染の極限の被害者であったとしても。

くさいものにはフタ——あけるとおそろしいものがでてきそうな〝パンドラの箱〟をあけようとする人は、カナダの主流社会《アーバン・ソサエティー》には、目下のところだれもいない。その〝パンドラの箱〟を無理やりこじあけることができるのは、被害者の〝腕力〟だけだというのが現状である。

ベルタと娘のベティは、いま現在（二〇〇四年四月）、ワバウスカングというちいさな指定居住区《リザーブ》（人口九十三人）に住んでいる。七〇年代にあらたに設立された指定居住区《リザーブ》である。ベルダの息子が村長《チーフ》をやっている。日本の医師団がグラシイで二度目の臨床検診をおこなったときに、〝もぐり〟で、ふたりは医師団の診察をうけた。

「グラシイの助役《バンド・マネジャー》のスティーブ・フォビスター（シニア）（二四七ページ参照）が、わたしたちの遠戚だから、そのコネをつかうことで受診が可能になったの」

とベティは二〇〇三年四月七日に会ったときに教えてくれた。

スティーブに、そのあと同年九月に会ったとき、ベルタとベティのことが話題にのぼった。

彼は言った。

「ドクター・ハラダたちの臨床検診の結果は、まだ一部しか英訳されていないから、各個人の診断内容をわたしたちは、まだ知らない。もし、ふたりのうち、どちらかでも有機水銀中毒症（疾患）にかかっているということが、あきらかに証明されたら、ベティは弁護士をやとって戦うと言っている。二度目の挑戦だけどね。というのは、九〇年代に彼女はウィニペグ市にいる先住民《ファースト・ネーション》の弁護士に相談にいったことがあるんだ。そのときは、証拠がなさすぎると言われて、一旦、あきらめたんだけどね。もし病気にかかっていることが証明されたら、今度は断固戦うと彼女は言っている」

（『カナダのミナマタ?!』原稿から引用）

注1　一九六〇〜七〇年代のカナダの社会学者の表現。

ものろーぐ

ベルタおばあちゃんに彼女の義姉の名前を聞いた。おばあちゃんは、オジブワ語は得意だが、英語はいわゆる〝インディアン・イングリッシュ〟しかしゃべれないので、肝心なことはベティの通訳で話していたのだが、何度聞いても、「アイ・ドント・ノー」という答えがかえってくる。一緒に住んでいたのに、なんで名前をおぼえていないの？　わからないってどういうこと？

――ながいあいだ一緒に住んでいたのになぜ？

ベティが解説してくれる。

「義理のお姉さんの白人《ホワイト・ピープル》むけに名乗っていた名前がわからないってお母さんは言っているんです。白人《ホワイト・ピープル》とむかいあうときは白人《ホワイト・ピープル》の名前をつかうというか、つかわされた……」

これはほんの一例だが、白人《コケージョン》がカナダの先住民《ファースト・ネーション》の伝統や文化を〝窒息〟させたというのは、かねてからのわたしの持論である。白人主流社会《コケージョン・アーバン・ソサエティー》の人間と接するときに〝ほんとうの名前〟さえ自由に名乗れなかったこの森人たちの気持ちを思うと言葉をうしなう。

あん・まくどなるど

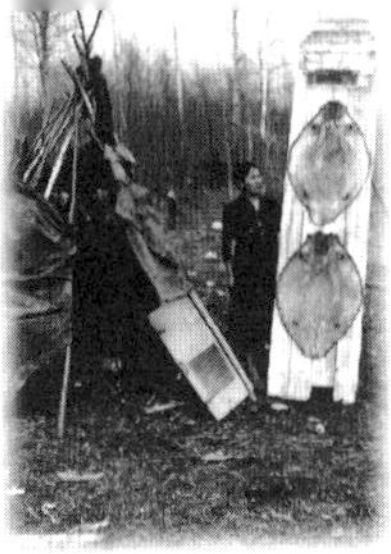

毛皮をなめす（1950年代初頭、場所不明）。

ジョージナ・スコット

一九六六年十二月二十五日生まれ（三十七歳）。コミュニティー・ヘルス・サポート・ワーカー。

「もの心ついたころから魚は食べている」

——魚の入手先は？

「わたしの親から。彼らは昔から漁や狩りをやっている。わたしのつれあいは、釣り案内人《フィッシング・ガイド》なの。彼はアメリカ人の釣り人の案内をして、そのときに魚を彼らと一緒に食べる。たまに、そのときに釣れた魚を家に持ち帰るんです。おもに、夏ですけど。冬のまえに魚を釣っておいて、冬の保存食としてたくわえておくの。六十枚ほどの切り身ね。それがなくなったら、アイス・フィッシング（注1）をする……子どもはふたりいます。十七歳の息子と十六歳の娘です。娘は魚が嫌いで、まったく食べないけど、息子は好き」

——妊娠したときに、こちらの健康《ヘルス》保健センターかケノラ市の医者から食事に関するアドバイスをうけた？　魚を食べないほうがいいとか？

「妊娠したときには、健康《ヘルス》保健センターから水銀についての情報はもらわなかった。すくなくとも、もらった記憶はわたしにはない」

注1　凍った湖に穴をあけて魚を釣る。

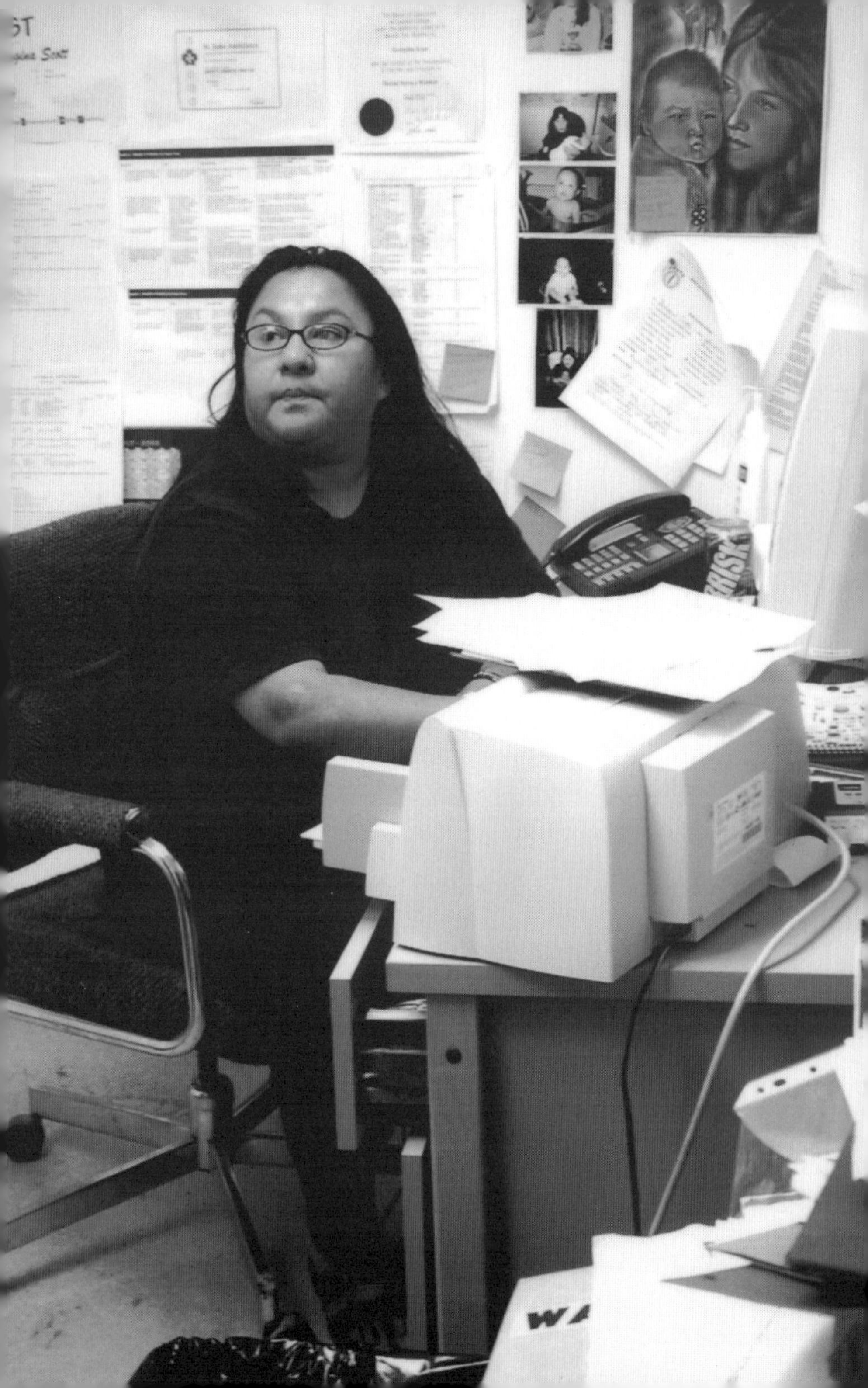

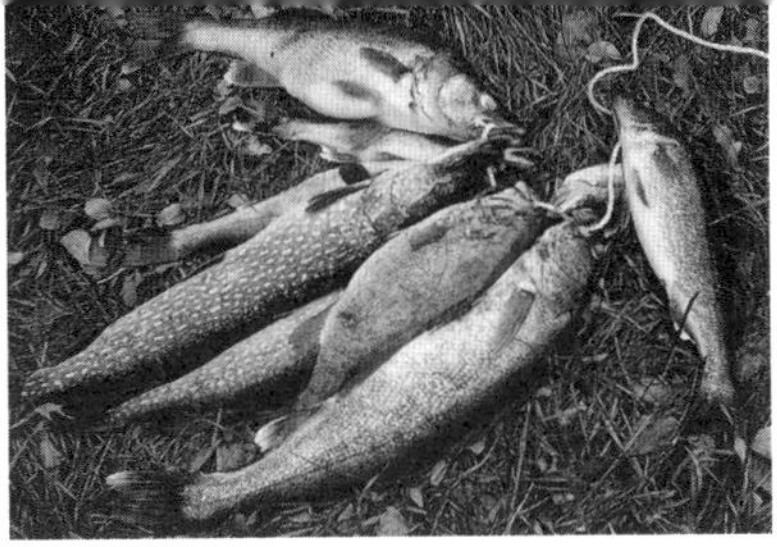

ミギル大学のローリー・H・M・チャン博士（96ページ参照）に検査のためにおくる魚。

アレックス・マックル（シニア）

一九五〇年十二月十九日生まれ（五十三歳）。学校の用務員。以前は、釣り案内人《フィッシング・ガイド》をやっていた。

「ミナマタという言葉は三十五年から三十年まえに聞いたことがある。日本でおきた《ダウン・イン・ジャパン》。こっちでもあった。ドライデンの製紙会社。リード製紙、知っている？　あいつらのせい」

——過去の問題？　それとも、まだ、汚染はつづいている？

「水銀汚染は、いま、ここにある。ミギル大学でやっている水銀検査用の魚を釣っておくっているのはぼく。この魚もそう。それに、ぼくは十年まえにはじめて検診をうけて、補償金をもらっている。毎月、二五〇ドル。ぼくにはわからないことがある。魚を全然食べなかった何人かの人が毎月八〇〇ドルの補償金をもらっている。連中、みんな、まだ生きてる。なんで、こうなってるの……（ひと息、おいて）……なぜ、みんなおなじポイントにならないの？　ぼくにはそれがわからない。みんなおなじ病気にかかってるのに、なんで、補償金の額がちがうの？　みんな平等にもらうべきじゃない？」

——補償金額のちがいについて説明をうけなかった？

という質問に対して、彼はイエスともノーとも答えず、しばらく、ためらったあと、

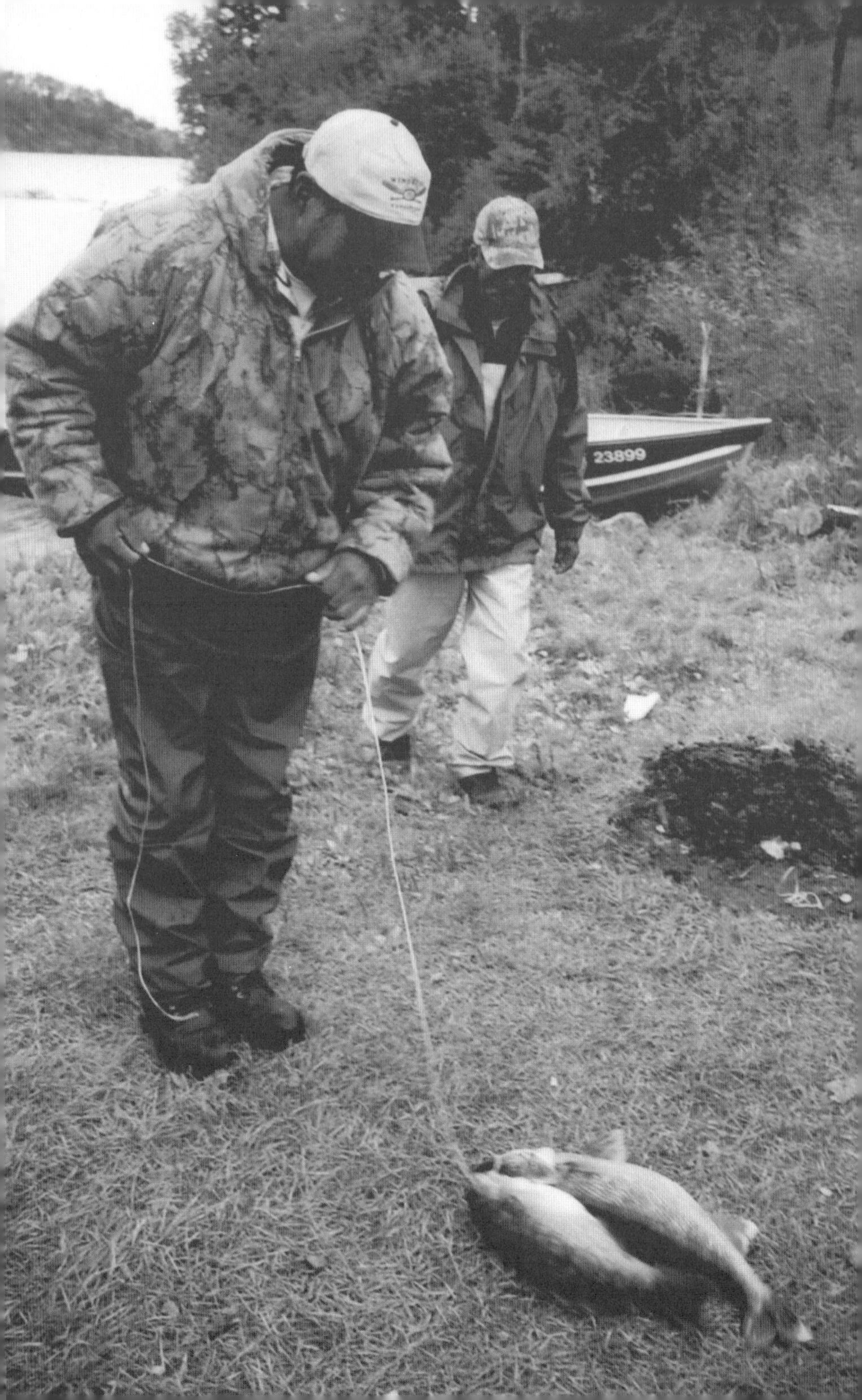
23899

「ケノラ市のカナダ人の医者たちは、水銀のことをなにもわかっていない。もうひとつ、わからないことがある。連中はポイント・システムでやっている。ひとりの医者が、何ポイントをあたえると診断する。でも、もうひとりの医者は、それを認めない。内側で連中、見解の不一致がある。病気にかかってるのは、ぼくたちなんだよ。連中じゃない。こないだ、ひとりの医者がぼくに何ポイントかあたえてくれた。それで、彼のところにたずねていったら、そのポイントがなくなってたんだ、ほかの医者の横槍《よこやり》でね。水銀中毒症（疾患）補償認定委員会（水銀障害理事会＝一四六、一六二、一八七、一九〇、二六四、三九二、四三三、四三八、四四〇ページ参照）は、足なみがそろっていないんだ。喧嘩のしすぎだよね。ね、こないだ委員会に直接、話しにいったんだ。三か月まえだった。そのあと、なにがおきたと思う？　手紙がきた。打ち切りだって」

――補償金が？

「そう」

――なぜ？

「わからない。抗議に行ったからじゃない？　そんで、手紙が来たんだ」

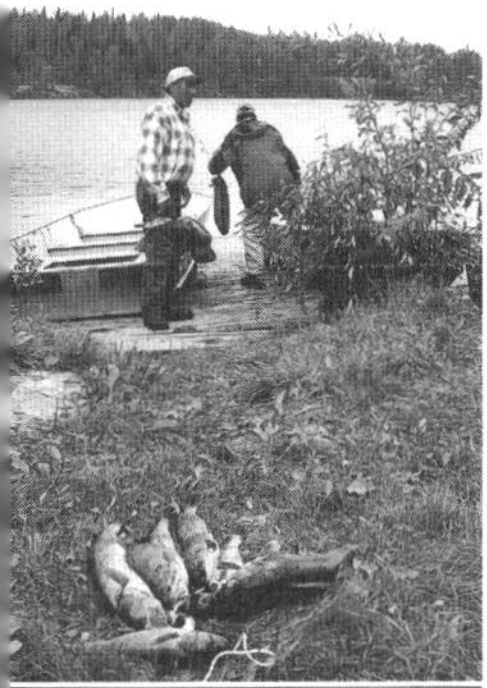

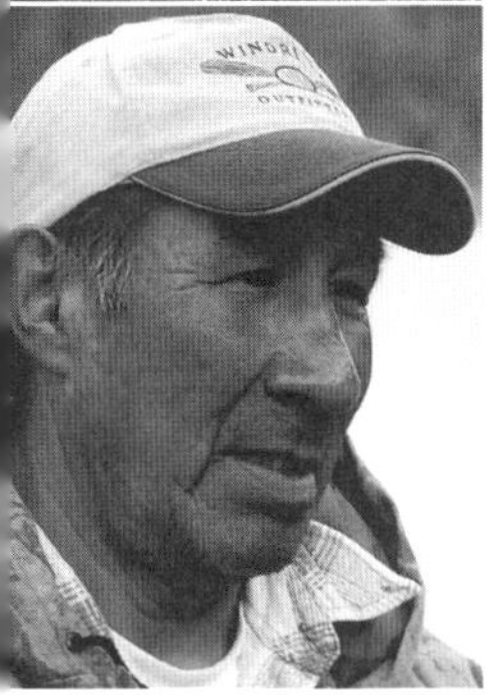

ケネス・マックル

一九五〇年五月七日生まれ（五十三歳）。五月から九月までは釣り案内人《フィッシング・ガイド》。一週間に三〇〇ドルから四〇〇ドルかせぐ。

ケネスは、従兄弟《いとこ》のアレックス（シニア）（一七三ページ参照）の隣で、もくもくと魚をさばく作業をしていた。従兄弟《いとこ》同士だから、以心伝心で仕事ができるのか、ときどき、おたがいにうなずきあうだけで、仕事がはかどっていく。

「うん、そう。水銀、知ってる。ぼくの医者から聞いた」

――有機水銀中毒症（疾患）の補償金、もらってる？

「いいえ。もらってるのは水銀小切手だけ」

――水銀小切手の額は？

「毎月、二五〇ドル」

――なぜ、検診をうけた？　医者の薦《すす》め？

「いや。従兄弟《いとこ》のアレックスに言われて」

――水銀についての子どものころの記憶は？

「ない。ずっと、ここで生まれて育ったけど」

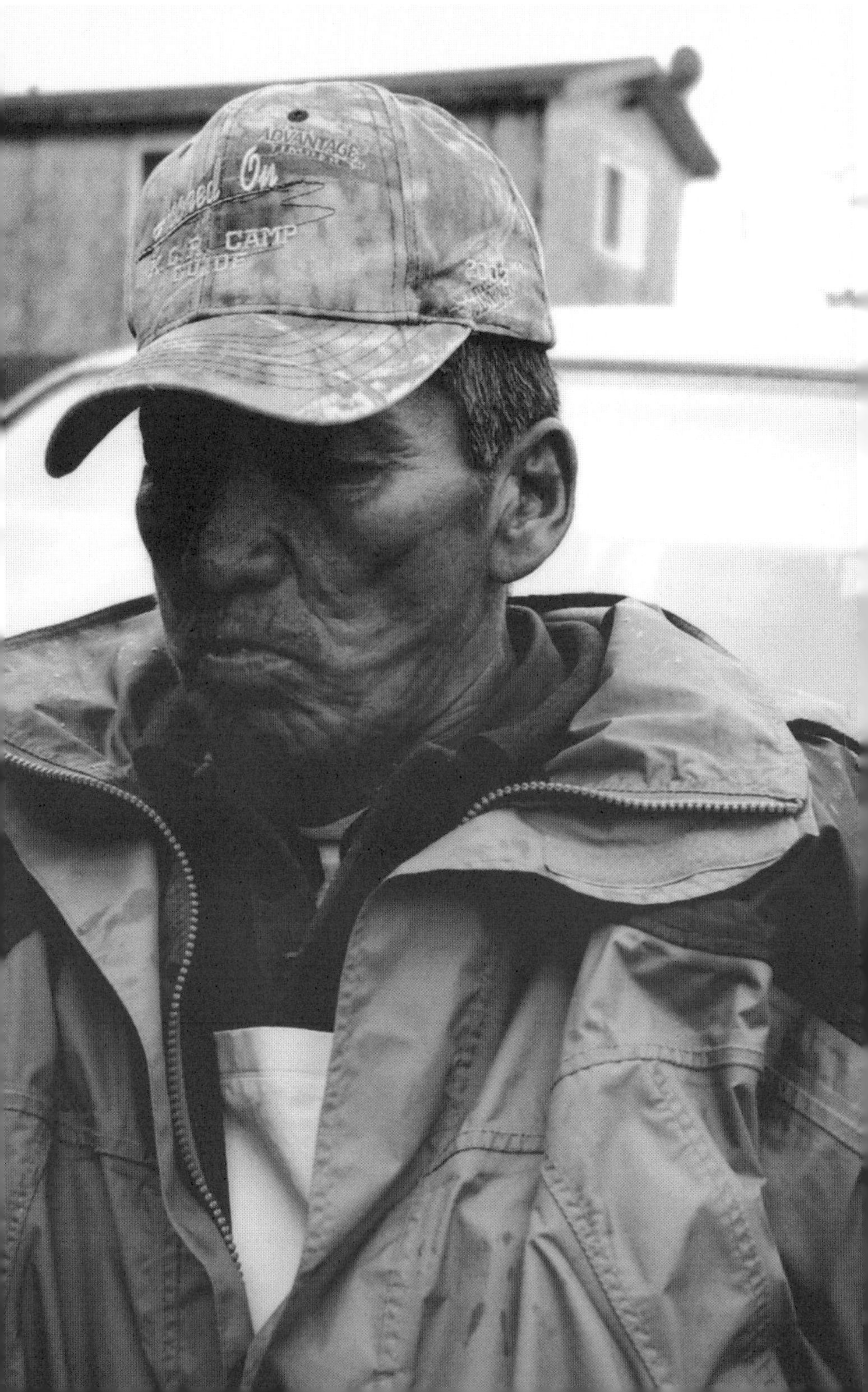
ADVANTAGE
On
CAMP

サンドラ・カーペンター

一九六八年四月二十四日生まれ（三十五歳）。助役《バンド・マネジャー》の助手。

ペイディ・フライディ（金曜日の給料支払い日）、午前十一時十分。就業終了時間まで五十分。サンドラは、こんな時間だというのに、ボスのアンソニー助役《バンド・マネジャー》（四三ページ参照）の部屋のまえにならんで、面会の順番を待っている人たちを、時計をチラチラと見ながら、ちょっと、イライラした表情でながめている。面接調査《インタビュー》（取材）をするのに、いい時間帯ではない。でも、サンドラは協力的に面接調査《インタビュー》（取材）に応じてくれた。心のなかでは、ちがったタイミングで質問してくれたら、と思っていたかもしれないが。

子どものころのほうが、村人《バンド・メンバー》は、もっと水銀汚染のことを話題にあげていた、とサンドラは語った。

——子どものころ、どんな話を聞いた？

「みんなから河川が汚染されたってことを聞きました。あれは、たしか、七〇年代のどっかだったと思うわ。記事でも読んだし。村会議員の人も日本に行きました。水銀の毒が人にどんな影響をあたえたのか、写真でも見ました」

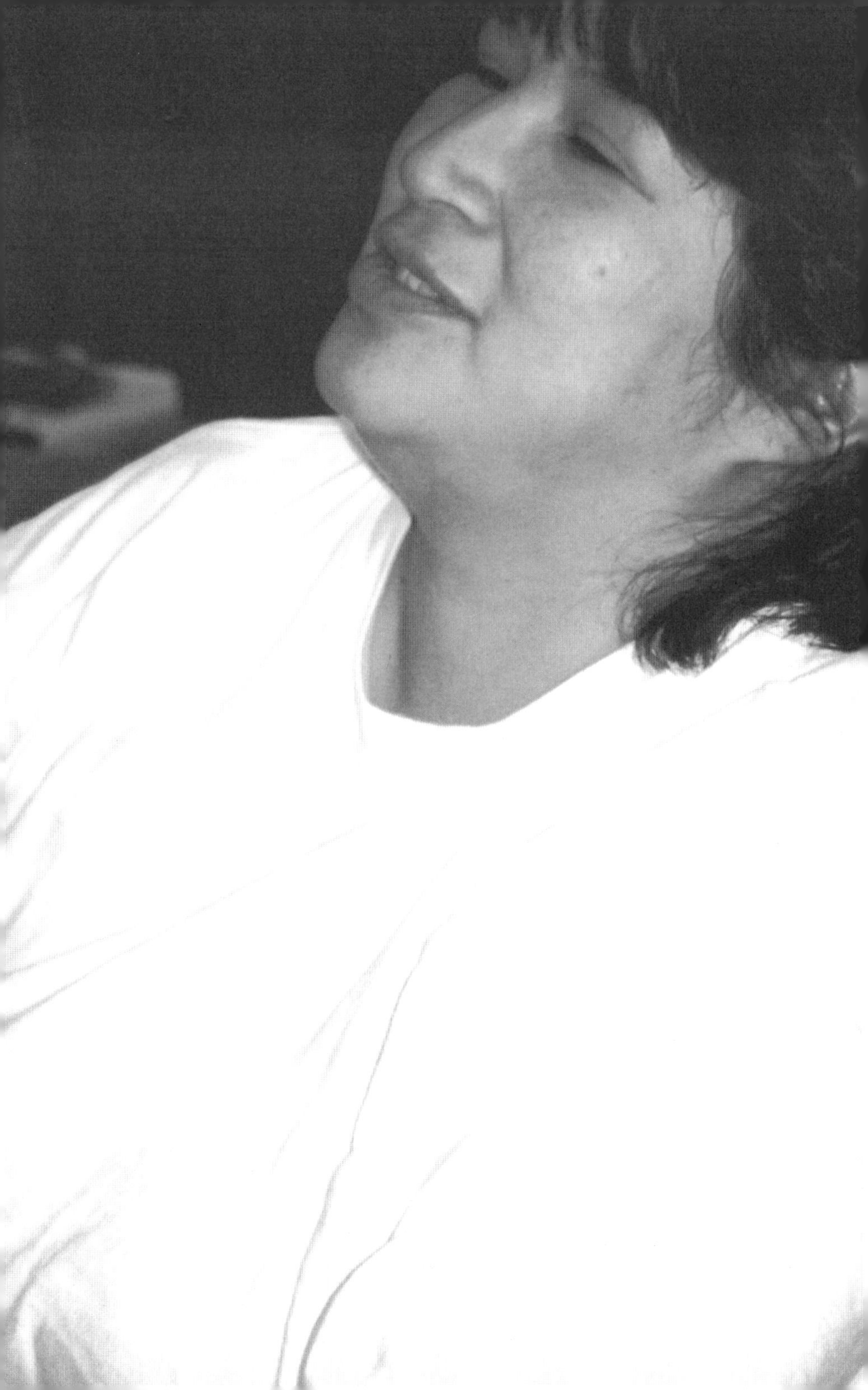

サリー・マクドナルド

一九五七年五月二十日生まれ（四十六歳）。村役場《バンド・オフィス》経理課職員。

「彼ら（サリーの主人の家族）は移動生活者だったのよ、ね。ワン・マン・レークとスワン・レークのあいだを行ったり来たりしていた。大地からの恵みを糧《かて》に生きてきた。だから、魚をよく食べた。主人は子どものころには、カモメの卵もよく食べたそうです。主食は魚と野生動物。主人と彼の弟は、若いころに（有機水銀中毒症［疾患］の）診断をうけました。その結果、（体内の有機水銀値は）高かったと言っています。髪の毛の見本《サンプル》で判断したのね。こないだ〝健康被害〟の補償金の診断をうけにいきました。なんの問題もないと、支払いは拒絶されました。でも、たまに、主人は急に痙攣《けいれん》をおこすんです。椅子にすわっていると き、手やからだがふるえだす……」

サリーは、その様子を実演しながら語った。

「……寝ているときは、しょっちゅう、痙攣《けいれん》をおこします」

――〝健康被害〟の補償金の臨床検診のやり方に、なにか意見は？

「あります。どうやって症状の軽重をきめるのか、その過程がわたしにはよくわからない。十四歳の男の孫《まご》がいます。彼を検診につれていったら、補償金の対象になりました。彼は運

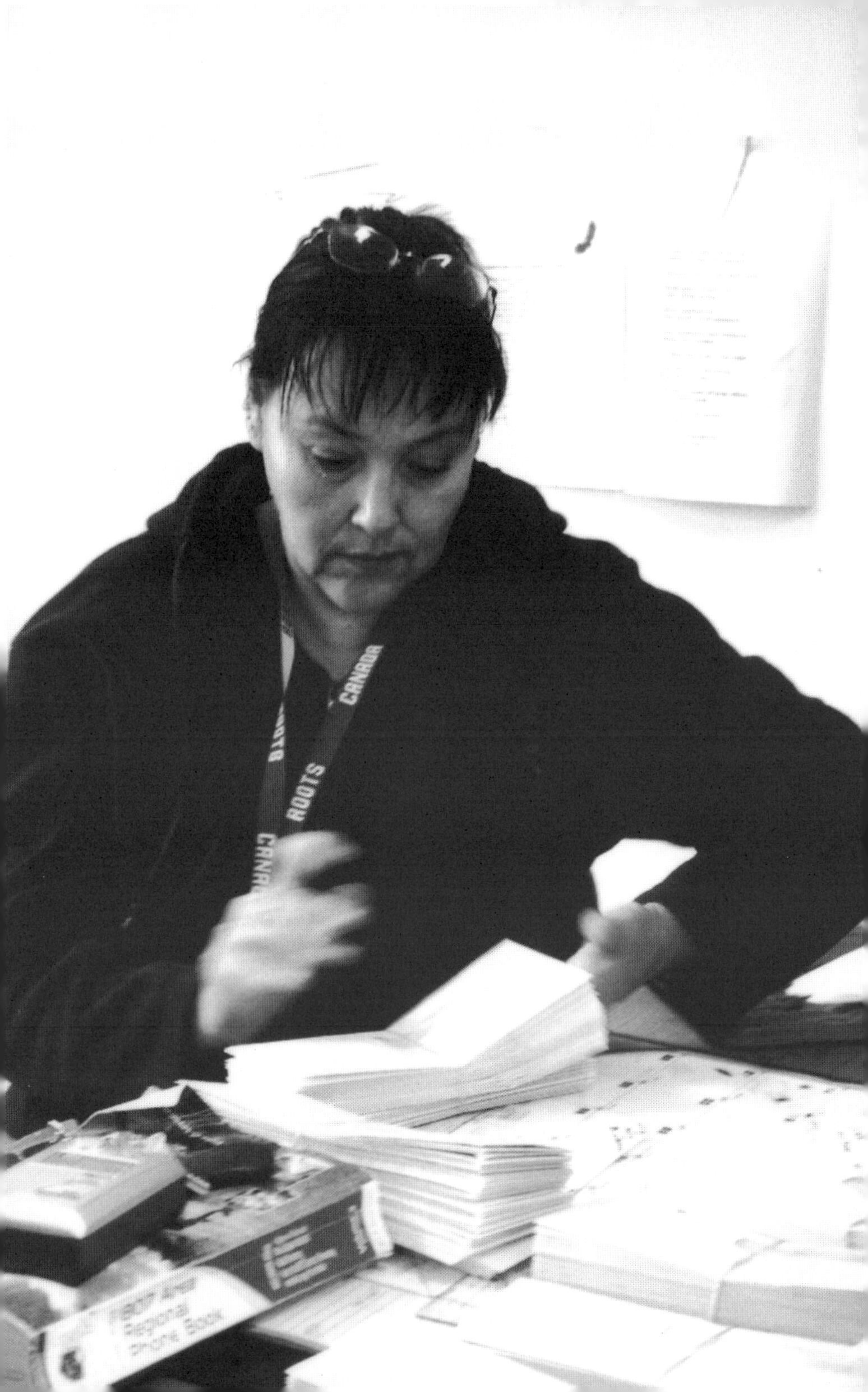
CANADA
ROOTS

動神経がにぶい。たとえば、字が書けない。ペンを握れないから。いま、中学二年生だけど、とっても大変。幼稚園の子なみの字しか書けない。彼は手と足の運動神経がにぶいことで、不自由している」

――その子の毎月の補償金額は？

「毎月、四五〇ドル。主人と一緒にウィニペグ市に検診につれていきました。神経科医に診《み》せました」

――いつ？

「たしか、二、三年まえだったと思います。医者から、その子の母親のことを、いろいろ聞かれました。妊娠中、お酒を飲んでいたか？　なんてことを。わたしの娘（その子の母親）は、妊娠中にお酒なんか、ぜったいに飲まなかった！　もうひとりの男の孫《まご》がいます。長男より症状が、もっとひどいの。彼はずっと（検診の順番を）待ちつづけて、今度（二〇〇三年）の十一月三日に、やっと神経科医の検診をうけられることになりました」

ここで、ため息をついたサリーは、つづけた。

「その子の歩き方ったら……足がほとんど、湾曲してるんです」

――どうして、彼はそんなに待ちつづけなければならなかった？　〝健康被害〟申請の申込書は、いつ提出した？

「その子の母は、何年かまえにだしました。でも、返事がこなかったので、わたしが再度、申請したんです」

——申請して、返事がこないなんてことが？

「うーん……ありうるんです。申しこむ人がおおいからじゃないかしら……」

帰ろうとしたら、サンドラに呼びとめられた。

サンドラは、最後にこう言った。

「すでにもうこの世を去った長老たち、水銀にひどく侵された長老たちは、もう、いない。あの人たちは、〝健康被害〟の補償金をもらっていない。政府はあの人たちの人生をこわしたのに、その責任をとらないですませてる」

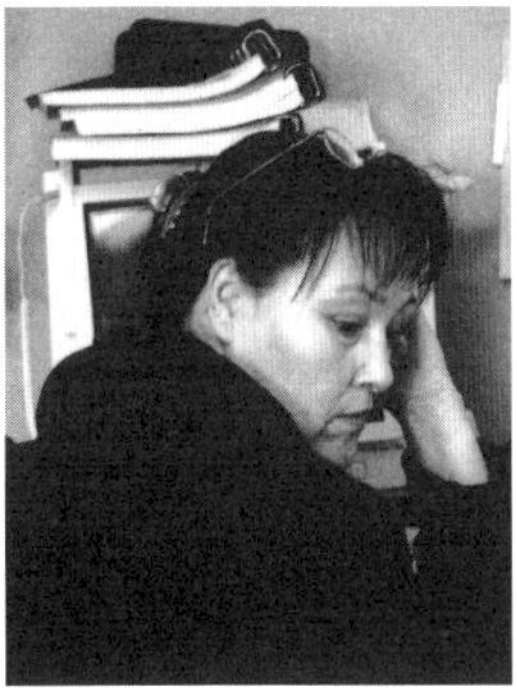

バレリー・フィッシャー

一九六五年七月九日生まれ（三十八歳）。村役場《バンド・オフィス》経理課勤務。

両手の親指と人さし指でつまんだ三センチほどのながさの白い糸を、神経質にもてあそびながら、バレリーは話した。ほとんど、顔の表情はかえないのだが、感情の動きが磁気を帯びているかのように、その糸につたわった。感情が高ぶると、四本の指の動きがはげしくなり、糸はビリビリとふるえた。

彼女は十七歳になる娘のことを語った。

「じつは、今度（二〇〇三年）の十一月に十七歳になる娘の髪の毛の見本《サンプル》検査をやったら、高い水準の水銀値が検出されました。一九九一年から〝健康被害〟の補償金をもらっています」

――毎月の額は？

「六〇〇ドル。でも、十八歳になるまでは、信託《トラスト》されてます」

――彼女の病状は？

「たしか、髪の毛の最初の見本《サンプル》検査は三歳のころだったでしょう。じつは、あのとき、新聞に『高水銀値のカナダ最年少記録』と報道されました」

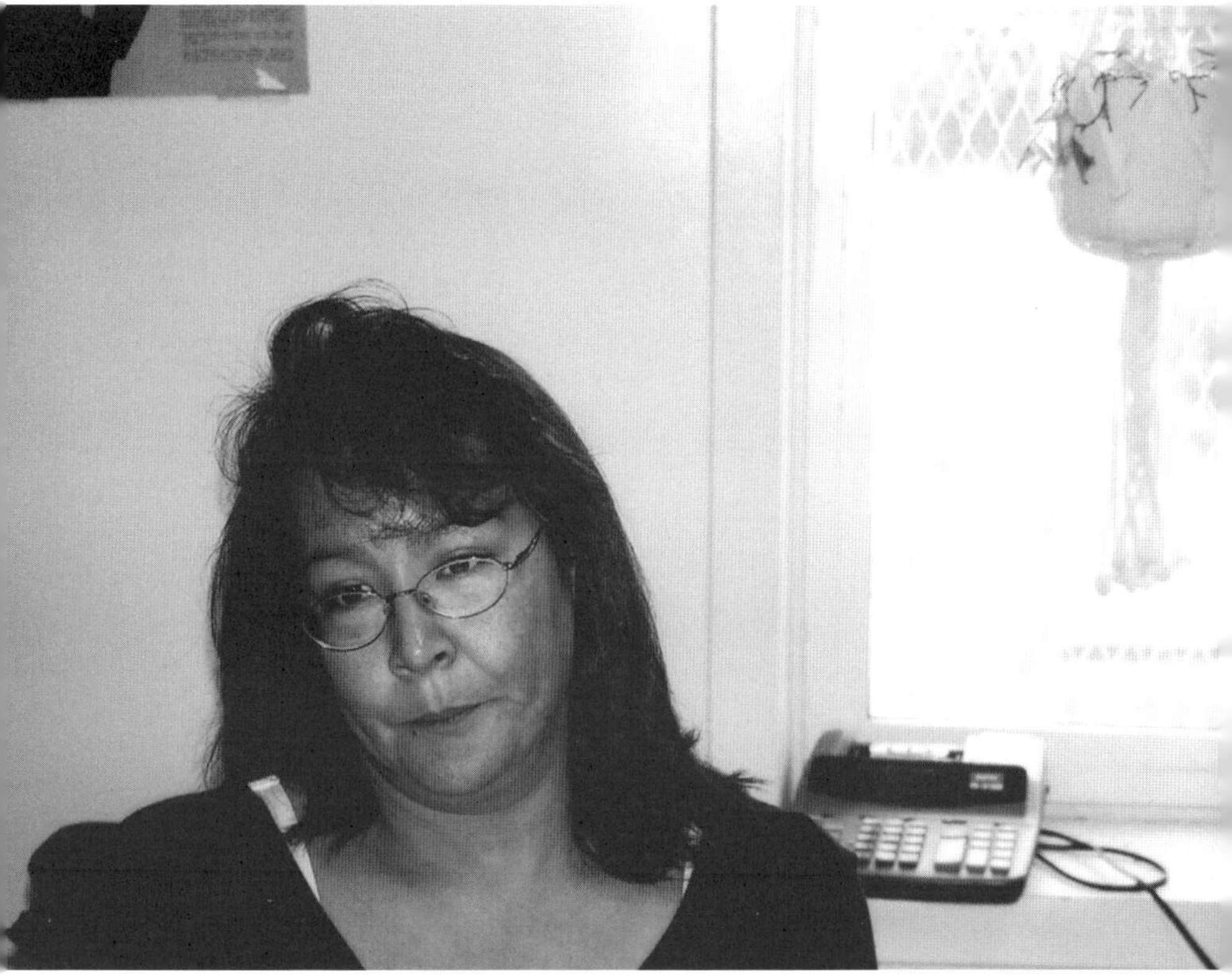

——どこの新聞？

「グローブ・アンド・メール」

——いつのこと？

「一九八九年。じゃなかったら、八八年だったかな。でも、名前が新聞にでたときには、苗字がビーバーになってました。なにかから、あの子を守るためだったのかもしれないけど、苗字がまちがってたの。娘の名前はエリカ・ビーバー、主人の名前がマシュウ・ビーバーとして報道されたんです」

——本名は？

「娘はエリカ・フィッシャー。主人はエリック・フィッシャー」

——娘がカナダで『高水銀値のカナダ最年少記録』と知ったときの気持ちは？

「こわかった。当時、娘が十七歳まで生きられるとは思わなかった」

——当時、医者はなんと言った？

「おぼえていない。むかしのことだから。あのころはエモーショナルな時代だった……」

——お嬢さんの治療法について医者たちから指導はあった？

「まったく、なかった」

——ケノラ市にも指導をうけに行った？

「健康診断に連れていったら、医者は、『あなたの娘は健康体』と言っていました」

——髪の毛の見本《サンプル》検査で高水銀値がでた直後に？

「そう、そのとおりです」

——そこで、あなたは、どうした？

「ただ、待つしかない。待つだけ。そうこうするうちに、水銀中毒症（疾患）補償認定委員会（水銀障害理事会＝一四六、一六二、一七五、一九〇、二六四、三九二、四三三、四三八、四四〇ページ参照）ができた。娘を神経科医の検診に連れていった。四十五分ほどの検診でした。医者の表情から察して、娘は〃健康被害〃の対象になると直感しました。そのとき、娘が有機水銀中毒症（疾患）だと確信しました。娘が十一歳のときのことです」

——ということは、八年間、だまって待ちつづけた……。

「そうなの」

無表情なバレリーは、ほとんど聞きとれないほどちいさな声で答えた。指先の白い糸の動きがはげしくなった。

——お嬢さんの病状は？

「朝おきるとき、手がまったく動かない。関節もかたまる。主人とふたりで、動くようになるまで、マッサージをする」

——いまも？

「あの子は、三歳のときからずっとおなじ」

――何分間、マッサージを？

「十五分から二十分ってところかしら。でも、いまは、娘が自分でマッサージできるようになりました。朝おきるときの、彼女の身じたくの一部になりました」

――紆余曲折《うよきょくせつ》のすえに、医者の口からお嬢さんの有機水銀中毒症（疾患）のことを、やっと聞きだしたときの気持ちは？

「娘の治療をどうすればいいのか、症状がこれからどう進行するのか教えてもらえばありがたかったんだけど、まあ……。でも、彼らは『はい、水銀中毒』、『はい、このお金をどうぞ』と言っただけ」

――先ほど、「医者の表情から察して……」という話があったけど、そのとき、医者はなんと言った？

「彼は診察結果が、これからどういう過程を経るか説明してくれました。そして、その結果は水銀中毒症（疾患）補償認定委員会（水銀障害理事会）から知らされるとのことでした。それだけ。あとは、なしのつぶて。主人とわたしは、こうしたやり方に、怒りをおぼえる。そう、これからの病状の進行状況について情報がまったくないなんて……娘の病気が悪化するまで、何年間の余裕があるのか……」

白い糸が、さらにはげしくふるえる。

――その後、こうしたことについて、だれかから情報をえようとした？

「いいえ。知りたいけど、どこのだれに聞けばいいのか、わたしたちには、わからない」

――診断の結果の入手は？　お嬢さんがうけとっている〝健康被害〟の補償金が、なぜその額なのかの説明は？

「いいえ。彼女の病状がどの程度なのか、どれくらい進行しているのか、教えてもらえれば、ほんとうに、うれしいんだけど。どの段階で、あの子が、どうしようもない状態になるのか……これって、わたしの勝手な感想。でも、（説明は）なにもない……」

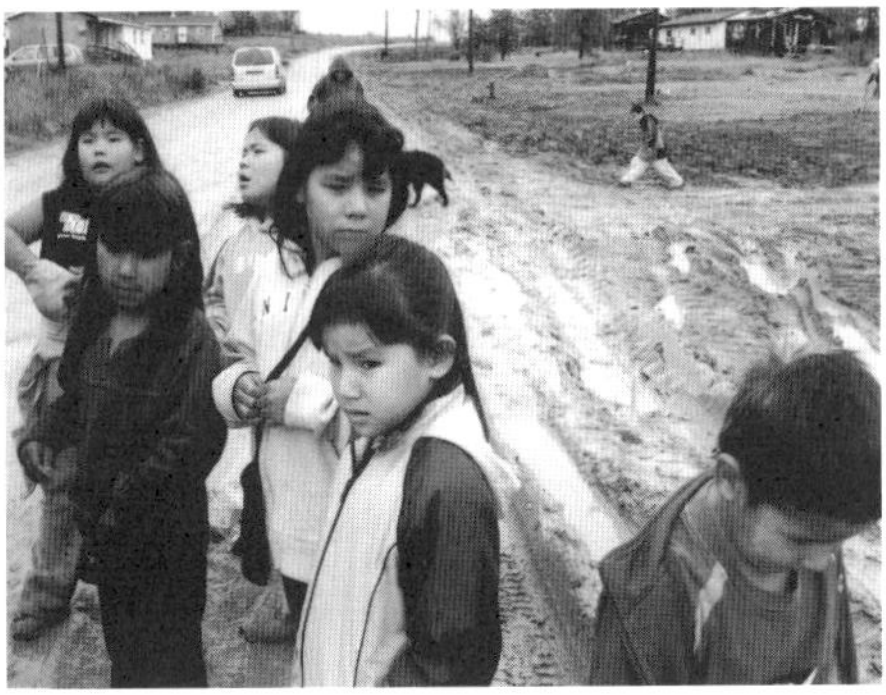

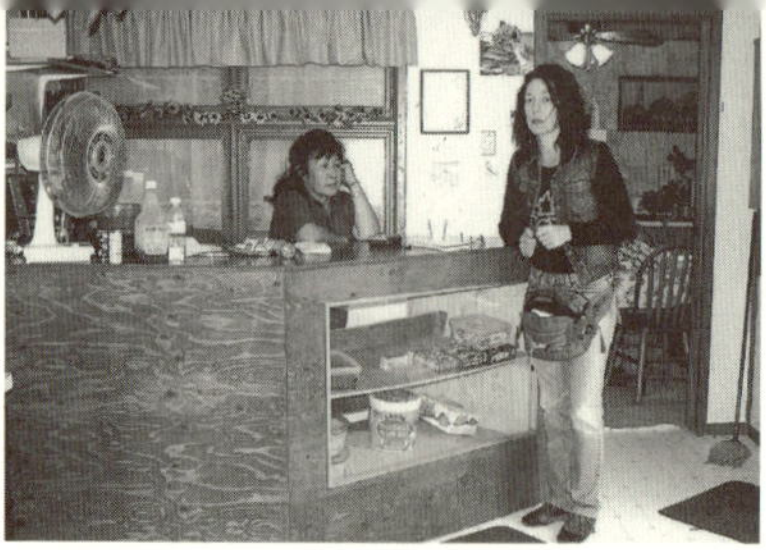

ロージー（左）とまくどなるど（右）

ロージー・マクドナルド

一九四九年九月二十七日生まれ（五十四歳）。自営業。釣り人相手の簡易食堂「ロージーズ」（手づくりバノック・バーガーの店）経営。春から秋までは、ゴシャック・ランディングで、冬は村役場《バンド・オフィス》の隣のアイス・アリーナのなかで営業している（夜中に店に泥棒がはいるなど、わずらわしいことがおおいから、二〇〇四年の冬から、こちらの店はしめるという）。

「わたしが病院に入院したことで、看護師がはじめてわたしの言うことを、真剣に聞いてくれるようになりました。それまでは、私は、はったり屋だと思われていたの」

ここで、ロージーはゴシャック・ランディングの「ロージーズ」のチョコバーとかちょっとした釣りの小道具をならべたガラス・ケースの上に両手を広げた。指がまがっていた。関節炎ではなく、これは水銀の毒でこうなったの、と彼女は言った。

――手がそんなふうになったのは？

「十年まえから。でも、最近悪化してきたので、また検診にいった。ときどき、手と足の感覚がなくなるの」

――水銀中毒症（疾患）補償認定委員会（水銀障害理事会＝一四六、一六二、一七五、一八七、二六四、三九二、四三三、四三八、四四〇ページ参照）は、ホワイトドッグに医者をおくりこんでいる？

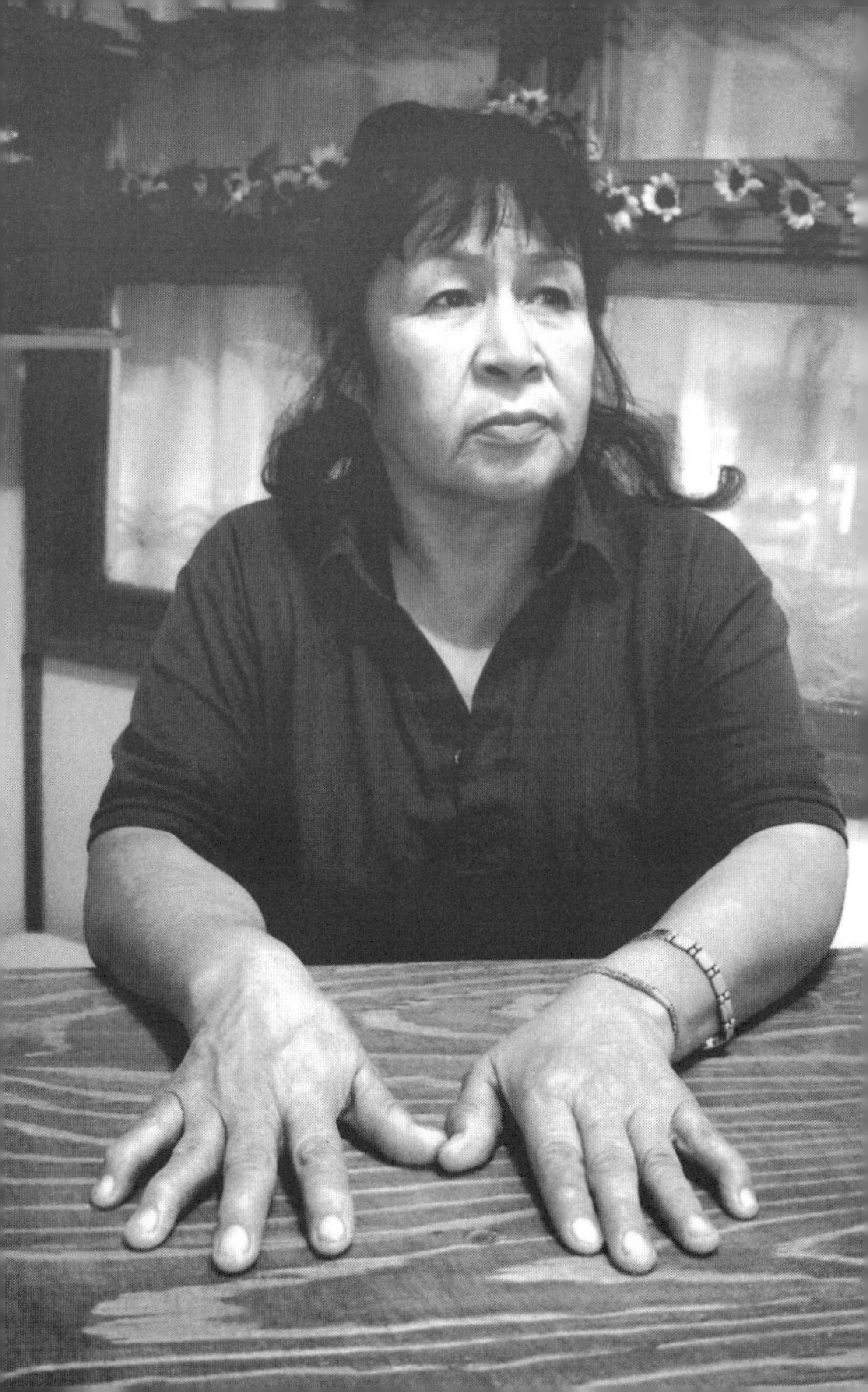

「いいえ。医者はおくってこない。お金だけ」

水銀中毒症（水銀障害理事会）補償認定委員会とグレート・ウエスト・ライフ社（保険会社）からロージーにおくられた手紙がある。

委員会の手紙（一九九九年十月十二日づけ）の内容。

『マクドナルドさま
再度の健康被害申請についての返信。

一九九九年六月二十四日に貴殿からの再度の健康被害申請を受理いたしました。一九九九年九月十八日に、この件に関して当水銀中毒症（疾患）補償認定委員会（水銀障害理事会）で検討しました。貴殿の提出書類と臨床検診診断書を慎重審査の結果、条令にもとづき健康被害補償金を拠出することが決定いたしました。貴殿の最初の健康被害申請時にさかのぼり、毎月二五〇ドルを支払います。さかのぼって支払われる補償金に関しては、グレート・ウエスト・ライフ社（保険会社）から、全額、来月、支払われます。以後の二五〇ドルに関しては、毎月、支払われます。もし、これについてなにか疑問点があれば当水銀中毒症（疾患）補償認定委員会（水銀障害理事会）の助手クリス・ホワイトにお問いあわせください。電話番号は、807－467－2791。

水銀中毒症（疾患）補償認定委員会（水銀障害理事会）委員長　マイク・ハーディ（注一）』

注一　委員長の署名が、文末にあるのが普通だが、ここまでパソコンで打たれた文字が印字されており、マイク・ハーディの印字の上に助手のクリス・ホワイトの手書きの署名がしてある。

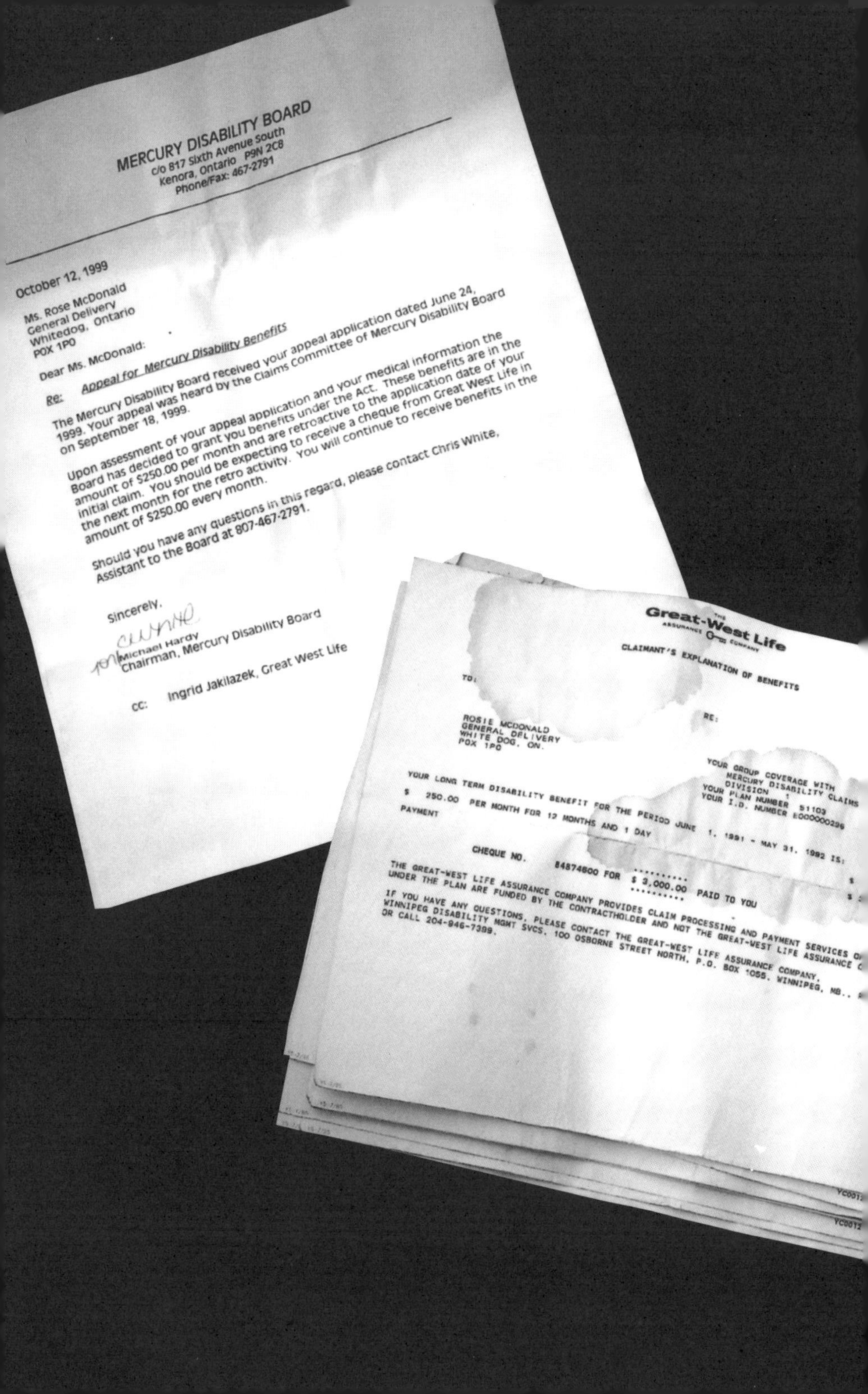

MERCURY DISABILITY BOARD
c/o 817 Sixth Avenue South
Kenora, Ontario P9N 2C8
Phone/Fax: 467-2791

October 12, 1999

Ms. Rose McDonald
General Delivery
Whitedog, Ontario
P0X 1P0

Dear Ms. McDonald:

Re: Appeal for Mercury Disability Benefits

The Mercury Disability Board received your appeal application dated June 24, 1999. Your appeal was heard by the Claims Committee of Mercury Disability Board on September 18, 1999.

Upon assessment of your appeal application and your medical information the Board has decided to grant you benefits under the Act. These benefits are in the amount of $250.00 per month and are retroactive to the application date of your initial claim. You should be expecting to receive a cheque from Great West Life in the next month for the retro activity. You will continue to receive benefits in the amount of $250.00 every month.

Should you have any questions in this regard, please contact Chris White, Assistant to the Board at 807-467-2791.

Sincerely,

Michael Hardy
Chairman, Mercury Disability Board

cc: Ingrid Jakilazek, Great West Life

THE Great-West Life ASSURANCE COMPANY

CLAIMANT'S EXPLANATION OF BENEFITS

TO:

RE:

ROSIE MCDONALD
GENERAL DELIVERY
WHITE DOG, ON.
P0X 1P0

YOUR GROUP COVERAGE WITH
MERCURY DISABILITY CLAIMS
DIVISION 1
YOUR PLAN NUMBER 51103
YOUR I.D. NUMBER E000000296

YOUR LONG TERM DISABILITY BENEFIT FOR THE PERIOD JUNE 1, 1991 - MAY 31, 1992 IS:
$ 250.00 PER MONTH FOR 12 MONTHS AND 1 DAY
PAYMENT

CHEQUE NO. 84874600 FOR $ 3,000.00 PAID TO YOU

THE GREAT-WEST LIFE ASSURANCE COMPANY PROVIDES CLAIM PROCESSING AND PAYMENT SERVICES O
UNDER THE PLAN ARE FUNDED BY THE CONTRACTHOLDER AND NOT THE GREAT-WEST LIFE ASSURANCE C

IF YOU HAVE ANY QUESTIONS, PLEASE CONTACT THE GREAT-WEST LIFE ASSURANCE COMPANY,
WINNIPEG DISABILITY MGMT SVCS. 100 OSBORNE STREET NORTH, P.O. BOX 1055, WINNIPEG, MB.,
OR CALL 204-946-7399.

ブラデン・ランド

一九六七年八月三十一日生まれ（三十六歳）。無職。

「水銀汚染のことは知ってる。このへんの魚のなかに水銀がはいっている」

――魚だけ？

「うん。魚だけ」

ブラデンはジーンズ・ジャケットのポケットから一枚のビラを、おもむろにとりだした。つぎの週末の釣り大会《フィッシング・ダービー》の告示だった。

「水銀や魚についていろいろ聞きたいなら、この大会《ダービー》に行くといいよ。知ってる人が、あそこに行けばきっといる」

とつぶやいたブラデンは、村役場《バンド・オフィス》を去っていった。

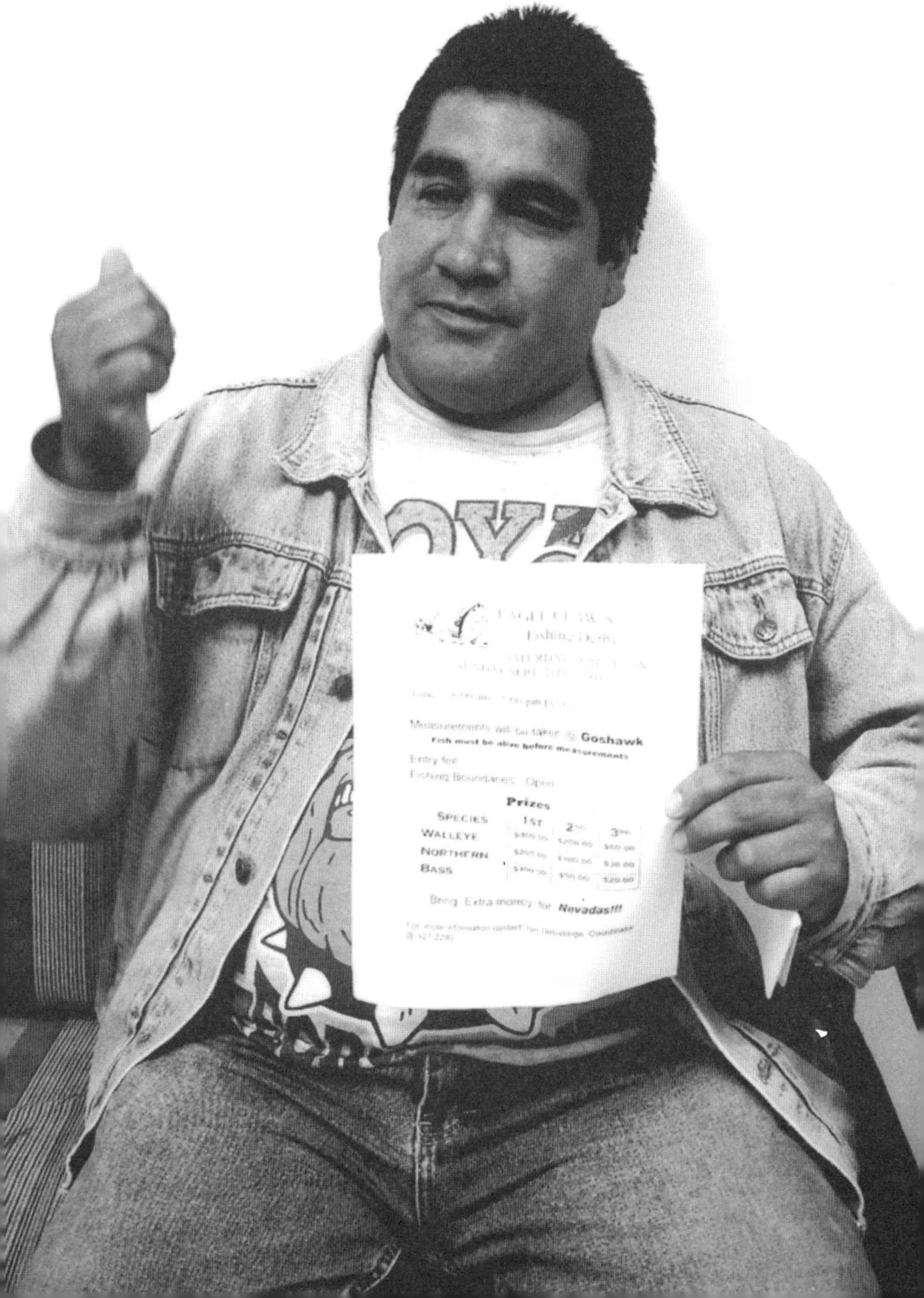
Fishing Derby
Goshawk
Fish must be alive before measurements
Entry fee
Fishing Boundaries: Open
Prizes
Species
1st
2nd
3rd
Walleye
Northern
Bass
Bring Extra money for Nevadas!!!

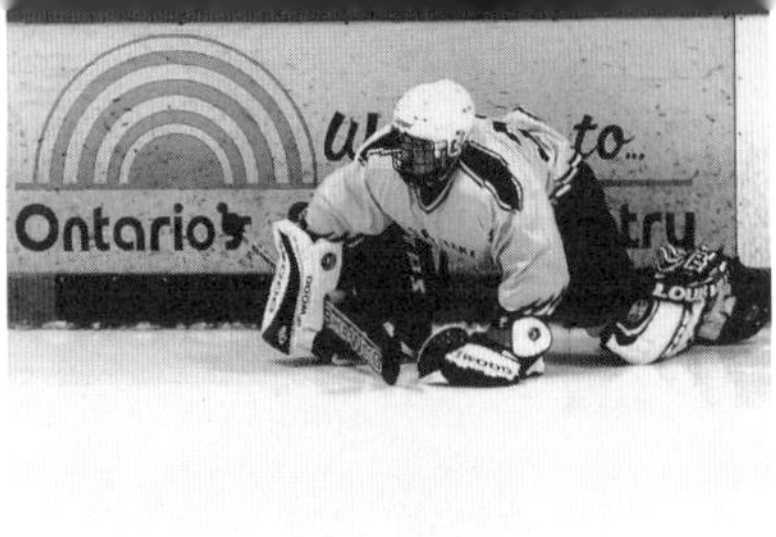

アイスホッケーが大好きな先住民《ファースト・ネーション》はおおい（グラシイの男子チームの月例試合）。

トム・デバシィジ

一九六一年六月三十日生まれ（四十二歳）。学校の用務員。

トムに会ったのは、地元の女子アイスホッケー・チーム「イーグル・クローズ（ワシの鉤爪《かぎづめ》）」主催の釣り大会《フィッシング・ダービー》の会場だった。この大会は、玄人《プロ》（漁師）も素人《アマ》も、だれでも参加できる。釣り方の制限もない。モーター・ボートやカヌー、あるいは岸辺から釣り糸をたれるなど、川や湖の好きな場所で好きなように釣っていいという、かなりおおらかな釣り大会《フィッシング・ダービー》である。ただひとつだけ規則がある。午後五時までに、湖で釣った魚を持ち寄っておおきさを計測して順位をきめる。

トムは〝Jターン型〟先住民《ファースト・ネーション》。一九九三年にマニトウ・アイランド指定居住区《リザーブ》からやってきてホワイトドッグに住みついた。現在は学校の用務員をやりながら、女子アイスホッケー・チームのコーチをやっている。釣り大会《フィッシング・ダービー》では、魚の計測係。魚のながさを手製の器具ではかる合間にいろいろ語った。彼はかなり正確に水銀汚染の歴史――加害企業の名前、汚染の原因など――を知っていた。

――水はまだ汚染されている？

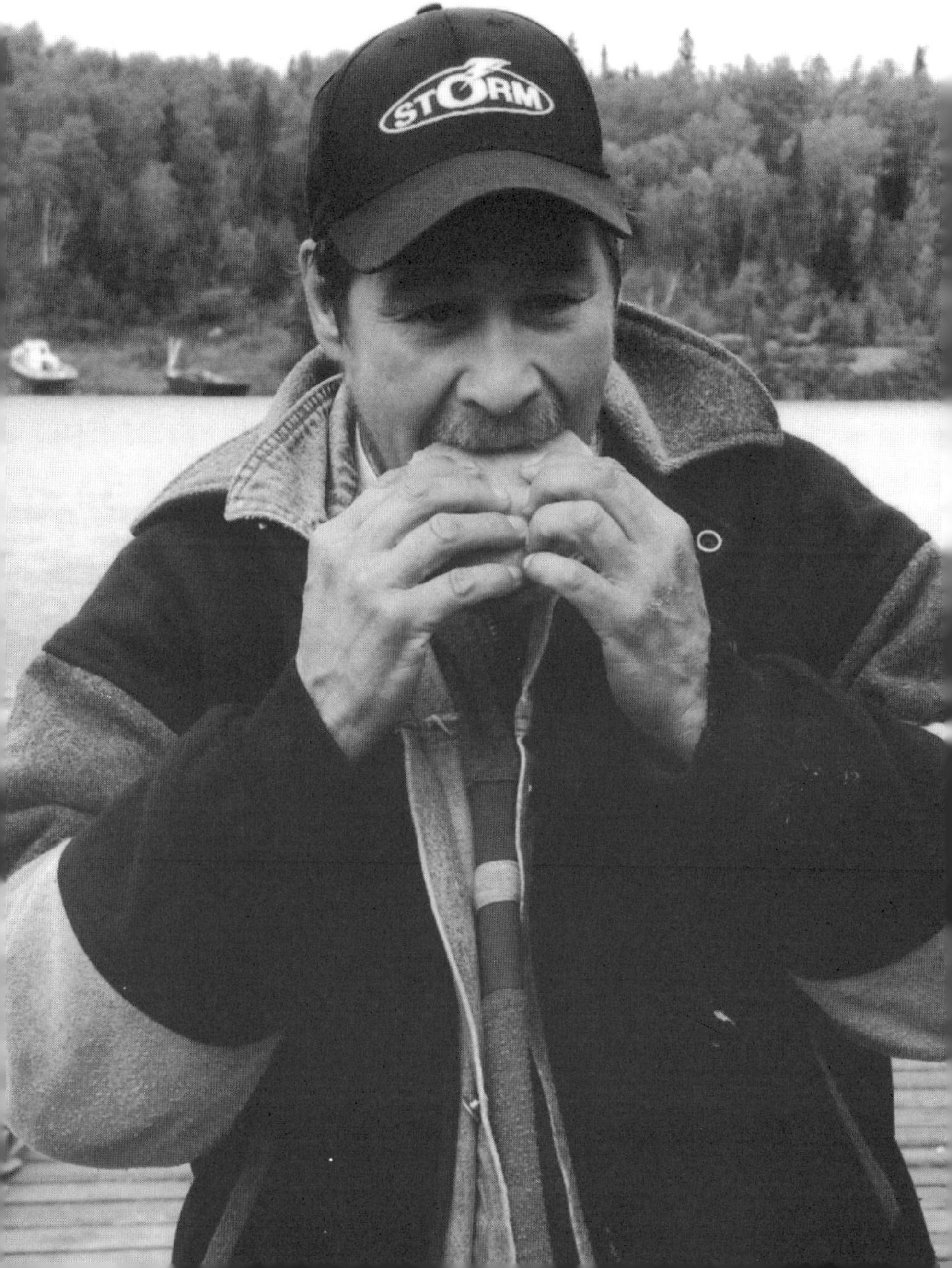
STORM

「そう、そのとおり。水がまだ汚染されているため、わたしが働いている学校は、水を浄化する機械を備えつけている」

——湖で釣れる魚を食べる？

「はい。食べる機会があれば食べる。春から二〜三日おきに食べる」

——冬は？

「あまり食べない」

——政府が提供してくれている冷凍魚があるが、それは？

「食べない。タダだけど、ＭＮＲ（資源省）がどこからその魚を持ってくるのかわからない。密漁の魚かもしれない」

ものろーぐ

トムだけではない。政府に対する不信感の根は深い。深すぎるぐらい深い。いくら政府が善意でつくったプログラムであれ制度であれ、まずこの根深い不信感の〝壁〟をこわさないかぎりは、ことは一歩もまえに進まないような気がする。

あん・まくどなるど

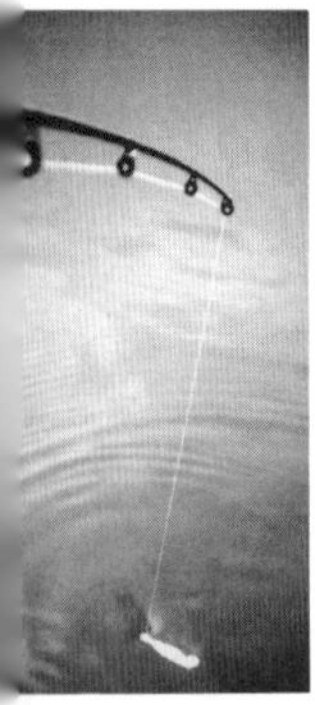

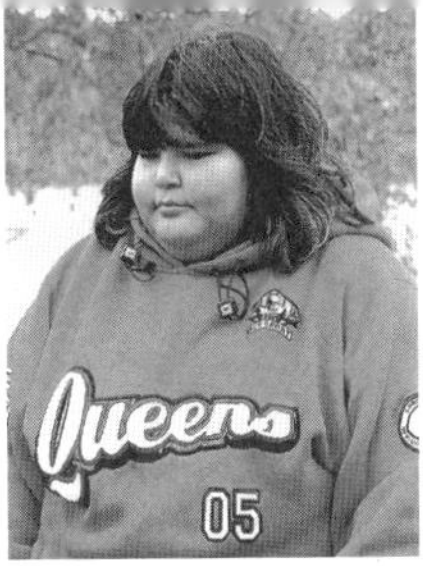

ジョンの娘ジョニー

ジョン・バンティング

一九五五年十月十五日生まれ（四十八歳）。ソーシャル・ワーカー。

小学生の娘とふたりで釣り大会《フィッシング・ダービー》に参加した。「この大会《ダービー》は遊びみたいなものだから、娘と話しながら、ゆらりゆらりと釣りができる」とジョン（ジョージ・バンティング〔七九ページ参照〕の弟）は言う。彼は事情の許すかぎり、あっちこっちの釣り大会《フィッシング・ダービー》に参加する。主催者が、白人《コケージョン》だろうが先住民《ファースト・ネーション》だろうが気にしない。四輪駆動のトラックでモーター・ボートをひっぱって、夏のあいだは週末になると、どこにでも行く。ジョンがみずからに課している魚釣りのルールは、二ポンド（約一キログラム）以下の魚と、卵が腹のなかにありそうな魚は湖にかえすこと。彼流の持続型漁法といったところか。ワン・マン・レーク生まれのジョンは秋になると冬用の魚をワン・マン・レーク周辺でとって、自家用冷凍庫にいれておく。

――政府が提供してくれている冷凍魚は？

「食べるわけがない」

――なぜ？

「長期保存のために薬につけてから冷凍するから」

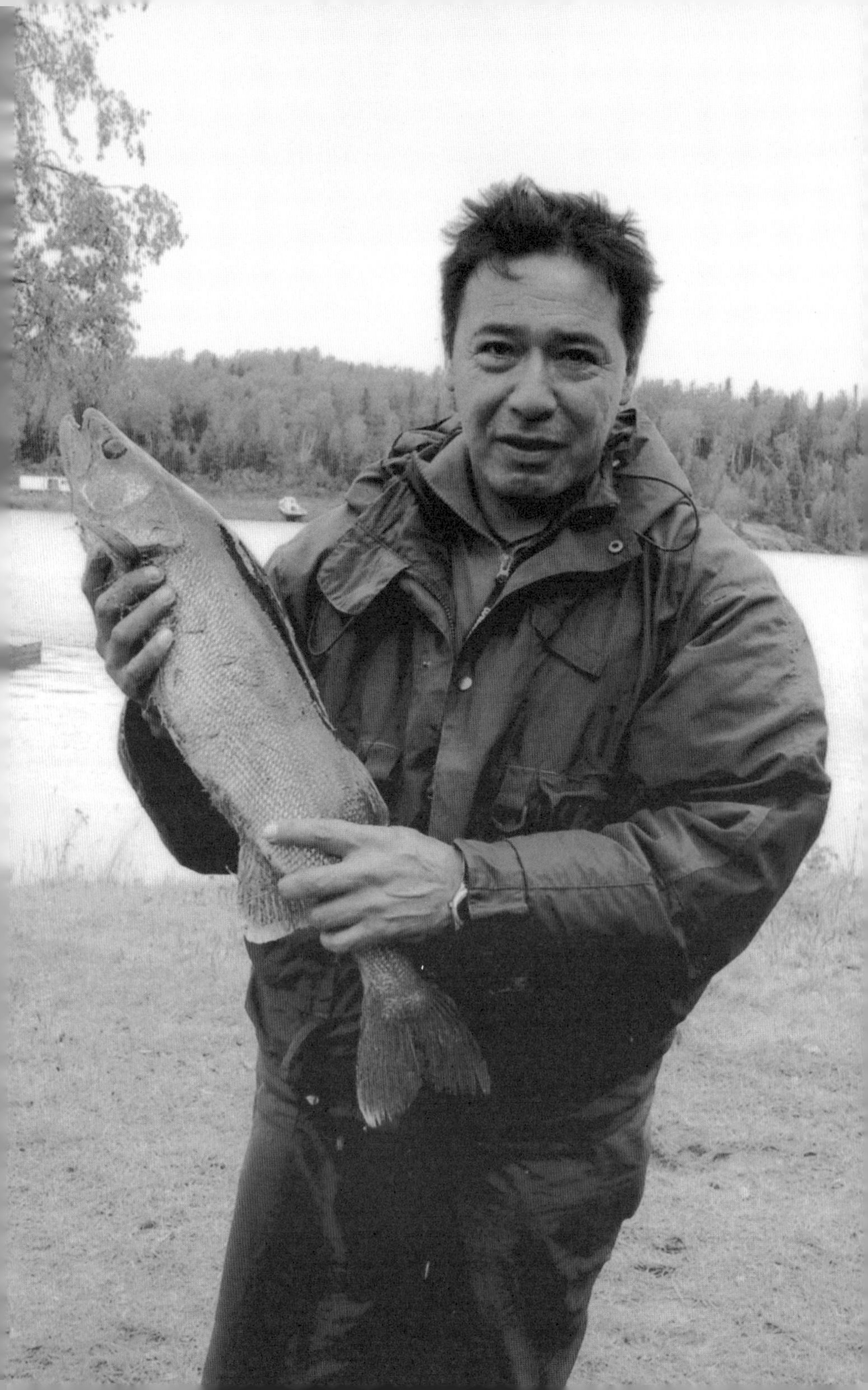

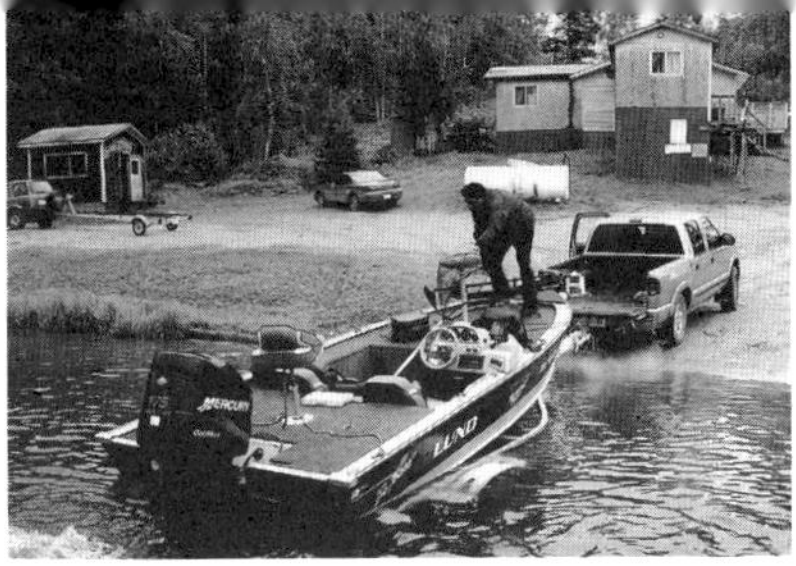

モーター・ボートを陸あげするジョン。右上の家が「ロージーズ」。

——政府は冷凍魚は安全だと言っているが？

ジョンは、この問いには無言。

——水は？

「インディアン省が認可した水道や排水システムも安全だと言われた。でも、二年まえに水道の水は、汚染されているとおなじ政府が言うんだ。水道水を飲んではいけないという通知がきた。それまで政府のコンサルタントも安全と言いはっていたのにねえ……」

ジョン、水銀汚染を語る。

「それを知らされた当時は十代だったからくわしい事実関係を正確におぼえているわけではないが……わが村《バンド》では一九七〇年まで夏は商業漁業《コマーシャル・フィッシング》で生計をたてていた人がおおかった。水銀汚染が生じたとたん政府が商業漁業《コマーシャル・フィッシング》を禁止（五四ページ参照）してしまった。観光漁業《スポーツ・フィッシング》はそのままつづけることができたけどね。こうした政府の矛盾に満ち満ちた政策に対してこちらが怒って、指定居住区《リザーブ》の道路封鎖《ブロケード》をやった。まわりにある観光漁業《スポーツ・フィッシング》用の釣り宿《フィッシング・ロッジ》へ行くのに指定居住区《リザーブ》内の道を通らなければならなかった。われわれの道をつかって釣りに行くのは、一向にかまわない、お金を払ってくれるのなら、通らせてやるというスタンスの道路封鎖《ブロケード》だった。通行料というかな。このことは、鮮明におぼえているねえ」

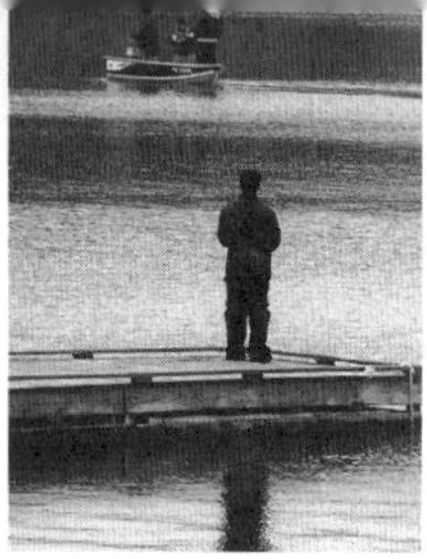

ジェームズ・ケント

一九七六年一月二十五日生まれ（二十八歳）。建設関係の仕事（おもに住宅修理）に従事。

トニー・フレイザー

一九九三年七月二十七日生まれ（十歳）。小学生。

釣り大会《フィッシング・ダービー》に親子で参加。雨がパラパラと降るなかで、ふたりは木製の船着き場で釣り糸をたれていた。

「トニア・ママ（トニア・ビビアン・フレイザー＝一二四ページ参照）のチームのためにパパと一緒に来た」

と内気なトニーがうつむいたまままちいさな声で言う。そばで父のジェームズが、

「今日はトニーの大好物のノーザン・パイクが釣れるといいね」

と言うとトニーが素直にうなずく。

「四人兄弟のなかでトニーが一番魚をよく食べるんだ」

ジェームズは、ちょっぴり自慢顔。トニア・ママのおじさんたちが魚を一年中釣っていて、たっぷり持ってきてくれるから、いつも魚は食べ放題。家族で好物のノーザン・パイクをた

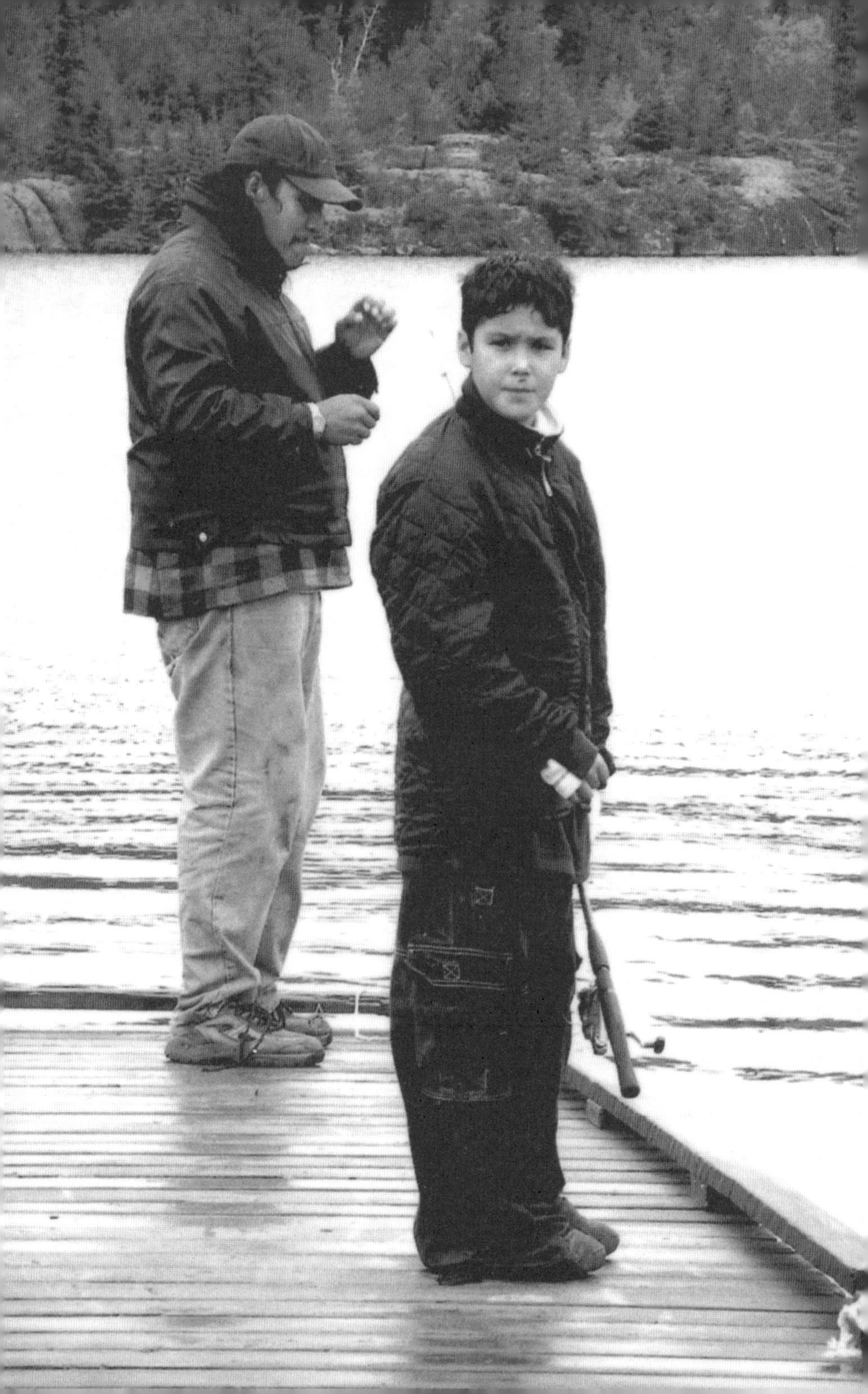

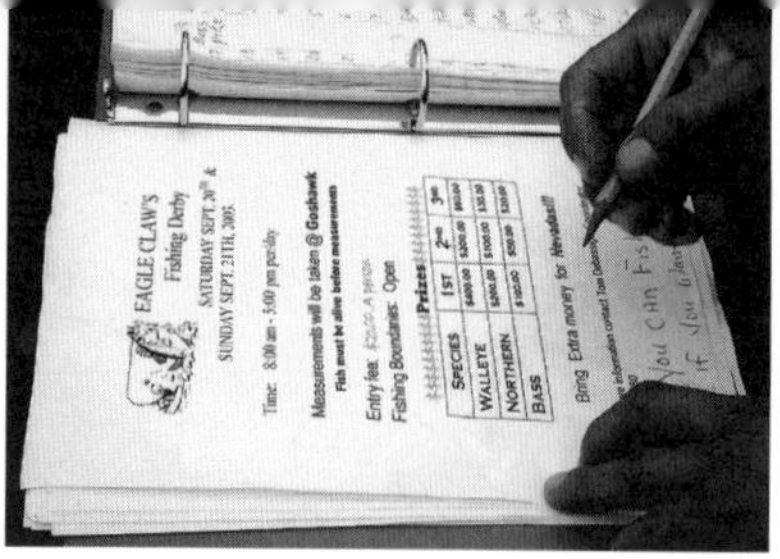

釣り大会《フィッシング・ダービー》の台帳。上位入賞者には賞金がでる。

らふく食らう。

　魚が水銀に汚染されていることをトニーは知らなかったが、ジェームズ・パパは、昔、問題だったことは知っていた。

「若いころに長老たちから、そのことは聞いた。病気になったら髪の毛が抜けはじめたり、ぶるぶるふるえだす。魚が原因らしい。いまは……わからない。診断をうけている人がいまもいるということを考えるとまだ問題なんだろう。おれも診断をうけるはずだけど、まだ連絡がこないんだ。先月、村役場《ハンド・オフィス》へ行って聞いてみたけど、まだなにも連絡がない」

とジェームズ・パパ。

こめんと

ウォールアイ、ノーザン・パイク、バス――この三種別におおきさを競った釣り大会《フィッシング・ダービー》の結果。チラシには、ウォールアイは四〇〇ドル、ノーザン・パイクは二〇〇ドル、バスは一〇〇ドル（いずれも一等賞金額）と明記してあったが、参加人数がすくなかったため、賞金額がかわった。参加者からの異論申したては、まったくなし。ウォールアイ大賞はロジャー・マクドナルドが二三〇ドル、ノーザン・パイク大賞はメーリー・ジェーン・スコットが一〇〇ドル、バス大賞はアレックス・マックル（シニア）（一七三ページ参照）が八〇ドルもらった。

リッキー・マクドナルド

一九七四年四月三日生まれ（二十九歳）。森の仕事や道ぞいの草刈りに従事。

釣り大会《フィッシング・ダービー》に、参加していたリッキーと友だちのハワード・カーペンターは午後四時にはひきあげてきて、締め切り時間を待ちながら、湖のそばにある簡易食堂「ロージーズ」で女主人ロージーの手づくりバノック・バーガーをパクつきコカコーラをのどに流しこんでいた。カウンターのうしろにたっているロージーと彼はオジブワ語で話していた。なごやかでおだやかな響きの会話に英語で口をはさむ。鈍刀で静けさを乱暴に切ってしまったような感じがする。

リッキーにとって水銀汚染は身ぢかな問題だという。

「祖母が亡くなるまえに、〝健康被害〟の補償金をもらっていた。まだ生きているおじさんももらっている。彼は車椅子生活者なんだ。水銀《マーキュリー》のお金をもらっている。毎月八〇〇ドルぐらいになると思う。彼の名前はジェームズ・ランド。二十歳ぐらいからその状態。だから二十六年間ぐらい車椅子生活をおくっている。家でたまに水銀について話す。家族でね。おじさんによれば、神経系がやられちゃうそう。彼の手はこうなっている（リッキーは手首を曲げて、見せようとする）……おかしくなっているんだ。まえは字が書けたけど、いまは

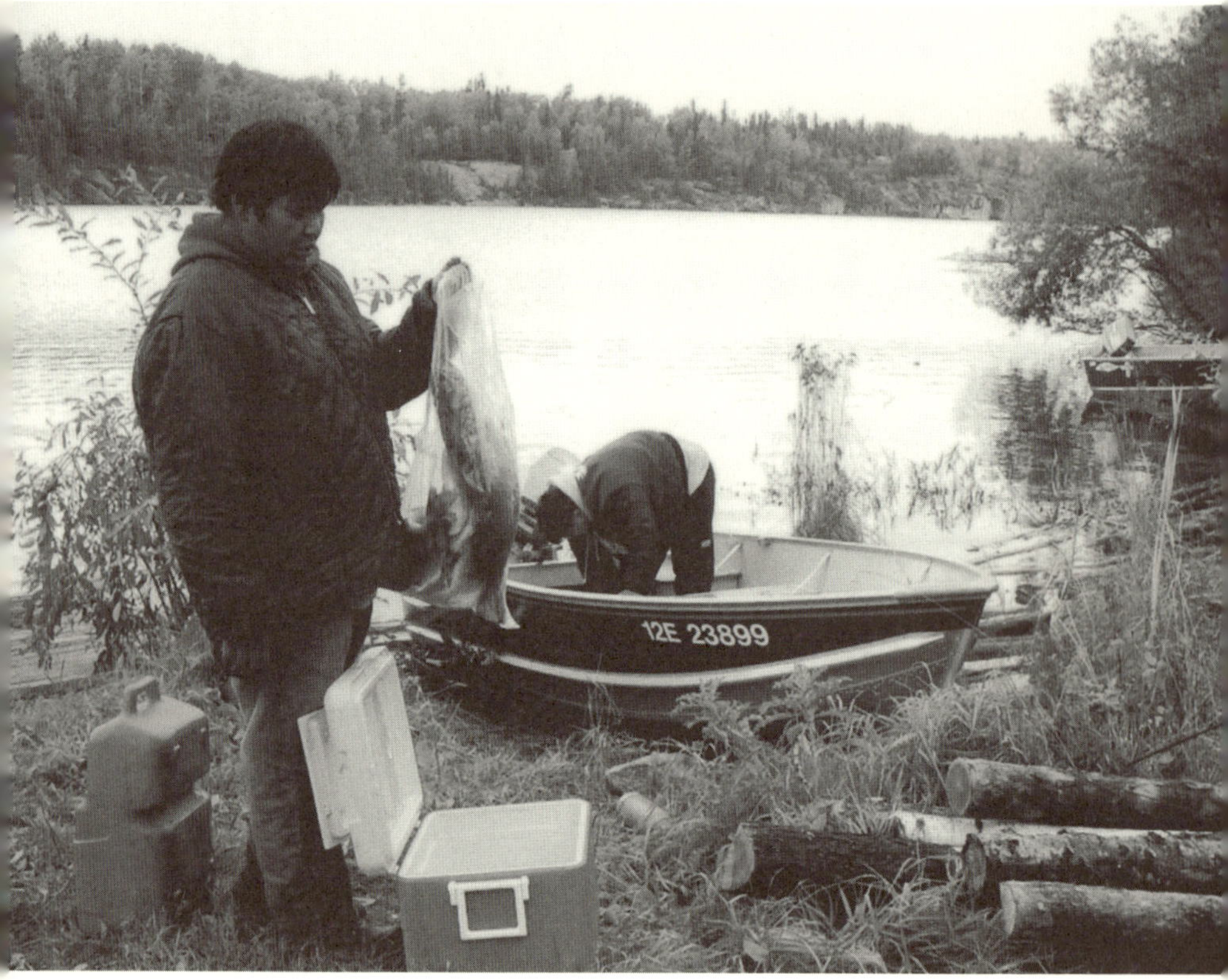
12E 23899

もう書けない」

――おじさんの世話は？

「父がやっている」

ジェームズおじさんに会わせてくれるとリッキーが言う。数日後、彼の父親の家のまえで待ちあわせる約束をする。その日、リッキーは約束どおりそこにいた。父親とおじさんに事前にちゃんと話してくれていたようで、彼らは面接調査《インタビュー》（取材）を待っていた。

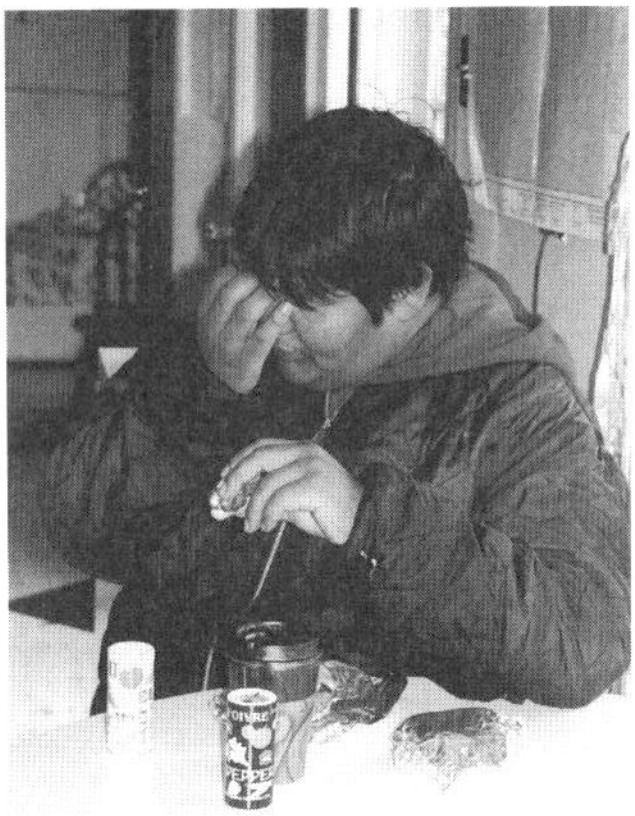

ジェームズ　デーブ・ランド兄弟

ジェームズは一九五五年三月九日生まれ（四十九歳）。〝健康被害〟補償金と身体障害者失業保険で生活している。デーブは一九五七年四月二十七日生まれ（四十六歳）。無職。兄の面倒をひとりで全面的にみている。身体障害者失業保険を申請中。目下、その結果待ち。

——ミナマタって言葉を聞いたことは？

と聞いたら、兄のジェームズが弟のデーブのほうを見る。

デーブが聞きかえす。

「その言葉に、ちがう表現、あるかい？　と兄が聞いている」

——ミナマタというのは、日本にある地方都市の名前。その町の名前、聞いたことある？

「いいや」

と兄のかわりに弟のデーブが答えた。

この最初のやりとりが、この面接調査《インタビュー》（取材）のこれから先のかたちをきめてしまった。まず、質問。兄のジェームズが弟のデーブにオジブワ語で答える。それをデーブが英語に通訳するというかたち。ジェームズは、英語をひとことも話そうとしない。

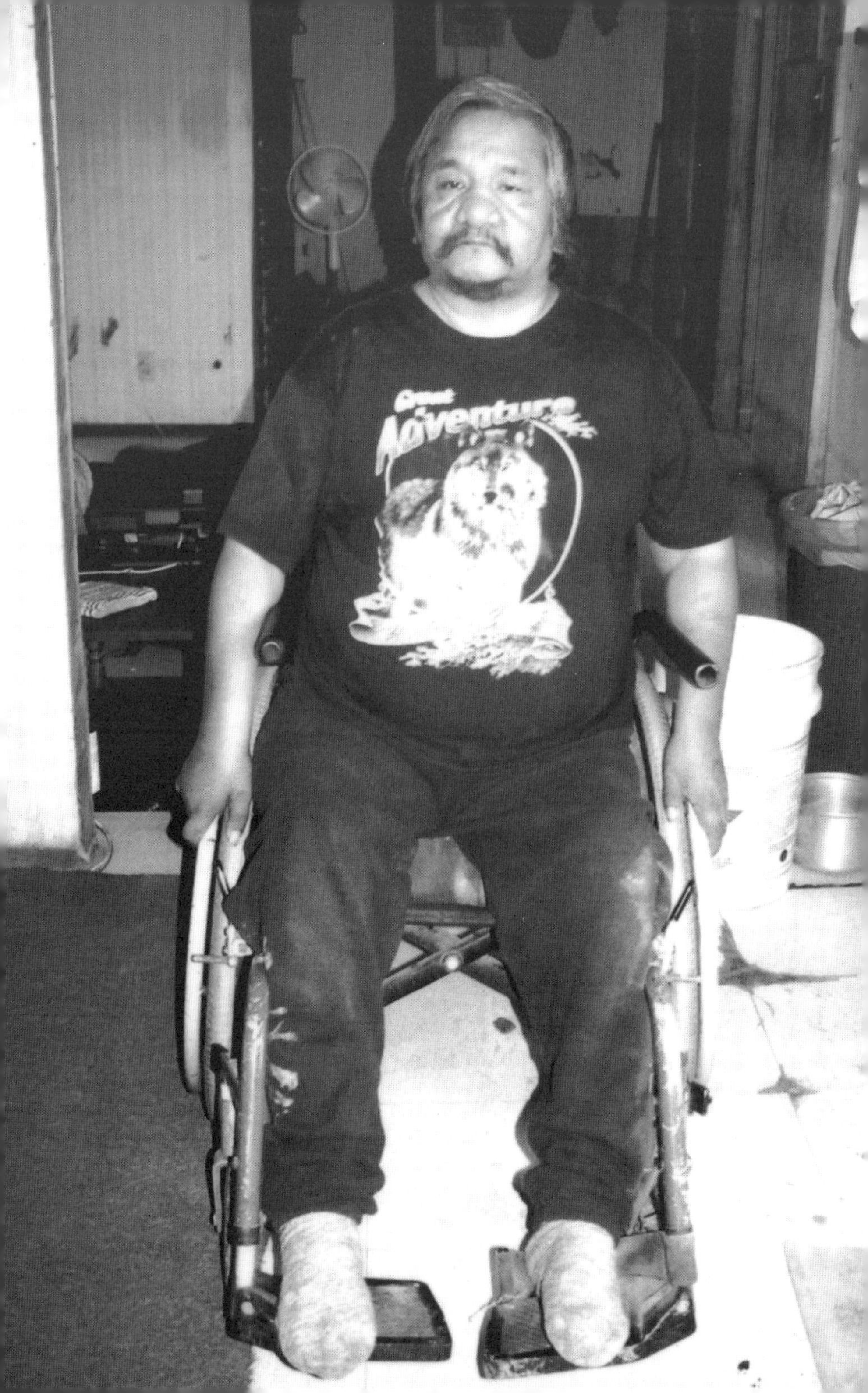
Great
Adventure

ものろーぐ

ジェームズは完全に英語を理解していた。でも、白人《コケージョン》の言葉は絶対にしゃべらないと心にきめている様子が、ひしひしとこちらにつたわった。とくに白人《コケージョン》であるまくどなるどと、直接、会話をかわすことを拒絶している雰囲気が、からだ全体からにじみでていた。ぼくが英語でなにか聞くと反応を示すのだが、まくどなるどの英語の質問を彼は、面接調査《インタビュー》（取材）開始直後は、完全に無視するのだった……まくどなるどが「日本からやってきた白人《コケージョン》」ということがわかったあとは、徐徐に心をほぐしていったのだが……。

礒貝　浩

——車椅子生活は、いつから？

「十八歳ぐらいから」とジェームズの答えを英語に通訳したあと、デーブは自分の意見をつけたす。「でも彼は十五歳ぐらいから、弱りはじめた。それまで、彼は普通の人とおなじように走りまわっていた。十五歳から、すべてがかわった。十八歳から車椅子生活になってしまった。彼は歩けない。壁にからだをあずけたらたつことはできるけど、歩けない」

——医者の見解は？　水銀が原因だと？

ここでデーブがジェームズを見る。ふたりは目だけで語りあい、暗黙の了解ののちデーブが答える。

「よくわからない。われわれは水銀が原因かどうか知りたかったけど……彼はしばらく入院させられたけど、入院後、病状が悪化しただけ。それで、いま彼は、病院がきらいになっ

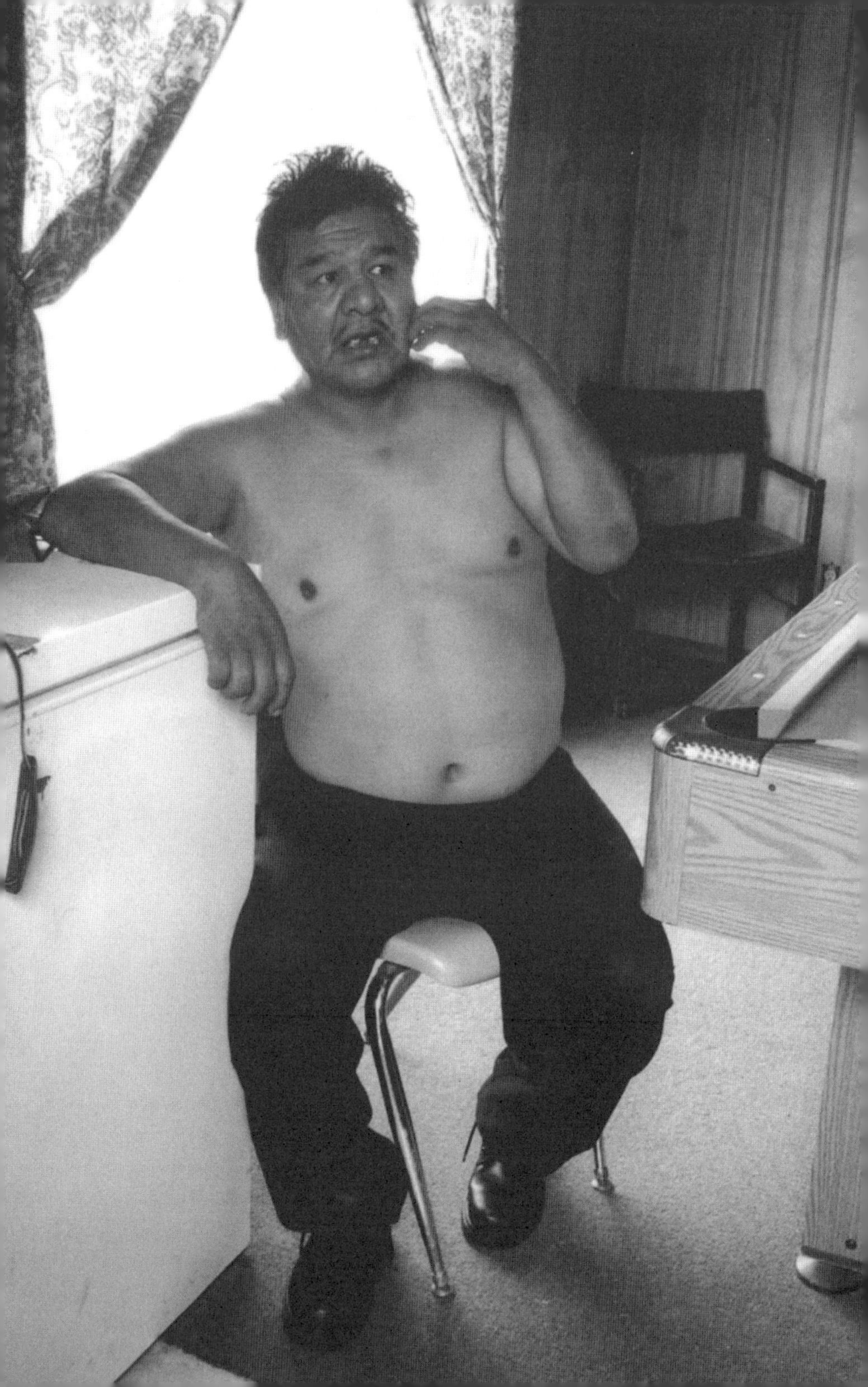

てしまった」

――病院でどんな検査を？

「わからない。でも、頭のスキャンをしょっちゅうやられた。十八歳のときから」

――検査の結果は？

「じつは、お医者さんたちは、兄に検査の結果を教えなかった。検査のあと、おれたちを家におくりかえしただけ。なにかを知っているとしたら、おやじだけだけど。でも、おやじは、おれたちに教えるだけの情報を持っていなかったんじゃないかな。あのころおれは（と兄の通訳をやっていたデーブは、ここで自分の感想をいれる）、なにせ若すぎた。おやじはしょっちゅう兄貴を病院にいれたりだしたりしてた。でも、おやじは十五年まえに亡くなった。そう、知っているとしたら彼が兄貴の病気のことを知っていた」

ここでデーブに質問。

――お父さんが死んだあと、ふたりで暮らしてきた？

「二年まえにおふくろが死んで、それからおれが、兄貴の面倒を全部みている……おふくろも兄貴とおなじ病気だった。彼女（の補償金）は、毎月、八〇〇ドルだったか、六〇〇ドルだったかな？」

とここで、デーブが、ジェームズに確認したら、ジェームズが、

「六〇〇ドル」

と英語で答える。

デーブが話をつづける。

「おふくろは、たくさんの人と一緒にウィニペグ市に行った。一緒に行った人たちは、全員、(補償金を) もらった。彼らのところに手紙がこなかった (からもらえることがわかった)。医者に説明されるんだ。『もし、三週間以内に手紙がきたら、もう、あなたはダメだよ』って。でも、四週間、手紙がこなかったら、安全な側 (補償金をもらえる側) にいるということになる。兄貴は、九か月間も待った。あのとき、おれは町にでかけていた。兄貴がやってきた。あのころ、おれたちは、金がなかった。おれがレストランにいたら、従姉妹《いとこ》がきて、『あなたのお兄さんが、あなたを呼んでいる』と言うんだ。会いにいったら、『車を買わないか?』と現金をおれにわたして、おれがニューヨーカーという車を彼のために買いにいった。彼の病状を考えると、あの補償金をもらってよかった……ねえ、とは言っても、これって、悲しいことだよね。いまだって、そんな状態の人たちがいるってことは、とっても悲しいことだよね。でも、なにができる? なにが問題なのか、結構、むずかしいよね、ね、ね」

ジェームズに聞く。

——補償金の通知とともに、医者たちから治療についての助言もあった?

しばらく、兄弟はオジブワ語でやりとりをかわす。そして、

「なんの助言もなかった」

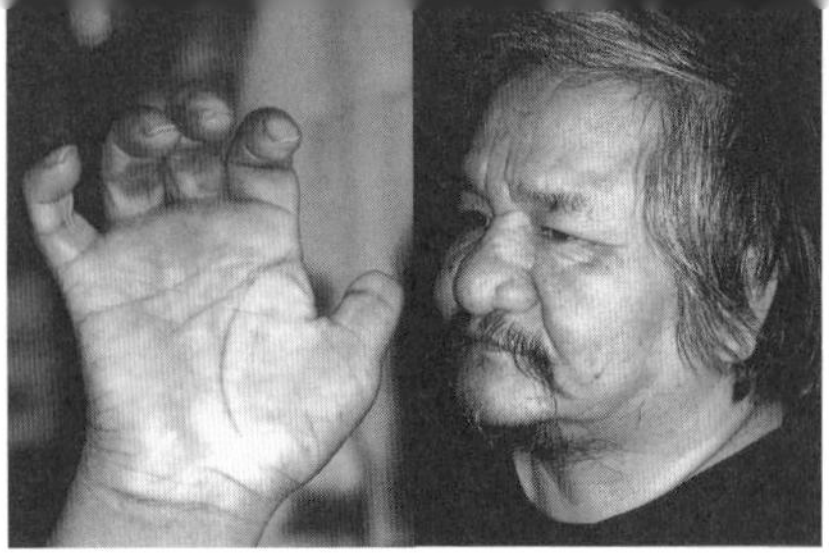

とデーブが英語で答える。

——健康保健《ヘルス》センターの看護師から、なにか助言は？　健康被害補償金の有資格者かどうか臨床検診をした医者から、患者の病状に関するデータが、ホワイトドッグ担当の看護師の手元にとどいている？

「看護師から言われたことは、しっかり体操するようにということだけだった」

——どんな体操をするのか教わった？

ここで、ジェームズが英語で答える。

「いいや。おれが自分で工夫してやる」

ジェームズは、毎日やっている「彼流体操」を実演してくれる。それは、手足を伸ばす簡単なストレッチ運動だった。彼はその運動をしながら、さらに英語で、

「毎日やってるけど、あんまり効果はない。いまじゃ、手が思うように動かなくなって、手のひらのヒール（手首よりの部分）でしか車椅子をおせなくなってしまった」

と語った。

——自分の病状やその治療法をこまかく指導してくれる医者がいればいいなと思うことは？

デーブが言う。

「彼はよくそういう話をする。なにをすればいいのか、どういうオプションがあるのか、その原因を理解するための指導をしてくれる医者がいてくれればと彼は心からねがっているんだが……」

——病状は年年悪化してるの？

デーブの通訳で、

「ほとんど毎年、体力が低下している。兄貴はそれを実感している。だんだん、だんだん……」

——くどいようだけど、医療の助言者は、だれもいない？

デーブがジェームズを見て、彼がなにかいいかけるまえに、以心伝心という感じで、

「いいや、いないね。兄貴はそう言っている。おれは本物の医者がいてくれて、兄貴にどうやって自分の病気の治療をすればいいのか、対処すればいいのか（教えてくれたら）……」

デーブは、ここで、深いため息をついて、タバコを深く吸いこんだあと、「ここらへんの医者たちは、めめしい医者《ブッシー・ドクター》ばっかり。おれたちをバカにしやがって。連中は、『はい、お薬をどうぞ！』ってやるだけ……これって」と、しばし絶句して「……悲しい」。

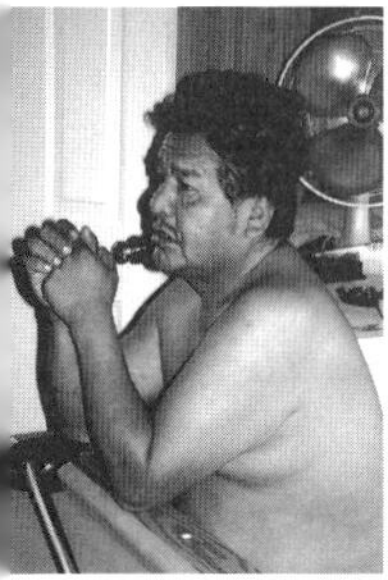

番外編　ホワイトドッグ周辺の森に住むクマ

生年月日、不詳（年齢、不詳）。川や湖の魚と森のキノコや木の実（ベリー）などを食しながら森のなかに住む。

二〇〇三年晩夏。ホワイトドッグ指定居住区《リザーブ》から約二キロメートル手前の道路脇の草むらに、あまり図体のおおきくないクマが一頭、うずくまっている。早朝と夕刻、おなじ場所にいる。一日中、おなじ場所でへたりこんでいたと思われる。なぜそうしていたのかは、わからない。一九九九年から二〇〇三年までの五年のあいだに、グラシイやホワイトドッグの周辺の森のなかや道路脇で二十頭ほどのクマを見かけた（とくに秋。ホワイトドッグの周辺のほうが、その数はおおかった）。たいていのクマは、人間の姿を発見すると、あっというまに森のなかに姿を隠す。子づれの場合は、至近距離でばったりと出会うと危険だが、それ以外では人間の出方をしばらくのあいだうかがってから姿を消す。でも、このクマだけは、一〇メートルほどはなれた場所に車をとめたこちらを、焦点のさだまらない目で、ぼんやりと見ている。

――からだの調子でもわるいの？　水銀汚染魚の食べすぎじゃないの？

「…………」

朝から……

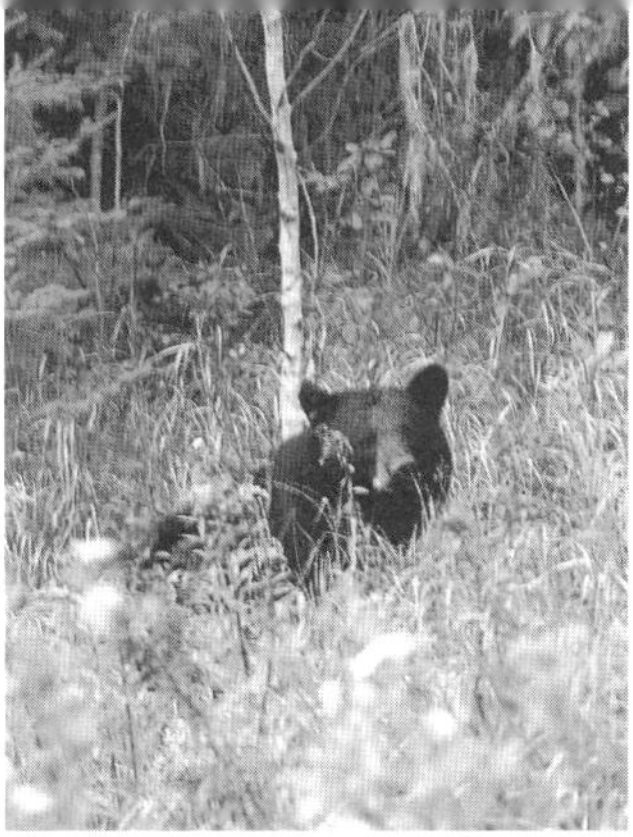

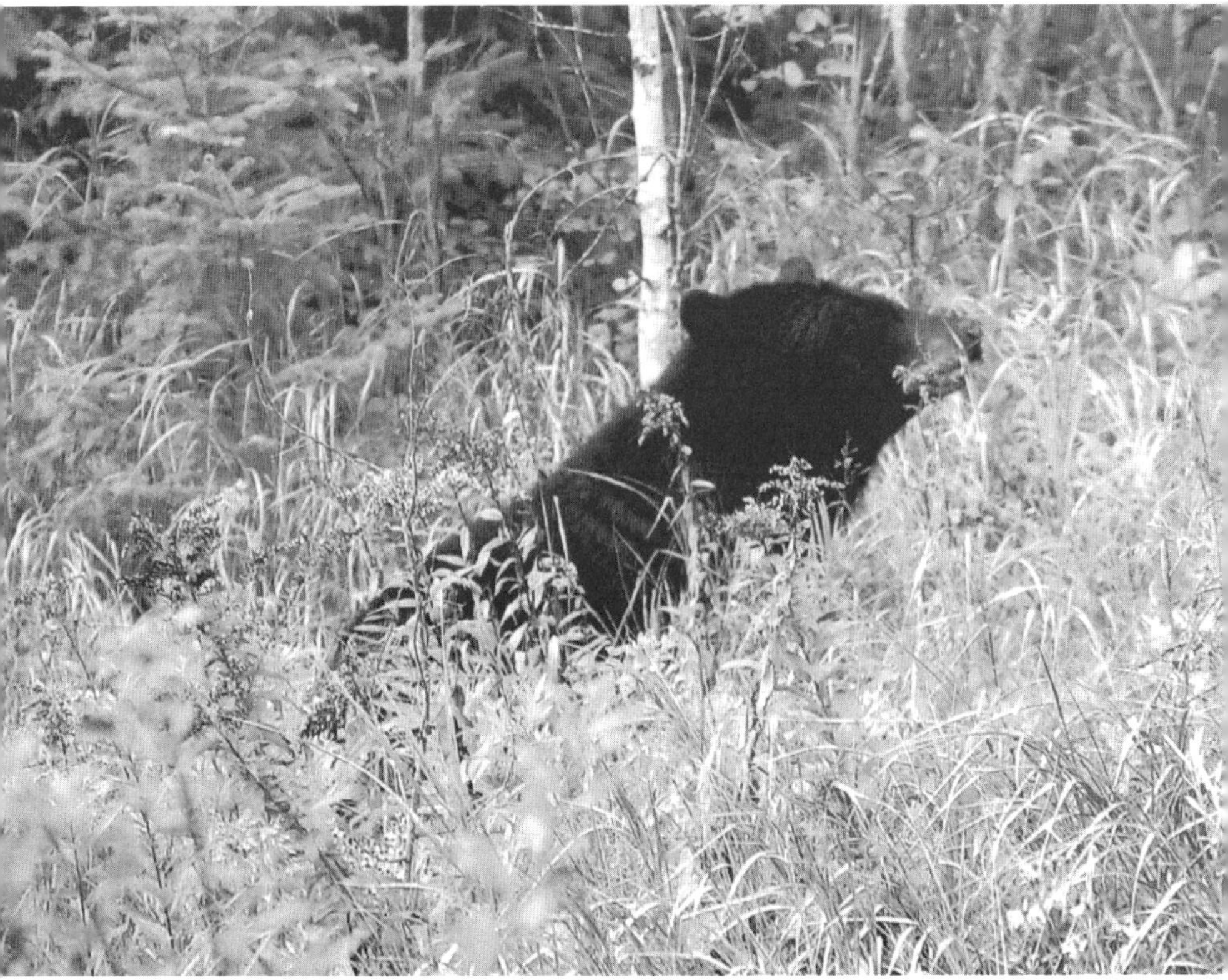

……夕方まで、ホワイトドッグのちかくの道端の草むらにすわりこんでいたクマは、1日中、おなじ場所にいた（と思う。ずっと終日、観察していたわけではないので断言はできない）。

こめんと

『この地区（ホワイトドッグとグラシイ）で魚を多食するカワウソ、ミンクが姿を消し、異常な飛び方をしているハゲタカ（turkey vulture）が目撃され、ハゲタカの肝臓から96ppmという高値の水銀が検出され、この水域の水鳥の肝臓、肉、卵からも高濃度の水銀が検出された。』（『カナダ先住民地区における水銀汚染事件の医学的所見（一九七五―二〇〇二）』原田正純＝『資料編』［四二八ページ］に収録）――ホワイトドッグとグラシイの周辺の森や川や湖には、魚以外にたくさんの動物も住んでいる。当然のことだが、そうした動物たちに有機水銀があたえた影響《インパクト》のことも視野にいれなければいけない。もちろん、心ない人間がひきおこす公害が、ほかの人間に被害をあたえることは許しがたい。そのことを論ずると同時に、自然界で自然の法則にしたがって生きている動植物に被害をあたえることも直視しようではないか。地球は人間の〝独占物〟ではない。

たしかに、道ばたにへたりこんでいた（と思われる）クマは、ただ単にきまぐれで一日中そうしていたのかもしれないし、ほかの病気で動けなかったのかもしれない。神経中枢をやられる植物を食べたことも考えられる。でも、このクマが有機水銀中毒症（疾患）にかかっていないと断言もできない（注一）。

（『カナダのミナマタ?!』原稿から引用）

注一　あきらかに、なにかの原因で動けなくなっている（あるいは、動かない）クマとの一方的な〝番外面接調査《インタビュー》（取材）〟は、〝ふざけすぎ〟で、有機水銀中毒症（疾患）に苦しむ先住民《ファースト・ネーション》の声をあつめた『資料編』には、ふさわしくないと思われる方もいらっしゃるだろう。この〝方法論〟を不愉快に思われる向きには、陳謝あるのみ。

二章　グラシイ・ナロウズの先住民《ファースト・ネーション》たち

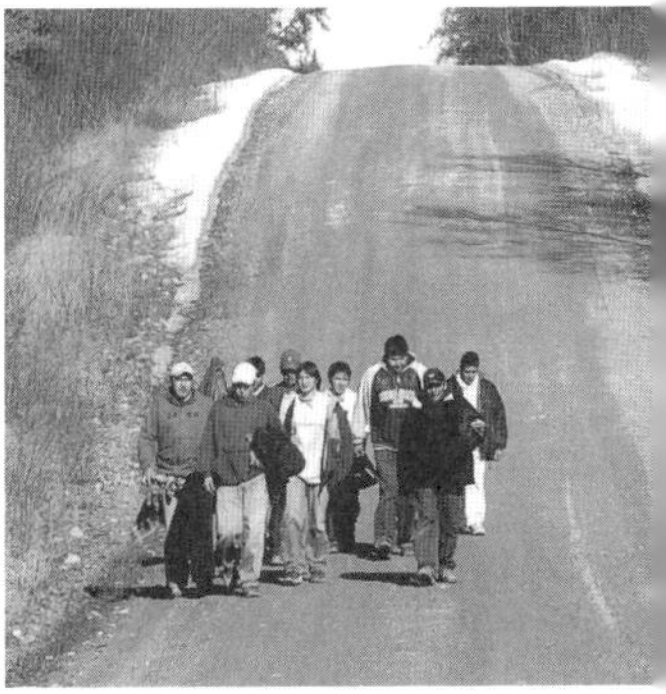

ホワイトドッグもそうだが、グラシイのもよりの町もケノラである。グラシイのほうが、一〇キロメートルほど町にちかい。奥地の森林伐採のためにつくられたジョーンズ・ロードという林道が村《バンド》まで通じている。簡易舗装をほどこした林道は、道幅がせまくカーブがおおい。道中、美しい湖が左右につぎからつぎへとあらわれる。白人社会《コケーション・ソサエティー》の人びとは、グラシイを〝比較的ひらかれた指定居住区《リザーブ》〟と思っているが、実際にこの村《バンド》を訪問する人の数はすくない。

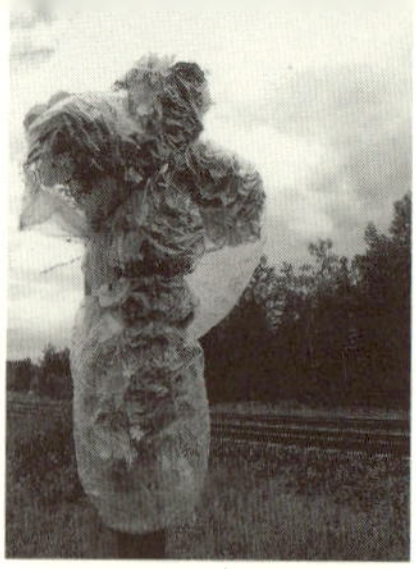

ケノラ市とグラシイのちょうどまんなかあたりにある踏み切りで自動車事故はおきた。事故現場に、マーガレットを慕う人たちが十字架をたてた。

故マーガレット・ランド

一九一六年四月二十六日生まれ（八十六歳で死去）。〝健康被害〟に対する補償金を元手に手にいれたトレーラー・ハウスで、夫が亡くなるまえは、ともに駄菓子屋を営んでいたのだが……。

　駄菓子屋「ビッグ・グランマズ・プレイス」は、マーガレットのあたたかい人柄をしたって集まってきた子どもたちでいつもにぎわっていたのに……彼女はこの面接調査《インタビュー》（取材）後間もなく、自動車事故でこの世を去った。たくさんの人びとが、彼女の死を惜《お》しんだ。

　マーガレットによれば、イングリッシュ・ワビグーンの河川系は一九六〇年代以前からよごれていたという。一九七五年に村《バンド》をおとずれた日本の医師団が水俣病の映画（土本典昭作品であることは、たしかだが、何本かある彼のどの作品か、彼女はおぼえていない）を見せてくれたときに、彼女たちの病気と川の汚染とが関係していることを、彼女ははじめて自覚した。

　マーガレットはオジブワ語で話した。息子のスティーブ・フォビスター（シニア）（二四七ページ参照）が通訳をしてくれた。

　彼女はケベル（一六四ページ参照）に住んでいた親戚から聞いた話をした。そこで、一九四〇

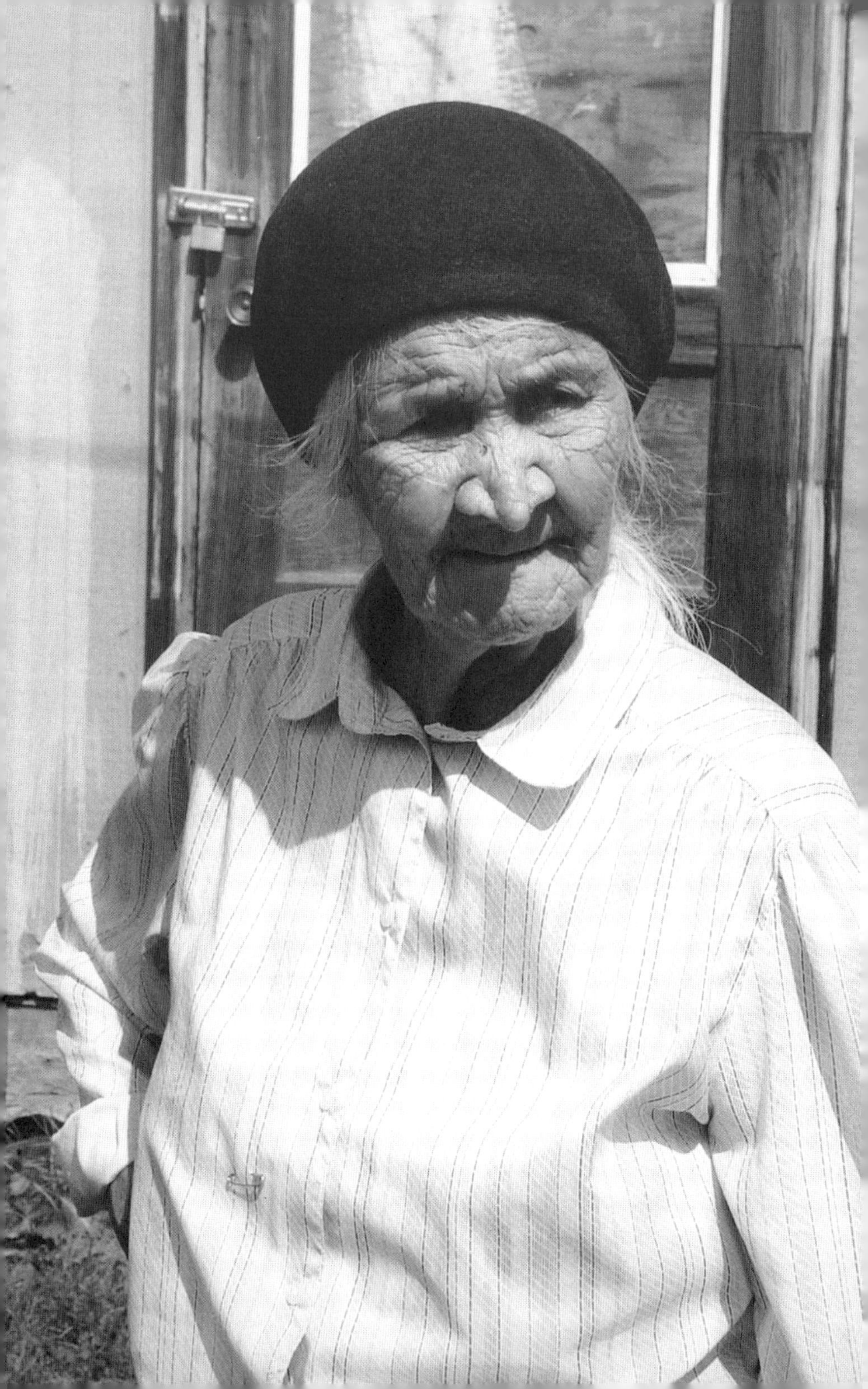

年代におきたもろもろのできごとについてたんたんと語った。

「一九四五年は、とくにひどかったって、ケベルの人たちが話していた。あの周辺でとれる魚はさわることもできないって……その魚を食べるとはげしい痙攣《けいれん》をおこすんです。赤ん坊をはじめ兄の子どもたちもみんな死にました……。わたしたちは一九七〇年代になるまで水銀のことを知りませんでしたが、そのまえから魚が死んでいることには気づいていました――カワカマス、ウォールアイや白身の魚などです。わたしたちは、(当時のオンタリオ州資源管理省から)その原因は水温があがったことだと言いくるめられていました」

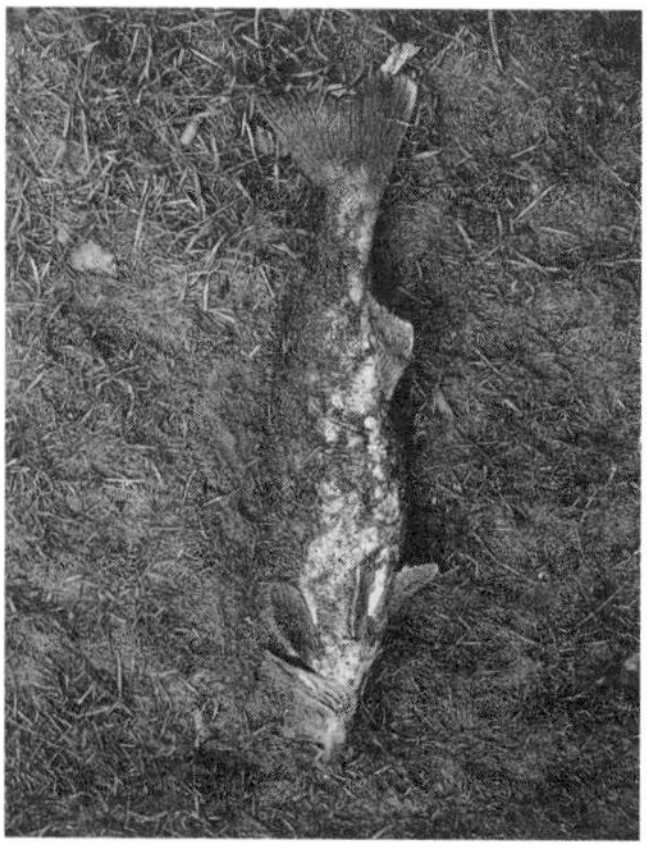

ウォーレン・アショペナシ

一九八〇年九月二日生まれ（二十三歳）。ボール・レーク・ロッジ（二二六ページ参照）の釣り案内人《フィッシング・ガイド》。

ボール・レーク・ロッジ訪問。グラシイからの陸路は一九七〇年代にはなかったが、現在（二〇〇四年）は、林道をつかえば、たどりつける。でも、水路をつかったほうが、はやく現地に行ける。モーター・ボートにのって、イングリッシュ・ワビグーン水系をさかのぼり湖を横切って現地にいたる。

ロッジに滞在する釣り客をショアー・ランチからつれて帰ったウォーレンと、ばったり出会った。そのショアー・ランチで食べきれなかった魚を手にぶらさげた彼は、飾り気のない笑顔で面接調査《インタビュー》（取材）に応じる。

――手に持っているなかで一番おおきな魚は何インチ？

「二五インチ（六三・五センチ）ぐらい」

――基準を超えているから、湖にかえす？

「いや。二〇インチ（五〇・八センチ）以下なら、持って帰ってもいいんだけどおおきいのもそれ以下ってことにして（笑）、ここの料理人が家に持って帰って、娘にあげちゃうよ」

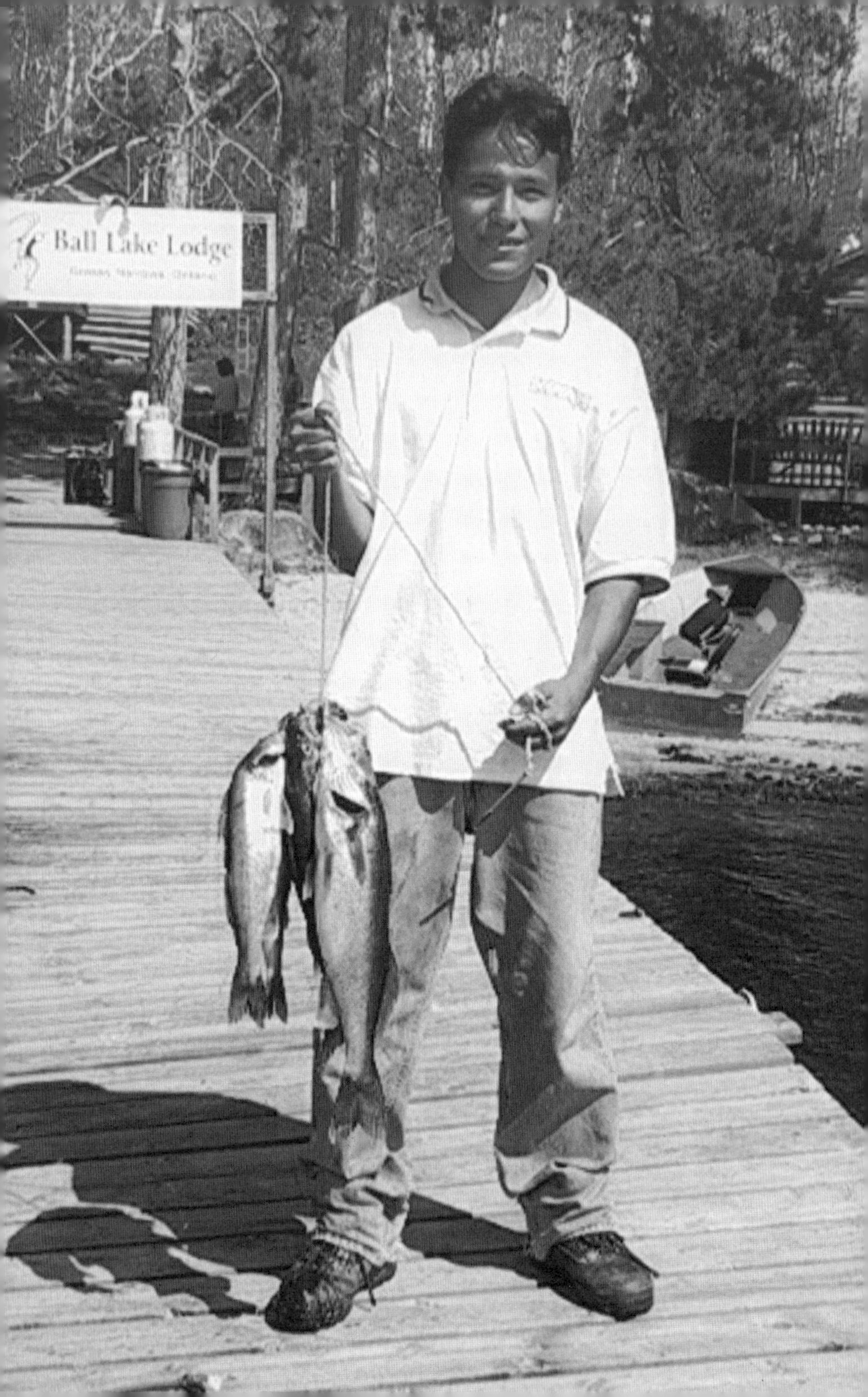
Ball Lake Lodge

過去や現在の水銀汚染の実態についてウォーレンは語る。

「水銀がイングリッシュ・リバーとか、そのまわりに広がった……このボール・レーク・ロッジ周辺ではなくて、指定居住区《リザーブ》ちかくの湖に広がったんだ。七〇年か八〇年代だったな、あれは。水銀の影響を一部の人がうけた。いや、その影響は、いまだって、まだ、ある。有機水銀中毒症（疾患）は、まだはやっている（ウォーレンは英語で流感がはやるときにつかう単語をここでつかった）。水銀が水から消えるのには、あと五十年かかると言われている。これから、まだ、まだ……水銀が完全に消える日を本当にねがってる。だって、ぼくらのコミュニティーのなかには、水銀のはいった魚を食べて、病気になっている人がいまでもいるんだもの。とにかく、この問題の解決には、時間と年月がかかるんだ……長期間にわたる影響をわれわれは覚悟して、しのがなきゃ」

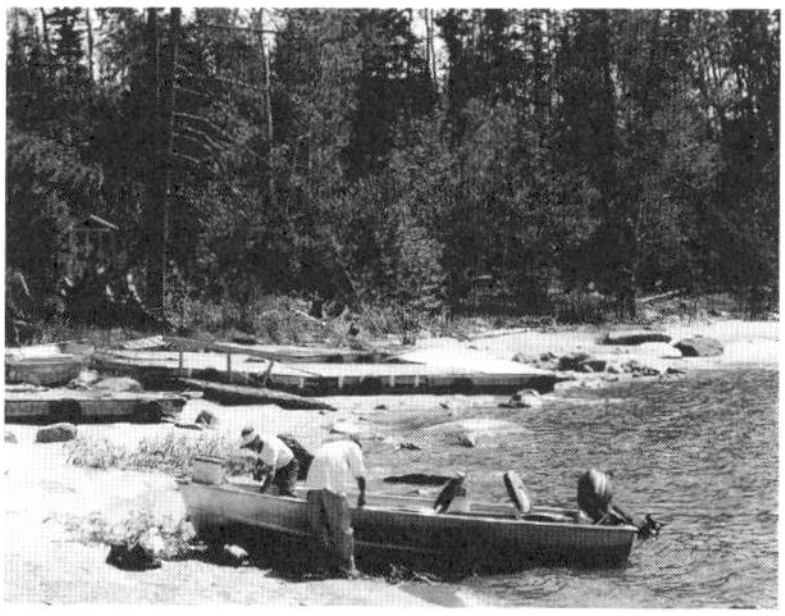

ボール・レーク・ロッジのまえの浜。ウォーレンがショアー・ランチからもどってきた。

テリー・フォビスター

一九六一年二月十六日生まれ（四十三歳）。ポール・レーク・ロッジのマネジャー。

こめんと

ポール・レーク・ロッジを評して、「グラシイが、無理やりゆずられた死んだ馬」と吐き捨てるように言った村人《バンド・メンバー》がいる。「死んだ馬」、すなわち、まったく価値のないものだ、とその人は言いたかったのだと思う。絶頂期には、ハリウッドのスターたちが、ぞろぞろとわれをきそってやってきたというロッジは、かつては人里はなれた場所にある独特の〝独立王国〟だった。おおきなメイン・ロッジを中心に、個人用のログ・キャビンが点在し、美しいステンド・グラスの窓に彩られた教会があり、ちいさな学校まであった。発電所もふたつあり、水上飛行機用のガレージまでそなわっていた。美しい自然にかこまれた〝極限の僻地《へきち》〟に、最先端の近代的設備がととのっている――金持ち用の〝究極の豪華野外生活《アウトドア》〟をロッジは提供していた。それが、いまは、見る影もない。二〇〇一年八月に村《バンド》直営のロッジをおとずれたとき、目のまえにあったのは、ずばり、ゴースト・タウン……。たしかに、メイン・ロッジの掃除はいきとどいていて清潔だった。でも、経費節減のため、昼間は電気を消した暗い建物のなかは、百人以上の人が同時に食事できるレストランや高級クラブのようなラウンジなど、基本設備が豪華であるだけに、かえって不気味な雰囲気がただよっていた。メイン・ロッジには、だれもいなかった。発電機はホコリに包まれて眠っていた。教会のステンド・グラスの窓はこわれかけていた……そんななかで、マネジャーのテリーはあかるく応対してくれた。

——水俣病《ミナマタ・ディジーズ》、知っている?

「もちろん。グラシイで知らない人はいない」

なめらかな答えだった。

——どういうふうに知ったの?

「水銀汚染をはじめて知ったときに、日本でもおなじようなことがおきたということを聞いた。日本からいろいろと情報がはいり、グラシイで水銀汚染についてコミュニティーで話しあったりした。汚染された魚について、結構、話した。日本からこちらにはいってきた情報のほとんどは魚に関するものだった。魚を食べるなとかいうね。情報はいいんだけど、噂も流れてくる。恐怖をあおりたてられて、敏感になった人もいるし、また逆に、まったく気にしない無頓着《むとんちゃく》な人もいたりして……人間ってそんなもんじゃないの。でも、当時、おもな話は魚は安全ではない、魚を食べてはいけないということだった」

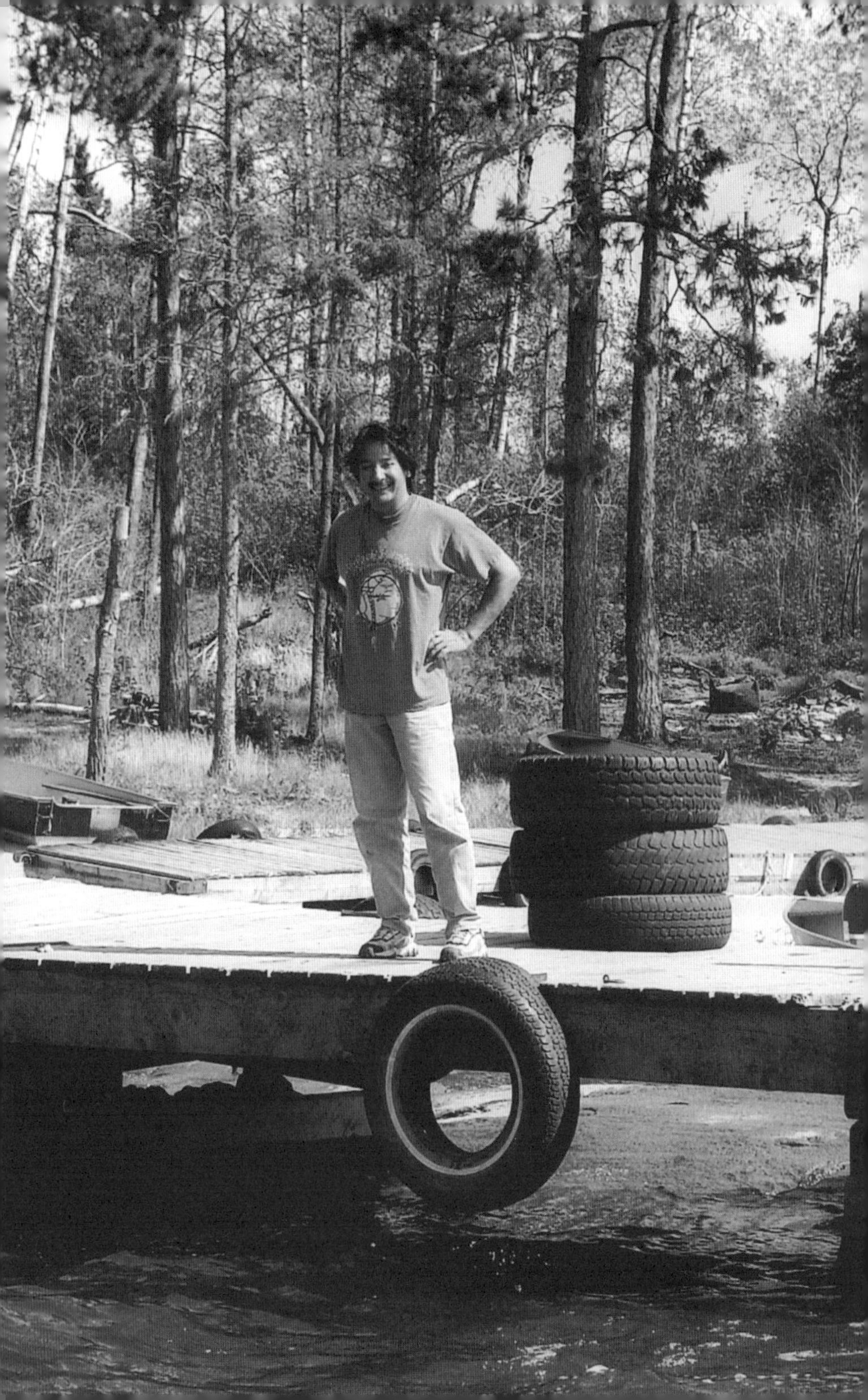

――テリー、あなたの家族は、魚を食べるのをやめた？

「父は大工だったので、水銀騒動がおこるまえから、わが家では魚をあまり食べる習慣がなかった。たまに食べるだけ。たまにしか食べないから、病気になる可能性は低い」

ボール・レーク・ロッジは五月三十日から九月三十日まで開業している。

――シーズン中、ロッジの釣り客は、どれぐらい魚を釣るの？

テリーは一瞬、とまどったのち、

「……かなり……オンタリオ州の資源省と協力して、魚の検査をしている。検査結果はここにあると思う。湖にいる魚を分類して、湖のインデックス表をつくった。ボール・レークの魚の種類のおおさはトップ五位だった。でも、この順位はカナダ全体なのか、オンタリオ州だけなのかわからない」

――オンタリオ州の資源省は、ここ、ボール・レークの魚は安全だと考えているってこと？　ここの魚は水銀汚染されてないってこと？

「ここの魚の水銀含有値は、きわめて低いってことなんだけど……政府の調査員は、累進世代《プログレシブ・ジェネレーション》の魚の体内には、水銀は蓄積されていないって言うんだけど……でもわからない。そう祈るしかない」

こめんと

商業漁業《コマーシャル・フィッシング》が禁止され（五四ページ参照）、観光漁業《スポーツ・フィッシング》だけは、やってもいいという情勢のなかで、水銀汚染が生じた当時のボール・レーク・ロッジの持ち主、バーニー・ラムは、ほかの同業者に同調しなかった。水銀汚染が生じたという政府通達をうけた彼は、「安全な釣りを客に確信を持って提供できないのならば、ロッジを閉鎖するしかない」と決意した。そして、加害者であったリード製紙（八〜一五ページ参照）や連邦政府や州政府を相手どり長期間にわたる〝戦い〟をいどむ。

ハリウッドのスターがひいきにしているきらびやかなロッジを経営するラムは地元名士だった。観光漁業《スポーツ・フィッシング》組合やロッジ所有者協会やケノラ市商工会議所から、〝成功者の模範〟として彼は高い評価をえていた。しかし、〝戦い〟をはじめたことでラムは、協会から除名され一転して〝極悪人〟あつかいされる。ケノラ市やドライデン市の地方紙やラジオでラム・バッシングは台風のように猛威をふるい、脅迫電話がしょっちゅうかかってきた。このはげしい逆風に耐えかねたラム夫妻は、娘三人をつれてオンタリオ州を去り、隣のマニトバ州にうつり住んで〝戦い〟をつづけた。

ラムは連邦政府や州政府よりも水銀汚染調査に金と情熱をかけた（六一ページ参照）。『水銀汚染が問題化しはじめた初期の数か月間だけでも彼は五万ドルの調査費をつかった』とワーナー・トロイヤーは、『安全地帯なしNO SAFE PLACE』（クラーク・アーウィン社　一九七七年刊）に書いている。また飛行機会社も経営していたラムは、その会社の飛行機をつかって、マスコミ関係者を水銀汚染地帯に招待した。

ラムは日本のマスコミと水俣病関係者にも声をかけるように指令をだした。

日本との糸をむすんだのはラム夫人のメリーアンだった。一九七二年にラム夫人は、水俣病の写真を精力的に撮っていたユージン・スミスとその夫人アイリーン（二二〇、二三七、三三三、四二八ページ参照）に手紙をだした。運のわるいことに、『昭和四十七（一九七二）年一月七日にチッソ本社内でおこった乱闘さわぎに抗議して、川本（一五、五六、二三七ページ参照）らが千葉の市川市の五井工場をおとずれたところ、組合員から暴行をうけ、写真家のユージン・スミスもカメラをこわされけがをした』（『水俣病は終っていない』原田正純　岩波新書黄版２９３）状態だった。一月八日づけの『朝日新聞』の報道を要約すると、数十人のチッソ五井工場の従業員は、けったり踏みつけたりしていまは亡き川本を血まみれにした。アイリーン（当時、二十一歳）も暴力の対象になっていたので、そのそばに行こうとしたユージンは、コンクリートの地面にひき倒され、顔をなぐられ口のなかが血だらけになった。この暴力沙汰の後遺症でユージンは目の手術をしなければならなかったので、アイリーンひとりが現地へやってきた。

ボール・レーク・ロッジもふくめつぶさにグラシイ周辺の現状を〝偵察〟したアイリーンは、一九七五年に日本の医師団とともにカナダをふたたびおとずれる。

こうやってはじまった日本からの〝外圧〟は、先住民《ファースト・ネーション》にとって転換点《ターニング・ポイント》となった。

あのラム夫人の一通の手紙がなかったら、そして、たいへんな状況にさらされていた当時のアイリーンがその手紙を読まなかったら、さらに言いつのれば、彼女が現地へ行かなかったら、水銀汚染事件が注目をあびるまで、さらに年月がかかった可能性は高い。いま現在（二〇〇四年四月）、理想的な〝かたち〟で問題が解決しているとは言いがたいが……。

ボール・レーク・ロッジは、ラムがリード製紙や連邦政府・州政府と和解協定を締結したときに、政府の指導にしたがってグラシイの村《バンド》に一〇〇万ドルでひきとられた――面接調査《インタビュー》（取材）でえた情報を分析すると、ロッジのこの始末の仕方に関しては、賛否両論、評価がわかれている。「村《バンド》が無理やり買わされた」と思っている村人《バンド・メンバー》もいる。それはそれとして、たしかに村人《バンド・メンバー》たちは、突然のロッジ閉鎖には衝撃をうけた。でも、水銀汚染問題にとりくんだ先駆者としてのラムとその夫人メリーアンの評価は比較的高い。村《バンド》に二年間住みついて『毒は愛よりも強しA Poison Stronger Than Love（邦訳なし。邦題は仮題）』（エール大学出版一九八五年刊）という名著を世に問うたアナスタシア・シキルニック博士（三三四ページ参照）は、「政治的な意味で、ラムは不可欠な人物だった」と評している。

……そして、いま、村《バンド》が管理するボール・レーク・ロッジには、とにもかくにも、むかしの面影はない。閑古鳥が鳴いている。

（『カナダのミナマタ?!』原稿から引用）

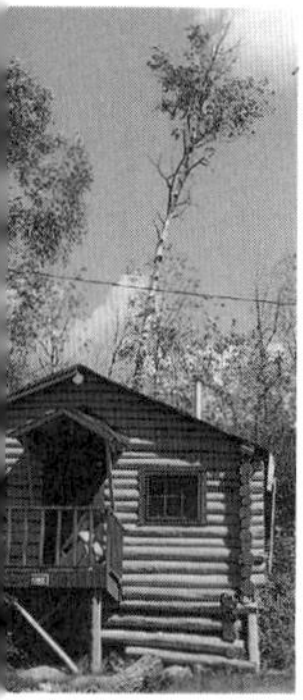

コリーン・スウェイン

一九六六年一月五日生まれ（三十八歳）。自営業。

ニイパウィトゥン信託資金事務所でコリーンが申請書類を書いていた。彼女に補助金がでた。新規事業をはじめる〝第一歩〟にわくわくしているコリーン。「ハリーズ・プレース」という名の雑貨店をひらくつもりでいる。八歳の息子の名前を店名にしたという。子どものころ、コリーンはグラシイに住む先住民《ファースト・ネーション》の釣り案内人《フィッシング・ガイド》をたくさん雇ったボール・レーク・ロッジ（二二六ページ参照）ですごした。お父さんが釣り案内人《フィッシング・ガイド》としてそこで働いていた、と言う。ボール・レーク・ロッジですごした日日の思い出を語る彼女は、遊園地ですごした日の思い出を語る子どもの表情にもどる。でも、有機水銀中毒症（疾患）の話題になると、突然、その表情がくもる。

「水銀汚染があきらかになり、ロッジが閉鎖され、お父さんをはじめほかの案内人《ガイド》もみんな職をうしなったの。そのために、家族がはなればなれになってしまった……それはとにかく、ボール・レークは、夢のように素敵なところだったわ。ビーチがあって……わたしの家族はログ・キャビンに住んでいた。食べ物は粗末だったけど、いつもなんとか食べていけた。そう、あのころは、いつもなんとかなった。指定居住区《リザーブ》へもどってから、すべてがかわった。

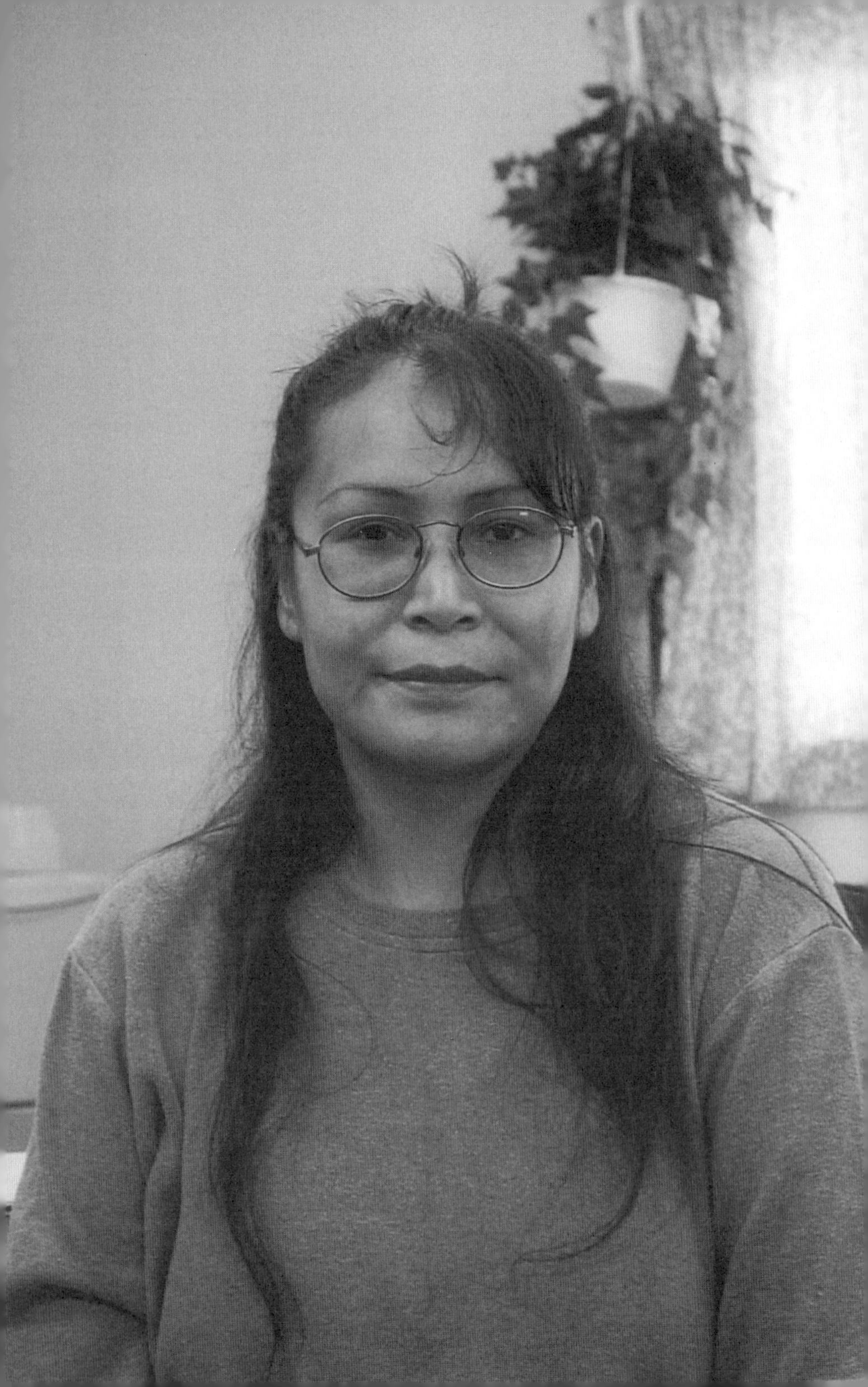

なんとかならなくなってしまった。破滅的な日日がはじまった……なぜか……いまの自分はあのころの幸せな時代を思いだすのはつらい……すべてがかわってしまった」

——とくに悪影響をうけたのは？

「お母さんとお父さん……それに家族全員。こちら（グラシイ）へもどったら家族がはなればなれになったから、みんなつらかった。お兄さんとお姉さんは強制的に寄宿学校へ行かされた。わたしと妹と弟は行かなくてすんだからよかったけど……」

コリーンの目はとおくへ泳ぐ。

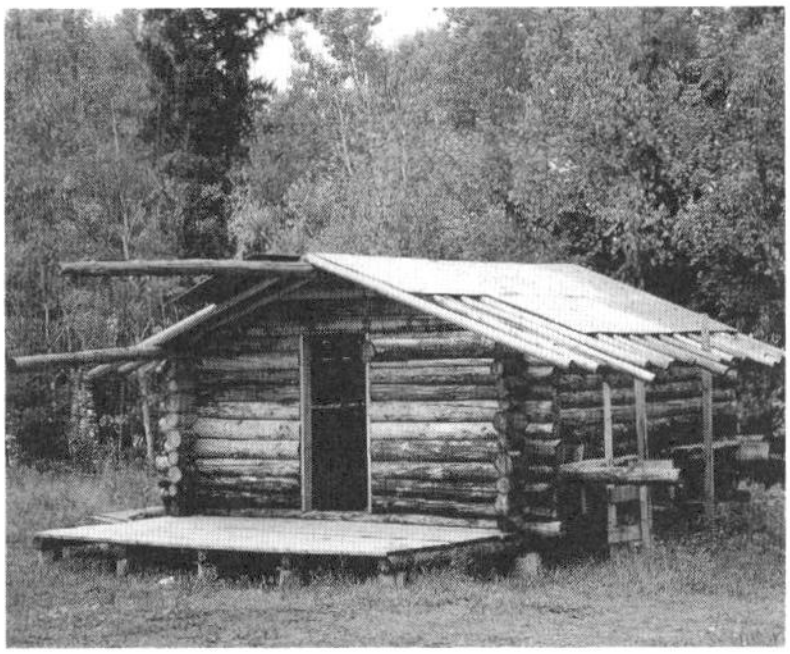

2003年に先住民《ファースト・ネーション》がグラシイにつくったログ・キャビン（森林保護のための道路封鎖《ブロケード》現場の脇）

こめんと

　ボール・レーク・ロッジが雇った釣り案内人《フィッシング・ガイド》のほとんどはグラシイの男たちだった（注一）。彼らのおおくは家族と一緒に住みこみで働いた。ロッジが閉鎖されたときに、グラシイの釣り案内人《フィッシング・ガイド》たちも職をうしなった。新年度の仕事がはじまる寸前にロッジ経営者のバーニー・ラム（二三〇ページ参照）が閉鎖を決意したため、グラシイは村《バンド》をあげてある種のパニック状態になった。白人社会《コケージョン・ソサエティー》の経済原理を理解できない〝森人たち〟は、混乱状態におちいった。バーニーは、それまで毎年総額三〇万ドルを釣り案内人《フィッシング・ガイド》の給料として支払っていた。あてにしていた春から秋にかけての「現金がはいる仕事」が、はじまる直前に突然なくなったことは、グラシイの釣り案内人《フィッシング・ガイド》や彼らの家族にとって、経済的かつ精神的な打撃になった。

　自然環境破壊に対して抵抗力のない先住民《ファースト・ネーション》の〝被害者意識〟は複層的だと思う。言葉をかえて表現すれば、〝蜘蛛の巣状思考〟になるのではないか。地球上どこもそうだが、工場がたれ流す有害物質をふくむ廃液がひきおこす結果は、単なる自然・生態系破壊でおわらない。経済的・社会的・文化的・健康的――肉体的・精神的な面もふくめて――被害を生む。先進諸国では、金でその被害を〝換算〟する傾向が顕著《けんちょ》だが、被害をうけたコミュニティーや個人のなかに潜在的に蓄積する精神被害意識への影響評価《インパクト・アセスメント》、そしてそれに対する配慮はカナダではあまりなされなかった。グラシイやホワイトドッグで水銀汚染事件がおきた時代に、心理的な被害が派生すると発想した研究家も数すくなかったが。

注一　一九六八年にやとった二十七人の釣り案内人《フィッシング・ガイド》のうち、十七人がグラシイの男。一九六九年は、二十三人中

トミー・キージック

一九四四年十月八日生まれ（五十九歳）。無職。

トミーと話していると、水銀汚染がいかに〝重い〟ことなのか、よくわかる。村《バンド》のなかにじわじわと広がっていく不幸――村《バンド》全体の、そして個人のあり方をいやおうなしにかえていく不条理。〝あの災難〟にみまわれていなければ彼らの生活や人生は、どんなものだったのだろうか？――残念ながら、この問いに答えはない。

長老たちが彼にとある頼みごとをしに来たとき、トミーは二十四歳だった。長老たちはなにかがおかしいことには気づいていたが、実際になにがおこっているのか、またなぜこのような事態になったのかを知るために、白人《ホワイト・マン》の言葉を話せる若者が必要だった。英語が話せるトミーは、こうやってこの問題にかかわることになる。一九七五年、彼とグラシイの当時の村長《チーフ》だったアンディ・キーウェイティンとウィリアム・フォビスター（二四三ページ参照）の三人が、ホワイトドッグのふたりの代表者たちとともに最初の日本への派遣団員として水俣市へ旅だった（注一）。彼はそこでアイリーン・スミス（派遣団の通訳をつとめた＝一二〇、二三一、三三三、四二八参照）、故川本輝夫（一五、五六、二三一ページ参照）やそのほかの水俣病患者たちに出会った。「日本に行き、カワモトさんやアイリーンのような人びとと会ったことで、カナダの状況を改善す

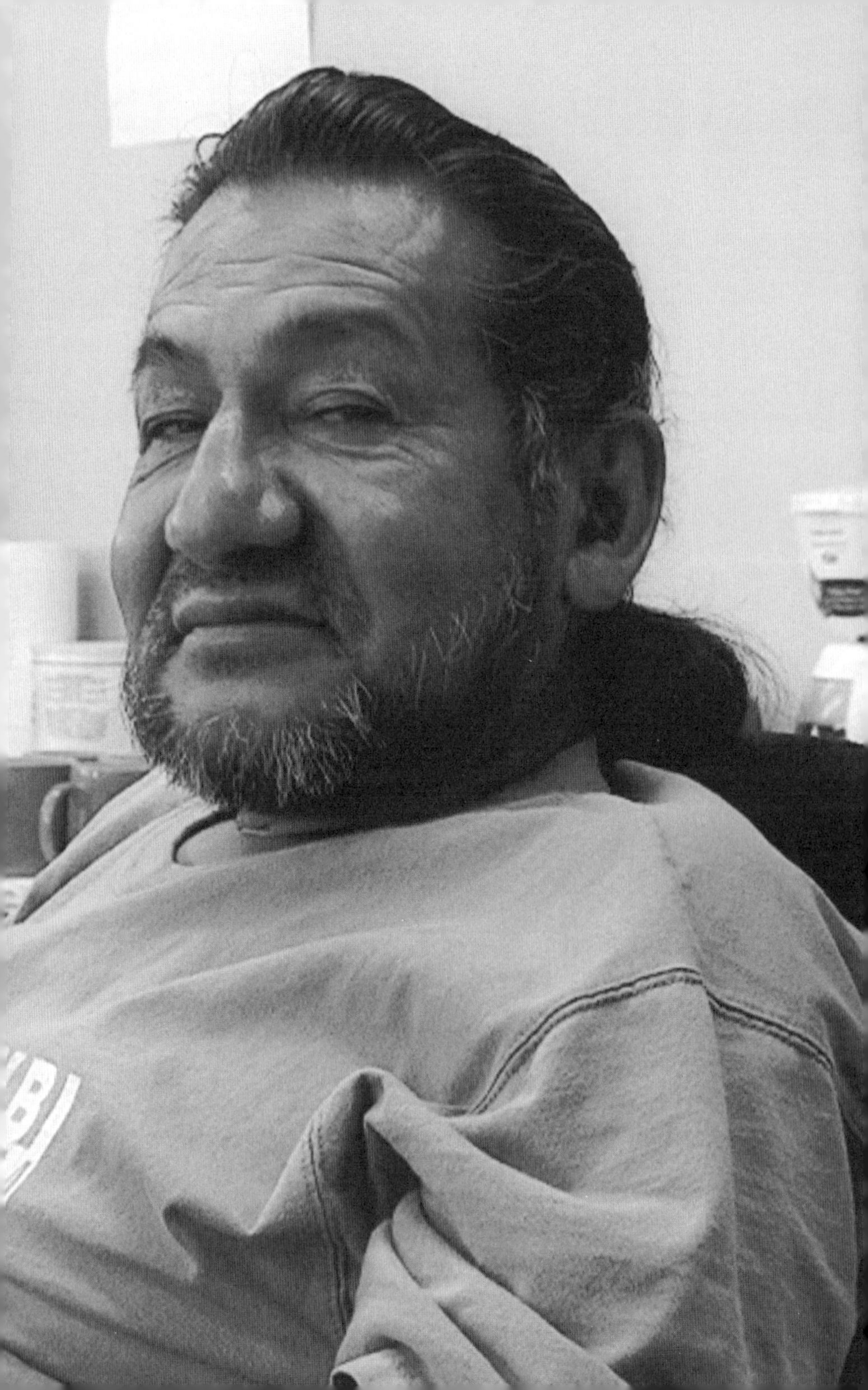

るためにも、なにかができるという信念が自分のなかで燃えあがった」とトミーは言う。歯切れのいい情熱的な話しぶりで、彼は過去についてざっくばらん、かつ率直に話した。運動家である彼から見た村《バンド》のことを語った。また彼自身の過去の個人史にも話はおよんだ。

「魚がいなくなっていくのを見て、なぜこんなことがおこっているのか、と思うようになりました。そのまえからも、村《バンド》の長老たちは水が黒ずんできているのに気づいていたんです。このあたりの水は、まったく透明だったんですよ。きれいな水だった。澄んでいた。きれいな水にしか住まないマスやマスキーもいた。でもそれがいなくなりはじめたんです。結局、汚い水のなかでも生息できる魚、ノーザンとかウォールアイとかコイとかだけが生きのこりました。こういう魚は汚染された水のなかでも生存できる……あげくのはてに、ぼくたちは汚染された魚をたべて、病気になりました。でもぼくたちはどうして病気になるのか、わかりませんでした……あとで調査するまでは。ずいぶんあとになってから、ぼくたちはその原因がドライデン市にある工場がたれ流している水銀だと知ったんです」

——あなたの若いころにくらべて、村《バンド》はかわった？

「ゆっくり、とてもゆっくりとね。いま、ぼくたちの村《バンド》の若者たちは、ここでこれまでなにがおきてきたかを知っているし、読み書きもコンピューターをつかうこともできます。二十年まえに、ぼくたちが若者だったころには、そんなものはありませんでした。彼らは白人《ホワイト・マン》の言葉を話すこともできるので、まえよりはずっとましです。でもそれだけでは十分じゃありません。ただ金銭的・物質的に支援してくれる団体だけでなく、政治的・科学的な外からの援助がここには必要です」

トミーは日本に行って水俣病を直接見た。そしてグラシイの人びとが有機水銀中毒症（疾患）におかされているのも見た。彼は日本の水俣病関係の資料とグラシイのそれを持っていたが、一九七〇年代の家の火事で焼けてしまったという。その原因不明の火事は、彼が村《バンド》でおきた一連の問題をカナダの一般の人びとに知ってもらうために、ジル・トーリー（一二三ページ参照）たちとともにカナダの町町の街頭にたって訴える旅にでかけたときにおきたものだった。

そんな彼に、あえて聞く。

——有機水銀におかされるってことは？

「だれもがけっして望むことのない人生です。有機水銀中毒症（疾患）がどんなものか知っていれば、この病気にかかりたいとは、だれだって、絶対に思うわけがないでしょう」

彼は〝重い〟ことを、熱はこもっていたが、おだやかな調子で話した。

二〇〇三年九月二十五日、トミーと村役場《バンド・オフィス》のまえで、ばったり会った。

——二、三日まえに村長《チーフ》のサイモン（三二六ページ参照）と助役《バンド・マネジャー》のスティーブ（シニア）（二四七ページ参照）が森林完全伐採《クリアー・カッティング》阻止のためにモントリオールのアビティビ社（四一一ページ参照）の本社に行ってお偉いさんと交渉したみたいだね？

「いや、あいつらの弱腰交渉、ダメだよ。せっかく伐採会社のお偉いさんと会ったんだったら、もっと、しぶとく交渉して、いろんな条件をだすべきだった。『文句があるなら、自分たちのやり方で木を切ればいい。それをこちらにわたしてもらってもいいんだよ』と相手に言われて、『それは不可能だ』とすごすごひきあげてくるなんてだらしない。『そうしようじゃないか。ただし、おれたちには伐採用の機械類や木材運搬用のトラックがないから提供しろ。伐採の技術も指導しろ』ぐらいの交渉をしてこないとね」

——最近は、なにをしてるの？

「あたらしい国立公園を連邦政府が、グラシイの周辺につくろうとしているんだ。むかしは、連中、おれたちを無視して計画を進めたけど、時代の流れというか、変貌《へんぼう》というか、『インディアン条約３《スリー》』（注２）に参加している二十八の村《ハンド》の代表を計画段階から、今回は参画させてるんだ。おれがグラシイの代表に選ばれるはずだ。そのおかげて家……電気も水道もない家だけどね……を提供されそうだよ。もし、そうなれば七〇年代に不審火で家をうしなってから、ホームレス同然の生活をしていたおれは、自分の家のベッドで寝るのはひさしぶりってことになる」とここで、トミーはニヤリと笑って、「むかし、七〇年代なかば、ホワイトドッグのルイ・キャメロン（九五、一四八、一五四ページ参照）とおれが中心になって、おれたちの権利を守るためにオジブワ戦士集団《Ojibwa Warrior Society》を結成したこと、知ってるよね？　おれたちの土地、アニシナベ（注3）・パークをケノラ市にとりあげられたときに、仲間たちと武装して現地にたてこもったことがある。あのとき、二十四の村《バンド》に檄《げき》をとばして参加を呼びかけたら、参加したのはみっつの村《バンド》だけだった。おれはあのころ村長《チーフ》だったが、あの事件でクビになってしまった……ルイとおれは、一時期、刑務所にもいれられたしね。ところが、今回はどうだい、このところの環境保護ブームで、二十八の村《バンド》が率先して、この新しいプロジェクトに参加してるんだから……世の中、かわったもんだ」

トミーは、ここで彼独特の皮肉っぽい不敵な笑顔を浮かべた。

二〇〇四年四月八日、グラシイ。トミーは村《バンド》にいなかった。政治の世界で「夢よもう一度」と願ったトミーだったが、三月二十五日におこなわれたグラシイの村会議員選挙に立候補して落選。彼は村《バンド》を去った。地元紙の記者マイク・アイケン（有力な調査［取材］協力者の白人《コケージョン》男性）は、ケノラ市のホームレス収容施設《シェルター》で彼をときどき見かけるという。

注1　まえに書いた（五五ページ参照）が、ホワイトドッグの代表は、ジャック・ケントとアンソニー・ヘンリー（四三ページ参照）。この視察団には、ジル・トーリー（一二三ページ参照）とバーニー・ラム（二三〇ページ参照）も参加している。ナショナル・インディアン・ブラザーフッド（NIB）が訪日資金をだしたが、バーニーもだしたという説がある。

注2　一説によれば、非先住民《ファースト・ネーション》の諸勢力（カナダ連邦政府もふくむ）と先住民《ファースト・ネーション》のあいだで、一七二五年から一九二三年にかけて約七十の条約が締結されたという（詳細、調査中）。そのなかの条約のひとつ。

注3　オジブワ語で自民族のこと。

ウィリアム・フォビスター

一九四六年二月十八日生まれ（五十八歳）。通称、ビル。村長《チーフ》（二〇〇一年九月の面接調査《インタビュー》［取材］当時。二〇〇四年四月現在は教育長）。

村長《チーフ》の負う責任には際限がない。グラシイの村長《チーフ》をつとめているビルは忙しい（二〇〇四年四月現在はサイモン・フォビスター［三二六ページ参照］が村長《チーフ》）。そんな彼が、土曜日の夕方に見せる姿は、ほほえましい。孫《まご》とその友だちが、彼にじゃれついてはなれない。森で木を切り、それを軒先に積みながら、「これは冬用の燃料だ」と彼は言った。

ビルは、自分のコミュニティーを格好つけて語らない。数おおくの問題点を率直に認めながら、それにおしつぶされている様子はまったくない。疲れている様子も見せなかった。なにが彼をそうさせるのか。それは、むかしにくらべれば事態はよくなったという確信、そして若者には、もっとあかるい未来があるという信念に彼が支えられているからだ。

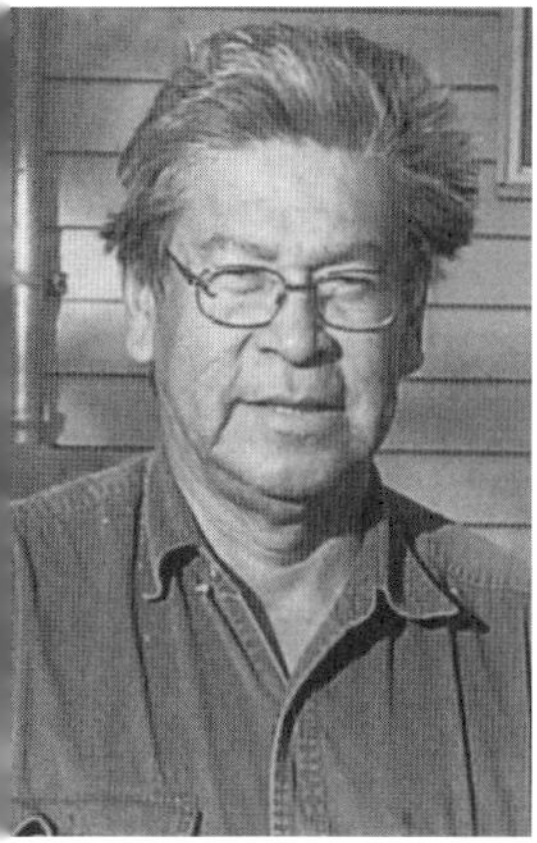

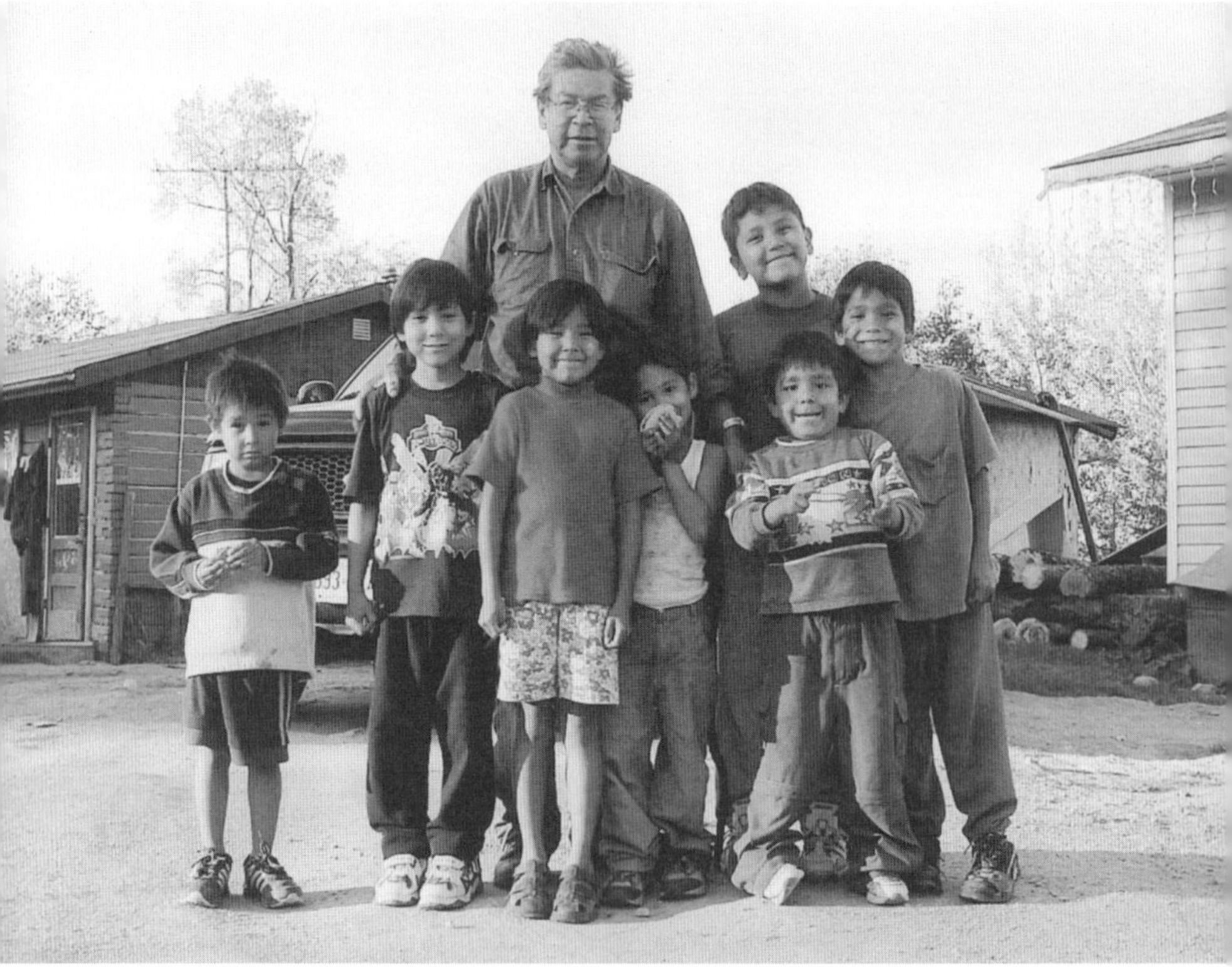

「いまとりかからなければならない最優先事項は、森問題。十年ほどまえから進行中の村《バンド》のまわりの森の完全伐採《クリアー・カッティング》を阻止しなければならない」

とビルは言う。

伐採による環境への悪影響は、はかりしれない。おおきな不毛の土地を孫《まご》子の代にのこしてしまうということだけでなく、完全伐採《クリアー・カッティング》のまえに飛行機から化学薬品を散布する問題もある。自分自身が有機水銀中毒症（疾患）におかされたビルは、この化学薬品が村《バンド》の人びとの健康にあたえる影響を心配している。

もうひとつ、ビルがいま現在力をいれていること。それは地域の雇用の安定化。

——村《バンド》の未来になにを望んでいますか？

「ここでは、八〇パーセントから九〇パーセントくらいの人びとが失業しています（注一）。安定した職についている人はすこししかいません。しかし、働く能力のある人びとが、ひとたび職を持つことができさえすれば、生活が安定する。朝仕事にでかけて働き、家の食卓に食べ物を持ち帰ることができるようになると思います。また、若者にいい教育をうけさせることも必要。そうすれば、社会からいろんなことを学ぶことができるようになる。ただ、大切なことは自分の文化と言語を忘れないことです。白人社会《コケージョン・ソサエティー》とわれわれの社会——両方のことを知っていなければいけません。それが、わたしたちが若い人に教えなければならないことです。世のなかには、科学技術もコンピューターもあって、わたしたちは自分たちのためにそれをつかいこなさなければ……それがわたしの目標です。わたしたちは若者のためになること、彼らのはげみになることを計画していかねばなりません。でないと、彼らはやる気をうしなってしまいます」

と明快に答えながらビルは、ここでとおくを見る目つきをした。

注— 水銀汚染事件がおきて商業漁業《コマーシャル・フィッシング》が禁止され、バーニー・ラム（二三〇ページ参照）が、釣り宿《フィッシング・ロッジ》を閉鎖するまえのグラシイの失業率は約二〇パーセントだった。

ものろーぐ

二〇〇一年の調査（取材）許可は、ビルが村長《チーフ》時代にだしてくれた。スティーブ・フォビスター（シニア）（二四七ページ参照）とまくどなるどは、この年も事前に電話やメールで連絡をとりあっていたし、彼女が県立宮城大学「エコ・リンクス演習ゼミ」（四一六ページ参照）の学生をグラシイにつれてきたときにはビルが、わざわざ時間をさいて、学生にいろいろ話してくれたこともあった。こんなふうに、おたがいに〝知らない仲〟ではなかったにしても、ぼくらのやり方は、かなり乱暴だった。いきなり村役場《バンド・オフィス》の村長《チーフ》室に、ビルとのアポをとらないでおしかけて、単刀直入に切りだした。

「日本から来たんですが、ご当地の水銀汚染問題に対する村人《バンド・メンバー》の意識調査をして本にしたいんです。村人《バンド・メンバー》の面接調査《インタビュー》（取材）をする許可と、それを本にする許可をもらえませんか？」

「日本にはいろいろお世話になっている……いいでしょう」

……その場にいたスティーブが『日本からやってきたこの方たちの面接調査《インタビュー》（取材）を許可する。村人《バンド・メンバー》各位の協力を期待する』という文書をつくってくれ、ビルが署名してくれたのだった。

礒貝 浩

スティーブ・フォビスター（シニア）

一九五二年二月二十二日生まれ（五十二歳）。ニイパウィトウン信託資金事務所の技術計画顧問で、ウィリアム・フォビスター（二四三ページ参照）不在の際「臨時村長《チーフ》」をしばしばつとめる。

なにか問題が生じたり質問があるときには、スティーブ（シニア）のところへ行けばいい。

二〇〇一年九月十九日、スティーブのそばにいたまくどなるどの証言。

学校で化学物質が漏出するという事件があった。学校が閉鎖された。親たちに通知をだして子どもを家まで帰らせた。そのことを知った彼は、ただちにコンピューターにむかって漏出の疑いのあるエチレン・グリコールについての情報を探しはじめた。それと同時に彼は、オンタリオ州の環境省に電話で漏出への対処法を問いあわせていた。

スティーブとは、こんな男である。

スティーブは七〇年代のおわりから八〇年代初期を「困難な時期」と呼ぶ。そのころ彼は村長《チーフ》だった。この役職は、ここではけっしてうらやむべき地位ではない。もうひとり八〇年代初期に村長《チーフ》をつとめたアーノルド・ペリー（二八〇ページ参照）もおなじようなことを言ってい

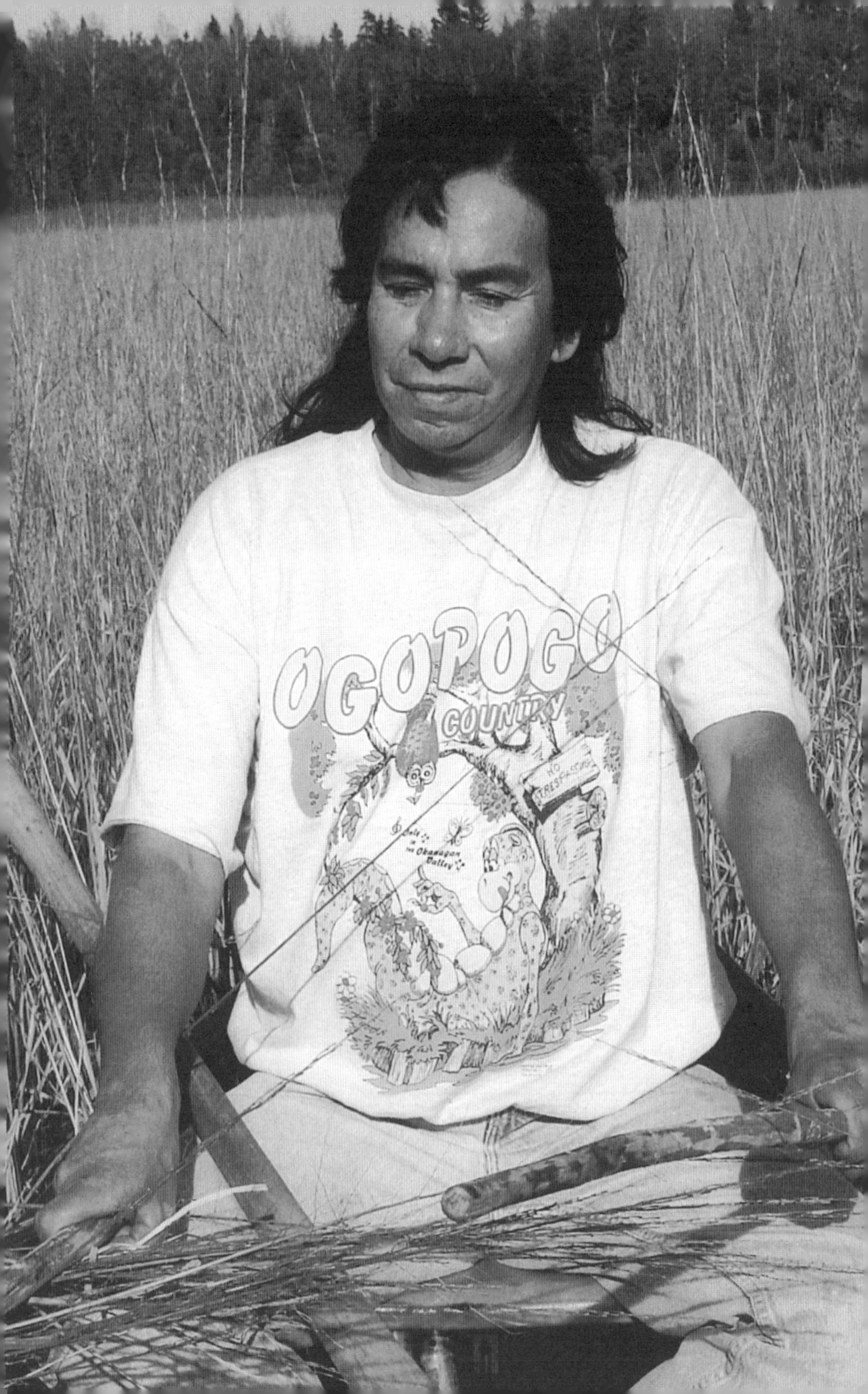
OGOPOGO
COUNTRY

た。

いろんな意見のちがいがある〝内なる争い〟を外に見せず、微妙な内部調整をして、外の世界（カナダ連邦政府、オンタリオ州政府、公害をもたらした企業など）との交渉に強い態度でのぞむことは「リーダーとしてチャレンジングなことだった」と彼は回想する。

とにかく、こうした〝民族にとって困難な日日〟を若かったスティーブは一生懸命戦った。

「コミュニティーにはたくさんの問題がありました。自殺もおおかったんです、とくに若い人たちのあいだで。わたしたちはコミュニティーを正常化しようと心にきめました。その対策として人びとの生活水準を向上させようと努力しました。たとえば、わたしたちの村《バンド》には水道もなく、電気もありませんでした。カナダ連邦政府と州政府の両者と交渉をしていたころは、こういう問題がいろいろあったんです。おなじころに学校が火事になって、子どもたちが教育をうけるところもなくなりました。それで移動式の教室をつかわなければならなかったんです。こういうもろもろの責任が、村長《チーフ》が本来やらなければならない重い責任のある仕事のうえに、さらにおおいかぶさりました……ほんと、交渉だけでなく、すべき仕事が山ほどあったのに。交渉では、とにかく生きのびようと……自分たちの立場を守ろうと努力していましたが、政府はこちらの内部対立を見透かしていると思いましたね。それを利用して、交渉を自分たちに有利な方向に持っていこうとした……われわれをあやつっていたところがあると思います。彼らは同意書作成にあたって、頑として譲らないところが、たくさんありました」

〝もし〟というのは、ここでこうした過去をふりかえるときにあまり意味がない。〝もし〟ダムの建設が、もし〟強制移動が、〝もし〟水銀による湖の汚染がなかったらいまのグラシイがどうなっていたか、などと考える人はほとんどいない。すくなくとも面接調査《インタビュー》(取材)をした人びとの言葉のなかに、〝もし〟はなかった。

スティーブだけがこの〝もし〟を語った。

「汚染と戦った日日のことを思いかえすと、〝もし〟新しい移住先に適応する必要がなかったなら、〝もし〟教育をうけた人びとがもっといたなら、と考えることがときどきあります。〝もし〟そうだったら、われわれは政府ともっと有利に交渉できたでしょうし、汚染にかかわった企業も破産するまで追いこむことができたでしょう。そうあるべきでした……〝もし〟もう一度やりなおせるとしたら、わたしが思うに、お金はうけとらない。そのむかし、白人《コケージョン》とかわした条約できめられた土地の返還をわたしたちは強く求めるべきでした。彼らの利害関係や権利関係などおかまいなしに、求めるべきだったんです……カナダの東海岸の先住民《ファースト・ネーション》の仲間たちが連邦政府を相手どり訴訟をおこして、彼らが勝って優先権などをえた、あのような方法で戦うべきだった。わたしたちの場合はカナダの裁判所ではなくて、国際的な裁判に持ちこむべきだったと思っています。そうすればいま、きっともうちょっと、ここはかわっていた。でも当時、わたしたちは政府を訴えることはできない、と言われていました。かえすがえすも残念です」

スティーブはおのれの村長《チーフ》時代を、にがにがしくかえりみる。水銀汚染事件――それまで森のなかで貧しかったが自然と〝添い寝〟しながら心豊かに暮らしていたオジブワの人びとにとっては青天の霹靂《へきれき》ともいえる災難にみまわれて、大混乱におちいったコミュニティーをたばねていた総指揮官として彼には内心忸怩《じくじ》たる思いがある。その状況に適応できないで右往左往した村人《バンド・メンバー》に内側から足をひっぱられたり、裏切られたりもした。村長《チーフ》として、「いまひとつ、ちゃんととりしきれなかった」という不快感が、いまも彼の心の底に澱《おり》のように沈殿している。ある時期、『インディアン条約3《スリー》』（二四二ページ『注2』参照）がたばねている二十八の村《バンド》全部の〝総指揮官〟をやったこともあるスティーブは、「もうちょっと、なにかやれたはずだ」という思いをいだいたまま、〝長〟の座をおりた。やがて、あれこれあって失意のどん底に落ちたスティーブは、一時は酒におぼれ、家財産もなくし、なにをする気力もうしなっていた。そんな彼が不死鳥のようによみがえった。

スティーブをよく知る友だちのひとりが言う。

「むかしのにがにがしい思い、リベンジ精神が、いまの彼の原動力になっているんだ」

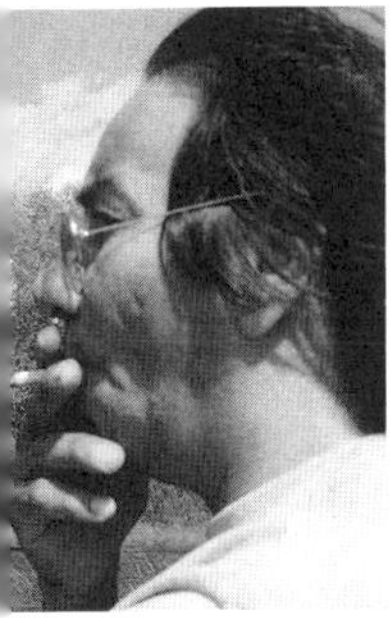

キャサリン・テイペイイウェイケジク

一九五五年二月五日生まれ（四十九歳）。臨時の地域保健機構代表。一九七五年から九二年まで代表をつとめたことがあるため、産休で不在の現代表の代理として選ばれた。二〇〇四年四月現在、ガンをわずらったキャサリンは、ケノラ市の病院とグラシイのあいだを行ったり来たりの生活をおくっている。

おおくのカナダ人が、「野外《アウトドア》ですごす楽しい週末」には、町で買いこんできたビンづめのミネラル・ウォーターをどっさりもって湖畔の別荘《コテージ》にやってくる。そして、その人たちは、週明けには荷物をまとめて街の家へ帰る。一方、キャサリンをはじめグラシイの人びとは、洗濯、飲料水、あるいは食器洗いなどの〝生活用水〟として、来る日も来る日も、よごれた水をつかうことを、ごく最近まで余儀なくされていた。

「わたしたちは湖から水をひいてつかっていました。そしてむかしからみんながやっているように、水を一度わかすことで、水は浄化されると信じていました。水銀の〝毒〟の害は、お湯の沸騰《ふっとう》で解決するほど、やわなものじゃないってことは知りませんでした。わたしには子どもが三人いるんですが、からだを洗いたいときは、そのあたためた水をつかって、わたしと夫（注1）と子どもたちみんなで洗いました……わたしたちが普通に水道をつかえる

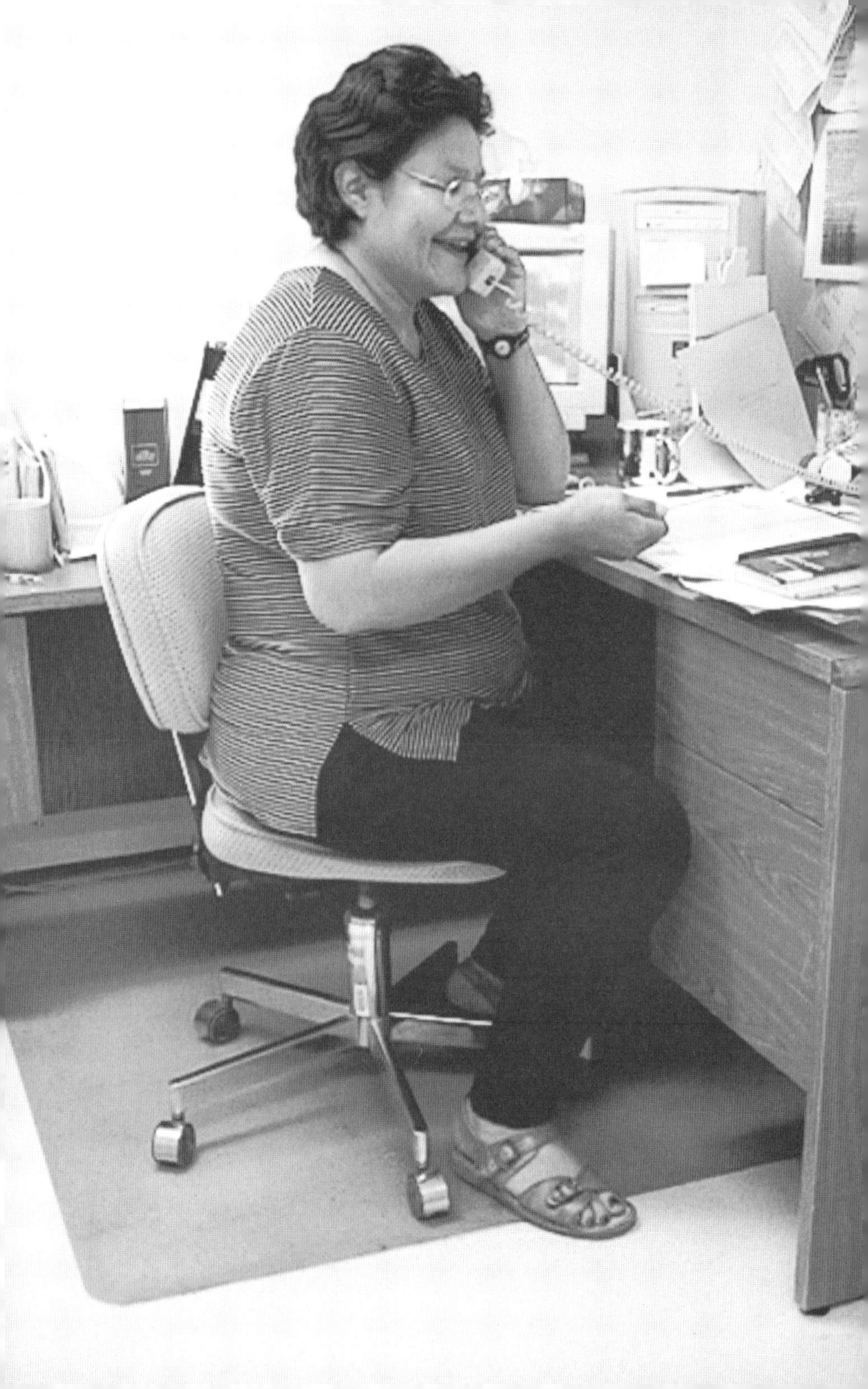

ようになったのは、（しばらく考えて）たぶんここ十年くらいのことですね。ほかの人にとってはあたりまえの〝もの〟を、わたしたちはごく最近手にいれたんです。いまでも水は、本当にわたしたちにとっては〝贅沢品〟なんです」

キャサリンにはお茶目な雰囲気がある。照れくさそうに笑う。やさしい話し方をする人だった。一九七五年から九二年まで地域保健機構代表をつとめたキャサリンは、水銀汚染について、とくに怒ったり感情をまじえた様子もなく、さらっとつぎのように言った。

「あの人たち（白人《コケージョン》）は、わたしたちになにをしていたのかは知ってたんですよ。わたしたちは、所詮〝インディアン〟ってこと？」

注一　キャサリンの前夫はスティーブ・フォビスター（シニア）（二四七ページ参照）である。離婚はしたが、いまでもいい友だちだと、ふたりとも言う。スティーブ（シニア）が、ぽつりと言ったことがある。「わたしがどん底に落ちたとき職も家もうしなった。そして、キャサリンもうしなった」、と。

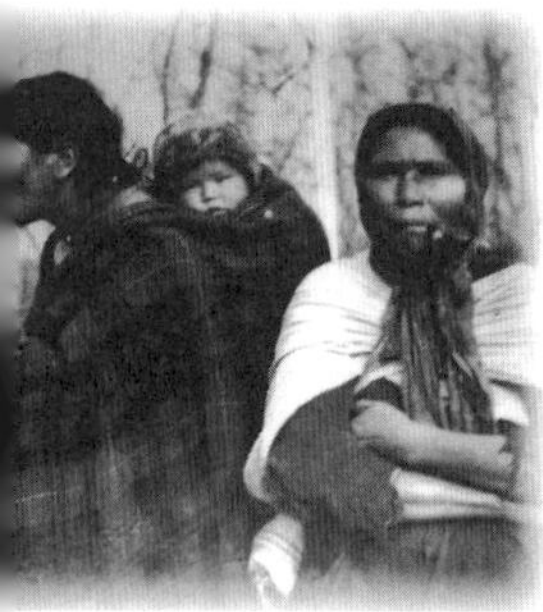

キセルでタバコをすっている女《ひと》。1920年代にキャスリーン・キャンベルの父アーネスト・グッドマンがとった写真（サスカチュワン州フォート・ア・ラ・コーン＝カナダではじめて小麦を栽培したことで有名な地域）。

「わたしたちは、所詮〝インディアン〟ってこと？」(1940～50年代の森のなかのくらし)

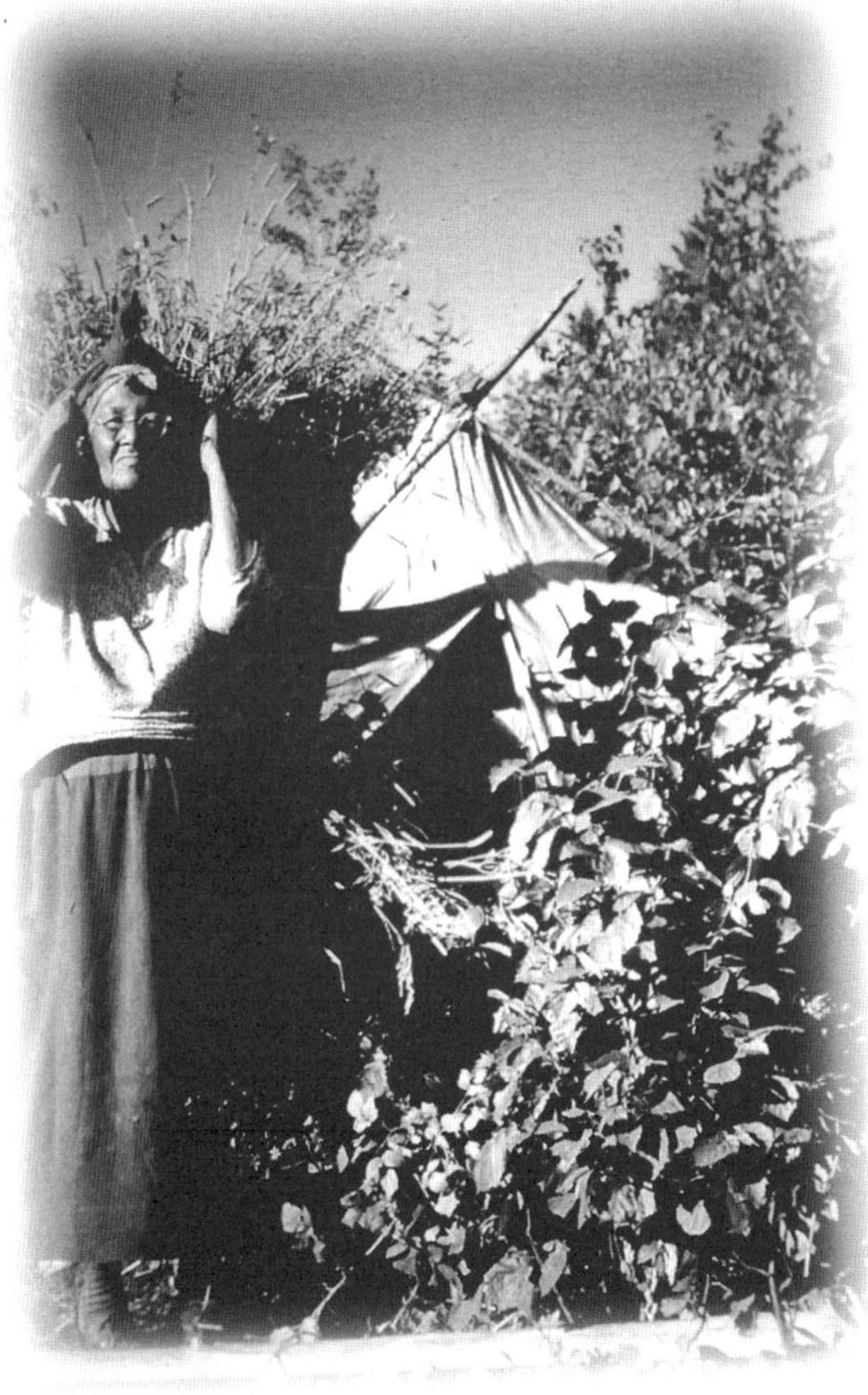

ラファエル・フォビスター

一九五一年十月十七日生まれ（五十二歳）。現在職探し中。

ラファエルはグラシイから二度目に日本へ行った人である。一九八三年（注一）に娘のヨランダ（二五九ページ参照）をともなって水俣をおとずれた。彼はいまでもそのときの思い出の品品を持っている――写真、新聞の切り抜き、娘が日本で履いていた下駄、使用ずみの切符、講演用の手書きメモなど。そのすべてが色あせた赤い靴箱に丁寧にいれてある。この箱のコレクションは、日本とグラシイ間の交流を示す数すくない貴重な〝証拠品〟だ。日本へ旅だったことで、ラファエルは自分たちのコミュニティーを外から見ることができるようになったという。

彼の忠告。そして、持論。

「あなたたちは、自分の見解をうちだすまえに、グラシイの人びとだけでなく、水銀汚染問題にかかわっている、あるいはかつてかかわったことのあるすべての人びとと話すべきだ。グラシイとミナマタの一番おおきなちがいは、カナダでは有機水銀中毒症（疾患）に苦しんでいるのがネイティブ（先住民《ファースト・ネーションズ》）で、その原因をつくっているのがノン・ネイティブ（非先住民）であるということです……これが日本の水俣病《ミナマタ・ディジーズ》問題とのおおきなちがいです……日本では、被害者・加害者どちらとも〝同族〟です……共通している点は、病気の苦しみだけです」

注一　熊本日日新聞の報道によれば、ふたりが水俣をおとずれたのは、一九八三（昭和五十八）年四月二十九日。

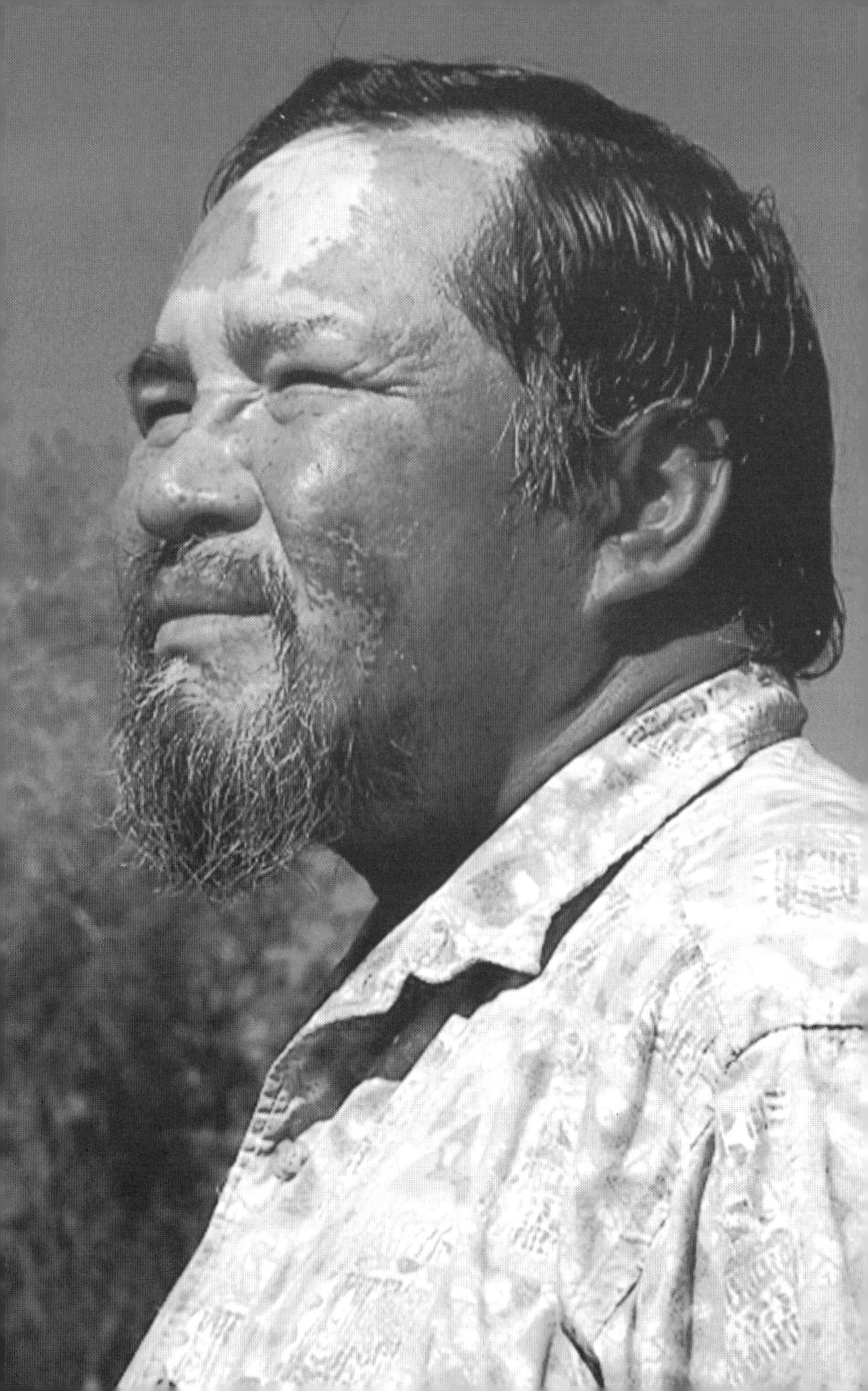

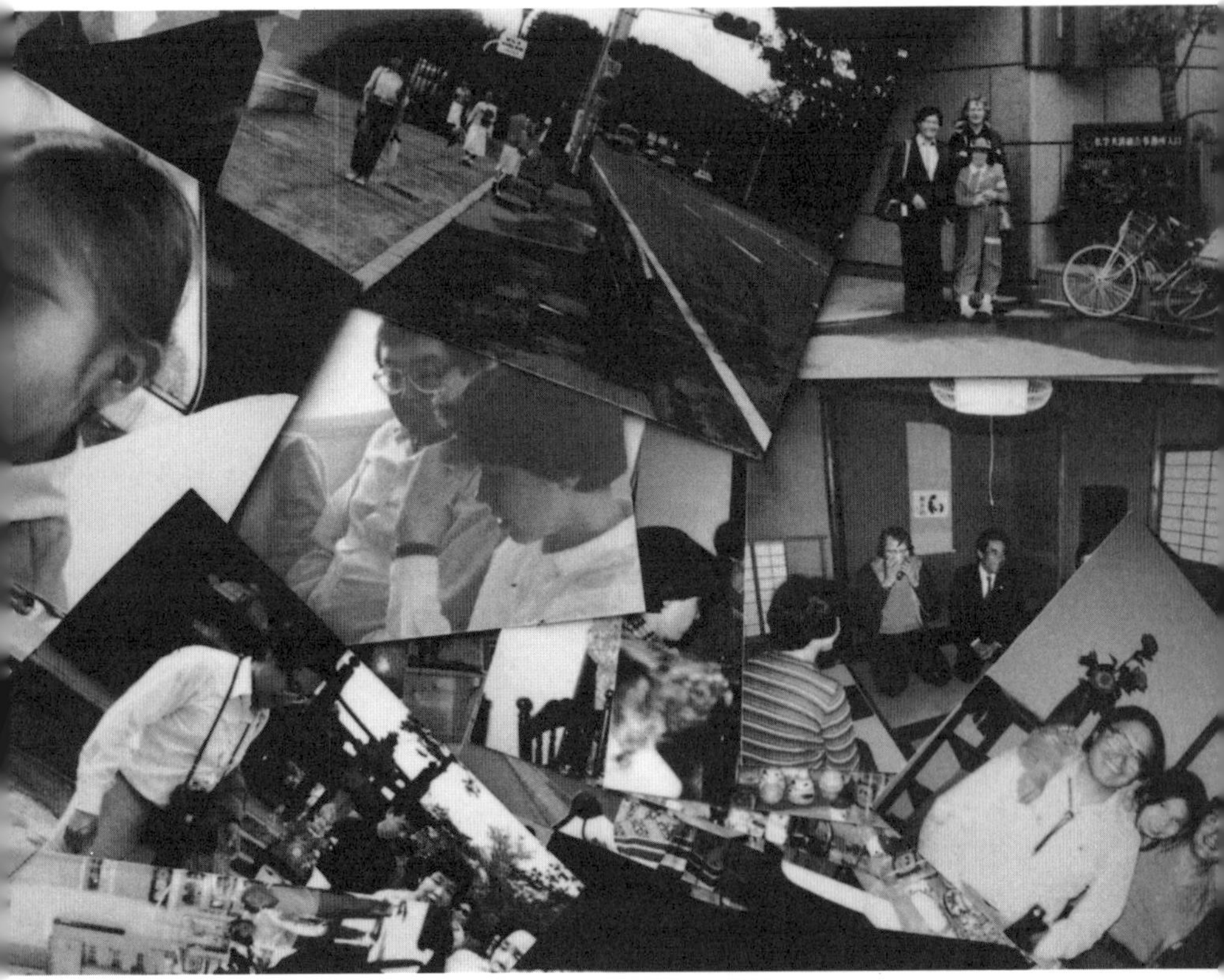

ラファエルが1984年に日本に行ったときにとった写真の数数。娘のヨランダ（左上）、アイリーン・スミス（120、231、237、333、428ページ参照）とラファエル（まんなか）。

ヨランダ・フォビスター

一九七三年十月七日生まれ（三十歳）。マニトバ大学商学部に在学中で二児の母。

父のラファエル・フォビスター（二五六ページ参照）につれられて日本へ行ったのは、彼女が十二歳のときだった。そのときの記憶はいまも彼女のなかに生きている。水俣病患者、そして自分の村《バンド》で見た〝健康被害〟の患者たちについてヨランダは話す。

「あの人たちのことは、よくおぼえていますよ。（しばらく間をおいて）普通の人生をおくろうとしているのに、それがとてもむずかしい。そうしたくても、そうできないからなんです。その原因が化学物質による汚染だなんて信じられない。ほかの人がひきおこしたできごとで、あんなことになるんですから……水銀汚染のことで、最初にわたしが感じたのは、水が大切だってことでした……でも見ていて一番心が痛むのは、人がこうむった被害です」

ヨランダは子どものころの記憶を呼びさましながら、こうも語った。

「子どものころ、大人たちから湖では泳ぐなと言われていたのをおぼえています。でも当然、子どもたちは水あびに行ってしまいます。そこに湖があるんですから。ひいおばあちゃんが、指定居住区《リザーブ》の反対側で水を飲んでいたのもおぼえています。冬は湖の氷をとかして飲み水にしたり、湖に穴をあけて水を汲みあげていました。いまはだれだって、そんなよごれ

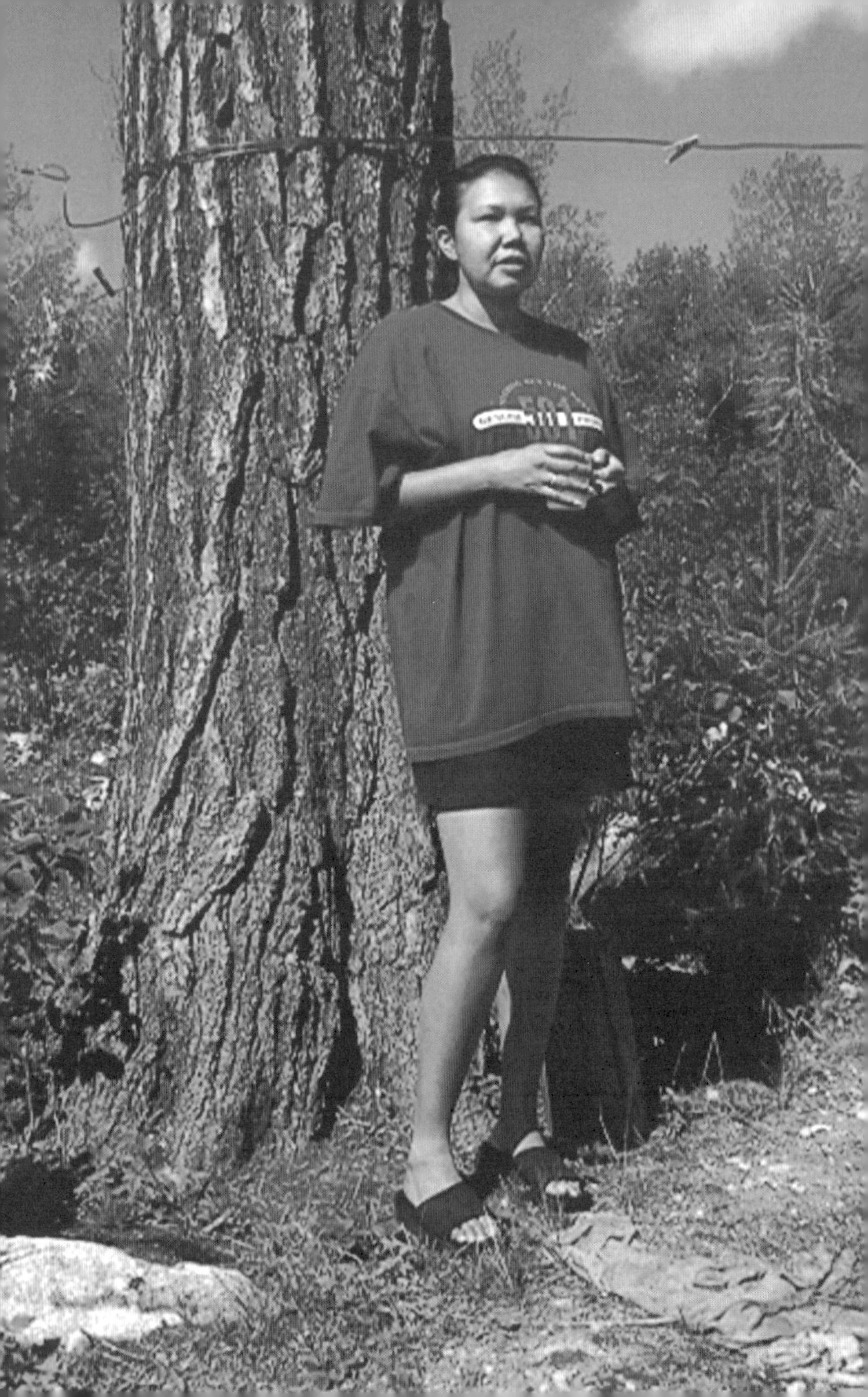

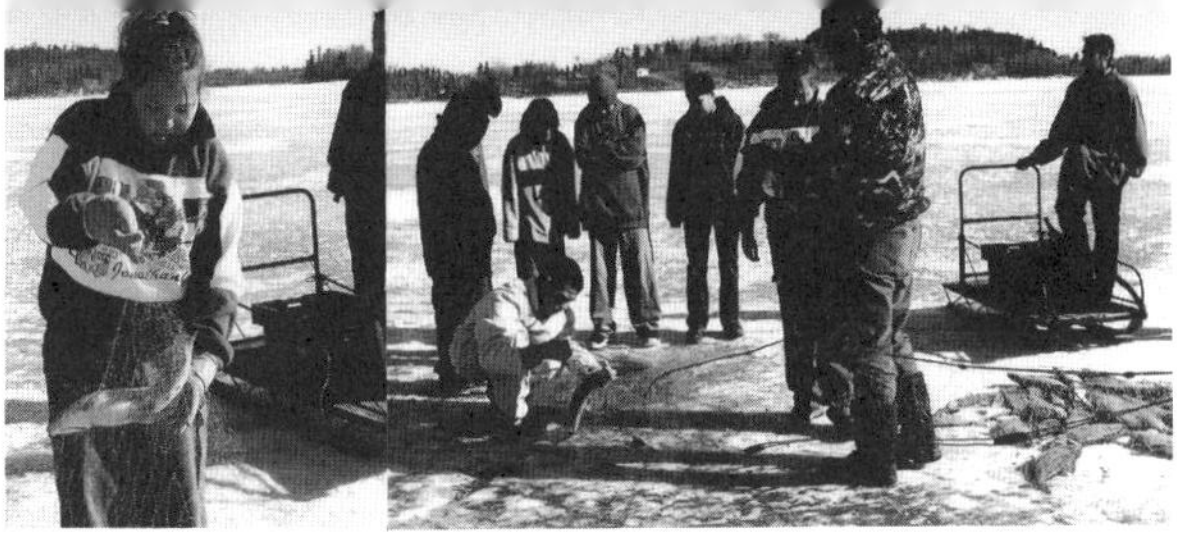

冬のグラシイの凍った湖。伝統文化を学ぶ学校の実習風景。

た水は飲まないし、泳いだりしないでしょう。なにも知らないちいさい子どもたち以外は」

彼女たちの世代と、両親の世代のちがいについても語った。

「忘れられがちなのは、(六〇〜七〇年代の)老人たちのおおくがオジブワ語しか話せなかったということ。いまでは考えられないけど、みんな外の世界から孤立していました。わたしの両親はもうすぐ五十歳になろうとしていますが、森で育ちました。漁をしたり、ワナで狩りをしたりして育ったんです。ほかの場所へ行く必要もなかったし。わたしの母は湖のなかの島で育ちました。物もすくなかった。あったのはちいさなほったて小屋だけです。その後、この指定居住区《リザーブ》にうつってきたんですが、まだ……年輩の人たちのおおくは、読み書きができません。言語の壁があるんです。最近は、みんなもこのことがつぎの課題だとようやくわかってきました。今度は手にいれた知識をどのようにつかうかを知らなければならないわけで、わたしたちはいまそれを学んでいるところです。自分たちも英語の読み書きができるとわかったので、それをつかってなにかができるんだと気づいたわけです。きっと、このことが、たくさんの変化をもたらすでしょう。実際、いろんな動きもすこしずつ進んでいます」

ヨランダはここで一旦息をつき、コーヒーをひとすすりしてからつけ加えた。

「わたしたちが知っていなければならないのは、わたしたちでも事態をかえられるということです。世のなかにむかってなにかを話せば、それはなんらかの変化をもたらすんです。ただ、みんなで一緒に動かなければいけません。みんなで協力してやっていかなければ……」

イジー・フォビスター

十一月四日生まれ。何年に生まれたのか知らないが、自分が七歳（二〇〇一年九月の面接調査《インタビュー》［取材］当時）であることはたしかだと言う。当時は、小学校三年生だった。

イジーと会ったのは、まぶしくて暑い太陽がさんさんとふりそそぐ日曜日だった。彼は家の裏庭で遊んでいた。ハックルベリー・フィンを彷彿《ほうふつ》とさせる子どもである。昨日、家族のみんなと釣りに行った。釣れた魚でバーベキューを……丸太をそのまま燃やした火をつかったバーベキュー。楽しそうにその話をしてくれたイジーだったが、面接調査《インタビュー》（取材）をはじめようとすると、昨日のバーベキューの残骸のこげた炭のあいだを舞っているチョウチョウに気をとられ、うわの空。

――グラシイの水について感想は？

「オーケーだよ」

と無頓着にひとことだけ答えてチョウチョウを追う。

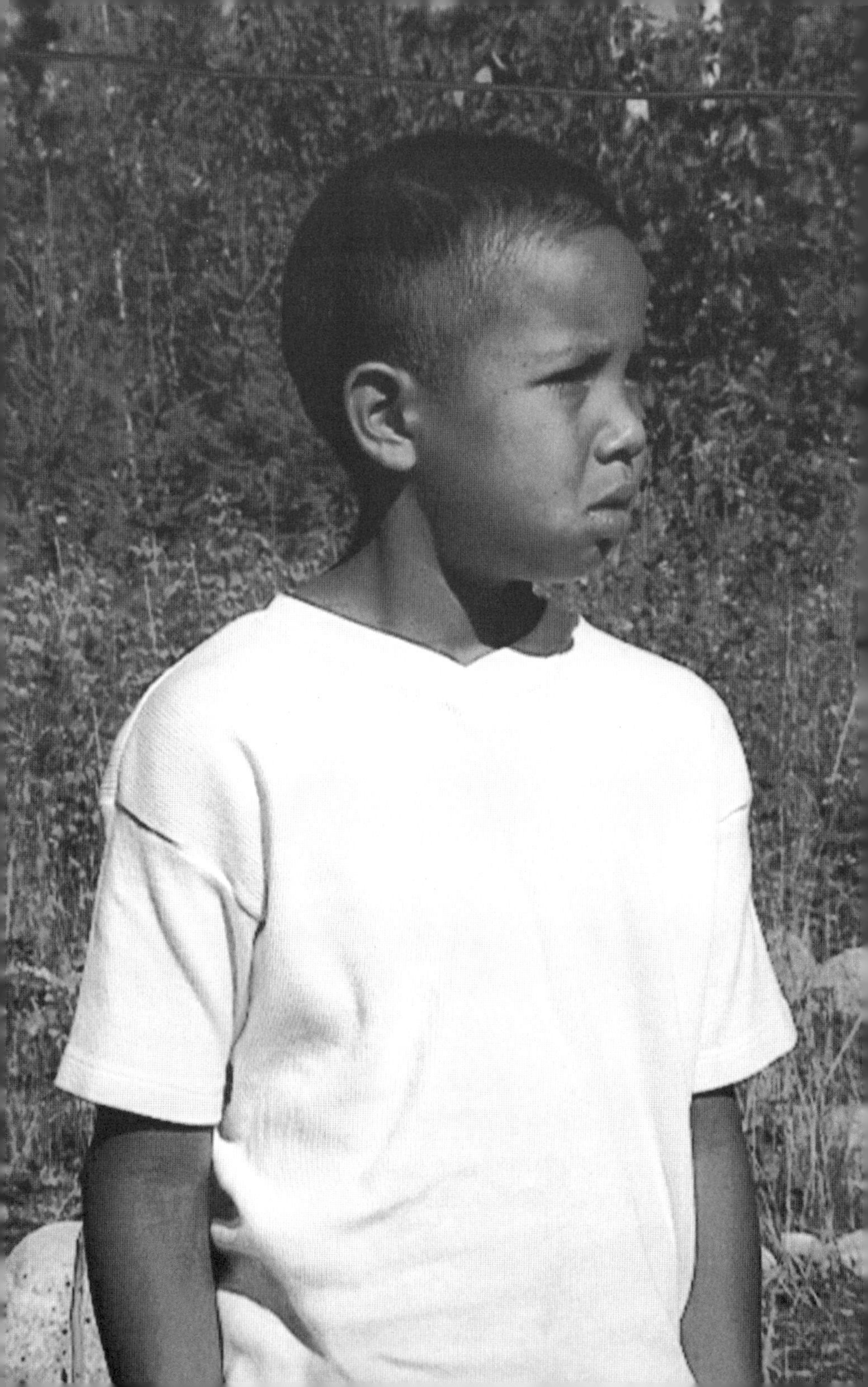

シェリー・フォビスター

一九七八年五月十一日生まれ（二十五歳）。事務員。

シェリーは自分のことを「歩く薬局です」と、ちょっとはにかみながら言った。二〇〇一年七月から病気のために無期限の休暇をとった。それからシェリーは病気の正体をつきとめるために医師のもとに通うたいへんな毎日をおくっている。唯一、医師たちがあきらかにできたことは、彼女がこの先五年間、子どもを産むべきではないということである。そしてその後、もし子どもをつくりたければ、その一年まえに医師と相談しなさい、と言われている。先月、彼女は水銀中毒症（疾患）補償認定委員会（水銀障害理事会＝一四六、一六二、一七五、一八七、一九〇、三九二、四三三、四三八、四四〇ページ参照）から、再検査をおこなうとの通達をうけとった。彼女は現在それを待っている。

「医師たちは、わたしに精神的な不安症と偏頭痛をともなった発作が見られると言っていました。毎回の検査で、わたしにこのふたつの症状があることはわかるんですが、どんなに検査をしても病名を特定できないんです。最初はテンカンだと言われましたが、その後、やはりちがう病気だと言われました。それから、脊椎に問題があるというたいへんなことも言われたんです。本当にきりがありません」

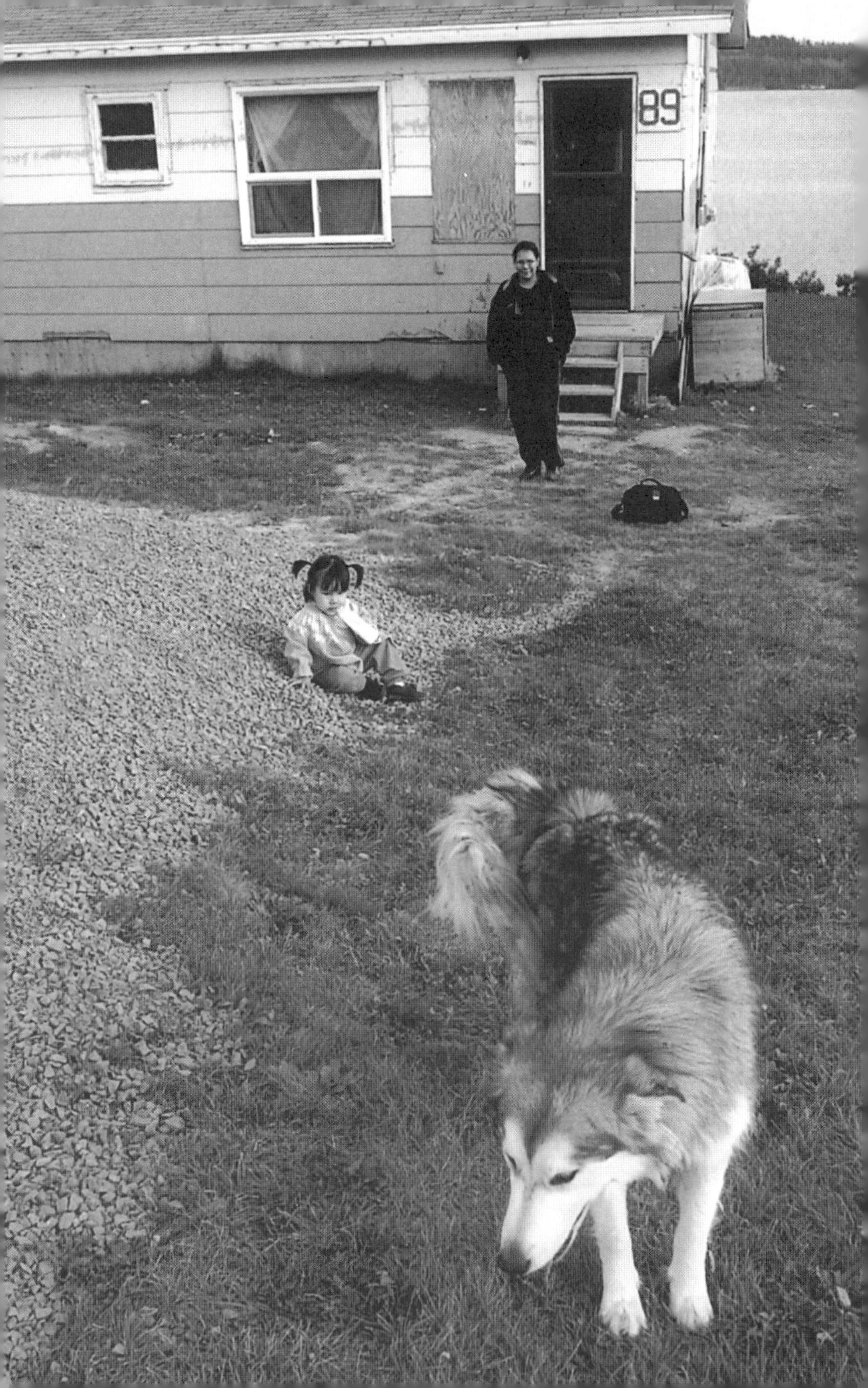
89

ウェイン・ハヤシンス

一九六一年六月二十九日生まれ（四十二歳）。グラシイ・ナロウズ健康管理《ヘルス》センター所長。

健康管理《ヘルス》センター（診療所もかねている。二週間に一度、医者がまわってくる）のロビーの壁は、まっ白で清潔感がただよう。その壁には、さまざまな医療関係のポスターがはってある。一隅には本棚がおいてあり、そこには、びっしりとパンフレットが詰まっている。糖尿病予防法、アルコール依存症治療法、乳ガン発見法などなど……有機水銀中毒症（疾患）に関するパンフレットは見あたらない。看護師にその存在の有無を聞いたら、彼女は、しばらくして、奥の部屋から『水銀と健康について』というパンフレットを探しだしてきた。ケベック州北部のセント・ジェームズ・ベイ当局発行のそのパンフレットは、資料として保存されているものだという。

すみません、上司の許可がないと、これ以上の質問にはお答えできません、水銀問題をはじめ保健関連のことは、自由に話せないんです……丁寧に面接調査《インタビュー》（取材）を拒否するグラシイで生まれ育った先住民《ファースト・ネーション》の看護師。患者への配慮、すなわちプライバシー優先が理由だという。彼女は、サンダー・ベイ市に常駐している直属上司の連絡先を教えてくれたあと、グラシイの健康管理《ヘルス》センター所長ウェインを呼びにいった。

……ウェイン登場。

七か月まえに健康管理《ヘルス》センター所長に就任したウェイン。これまで、ずっとロッジで働いていた彼は、目下〝所長職修行中〟といったところか。

アポなしの飛びこみの面接調査《インタビュー》（取材）に、彼は一切とまどいを見せない。

「わたしの部屋に、どうぞ」

彼の部屋のコンピュータ・キーボードの隣にカナダ連邦政府発行の『水銀事項関連報告書』が無造作においてあった。

――水銀汚染問題に対するこのコミュニティーの意識の高さ、あるいは低さについて聞きたいのですが……ご当地で水銀汚染問題が発生してから、かれこれ三十年がすぎ去りました……今日、グラシイの人びとは水銀によって健康をそこねていると感じているのか、そのことを意識しているのか、個人個人の水銀汚染に対する認識（意識）調査（取材）が目的なんですが……まず、あなた自身はどうでしょう？　職業柄、あなたの意識は一般の村人《バンド・メンバー》と、ちょっとちがうのでは？

「答えは、イエスとノー。この職についたおかげで、情報がまえよりはいるようになったから、わたし自身の有機水銀中毒症（疾患）に対する知識が増えたことは事実。以前働いていたロッジの釣り案内人《フィッシング・ガイド》たちの何人かは、問題意識が高かった。『魚が水銀に汚染されている』

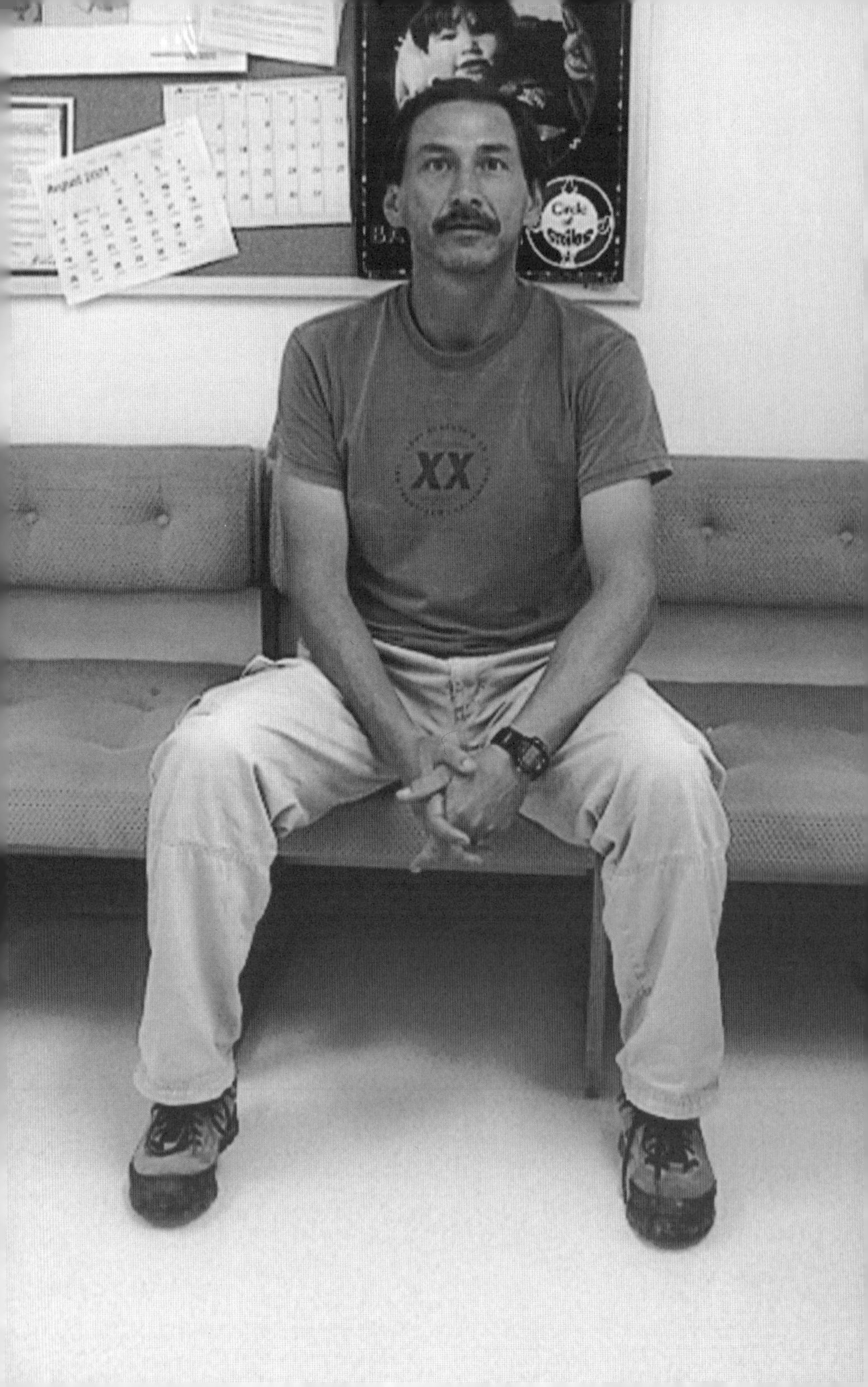
XX

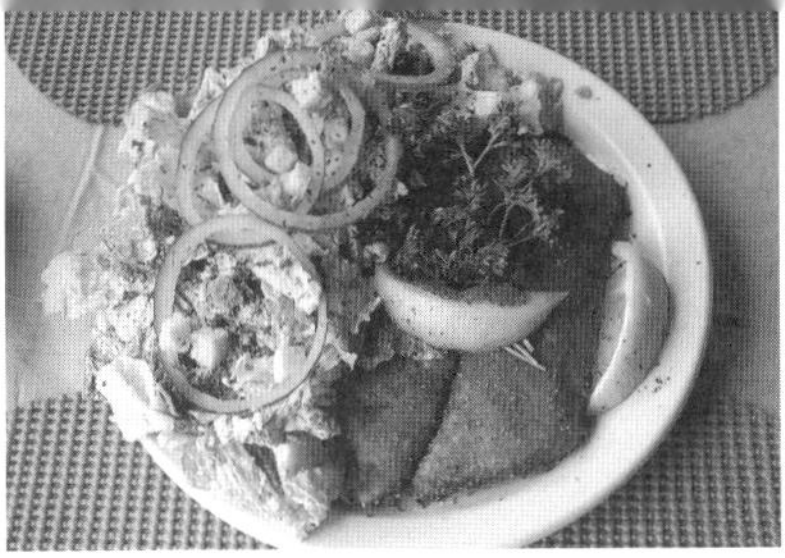

ウォールアイのフライ。淡泊で美味。

という注意書きが、あっちこっちにはってあるわりには、われわれは魚を食いすぎだと、みんなに注意をうながす案内人《ガイド》さんもいたし……。年をかさねるごとに水銀が徐徐にからだのなかにたまってくるということを、最近、グラシイの人びとは意識し、認識するようなってきた。魚を一匹食べたら、即、病気になるということではない。魚をたくさん食べれば食べるほど、からだのなかに有害物がたまってくるから、あの病気はやっかいなんです」

——安全な魚の摂取量は？

「彼ら（政府）は、一か月に六オンス（一七〇グラム）までと定めている。でも、わたしたちはウォールアイが大好物だから、どうしても、その量を超えて食べてしまう。そう、われわれはウォールアイが好きな民族なんだ。警告はわれわれに効果がない。残念だけど」

——いま食べている魚は安全？

「政府によればノー。でも見かけは、どこもわるくない……むずかしい問題だと思う。政府の消費基準は安全だと信じているが……」

——政府の定期的な魚の検査は？

「わたしの知るかぎり、やっている。魚の標本を漁師がとって、それを中央政府に委託されている研究所におくりつづけていると思う。さらに、川辺や湖岸線の植物の標本収集もやっている……むかしから水銀は、自然のなかにもともとあるものだから、やっかい。そうした水銀は、それこそ〝自然体〟で存在するが、人為的な活動——企業がたれ流したことによって河川に多量にはいった水銀が、そんな簡単になくなると思わない」

——水銀に関するパンフレットの配布は？

「イエス。パンフレットをコミュニティーに配布している。ほとんどのパンフレットは、イヌイット健康局が発行しているパンフレット。彼らからおくってもらって、コミュニティーの人びとにくばる。細かいことは脇においた簡単で基礎的な警告がおおい。また、村人《バンド・メンバー》が健康管理《ヘルス》センターにやってくると口頭で魚の消費量の注意もしたりしている……たくさん食べないようにとか。遅発性水俣病《ミナマタ・ディジーズ》もあるし。とくに妊婦に対しては、細心の注意をはらうように言っている。グラシイの妊婦たちに、胎児性有機水銀中毒症（疾患）（いわゆる胎児性水俣病《ミナマタ・ディジーズ》）のこわさを話す。でも『魚を食うな』と書いたおおきな看板を村《バンド》にたてたりはしていない。だって、ここの人たちは、この問題をみんなよく知っているし。結局、魚を食べるか食べないかは、本人がきめることで、自己責任だと思う……いわゆる水俣病の患者に実際に会ったことはない。求心性視野狭窄《きょうさく》、痙攣《けいれん》、振戦（震顫《しんせん》）、運動失調、すなわち構音（言語）障害や歩行障害、それに肢体末端の感覚障害……歩けないほどからだが萎縮《いしゅく》したりする様子はビデオや映画の映像で見ただけだ。似たような症状の患者は、何人か過去にこの村《バンド》で見かけたが、健康管理《ヘルス》センターに診断にきた患者のなかには、まだいない。じつはこちらの診断プロセスはちょっと問題だとわたしは思う。お医者さんに診《み》てもらうのに、こちらから診断依頼書をださなければならない。これってヘンだろう？　いまの診断システムに、わたしは疑問を感じている。ここが〝危険な地域〟とされているんだったら、その地域に住むみんなは自動的に検診をうけられるようにするべきだと思う。いまのままでは納得いかない」

――医者への診断依頼とは？

「まず、補償基金を担当しているグレート・ウエスト・ライフ保険会社に診断依頼書をだす。彼らがその書類を見てチェックしたあと、神経科医へそれをわたす。神経科医は、患者の認識能力、運動技能などをテストする。それだけ。有機水銀中毒に関しては、なんの診察もない。髪の毛、爪、血液検査、なし。物足りない診断……それはさておいても、なにより、なんで、こちらから診察の申し出をする必要があるのか理解できない。それに、診断にはお隣のマニトバ州のウィニペグ市まで行かなければならないなんて、おかしくない？」

こめんと

グラシイには病院がない。一番ちかい病院は約八二キロメートルもはなれたケノラ市のレイク・オブ・ザ・ウッズ病院。日本の都市に住む人には考えられないとんでもないことだろうが、カナダの〝僻地《へきち》住民〟にとってこれが現実。指定居住区《リザーブ》だけの問題ではない。白人社会《コケージョン・ソサエティー》もおなじ問題をかかえている。

カナダの医療制度はアメリカと比較した場合、社会主義型だとよく言われる。全体的に医療費が安くて子どもと老人には、ほとんど医療費負担がかからない。患者にとっては、望ましい医療態勢だが、この制度に満足していない医者もかなりいる。アメリカ型（資本主義型）医療制度のもとで医療活動に従事したほうが、なにかと有利だと考えるカナダの医者たちは、アメリカに〝でかせぎ〟に行く。医療訴訟のおおいアメリカでは、医者は弁護士さえ雇っておけば、カナダよりも豊かな生活が保証される。その結果、カナダは慢性的な医者不足状態になる。ケノラ市も水銀汚染源の〝工場の城下町〟ドライデン市も必死に医者探しをしているが、募集に応じてやってくる医者は、ほとんどいない。老後、アメリカからカナダに帰国する医者たちもいるにはいるが、その人たちですら、僻地《へきち》にはやってこない。

とにかく、カナダの辺境の地には病院がすくない。医者の数もすくない。こういう事情があるにしても、カナダの医者たちは、グラシイとホワイトドッグの水銀汚染問題に積極的にとりくんだのか？　この点には疑問がのこる。もちろん、環境問題を追求するいろんな研究プロジェクトや調査活動は、一九七〇年代からたくさんあった。なかには栄養学関係の研究もあることはあったが、自然界を対象にした研究がおおかった。このことは、わからないでもない。この地に水銀汚染問題が生じたころの環境問題意識は「環境問題、すなわち自然破壊問題」だった。「人間の破壊」を対象にした学際的な研究アプローチは、まだ確立していなかった。アナスタシア（三三四ページ参照）をグラシイに連邦政府がおくりこんだことなどは、学際的研究のはしりと言えるだろう。でも、『水銀の影響が消えるのには百年かかる』と当時の政府関連機関がだした報告書に書いてあるにもかかわらず、水銀汚染の現場であるドライデン市やグラシイやホワイトドックに、連邦政府も州政府も水銀のことがわかる専門医を定期的にも長期的にもおくりこまなかった……もともと、カナダの医療界の視野に先住民《ファースト・ネーション》の有機水銀中毒症（疾患）は、はいっていなかった。われわれは見捨てられたんだ、という怨嗟《えんさ》の声がグラシイやホワイトドッグであがるのは当然である。個人の医者としてグラシイに二年間住んで、この問題にとりくんだピーター・ニューベリー医師（三六八ページ参照）のような人もいるにはいた。でも、ほかの大多数の医師は?

カナダの医療界の動向は、未調査だが、水銀汚染の長期間影響《ロング・ターム・インパクト》を認めているわりには、国や州が医療の組織的なアフターケアをおろそかにしたことは事実である。『まえがき』（九ページ参照）に書いたように、これをすくなくとも日本の医師団はやった。彼ら自身、このアフターケアを「世界ではじめての試み」と誇っている（巻末『資料編』〔四二八ページ〕参照）。

〝カナダのミナマタ病〟患者の診察をこうやって二度にわたっておこなった日本の医師団に対して水銀汚染の被害者以外のカナダ側の関係者は、先住民《ファースト・ネーション》の複数の証言と原田正純医学博士の著作の内容をあわせて分析してみると、「奥歯にもののはさまった」ような応対をした感触がつたわってくる。

はじめての日本の医師団の検診から二十七年目――二度目の日本の医師団による医療調査のときには、世界の環境や公害問題に対する認識がちがってきたこともあり、若干、カナダ側の態度はかわった。でも水俣病患者に親身になって接し、その治療に専念してきた〝有機水銀中毒症（疾患）医療専門家たち〟が、はじめて日本からやってきて、カナダの川や湖の水銀汚染がひきおこしたおなじ病気を「軽症ではあるが」発見したときに、カナダの医療界は、どうして彼らの知識を謙虚に学ぼうとしなかったのか？　国境を越えた医療協力は当時は不可能だったとか、理屈抜きにカナダ側の医師の自尊心がそれをさまたげたなどなどいろんな分析が可能だろう。最低限度、カナダの医師たちに日本の同業者に対して〝人種意識〟――〝西欧的優越感〟というやっかいな意識がなかったことを祈る。

とにもかくにも、〝反面教師〟的意味もふくめて、日本のにがい水俣病の医療体験をカナダで生かすことが、すくなくともこれまでの経緯のなかでできなかったのは残念至極というしかない。今後に期待する。

（『カナダのミナマタ?!』原稿から引用）

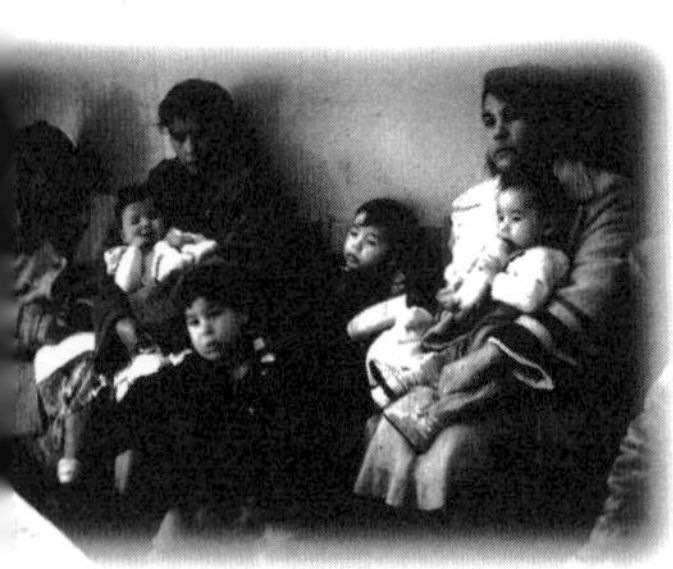

0 年代の指定居住区《リザーブ》診断所（ベー
・クリニック）の待合室で巡回看護師《フィールド・ナース》
診療を待つ患者たち（サスカチュワン
。

雨のなかの子どもたち

突然のスコール。風が強い早朝の雨のなか。公園で遊んでいた子ども三人がちかくのテーブルの下にもぐりこんで雨宿り。クックッとそこで笑う〝雨の子〟たち。手招きすると小鹿のように、ピョンピョンとこちらへ……。六歳のポールを先頭に、同級生のクライド、そして最後に年下のリンダがやってくる。

ポール・テーラ

「いつ生まれたのかは、お母さんが知っている。お母さんはマウレーンでお父さんはクラレンス。来年九月から小学校一年生なんだ……」

クライド・ミーシーウェイペツング

「ハロウィーンに生まれた。年はよくわからない。でも、六歳だと思う。ポールとおない年なんだ」

——魚、食べる？

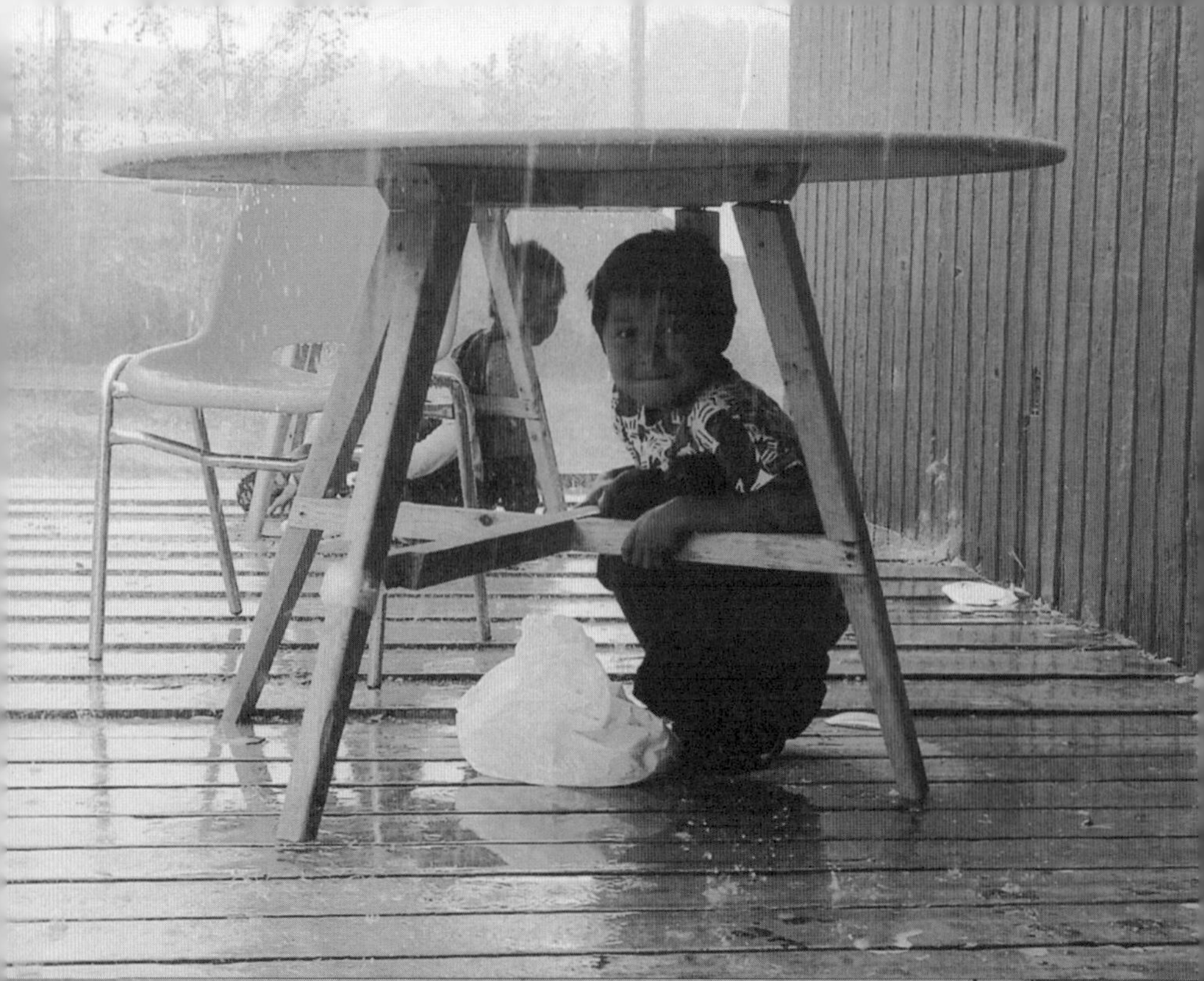

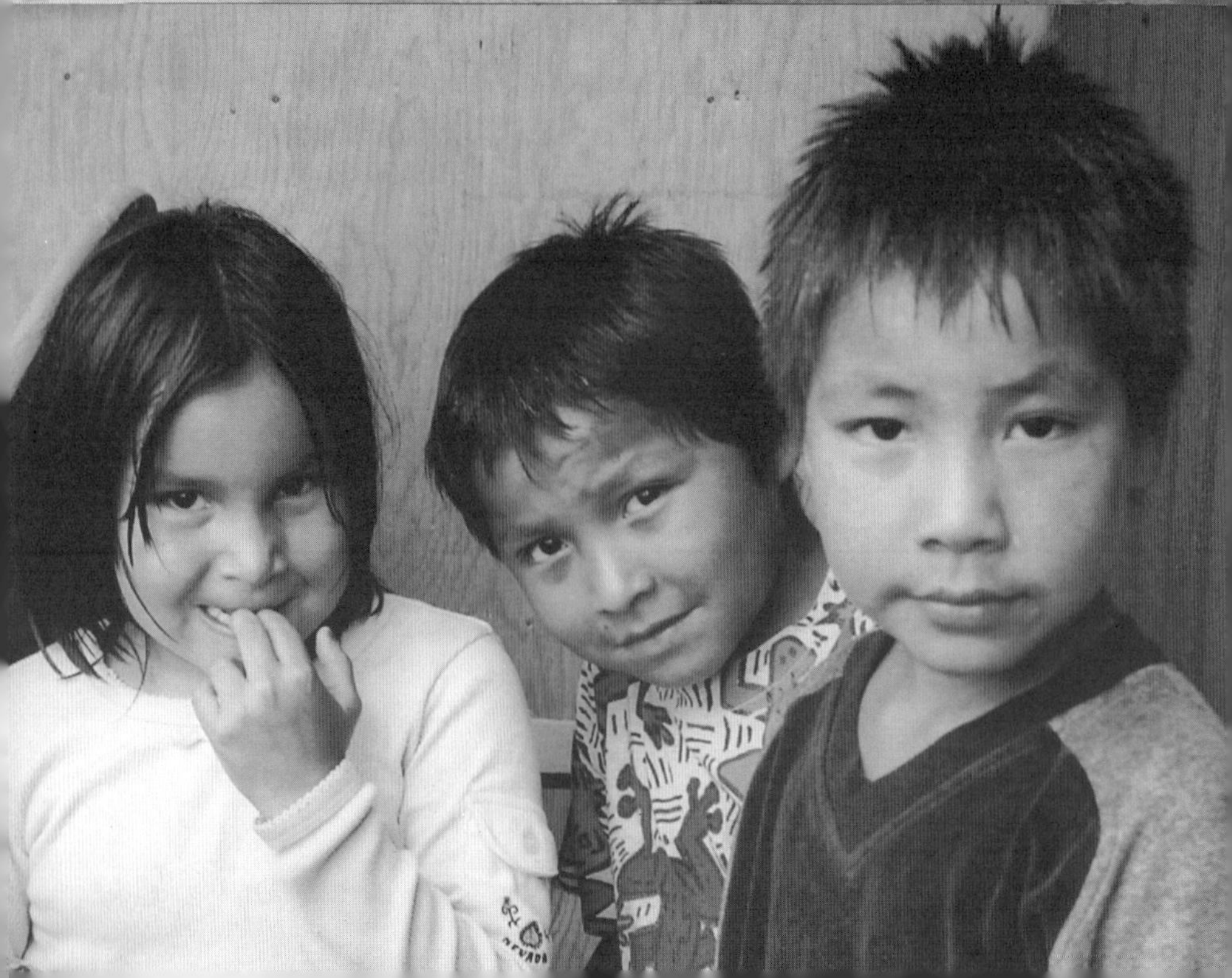

「(湖でとれる)魚は食べられるけど、ナマで食べてはダメ。焼かなければダメ」と真剣に調理法を教えてくれるクライド。

リンダ・フォビスター

「今年の誕生日はもうすぎたわ。だって、もう誕生日パーティーをやったもの……。何日だったかは、おぼえていない。わたし五歳」

「質問はおわり……遊んでいていいよ」と言うまでは、〞雨の子たち〞は礼儀正しく質問を聞く。みんなニコニコしている。去っていく彼らの笑い声が雨のなかにただよう。

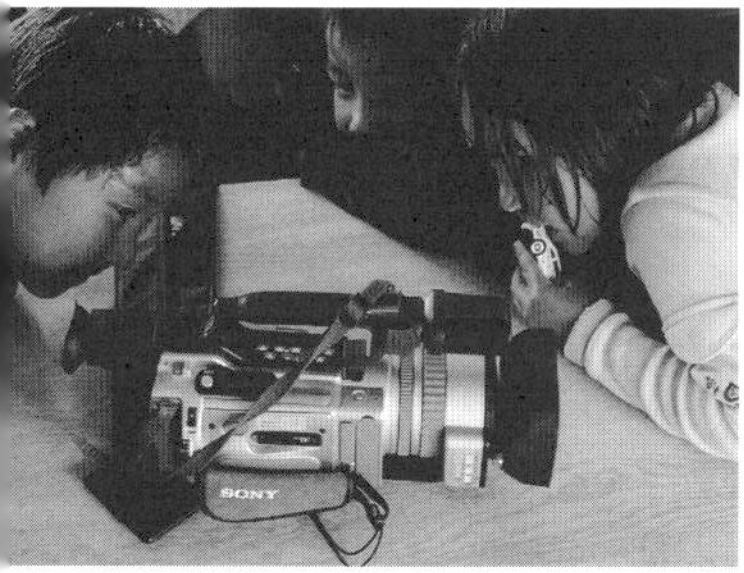

調査(取材)用のビデオ・カメラを熱心にながめる雨の子たち。

キャンプごっこをやっていた五人の子どもたち

木と木のあいだにテントをはって、野外遊び《アウトドア》をしていた五人の子どもたち。水銀や水についての質問には返答なし……ただひとつかえってきた回答は……。

「水銀汚染ってツダウルシじゃない？　毒がからだにはいったら、人間が真っ赤になるっていうやつだろ？」

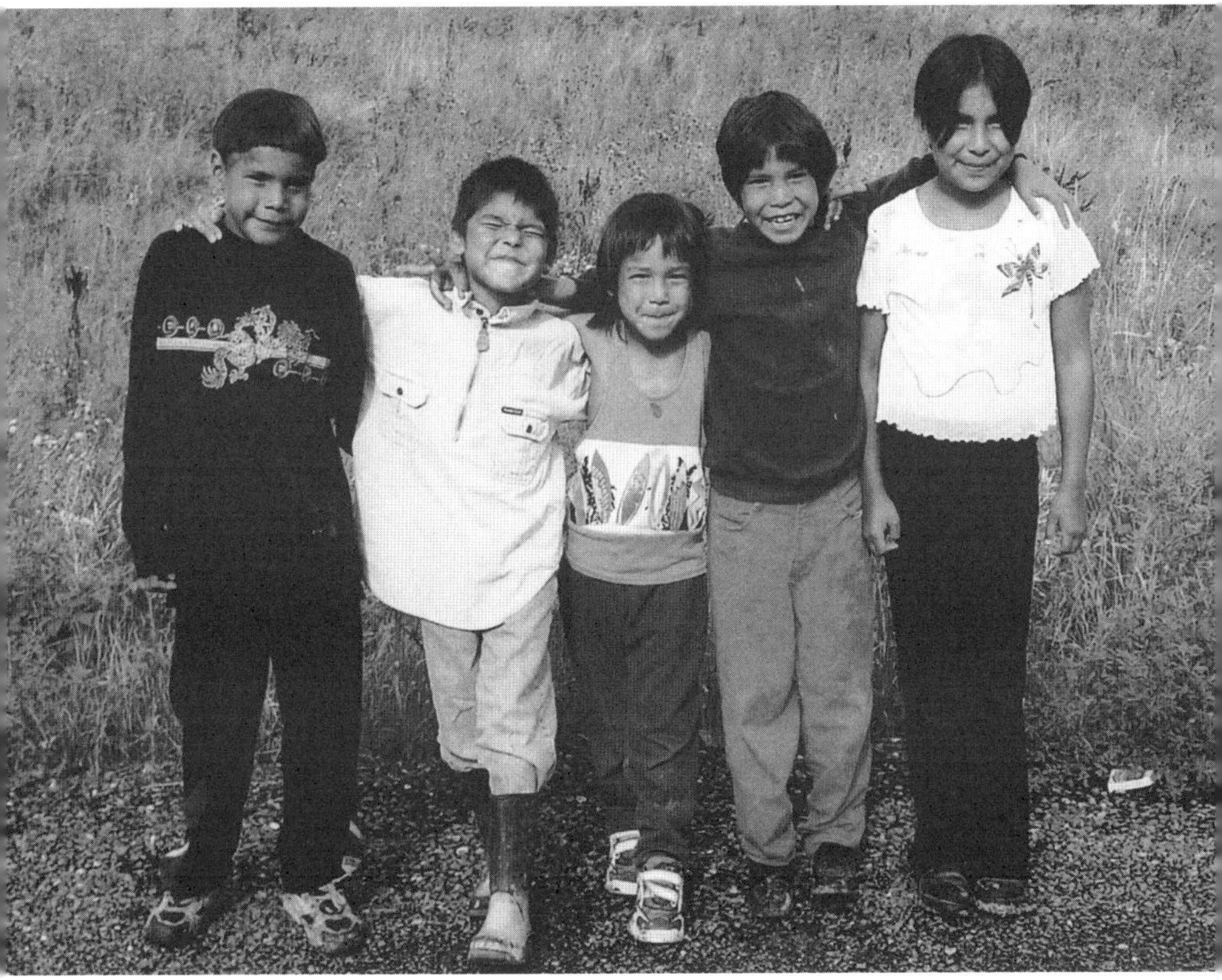

アーノルド・ペリー

一九五一年八月二十九日生まれ（五十二歳）。元助役《バンド・マネジャー》。

〝まだおわりが定かではない重い過去〟をひきずりながら、未来に目をむけることはむずかしい。加害者側がいまだに被害者が納得する〝代償〟をはらわず、ものごとの解決を〝個人的なそれぞれの都合〟にあわせたかたちでかたづけようとし、なにかあるとすぐにつぎの目先の問題処理にきゅうきゅうとするという〝官僚体質〟をのこしているかぎり、アーノルドが言うように調停の場でグラシイを代表して発言する人びとの気持ちはおさまらないだろう。

「ものごとにはどこかにかならずよい結果があるもので、いま、まわりを見まわしてみても、むかしはなかったいろいろなものが、いまはここにあります。しかしわたしたちは一生懸命、本当に一生懸命努力して、いまあるものを、みずから手にいれたんです。わたしたちにとって〝恵み〟のひとつが学校です。グラシイの学校は、このあたりの村《バンド》のなかでは一番いい学校です。そうなったのは、わたしたちの努力の結果です。村《バンド》のひとりひとりが自分に誇りを持っています。そんな気持ちを持ったみんなが子どもたちの未来を考えて計画し、この学校を育てたから、いい学校になったんです」

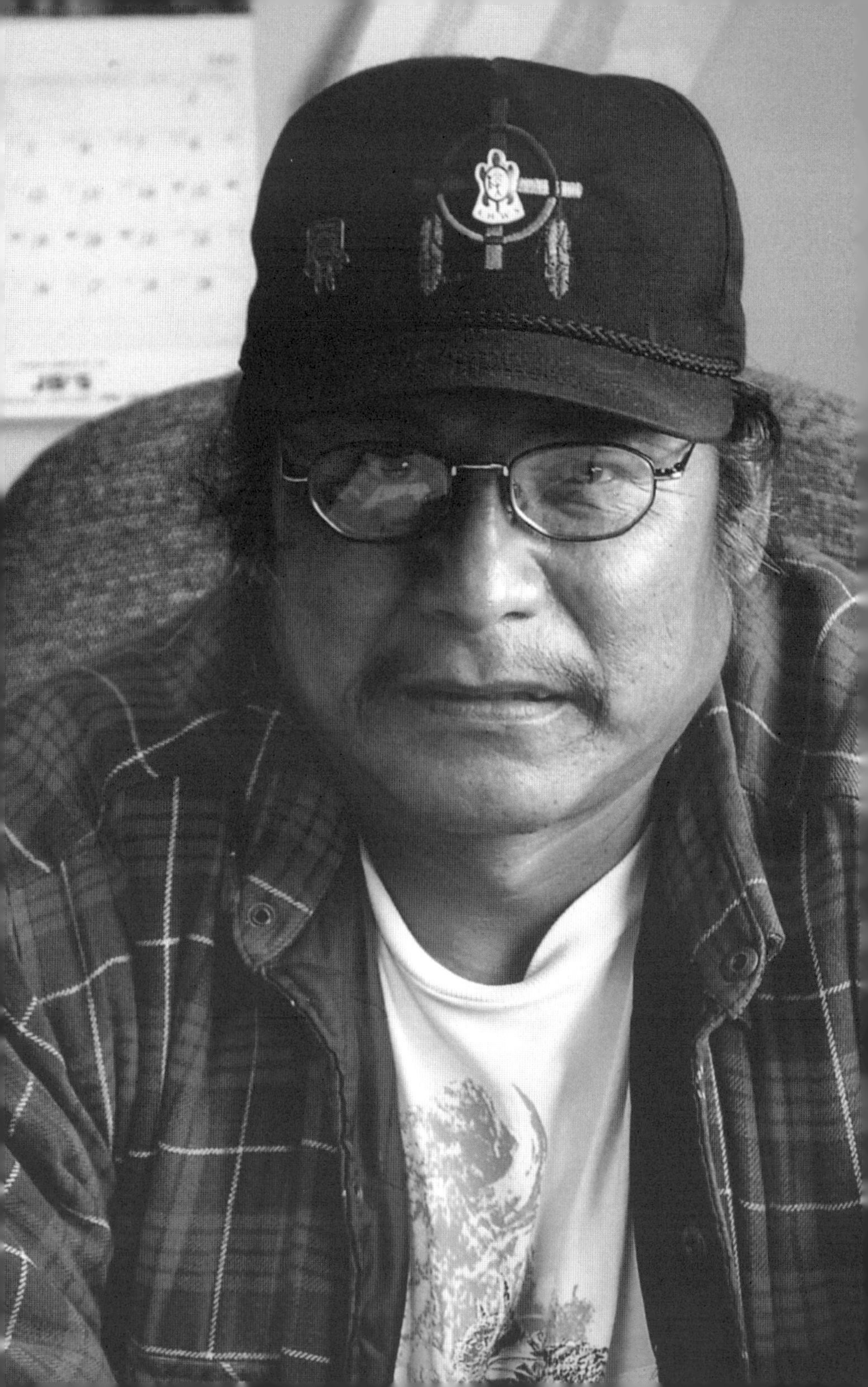

〃正式な面接調査《インタビュー》（取材）〃がおわったあと、二時間ぐらい文化や言語などについてアーノルド・ペリーと〃雑談〃した。

「われらのオジブワの言語は森や川によってつくられたものだと思う」

と彼が〃雑談〃の最初に言った。

たしかに、どの言語でもそうだ。さまざまな周辺環境の影響をうけながら、かたちになっていくもの。

春から秋にかけて、週末になると奥さん《ハートナー》と一緒にできるだけ森へ行って川のそばでキャンプをするとアーノルドは言う。そこでは、ふたりでオジブワ語で会話をかわすという。英語よりオジブワ語のほうが森にあうというのが彼の自説。現在の英語の芯《コア》は、コンクリートの環境のなかでつくられてきているので、森にはいるとその言葉には、ギザギザとした耳障りなものがあって自然に調和しない。オジブワ語の音は、森を通る風や水の流れに似ている。ちいさな滝のせせらぎの音を聞くといつも祖母の笑い声を思いだすと彼は言う。

「断言はできないが、森の音に調和したわれわれの言葉と工場やビッグ・ビジネスや科学や州会議事堂や国会議事堂に調和する言葉（英語）が和解交渉のときにぶつかったわけだが、結局、かみあわないまま、われわれの言葉が負けたのはわからないでもない」と最後に言ったあと、「ところで、日本語ってどのような言葉？」とアーノルドは聞いた。

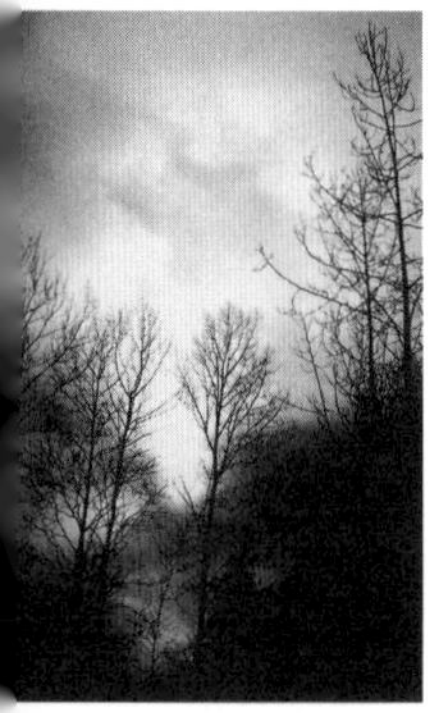

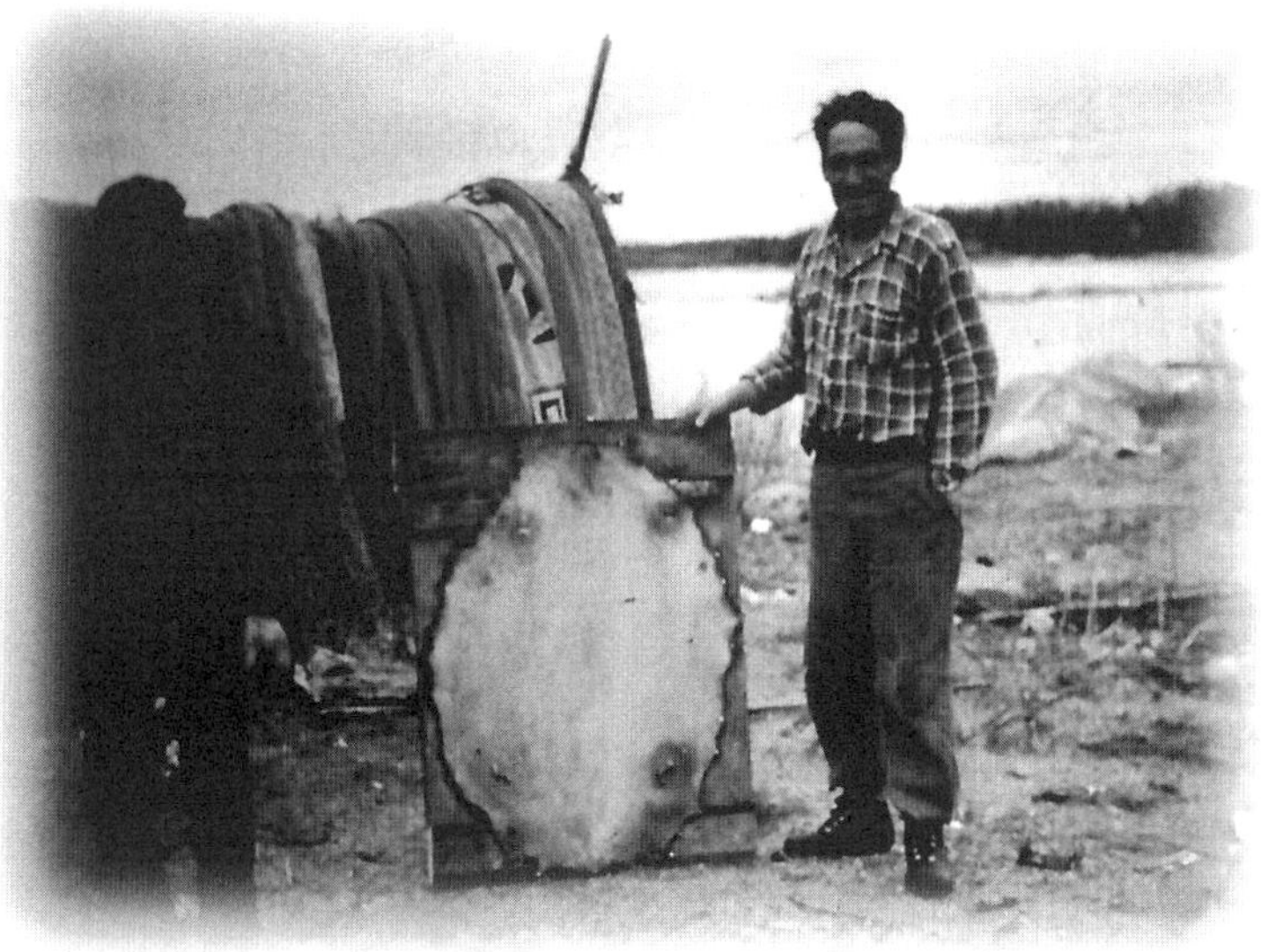

こうした生活のための狩猟は、今日、ほとんどなくなってしまった。

クラレンス・ストロング

一九五九年三月二十日生まれ（四十五歳）。不定期で釣り案内人《フィッシング・ガイド》をつとめる。

クラレンスは、毎年秋に設営されるワイルド・ライスの収穫キャンプにいた。カヌーでおとずれる。

ワイルド・ライスは、自生している川に発電用のダムが建設されて川の水位があがったこと、水質汚染にとって複合的な悪影響を受けたことと、さらに洪水のせいで、その収穫量は非常にすくなくなったという。現在では、ワイルド・ライスの収穫は秋の週末にみんなで川に行く〃ある種の行楽行事《ピクニック》〃のようなものになってしまっていて、もはやむかしのような実生活用の穀物確保のためのそれではない。狩猟や漁撈《ぎょろう》が、半分〃お遊び〃になってしまったように。

釣り案内人《フィッシング・ガイド》の視点から見た水の状態について、クラレンスはこう答えた。

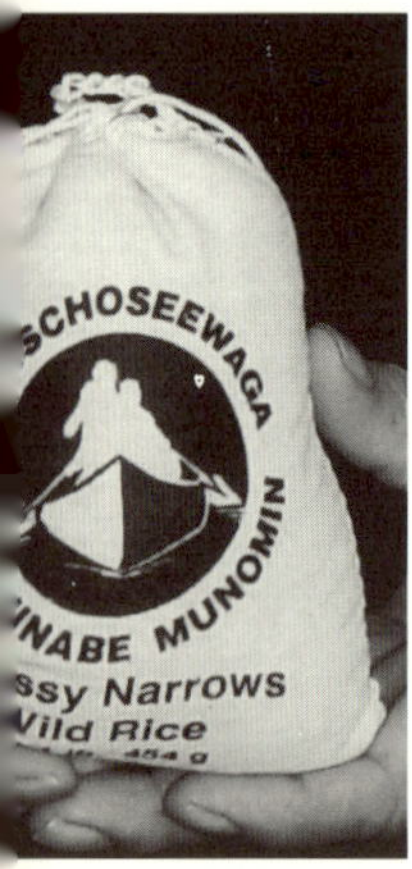

むかしながらの方法――天日ぼしでつくったワイルド・ライス。ひと袋7ドル49セント。

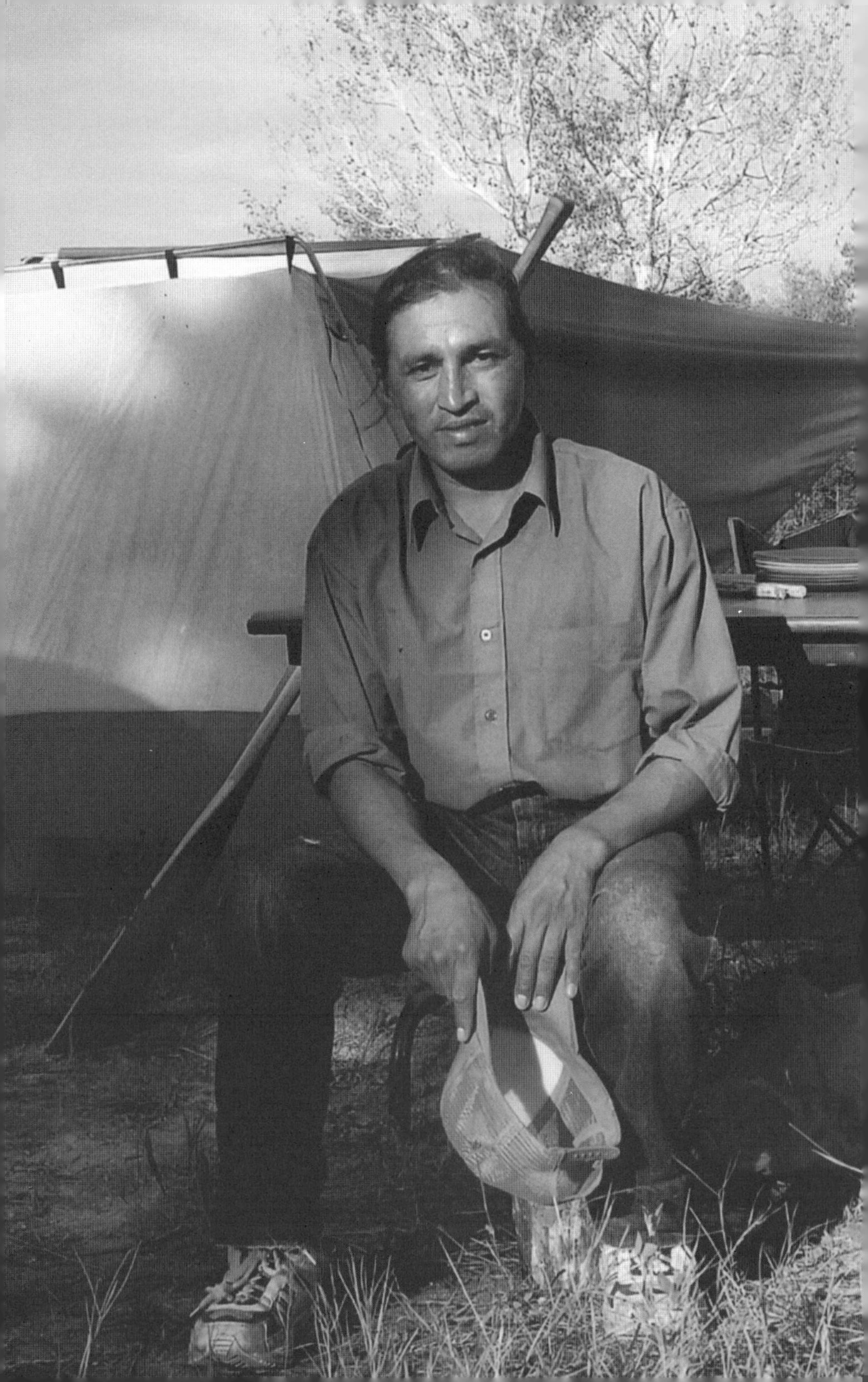

「湖によってちがいますね……水がどのくらいきれいかによってちがいます」

――湖はこれからどうなる？

「それもひとつひとつちがいます」

――どういう点が？

「なにによるかと言えば……（しばし沈黙）……わかりません。（もう一度みじかい沈黙ののち）その湖に流入している薬品によってちがうんじゃないですかね、きっと」

――どんな薬品？

「…………」

ものろーぐ

〝対話〟にならないクラレンスの面接調査《インタビュー》（取材）。この手の〝行き当たりばったりの面接調査《インタビュー》（取材）〟ではよくあること。彼に会うまでに十数人の面接調査《インタビュー》（取材）をやって、この方法論の制約と限界を感じていた。しかし、グラシイとホワイトドッグあわせて、とりあえず百人を目標にした面接調査《インタビュー》（取材）は、水銀汚染やその中毒症（疾患）に対して問題意識を持っている人やその患者を探しだして話を聞いて扇動的《センセーショナル》に騒ぐためにやっているわけではない。ふたつのコミュニティーに住む子どもから老人まで、ありとあらゆる階層の人を任意抽出《ランダム・サンプル》して「ひとむかしまえにおきた水銀汚染と、それがもたらした病気。そして、現状」に対する意識調査（取材）を狙いとしているので、クラレンス・ケースもよしとしよう。

あん・まくどなるど

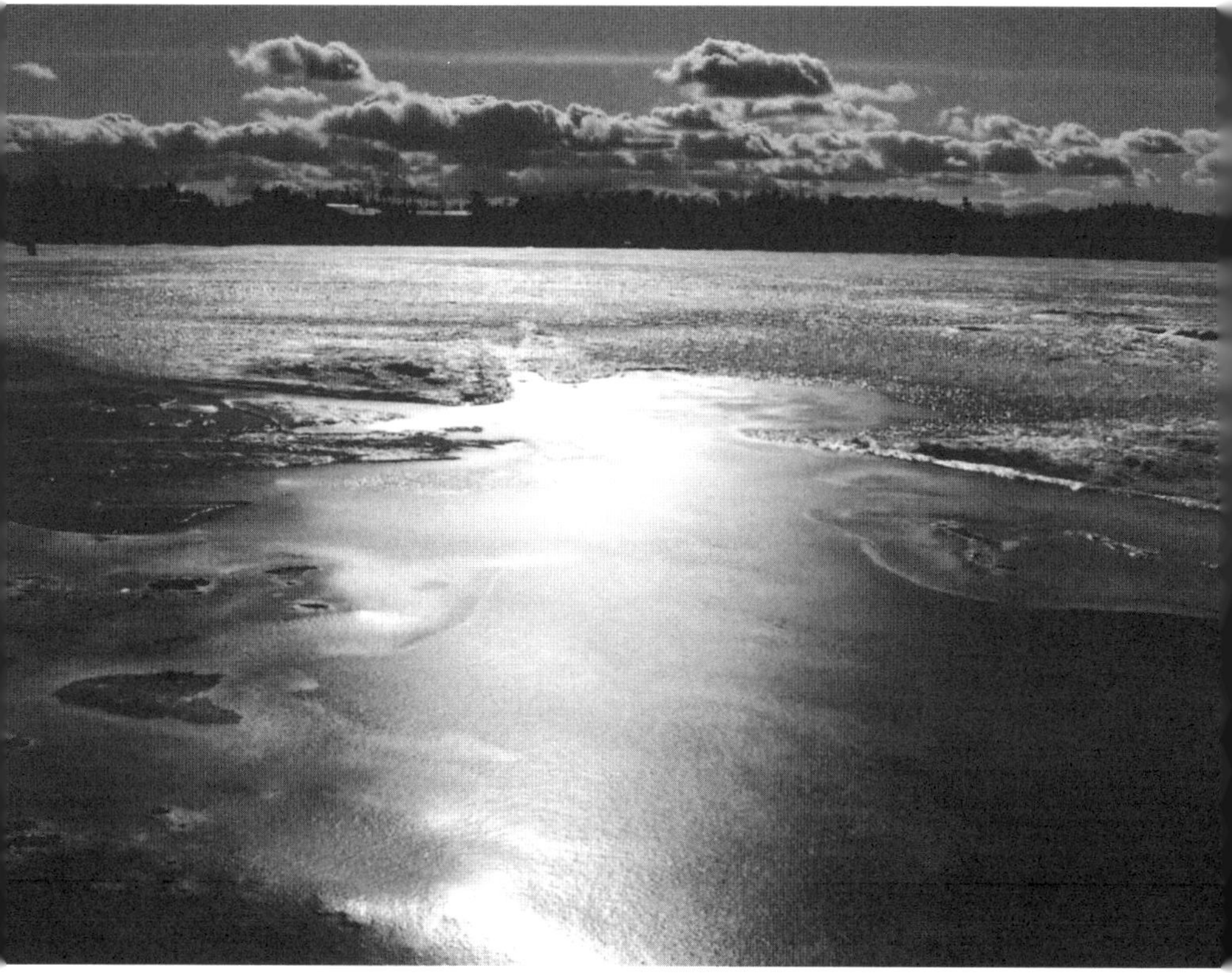

冬、グラシイ周辺の湖は凍る。2003年3月末……グラシイはまだ冬。

ステファニー・コココペナシー

一九八四年七月十六日生まれ（十九歳）。

アシュレイ・ルーン

一九八五年三月十六日生まれ（十九歳）。

ニーナ・ストーン

一九八五年一月二十三日生まれ（十九歳）。

パウワウ・グラウンドでたむろする三人のハイティーン女性。面接調査《インタビュー》（取材）されて、〝ウキウキ気分〟と気恥ずかしい気持ちがいりまじった複雑な心境。写真も撮るの？　やったわ！　とアシュレイがさけぶ。勢いがよかったのは、ここまで。ゆっくりと進む会話。おたがいの顔色を見ながら、おずおずと慎重に答える三人。ハイティーンならではの面接調査《インタビュー》（取材）……口からでる感想はすくない。村役場《バンド・オフィス》のまえに広がる湖？　水は安全ではないと三人は異口同音に答える。

「そう、この湖の魚は食べないけど、まわりの湖の魚は食べるわ」

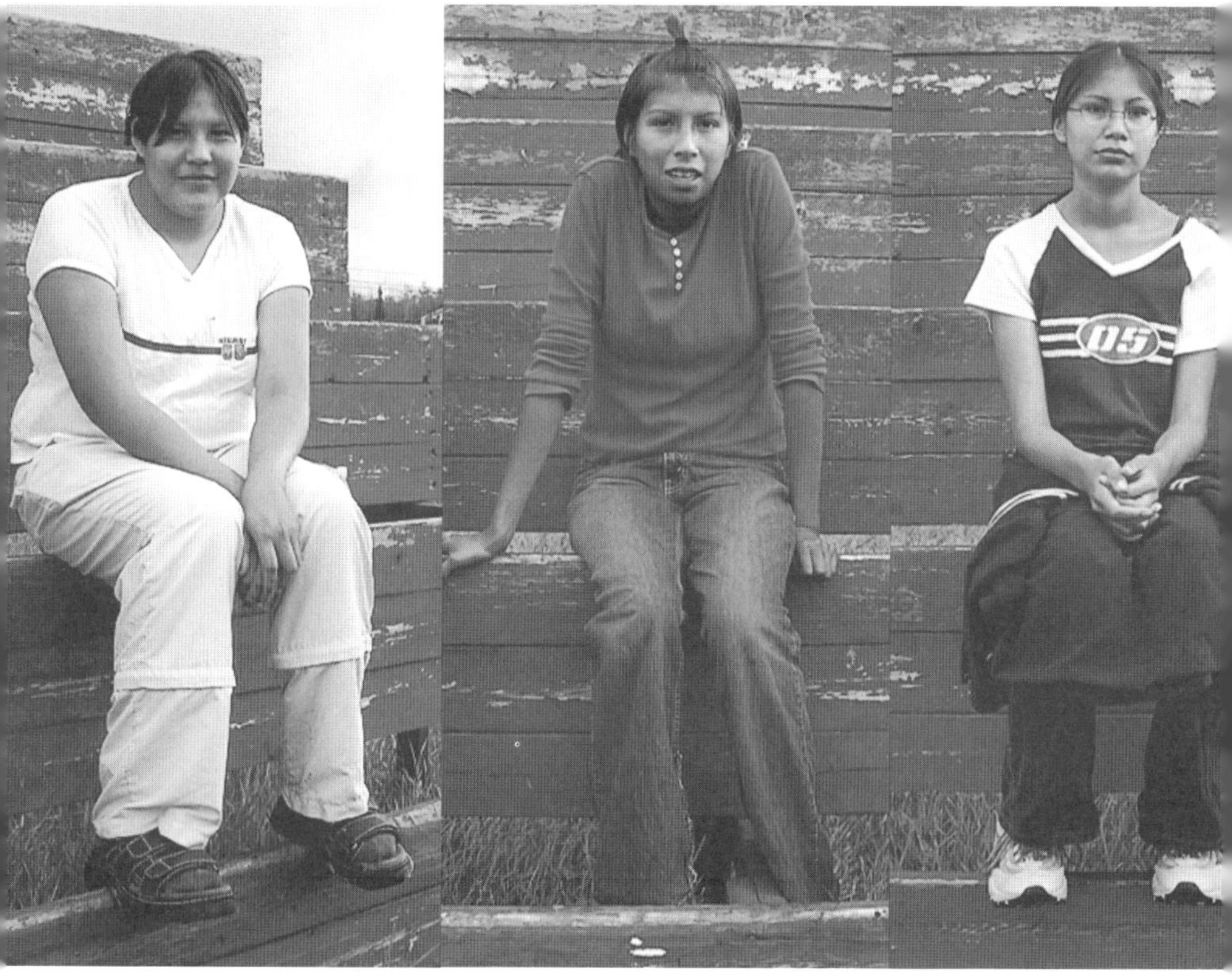
05

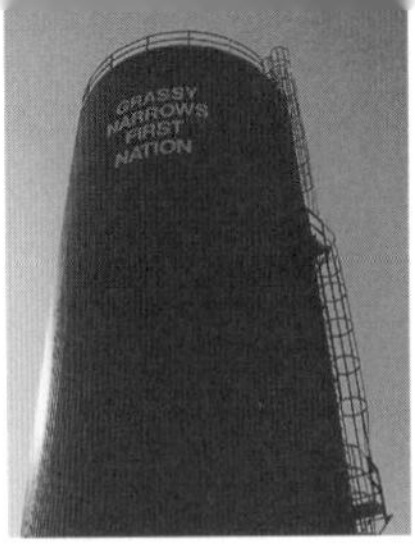

給水塔

ベネッサ・スウェイン

一九八四年五月十二日生まれ（十九歳）。二〇〇一年九月の取材当時は高校三年生だった。

水についてベネッサは一家言持っている。

「水は生きるのに絶対に必要なものです。またわれわれを助けてくれるもの。ここの水がもっときれいだったらいいのに……。わたしの家のうしろにある湖は、それほど汚くはないけど、村役場《バンド・オフィス》のまえにある湖、ガーデン・レーク、あれは本当に問題だと思います。茶色くて、ゴミだらけなんだもの……将来、ここの水はどうなるか？　これ以上よごれないことを祈りますが、汚染される可能性が高いように思います。だって、給水塔のすぐ下に排水のため池があるなんて……コミュニティー全体のゴミ捨て場は川の隣にあって、その川は湖に流れていくんですよ。ゴミのなかにさまざまな有害化学物質も捨てられているの。それがきっと地下水にはいりこんで、湖まで流れるんだと思うわ。ひょっとしたらちかいうちにここの水は完全に飲めなくなるかも……じつは、わたしの家族はここの水をあまり飲まないの。ほとんどケノラ市から買ってくるペット・ボトルの水しか飲まない。湖の水を飲むとしたら、最低二十分間沸騰《ふっとう》させることにしている。姉もおじいちゃんのジムも、みんなそう」

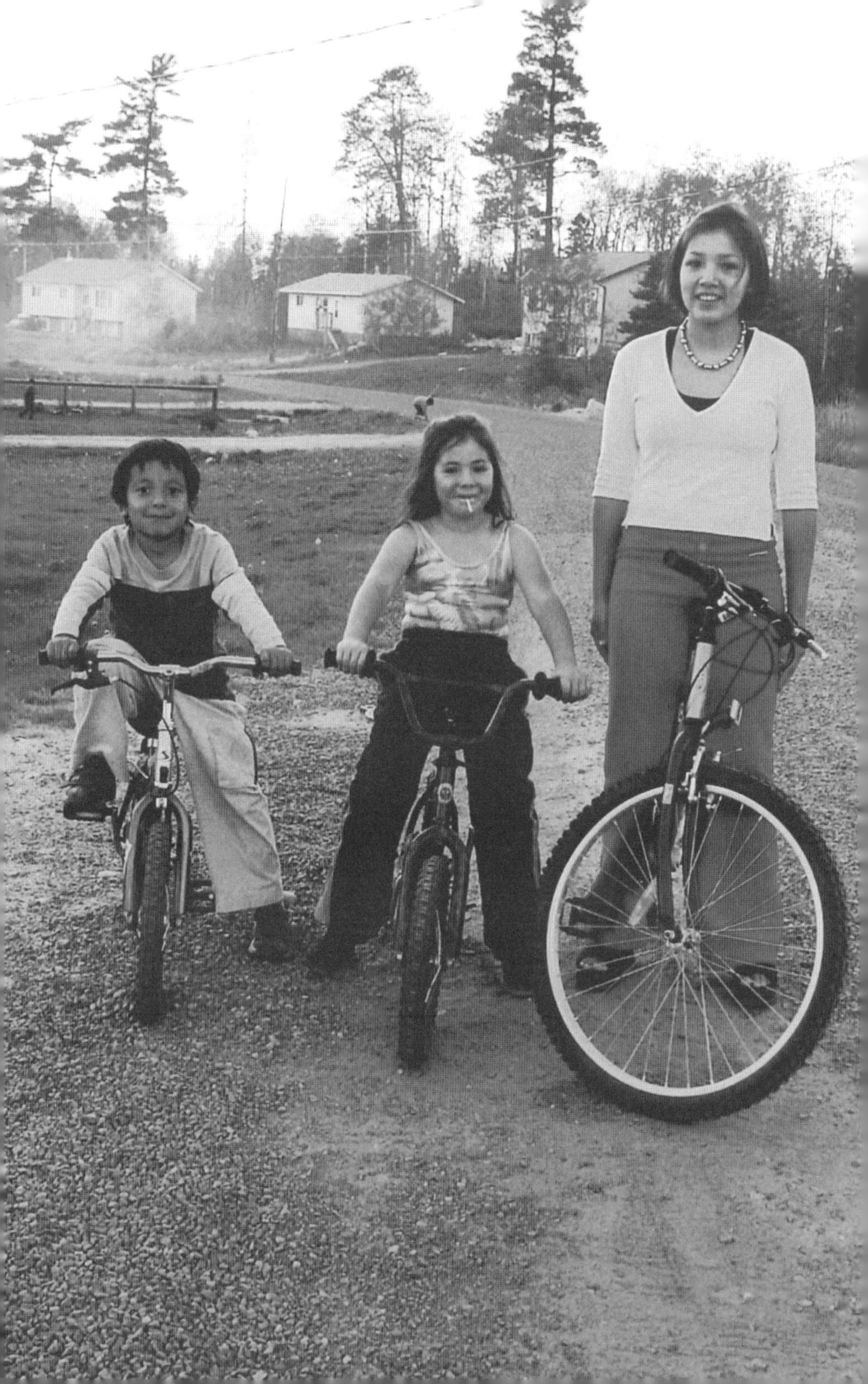

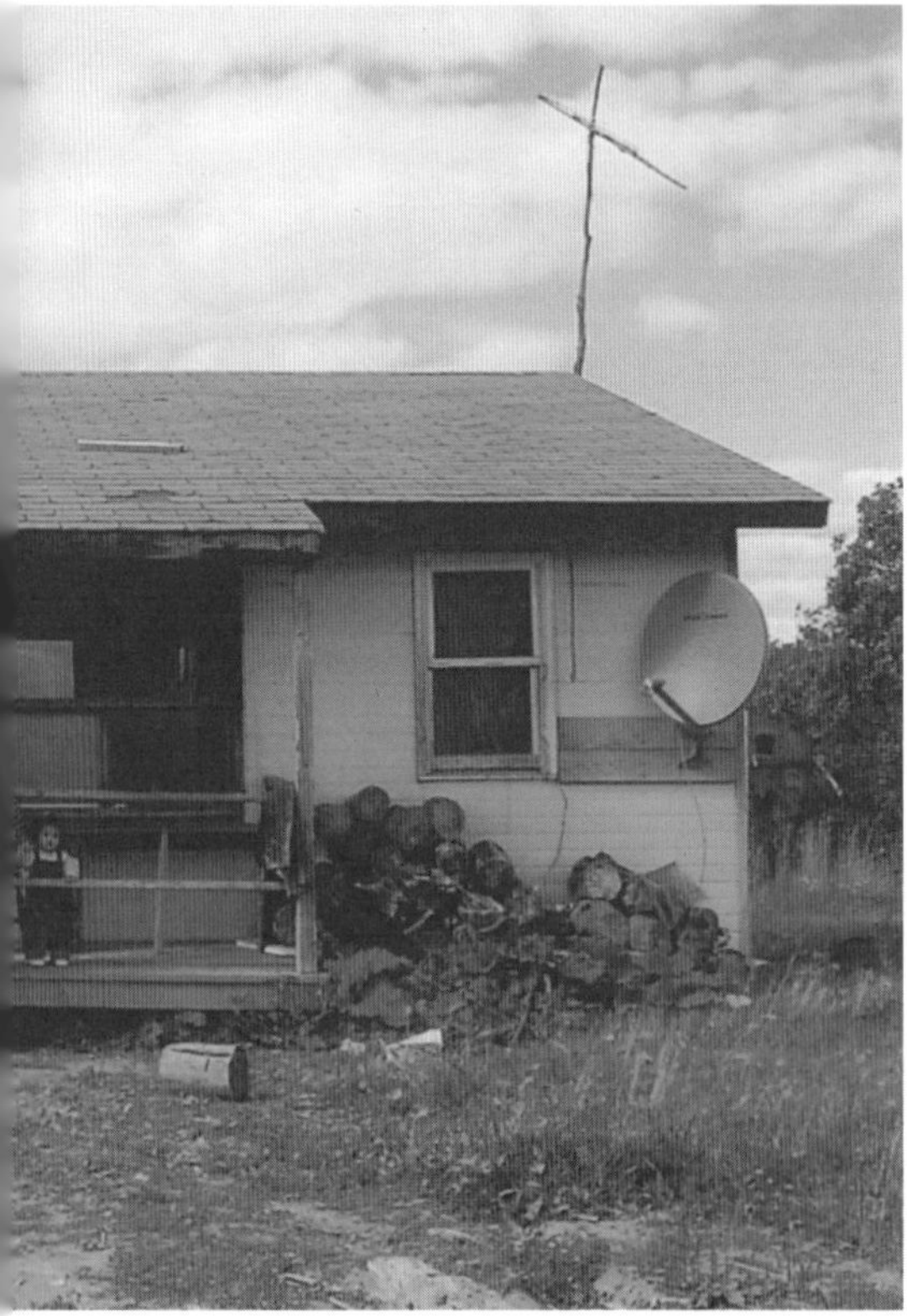

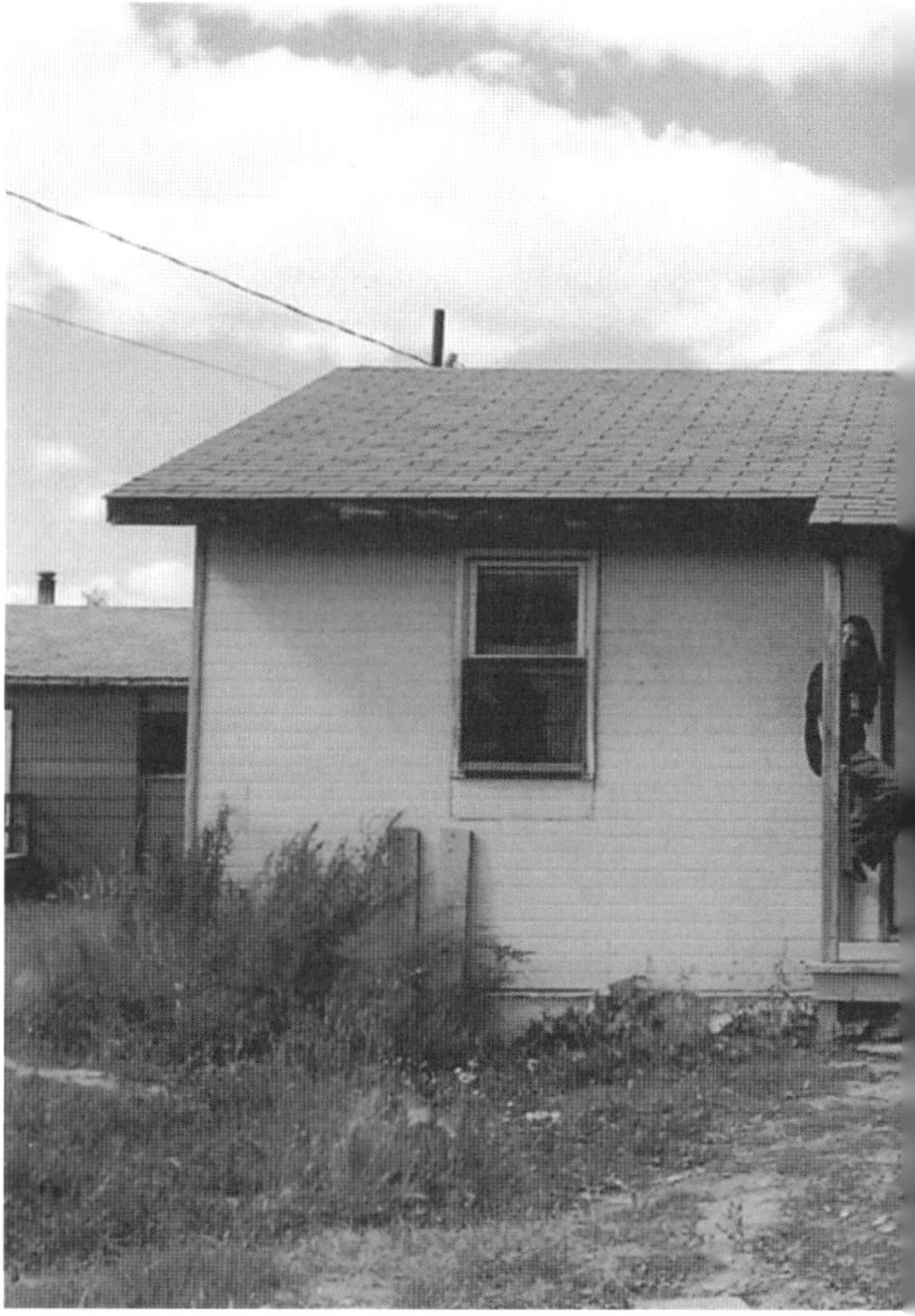

アニータ・ネカナペナシ

一九八五年九月二十一日生まれ（十八歳）。面接調査《インタビュー》（取材）当時、高校生。

ペイディ・フライディ（金曜日の給料支払い日）の午後二時。グラシイは〝からっぽ状態〟になる。三十六番という表札のついた家のベランダに三人の女性と赤ちゃんがすわっていた。衛星テレビ用のパラボラ・アンテナのまえに薪《まき》が積み重ねてある。村役場《バンド・オフィス》を閉めるためにのこった女性ひとりと、この女《ひと》たち以外、村《バンド》に人影はない。八割強の人が失業しているグラシイでは、この日、村役場《バンド・オフィス》から失業保険の支払いをうけとると人びとは町へ脱出する。ちかくのケノラ市へみんなでかけていく。西へ約二九〇キロメートルほど行ったところにあるウィニペグ市（マニトバ州州都）まで行く人たちもいる。

ゆったりとベランダにすわっていた三人の女性は、面接調査《インタビュー》（取材）にあまり乗り気ではなかった。そのなかのひとり、アニータの返答は簡潔で、イエスとノーだけ。水銀について、ノー、なにも知らないと答えたアニータが友だちのオリビアの面接調査《インタビュー》（取材）の最中、突如、

「わたしの兄は〝健康被害〟の補償金をもらっている」

とうしろでつぶやいた。

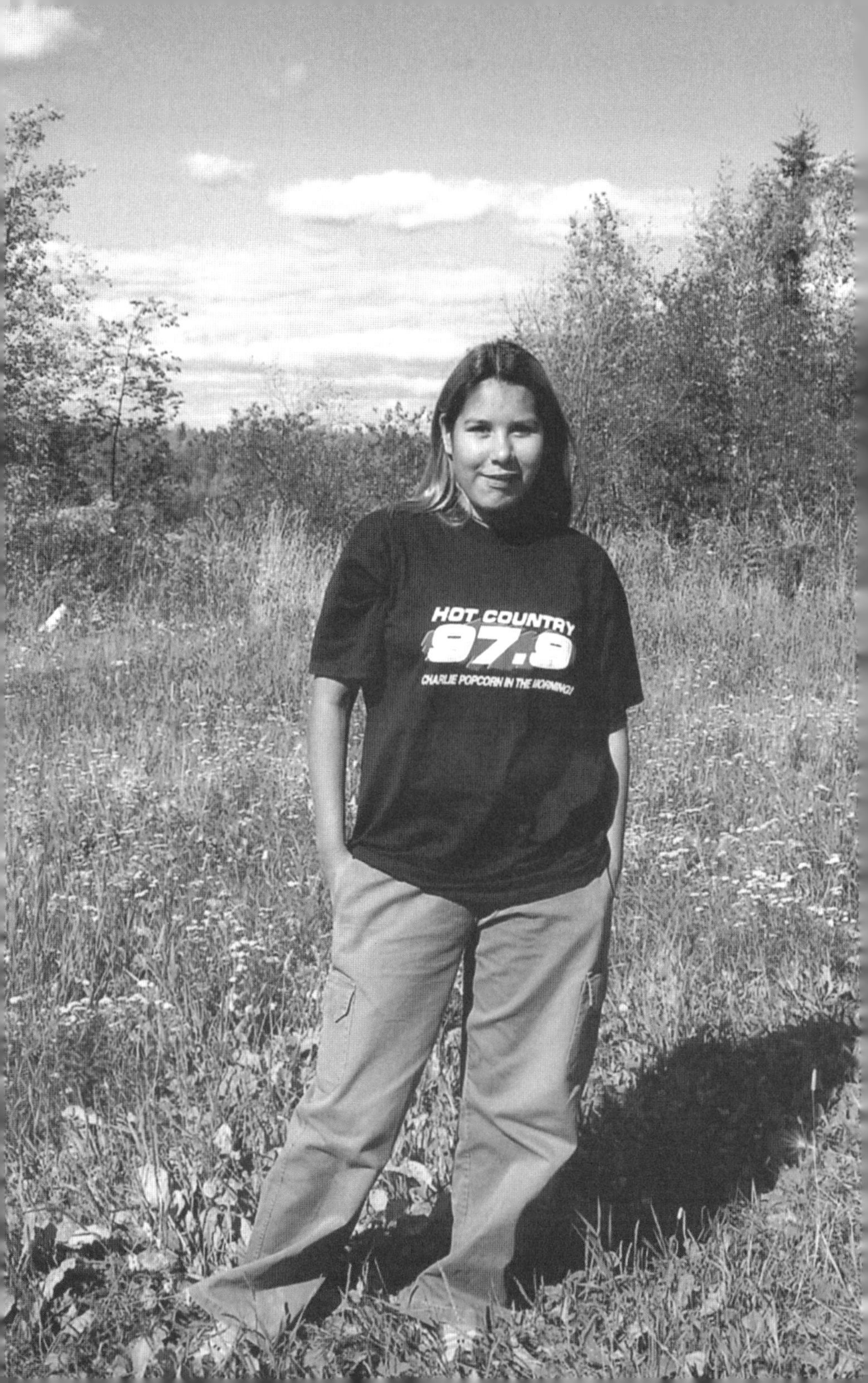
HOT COUNTRY
97.9
CHARLIE POPCORN IN THE MORNING!

オリビア・ランド

一九八三年四月十三日生まれ（二十歳）。無職。母子家庭の母親。

はずかしそうな笑顔を浮かべる。一歳の娘デラナを、自分で彫りこんだ刺青がはいっている腕にだいている。友人のアニータとおなじように言葉すくない。

――有機水銀中毒症（疾患）って？

「あれって水からくる病気でしょ？　こちらで何人かの人がそれにかかった」

――たとえば、だれ？

「むかい側の家に住んでいる男の人は、そのひとりだと思う」

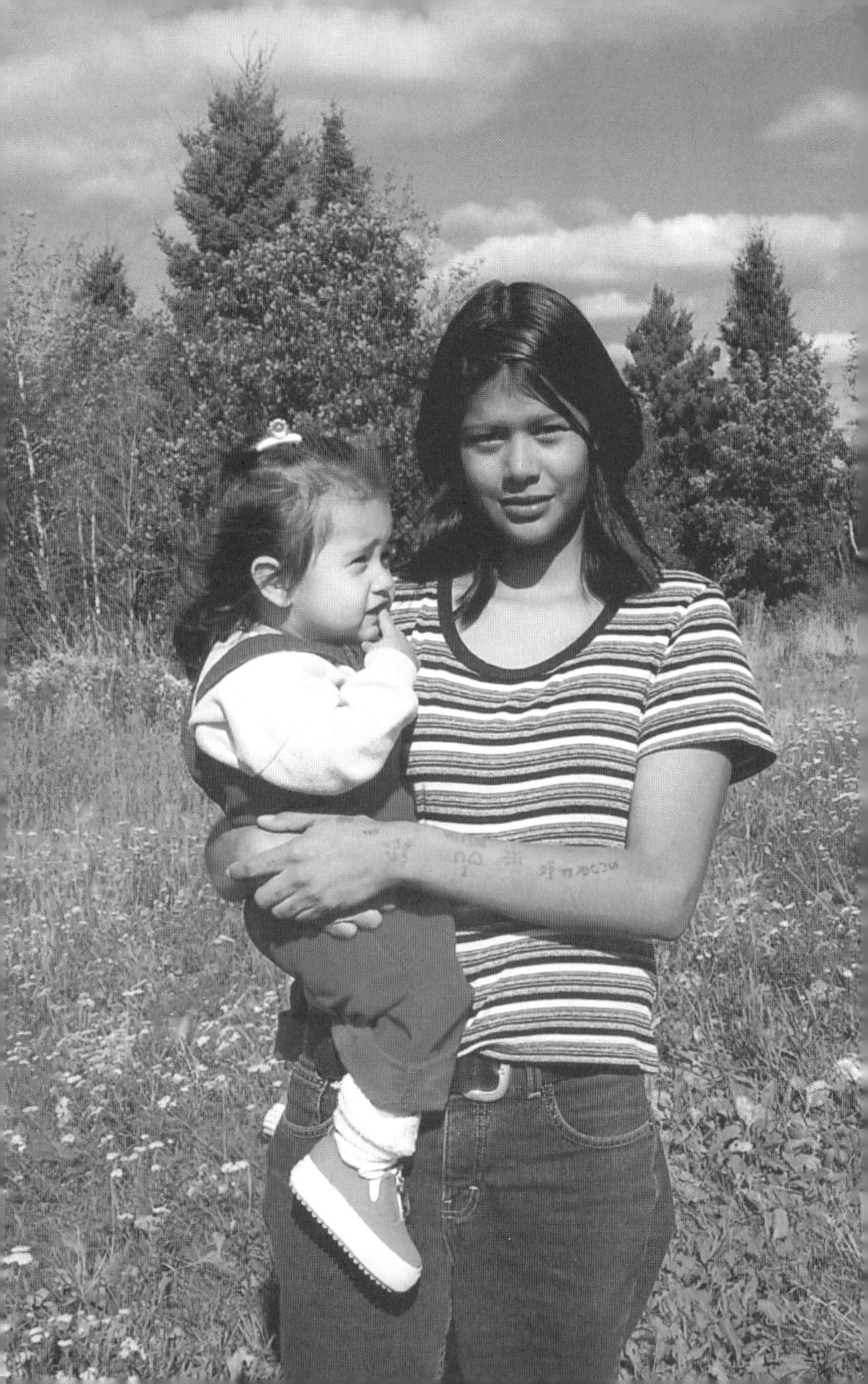

ジョアン・キーウェイティン

一九八五年十月二十八日生まれ（十八歳）。面接調査《インタビュー》（取材）当時、高校生。

――水銀汚染、有機水銀中毒って知ってる？

「魚からくる」

――魚を食べたら危険？

「そうは思わない」

ものろーぐ

この人が生まれつき持っているこの美貌《びぼう》を、どこかで生かすことができればいいのに……となぜか思いながらシャッターをおす。『鄙《ひな》には稀《まれ》な……』という日本学の研究所の研究員時代におぼえたフレーズが頭に浮かぶ。でも、ファッション業界や、広告業界などの〝虚業〟の存在しない森のなかの村《バンド》では……。

あん・まくどなるど

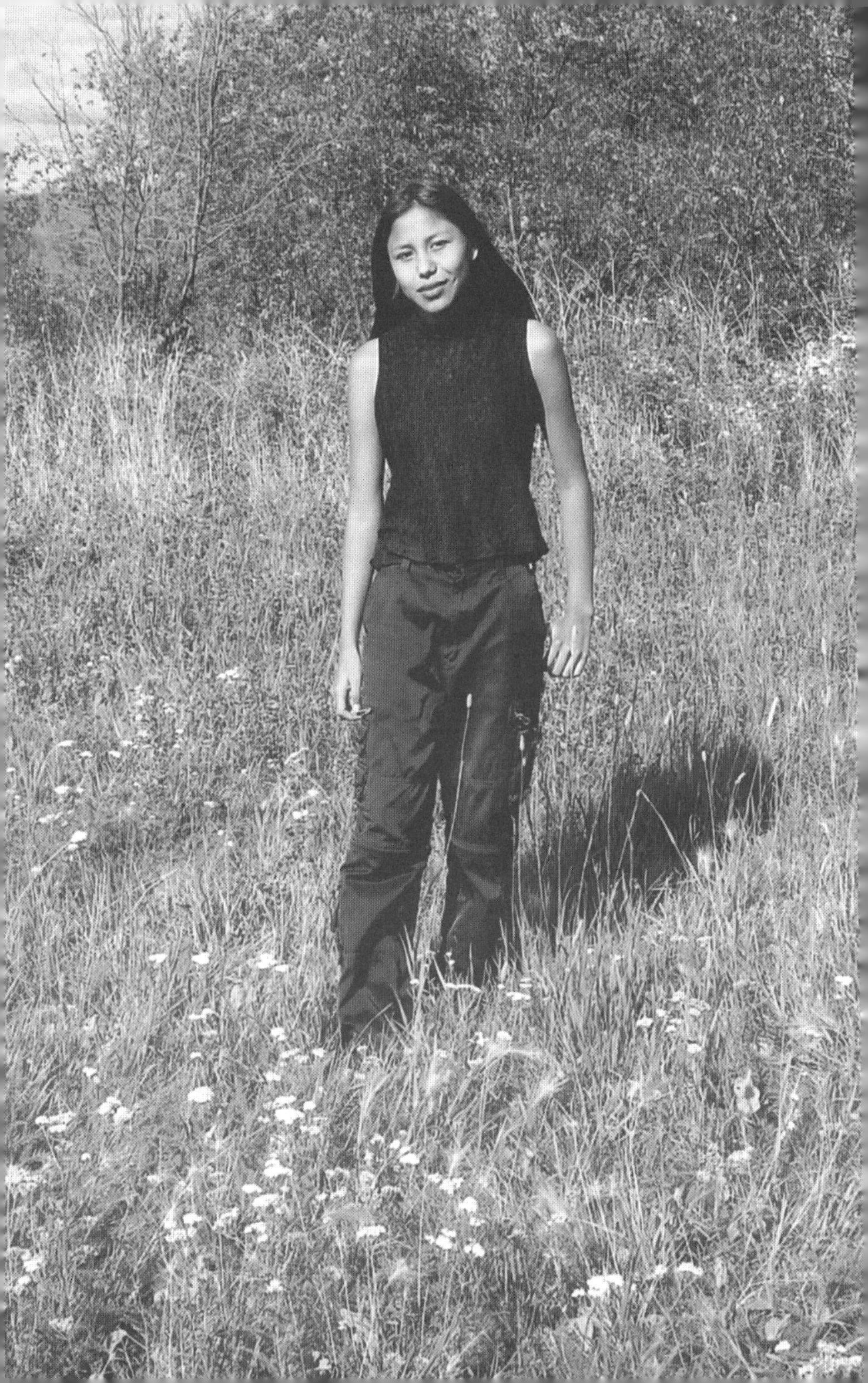

フレッド・ミーシーウェイペッング

一九六八年八月八日生まれ（三十五歳）。職業は？「…………」（間）。

すべての問いに、「アイ・ドント・ノー」

ものろーぐ

この「アイ・ドント・ノー」は重い。

「なにも知らない、わからない」と単純に解釈していいのか。または、「おまえたち、外の人間に、おれたちの苦しみがわかるもんか」――「ノー・コメント」をやさしく、こう表現したのか。

……自分たちの世界のはるか彼方の別世界からもたらされた有機水銀の害――「冗談じゃないよ！」。隔離されたコミュニティーだからこそ公害に対して免疫性がない。このことをグラシイの人びとはからだで実感として知っている。

「てめえの都合で勝手におしかけてきているおまえたち、なんなんだ？　おまえたち加害者側の人間じゃないか」――「アイ・ドント・ノー」。

笑顔をたやさないフレッドがこう答えているように感じるのは勘ぐりすぎだろうか。

議員　浩

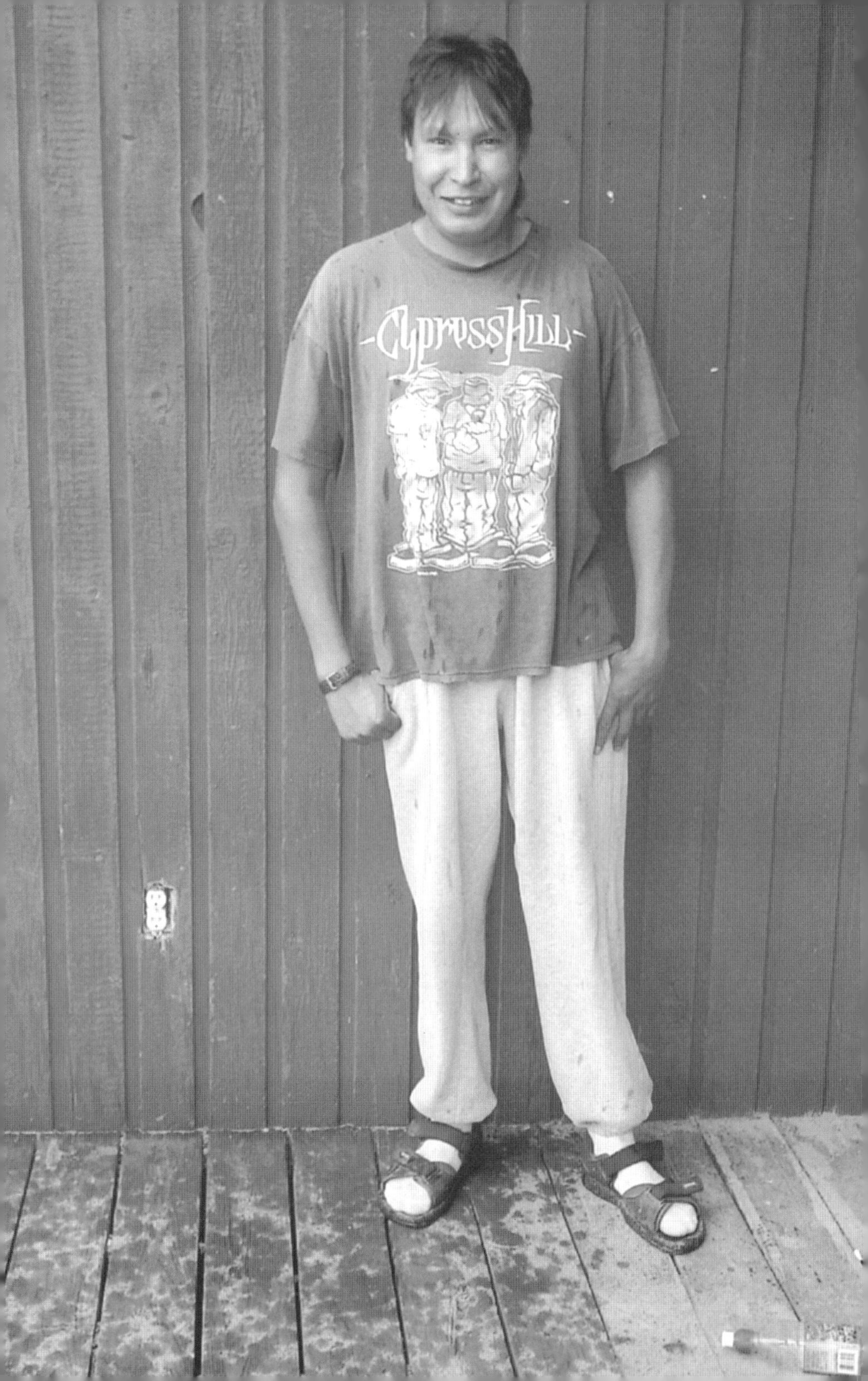
CYPRESS HILL

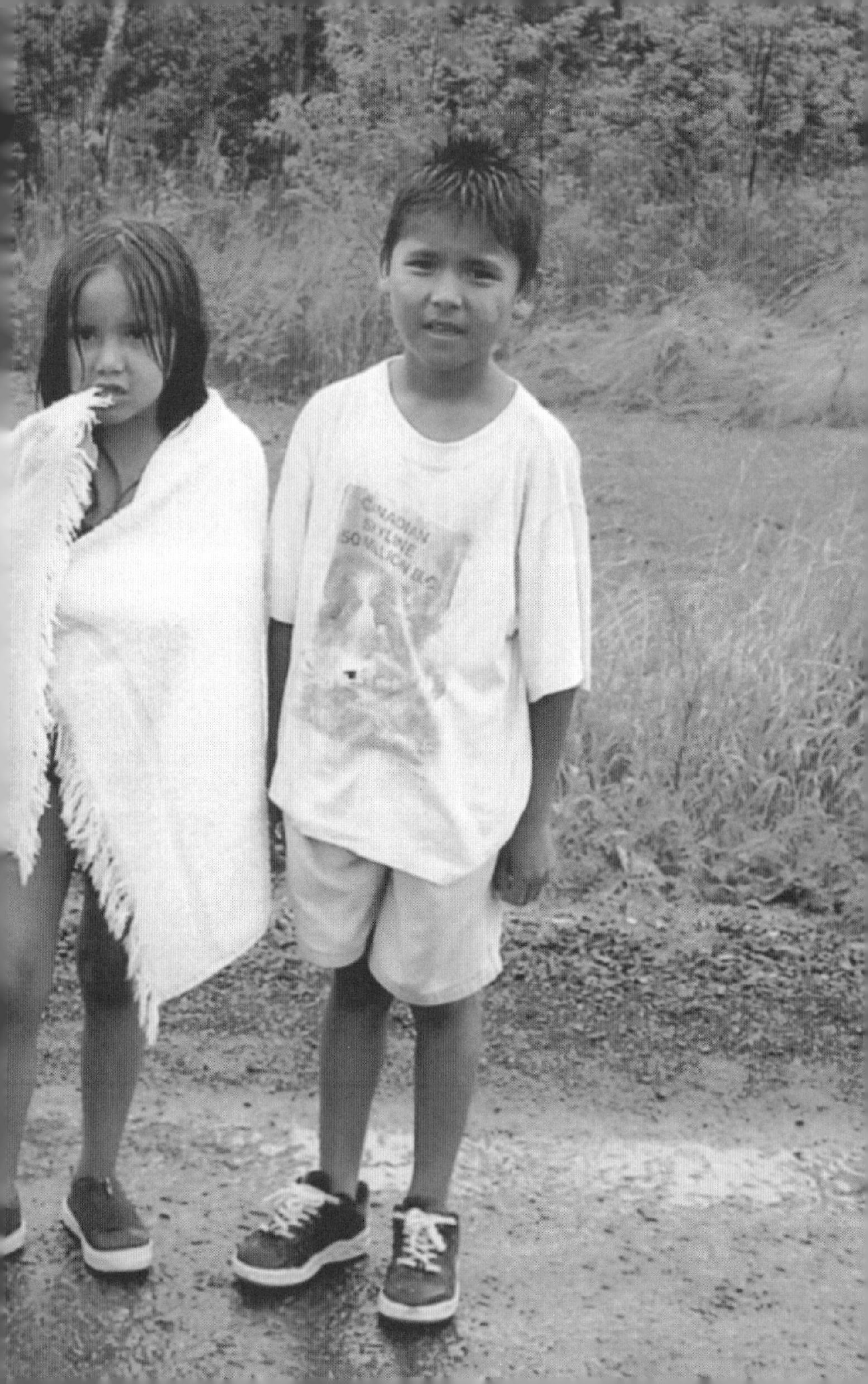

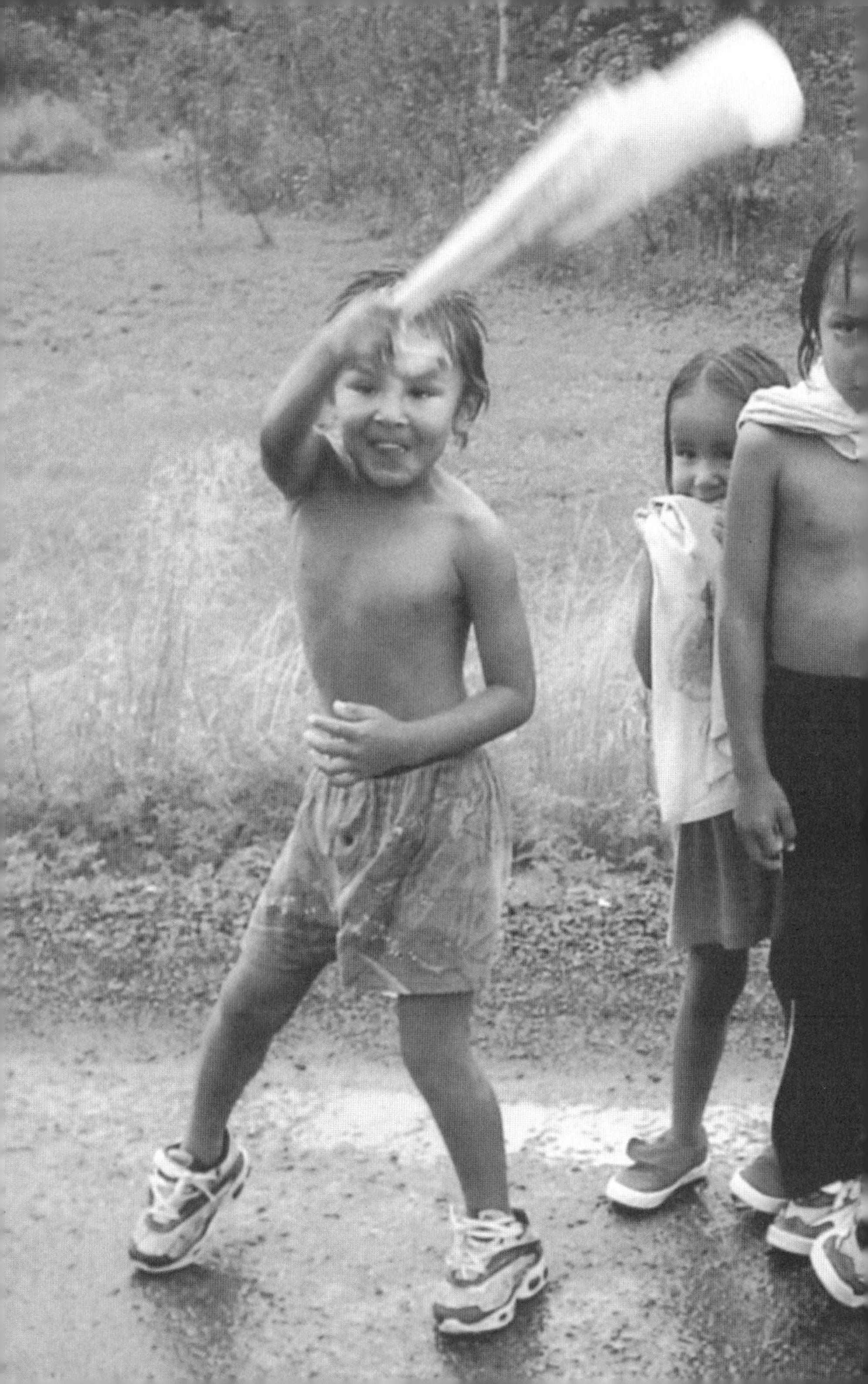

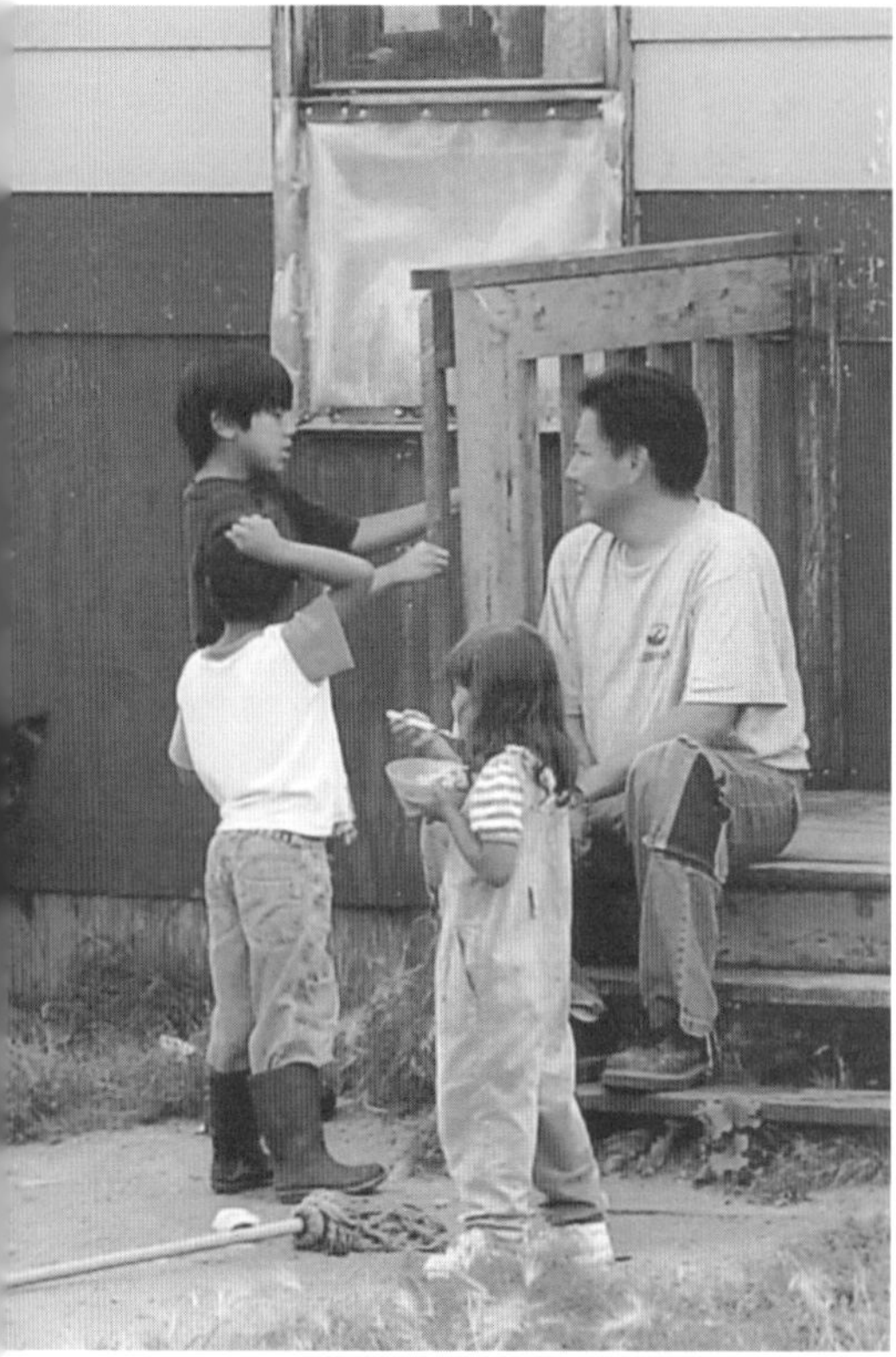

➡（前ページ写真）雨あがり直後の光景。村《バンド》の子どもたちは、雨のなかをはねまわって遊ぶ。その子どもたちの笑顔は屈託がない。

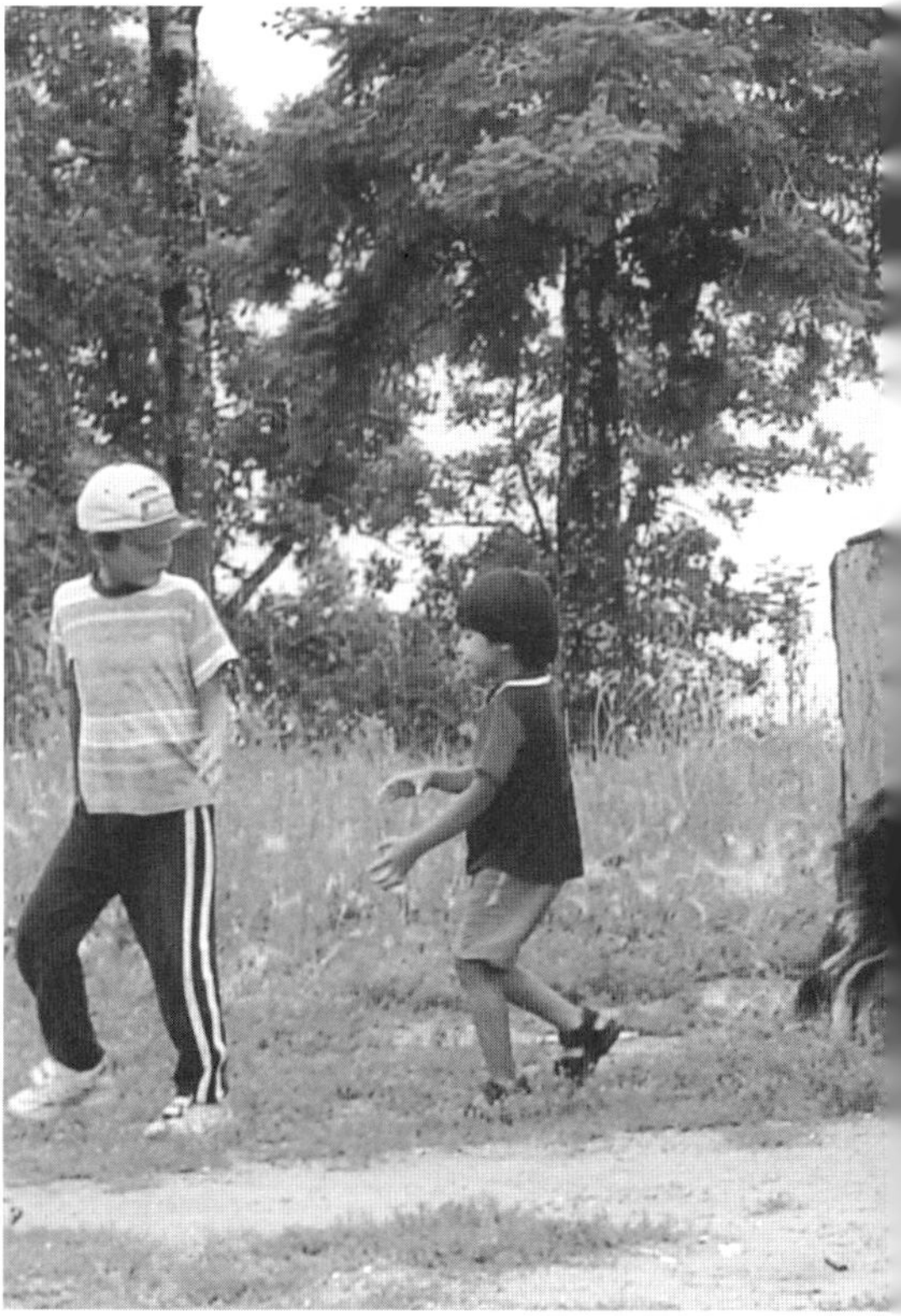

リチャード・アショペナシ（次ページ）と子どもたち

リチャード・アショペナシ

一九七一年六月二十七日生まれ（三十二歳）。便利屋（指定居住区《リザーブ》の雑用係）。

北の国の八月の夕陽はまろやか。子どもたちはその淡い光のなかをチョウチョウのように走りまわる。ところどころの家のまえでは、大人たちがベランダにすわって、子どもたちとともに夕べのひとときをすごす。沈んでいく太陽の寂寞感《せきばくかん》が、なんとなく生活のなかにしみこんでいる。そんな木曜日の夕方、リチャードと出会った。娘のアレクシス（四歳）はお父さんのうしろにへばりついている。息子のリッチィー（五歳＝二〇〇一年八月当時）は隣の家の子と家のそばの草原で遊んでいる。

——水銀についてなにか聞いたことは？

「はい。聞いたことがある」

——なにを？

「むかし聞いたことがある……子どものころにね、水にはいっていたって」

——そのころ、水銀汚染について、なにか聞いたことは？

「魚のなかにはいっているとかなんとか……魚を食べたら病気になるかも。それぐらい」

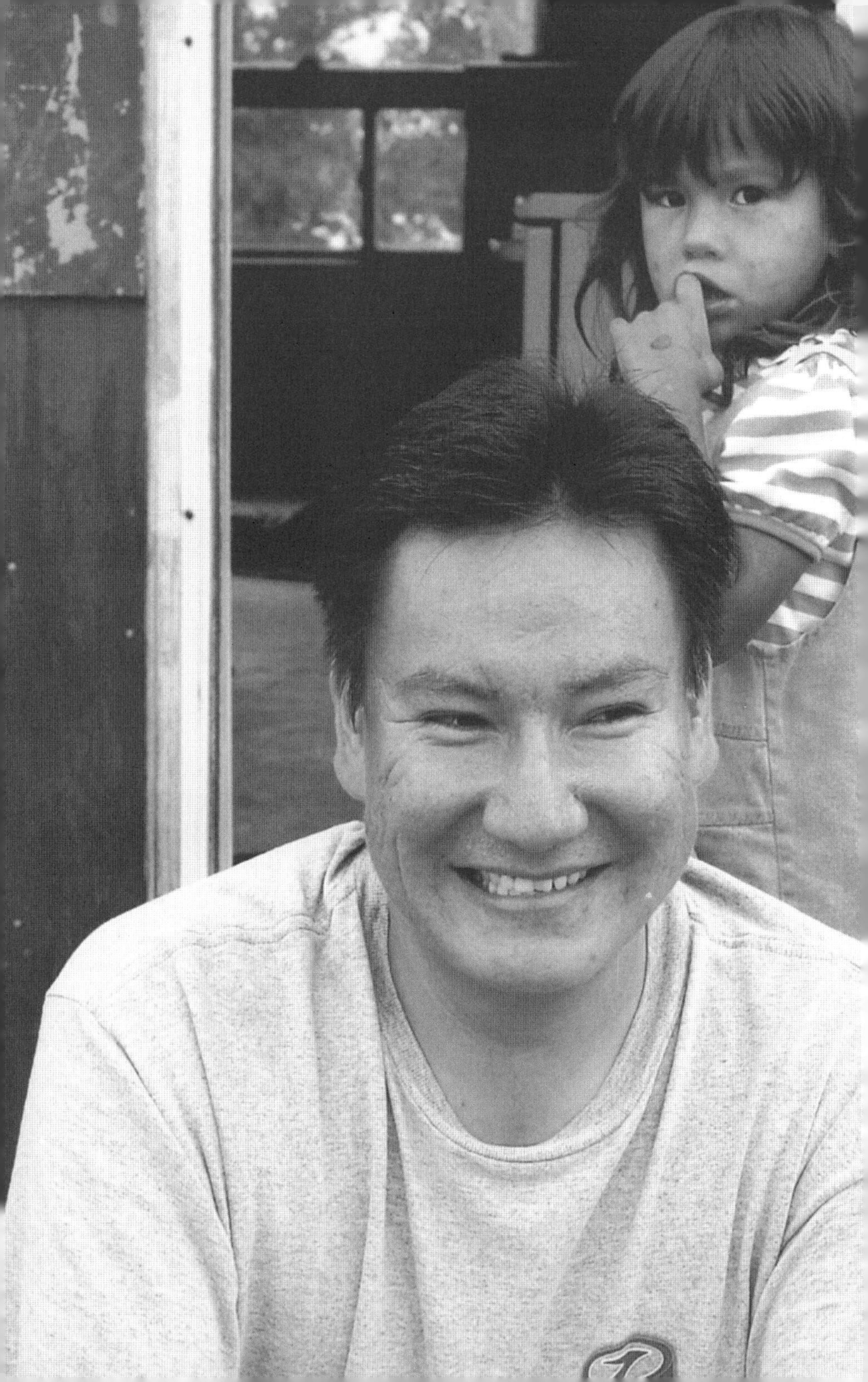

ダラス・スウェイン

一九七一年六月二十九日生まれ（三十二歳）。工事現場作業員。

湖のなかにたまっている水銀はいまだに危険？　悪影響をおよぼしていると思う？　もう安全？　魚は？　食べてだいじょうぶ？　湖の水は飲める？　有機水銀中毒って知ってる？

……などというしつこい問いかけに、ダラスだけではなく、答えにとまどった人はすくなくない。はい、まだ水銀は危険ですよ、という肯定的な〝イエス〟の返事は稀《まれ》だった。魚を食べるとあぶないという答えも。「よくわからない」「危険ではないと思う」「水銀の害は、ないと思いたい」「魚を食べても、たぶん、だいじょうぶだと思う」などという答えがおおかった。

……いみじくも、バーニー（バーナードの略称。三四八ページ参照）が言ったように、「そんな質問は科学者に聞くべきだ」というのが正解かもしれない。

こうした〝単純でしつこい質問〟に対するダラスの答え。

「釣り大会《フィッシング・ダービー》があるたびに、みんなで魚をたくさん食べる。正直言って、この問題について、わたしはあまり知らないんだ。ここの人たちは、水銀汚染問題について、普段あまり語

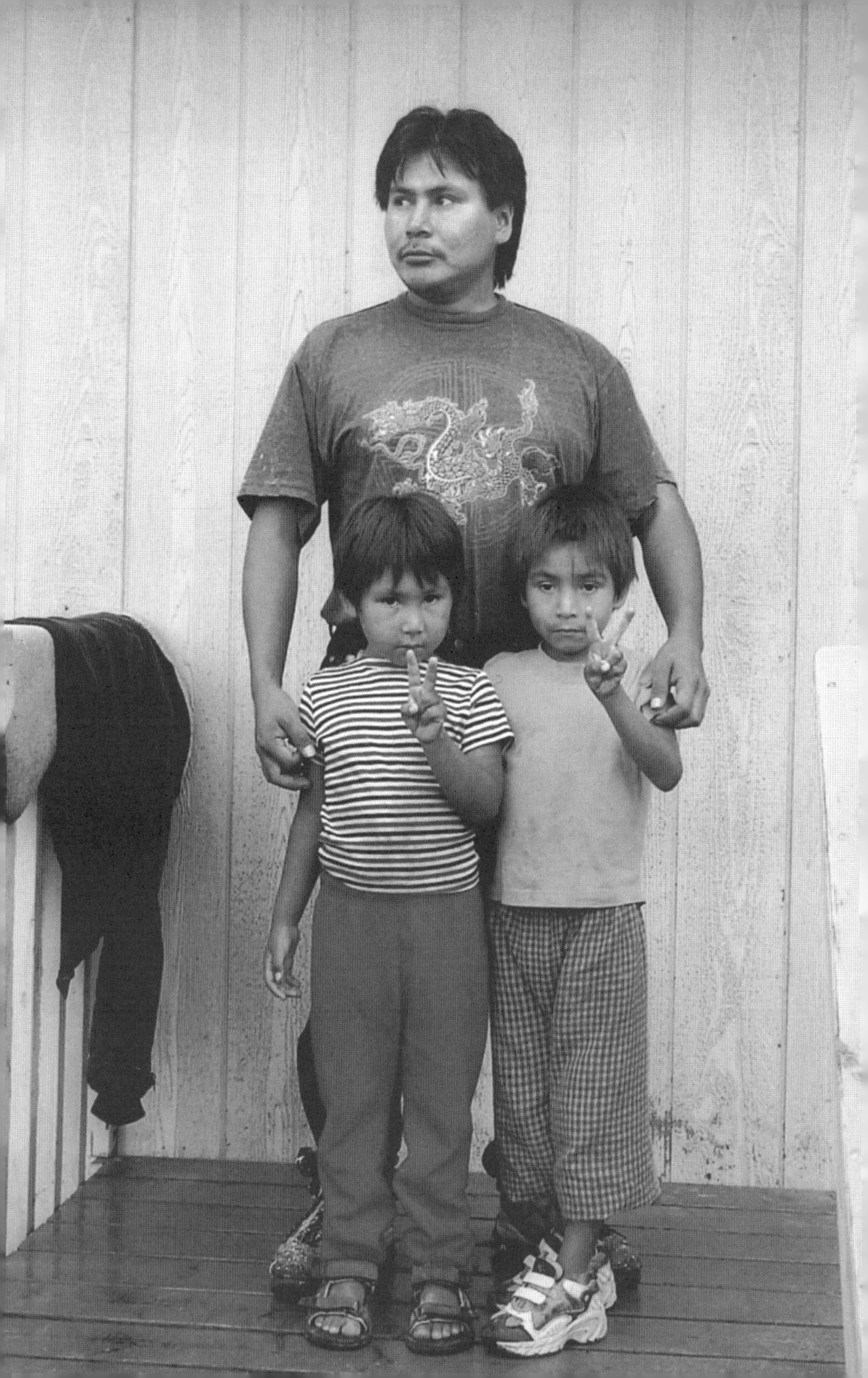

らない。水銀について、なにもわからない人がここにはおおいと思うよ」

――川や湖が安全か、危険なのか、という話もあまりしない？

「そう。ここはそういうところ。ここの役場の役人たちはわれわれにあまりいろんなことをしゃべってくれない。黙っている。問題があるとしたら、彼らがわれらに、本当のことを教えてくれるように祈るしかない」

ものろーぐ

戸のすき間からの面接調査《インタビュー》（取材）だった。おばあちゃんはオジブワ語で面接調査《インタビュー》（取材）をことわった。息子のダラスが、仕方なくけわしい目つきで応じた。娘のジュリアン（四歳＝二〇〇一年八月当時）と息子のデンゼル（五歳＝二〇〇一年八月当時）は、目を丸くしてこちらの様子をうかがっている。彼らは白人《コケージョン》のわたしに対しては英語をつかい、自分たち同士ではオジブワ語でしゃべっている。おばあちゃんも、ダラスも孫《まご》たちも。オジブワ語で三世代が会話をかわす光景は、今日ではめずらしい。おばあちゃんの世代は、オジブワ語を話す。孫《まご》は「お腹がすいた」とか「眠い」といった簡単なオジブワ語は聞きとれるが、話すときは英語というのが普通になってきている。学校ではこの状態をなんとかしたいと思って、オジブワ語教育に力をいれているが、問題は、若い親たち自身が片言のオジブワ語、あるいはオジブワ語と英語の混合語しか話せない人がおおいことである。完全なオジブワ語で子どもに話しかけることのできる二十代や三十代のわかい親はすくない。自分の子どもにはオジブワ語でしか話さないとダラスは言う。なぜそこまでこだわるの？　と聞いたら、ずばり、言葉はわれらの文化、伝統、アイデンティティーだ、とダラスは言う。

あん・まくどなるど

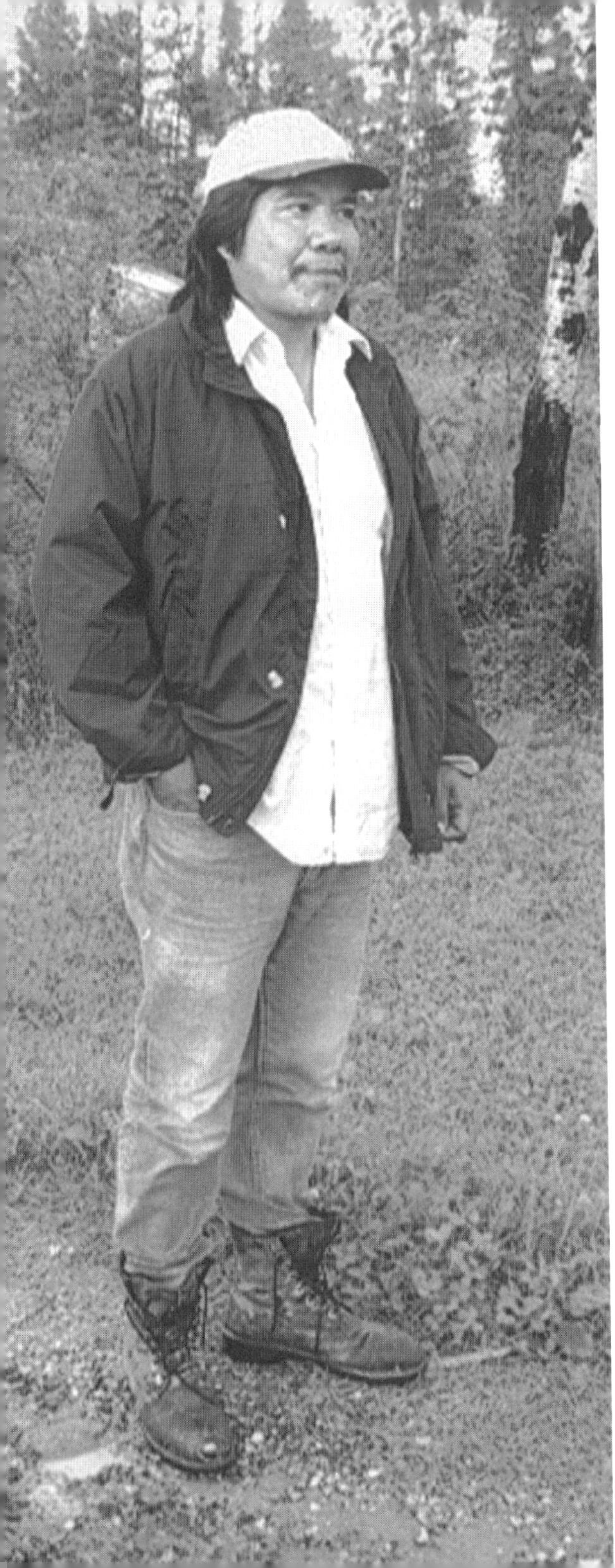

ウォルター・ハヤシンス

一九六六年六月六日生まれ（三十七歳）。家の修理屋。

職業をぼそぼそと明かしたあとは、質問に対して、終始、無言。笑顔もなし。

ベッキー・フォビスター

一九六二年九月八日生まれ（四十一歳）。村《バンド》に一軒だけあるスーパーの店番と経理。

ベッキーはグラシイの生まれではない。グラシイの過去の有機水銀中毒症（疾患）のことは、ジェー・ビー（J・B。ご主人の通称）から聞いた、と彼女は言う。

〝水銀汚染逆探知的質問〟に対して、おなじ先住民《ファースト・ネーション》ではあるが、ヨソモノの彼女は答えることに〝重い躊躇《ためらい》〟を感じていることが、ひしひしとつたわった。と同時に、また、あの件か、うんざり、といった気分も。

——あなたにとって水銀汚染とは？

「あのー……意味は、はっきりわからないが、ここの水に水銀がはいっている……湖の底にまだ問題があると思うの」

——水銀汚染が生じたときの思い出は？

「ない。わたしはここの出身者じゃない。過去に水銀汚染があったことを主人から聞いて知っているだけ。主人と話したほうがいいわよ。彼のほうがよく知ってるから」

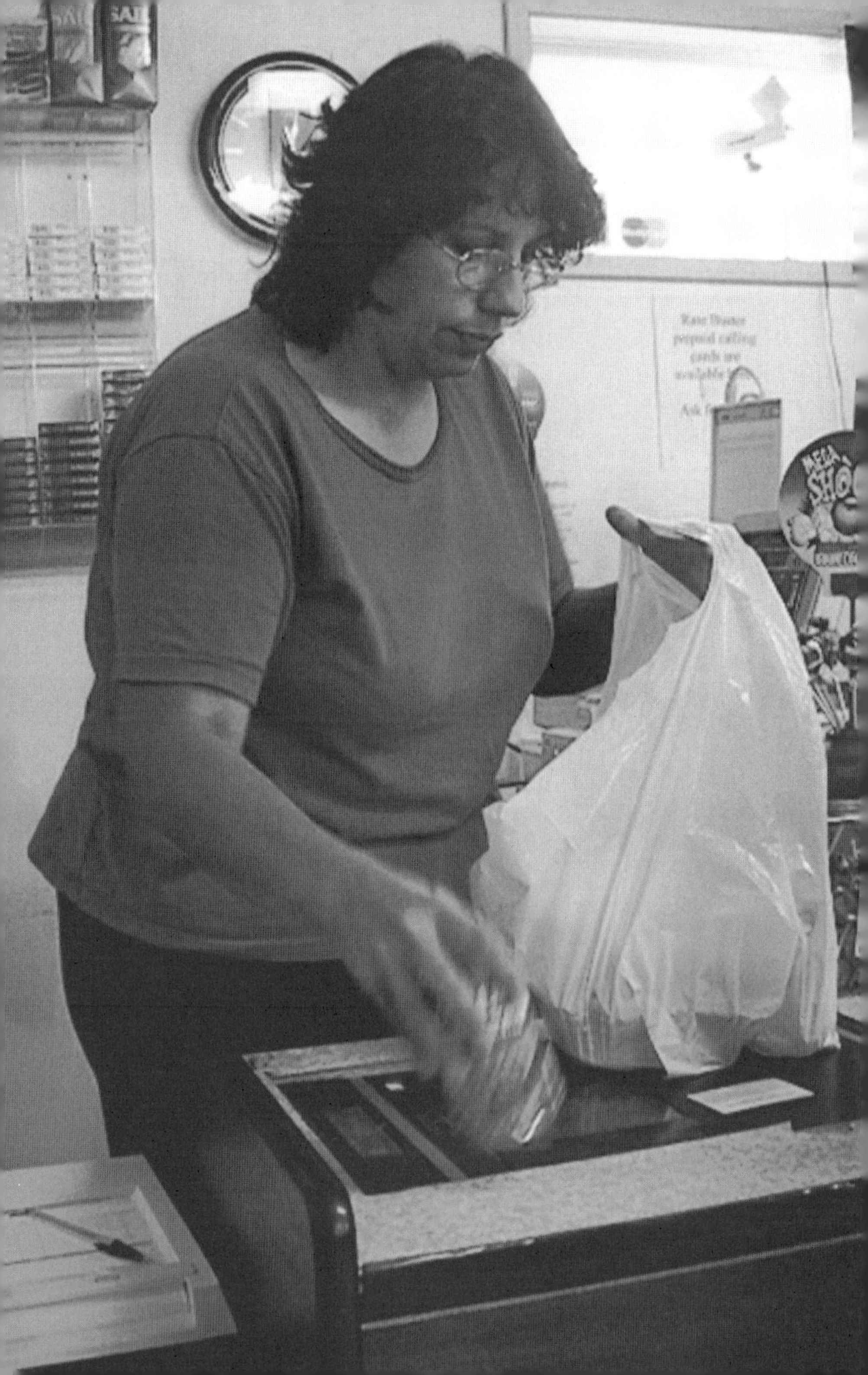

ものろーぐ

「ジェー・ビーズ・ストア」はグラシイの郵便局兼ガソリン・スタンド兼日用雑貨店である。かぎられた村《バンド》のたまり場のひとつ。警官、村《バンド》職員、教員、看護師、若者などなど客層は多彩である。持ち主のジェー・ビー（J・B）（三一五ページ参照）は、オジブワの伝統芸である太鼓演奏の村《バンド》の指導者でもある。二〇〇二年十二月に森林完全伐採《クリアー・カッティング》反対運動をおこした人物でもある。店にはあまり顔をださない。事務室にたまにすわっていることもあるが、奥さんのベッキーが、もっぱら店を守っている。

あん・まくどなるど

ものろーぐ

ベッキーの〝うんざり気分〟がよくわかる……ここ三十年ほどのあいだに、マスコミや学者の取材者や調査者《リサーチャー》が自分の都合のいいときに勝手にグラシイへわんさわんさとおしかけてきて、猟犬のようにネタ探しをして、〝収穫〟をどっさり持ち帰る。たしかに、水銀汚染問題は報道された。したたかな村《バンド》の指導者たちが、それを利用したという側面も否定しがたい。そして、ご当地の被害者は、一時的にマスコミで〝英雄〟あつかいされた。でも、結局、グラシイには、たいした変化はなかった……ここには、政府に対する不信感とおなじぐらい取材者や調査者《リサーチャー》に対しても根強い不信感が湖の底の水銀まじりのヘドロのようにたまっている。

礒貝　浩

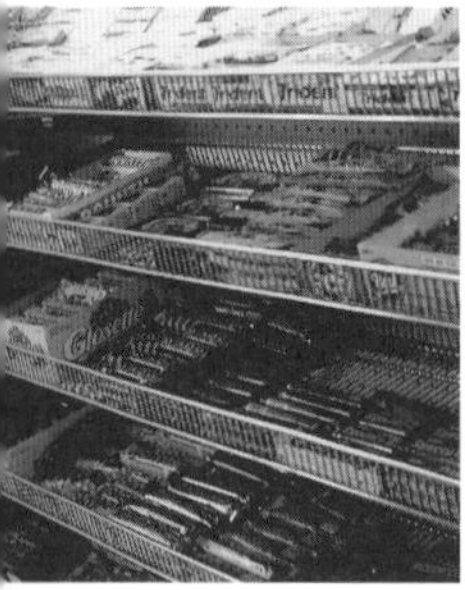

「ジェー・ビーズ・ストア」店内。品ぞろえは豊富。ジャンク・フードもおいてある。

ジョセフ・B・フォビスター（通称ジェー・ビー＝J・B）

一九五六年七月二十日生まれ（四十七歳）。「ジェー・ビーズ・ストア」の持ち主。

ジェー・ビー（J・B）は、たんたんと語る。

「わたしたちの世代は、子ども時代に親からひきはなされて育った……カナダ連邦政府は、われわれの存在なんか、どうだってよかった。われわれの存在価値は、彼らにとってはゼロ――このひとことにつきる。今日、われらの文化は死にかかっている。政府がそう望んでいるからね」

――一九六〇年代から七〇年代にかけて、カナダの社会学者たちは、あなた方を「辺境の民《マージナル・ピープル》」と論文に書いていますが、〝はじっこ人間〟だった具体例は？

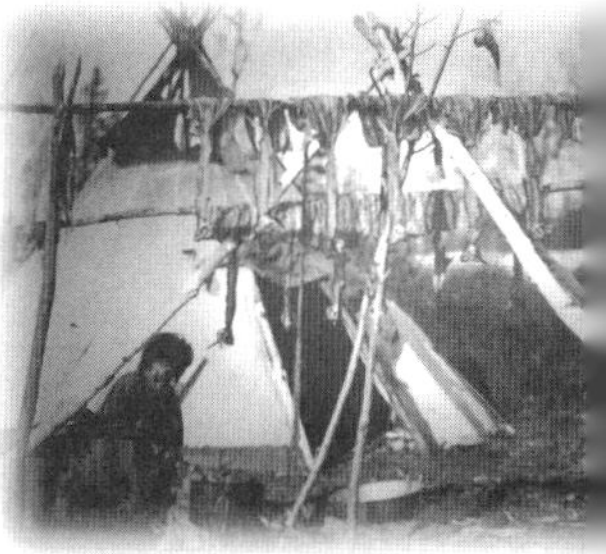

魚をほしている風景（イーグル・レーク、1950年代初頭）。

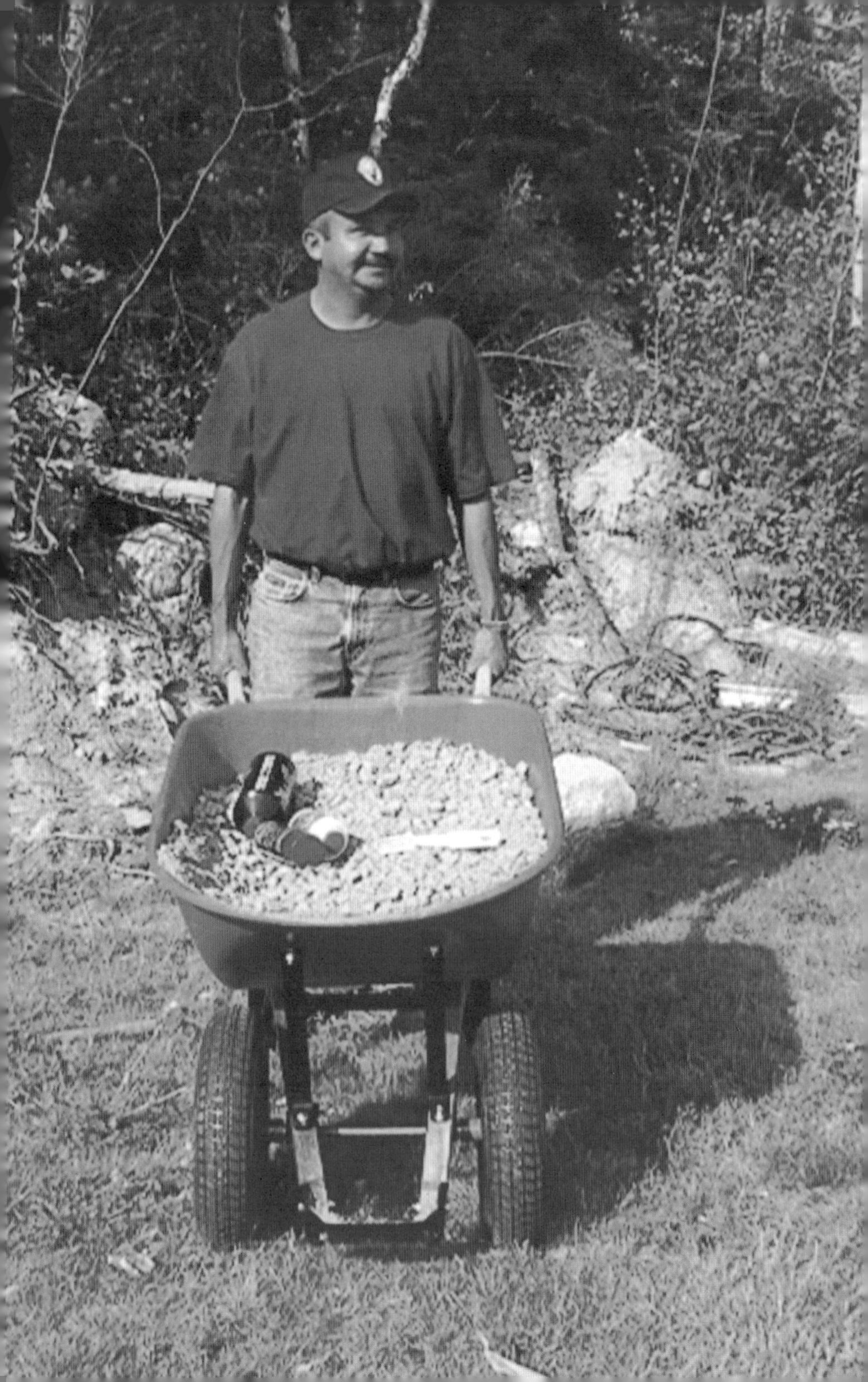

「ずばり、寄宿学校体験」

――そこにいれられた?

「はい。でも冬休みに家に帰ったときに、白人《コケージョン》に二度と自分の子をわたさないと親がかたく決心した。そして、白人《コケージョン》の目がとどかない森のなかにあるトラップライン（ワナのしかけてある現場）へわたしをつれていった」

――ジェー・ビー（J・B）の教育の場は、トラップラインだったということ?

「そういうことだ」

ものろーぐ

五歳になるかならないかの子どもを親から強引にとりあげ、飛行機でほかの場所にはこび、冬休みと夏休み以外は、生まれた家やコミュニティーのもとからはなして、寮生活をさせ白人社会《コケージョン・ソサエティー》に同化させようとしたカナダの先住民《ファースト・ネーション》教育は失敗におわった。伝統を無視するような教育を強制的におこない、寮では彼らの母語の使用を禁止した。それが子どもたちのためになると当時の政府は考えていた。この同化政策は、言語、伝統、文化、コミュニティーの〝暗殺計画〟だったという人たちがいる。ジェー・ビー（J・B）もそのひとりである。水銀汚染によって二十年ちかく悪臭が村《バンド》に漂っていたとジェー・ビー（J・B）が話したときに思った。有機水銀中毒症（疾患）でうけた傷だけでなく、彼らはほかにも深い傷を負っている、と。

ロビン・フォビスター

一九八四年八月二十六日生まれ（十九歳）。面接調査《インタビュー》（取材）当時、高校三年生。ベッキーとジェー・ビー（J・B）の娘。ときどき、店を手つだっている。

「（水銀汚染という）単語は知っているが、それ以上（言葉の意味など）はわからない」

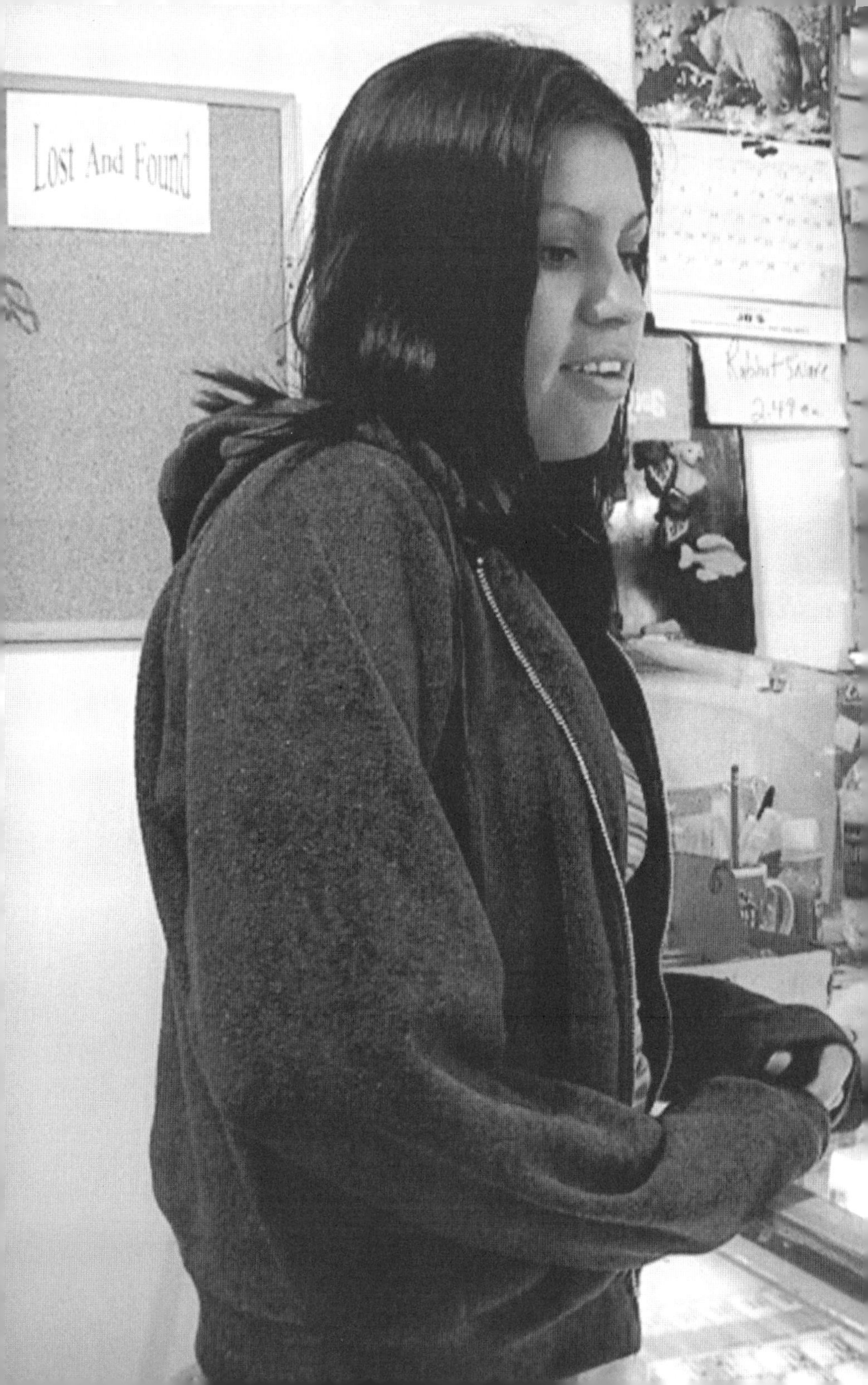
Lost And Found
Rabbit Snare
2.49

ゴードン・パパセイ

一九七六年一月一日生まれ（二十八歳）。漁師。

ものろーぐ

グラシイで道によく迷ったが、そんなとき、求めなくても、だれかが助けてくれた。ゴードンとの出会いも、そんなふうにはじまった。はげしい雨が朝から降りっぱなしの日に未舗装の脇道で車が立往生した。ぬかるみにはまって、いくらエンジンをふかしても車輪が空まわり……そこに突然、〝空気〟のなかからゴードンがあらわれた。車の脱出を手つだってくれているゴードンに面接調査《インタビュー》（取材）。

あん・まくどなるど

――水銀汚染という言葉を聞いたことは？

「うん。聞いたことあるよ。（水銀に汚染された）魚を食べたり水を飲んで病気になった人が、むかし、たくさんいた。あれって目に見えないから厄介。だって、おれはずっとここの水をつかっているけど、大丈夫だもの」

――つかう水は？

「井戸水。でもわが家では、その水は飲まない。飲み水は村《バンド》で買う」

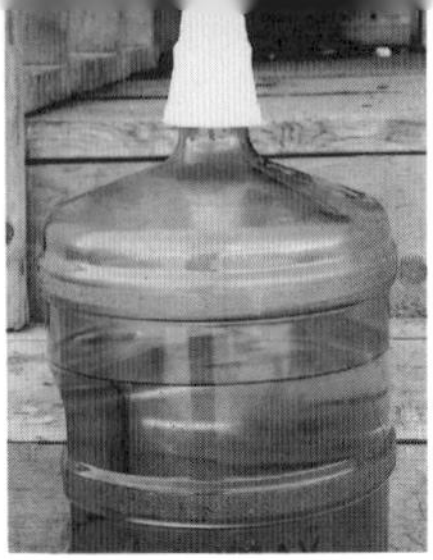

水は買って飲む。五ガロン（約一九リットル）の容器にはいったミネラル・ウオーター。

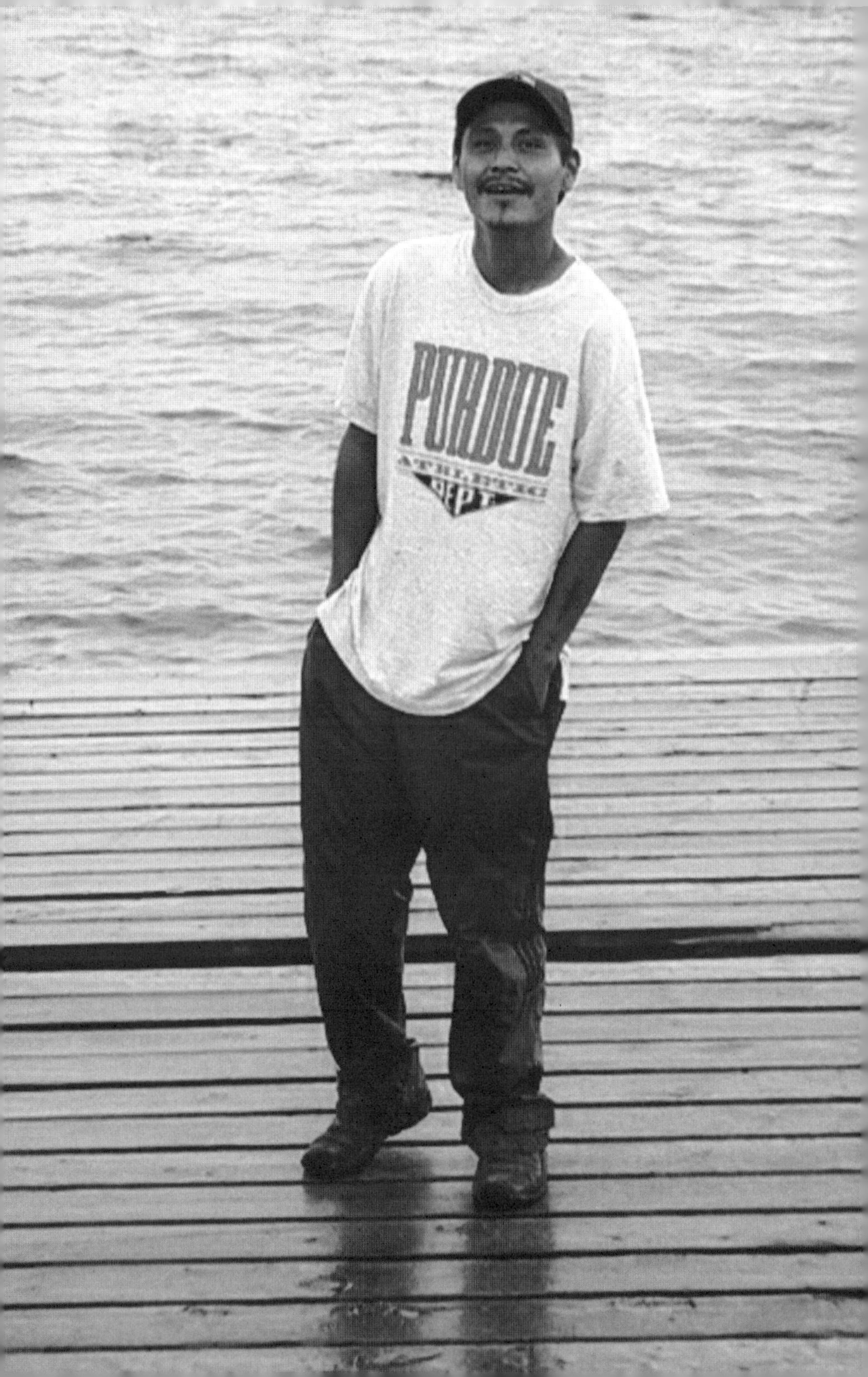
PURDUE

ハリソン・フォビスター

一九七六年十一月二十九日生まれ（二十七歳）。小学校の教員、一年生の担当。

ハリソンと会ったとき彼は二十四歳だった。水銀汚染問題が生じた当時、父のビルことウィリアム（二四三ページ参照）はいまの彼とおなじぐらいの年齢だった。

（二四三ページ参照）

ハリソンの〝水銀汚染像〟。

「なにかの方法でわれわれの川に水銀が投げ捨てられた。それで人が病気になった。ひょっとするとオンタリオ・ハイドロ（発電会社）と関係があるかもしれない。以前、彼らとわれわれの村《バンド》と和解協定をかわしたことがあったから……」

ものろーぐ

この面接調査《インタビュー》（取材）は、まるでジグソー・パズル。ばらばらの〝破片〟を一枚、一枚、定位置にはめていくことで、やっとかたちが見えてくる。その〝破片〟を一枚しか持っていない人もいるし、たくさん持っている人もいる。全体像を組みたてようとすると、その一枚、一枚をどの位置におけばいいのかとまどうときがある。ときに、どこにもあてはまらない〝破片〟を呈示する人もいる。あれやこれやで全体像がどの段階で完成するのか、さっぱり見えてこないのが、このジグソー・パズルに挑戦する楽しみでもあるのだが。

あん・まくどなるど

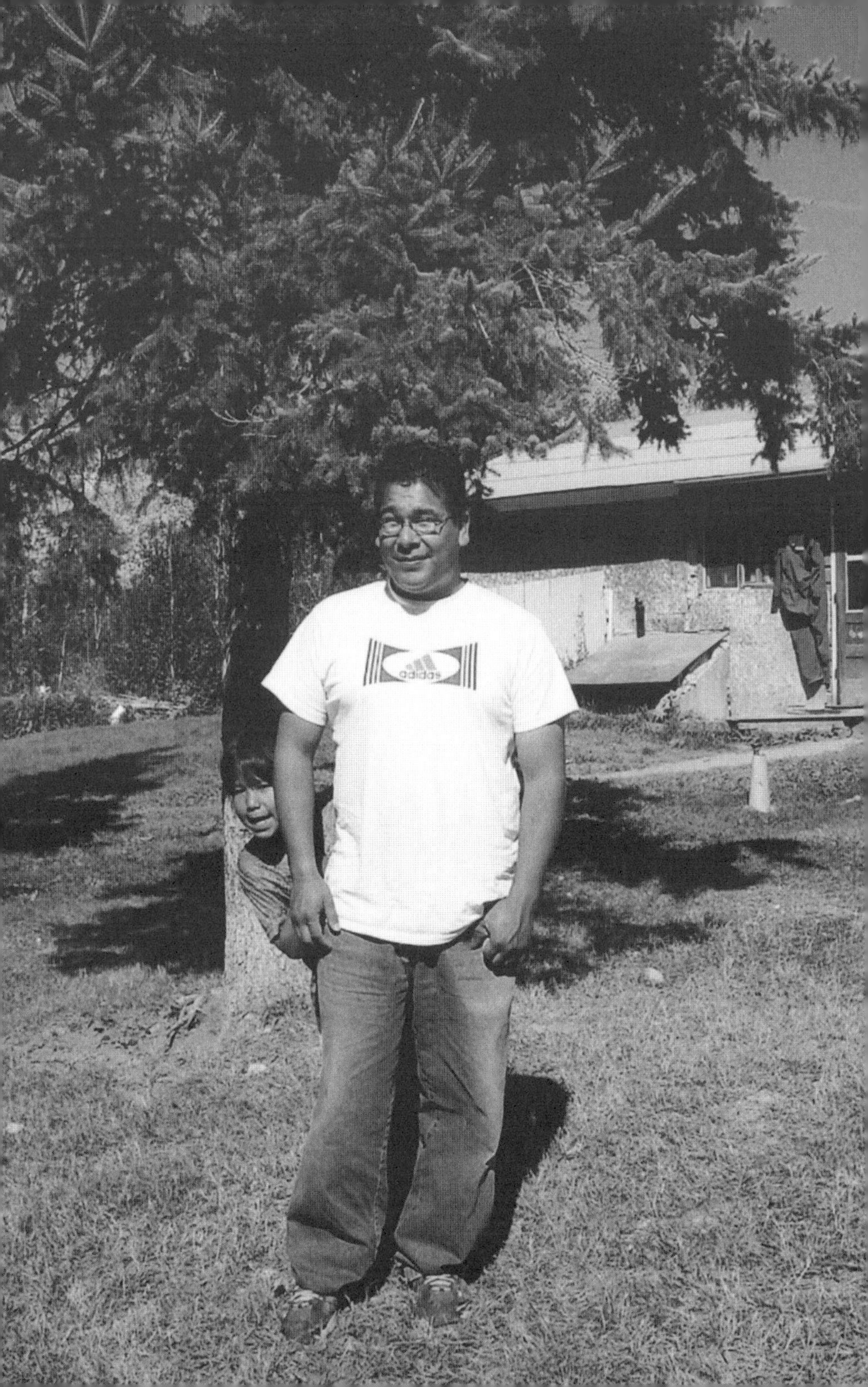
adidas

ルシール・ランド

一九四八年一月二十二日生まれ（五十六歳）。洗濯屋。

グラシイには薬局、公衆電話、レストランはない。でも、なぜか〝洗濯屋〟はある。正確には、ランドリー・サービス・システムがある。トラップラインで生まれて森のなかで育ったルシールをはじめ何人かの〝パートさん〟が村《バンド》に〝洗濯屋さん〟として雇われている。村《バンド》と〝洗濯契約〟をかわしている人たちの洗濯をする。週に二日半、ルシールは洗濯客の洗濯物を持って、洗濯機と乾燥機がおいてあるエルダー・アンド・ユース・カルチャー・センター（注一）にやってくる。

――水銀汚染って知ってる？

「はい。水銀汚染、知ってる。動けなくなったり、自分ひとりでなにもできなくなる。脳にくる」

――それって、有機水銀中毒症（疾患）でしょ。

「…………」

注一　若者から老人まで、すべての人のための文化会館。

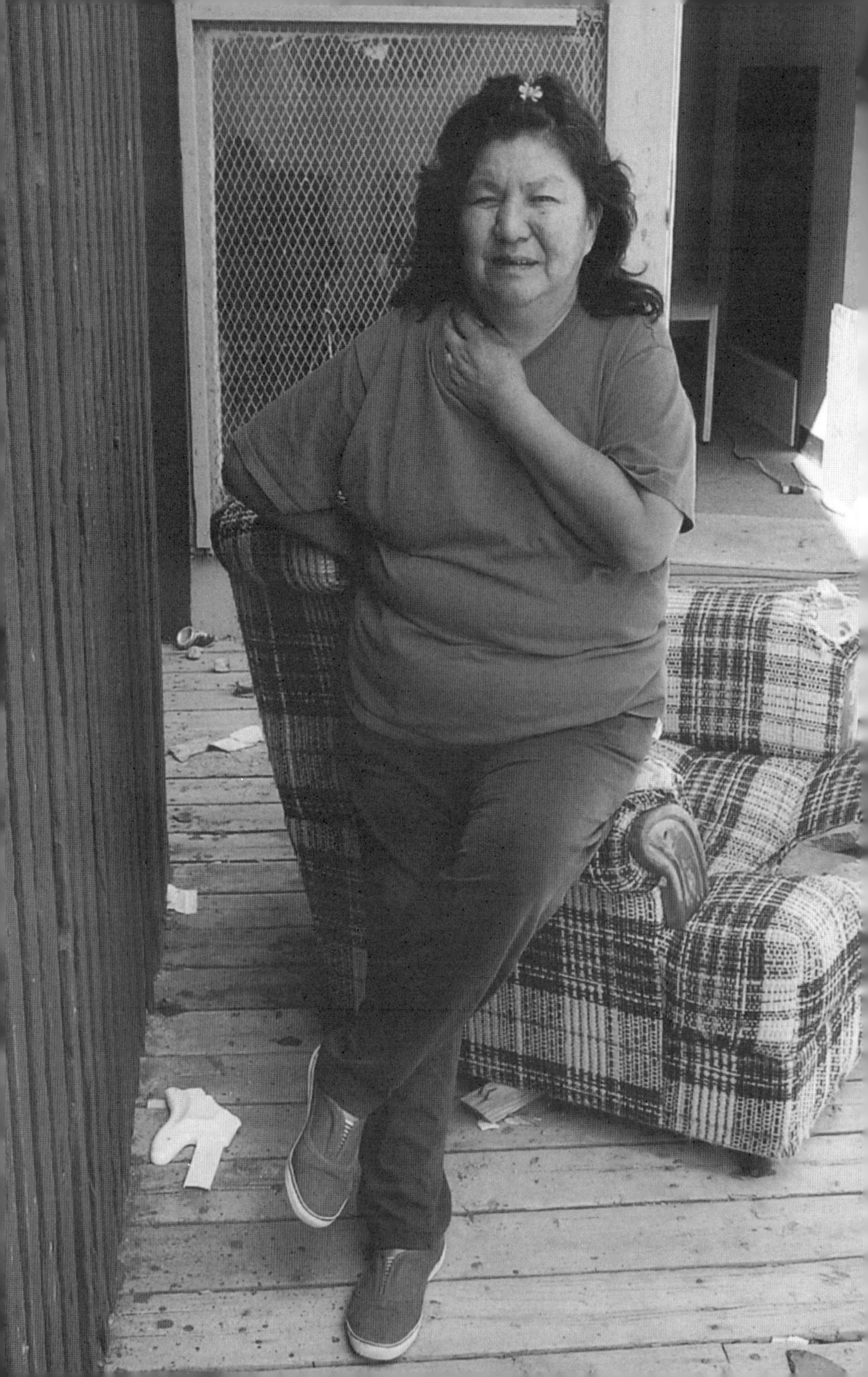

サイモン・フォビスター

一九五五年十二月十五日生まれ（四十八歳）。前教育長。二〇〇四年四月現在、村長《チーフ》。

サイモンは二十歳のときにグラシイの村長《チーフ》になった。一九七六年から八〇年まで二期つとめた。グラシイとホワイトドッグが組んで、カナダ連邦政府とオンタリオ州政府を相手に一九七八年にかわした最初の『和解書』に署名をしたのは、彼が村長《チーフ》のときだったとサイモンは言う（ホワイトドッグは故ロイ・マクドナルドが署名）。彼は弁護士のところに相談にいった。裁判にかければどうなるか？　という彼の問いに対する専門家たちの答え。「裁判にかけた場合、勝てる可能性はいつも五分五分だ」——彼は村長《チーフ》としてリスクを背負いたくなかった。話しあいで解決する方法を選んだ。

サイモンが村長《チーフ》をつとめた日日のことを率直に語るのを聞いていると、ダム建設にともなう増水による被害、強制移住、河川系の水銀汚染問題の実態がより鮮明に見えてくる。と同時に、いっそう複雑なジグゾー・パズルを目のまえにしているような気になる。

「まず最初にやったのは調査ですね。移住政策による被害を社会的・経済的に細部にわたって調査したんです。移住政策の実行は、先住民《ファースト・ネーション》のコミュニティーと話しあいもせずにやってはいけない。コミュニティーを、移住に適していない環境のわるいところに移住させた

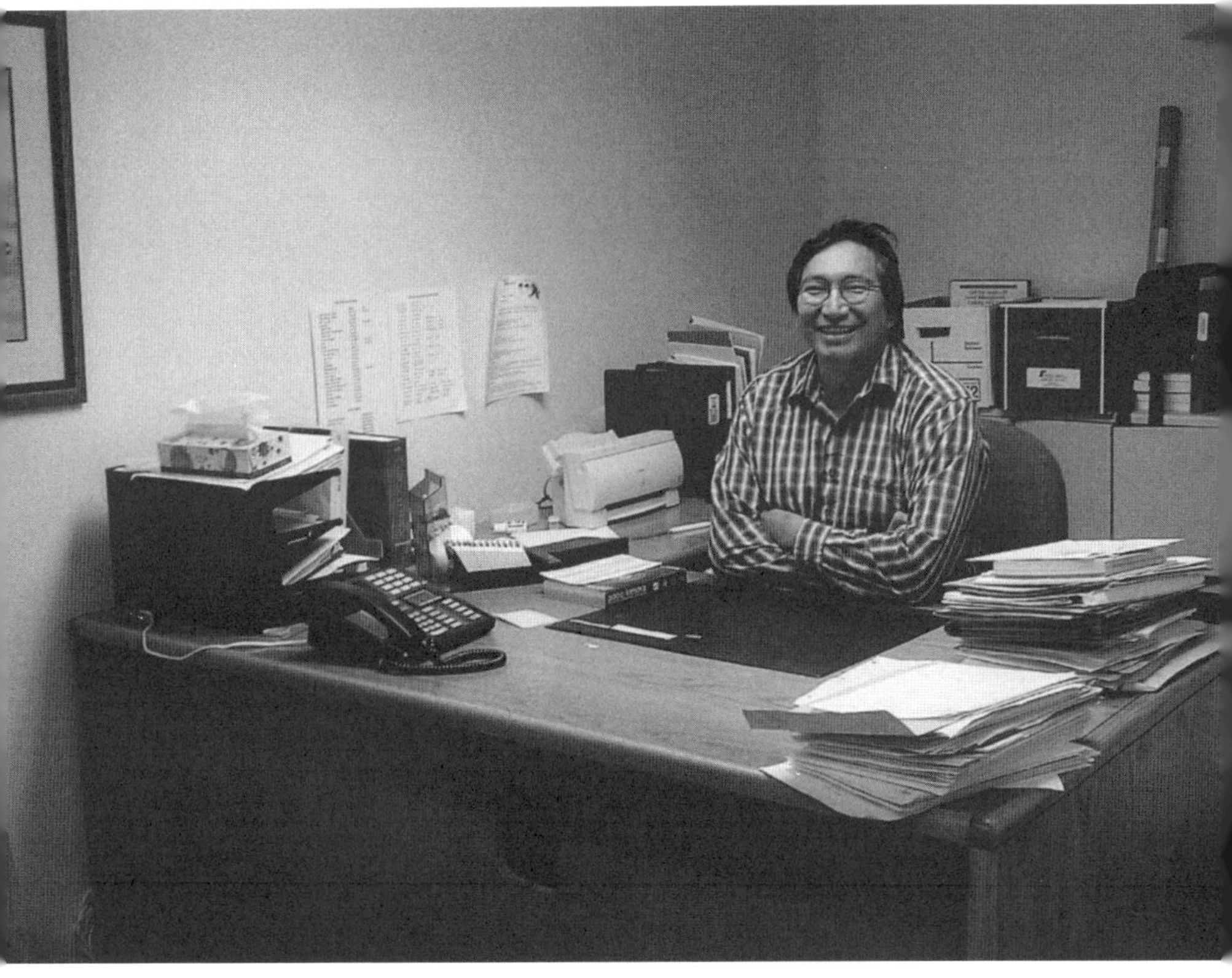

のは、あのインディアン省です。われわれのコミュニティーは、最初に住んでいた居住地よりも土壌がわるいところに移住させられました。内陸部へうつり住んでただひとつよかったことは、材木を運ぶための道にちかくなってケノラ市まで交通の便がよくなったということだけです。移住はハドソン湾会社にとっては、好都合でした。彼らは道路のちかくに本拠地をうつして利益をえやすいようにしました。移住したあと、わたしたちは外の世界との接触をするようになり、また外の世界もこちらと接触するようになりました。そこで問題になったのが新しくはいってきたアルコール、たくさんのアルコールです」

――オンタリオ・ハイドロ（発電会社）は、移住問題にかかわっていた？

「発電所ができたことが原因で、わたしたちの指定居住区《リザーブ》――ホワイトドッグとグラシイで、増水問題がおきたから、かかわらざるをえなくなったんですよ。われわれの移住問題と彼らは無関係ですが、オンタリオ・ハイドロ（発電会社）は最初からダムを建設するときめていました。不運なことに、そんな状況下でわれわれは増水による村《バンド》の水没という大悲劇にまきこまれてしまったんです。ホワイトドッグは補償問題でオンタリオ・ハイドロ（発電会社）と、それができるまえに話しあいをしたそうですが、グラシイはしていません。ホワイトドッグはいくつかの補償を前提としてあらかじめダム建設に同意していましたが、彼らはダムができたことでおこる増水の深刻さがわかっていなかった。とにかく、彼らの指定居住区《リザーブ》の一部が水没してしまったんです。彼らのお墓も流されてしまいました。あれは、六〇年代の事件です。たしか発電所のダムは五〇年代につくられたと思います。これがホワイトドッグとグラシイの両方に影響しました。家が水に浸かっている五〇年代に描かれた絵があって、オンタリオ・ハイドロ（発電会社）にそれを見せて、わたしたちが増水の被害をうけたことを証明しました。これがききました。わたしたちにはわたしたちなりの合法的かつ正当な主張があったんです」

――それでは、水銀汚染は話しあいのときの、一番主要な議題ではなかった？

「いえいえ、水銀汚染が話題の中心でした。水銀をたれ流したリード製紙が、村《バンド》のみんなに汚染の実態を隠していたことが原因で、感情的な対立になってしまったんです。それまで、水銀はからだと精神機能に有害であるということを、われわれは知りませんでした。日本からやってきてくれた医者や学者にミナマタの話を聞きました。それからわたしたちのコミュニティーからトミー・キージック（二三七ページ参照）といま（面接調査《インタビュー》［取材］当時）の村長《チーフ》のビル・フォビスター（二四三ページ参照）が、水俣病《ミナマタ・ディジーズ》の実態を視察しに日本へ行ったわけです。水銀が人体にあたえる影響を知るためにです。そして彼らはもどってきて、それがどんなに深刻なものかを人びとにつたえました。そういうわけで、やはりこのことが一番おおきな話題になったのだと思います。そのあとで、アナスタシア（三三四ページ参照）とヒロ（本項『こめんと』参照）がお年寄りの話をテープにとって詳しい調査をしました。それやこれやで、グラシイがかかえているいろいろな問題が一気に噴出したんです。だから結局、移住政策・増水・水銀汚染という順序で問題が提起されたわけです。これらの問題点はすべて、つもりつもってわたしたちのコミュニティーの骨組みをこわしていく原因になりました。しかし当時は、政治的な状況があんなふうだったので、水銀だけが問題になったんです」

――「政治的な状況があんなふう」というのは？　コミュニティー内のこと？　それともカナダ全体のことですか？

「両方です、内と外の。人びとは問題の解決法を知りたかった。州政府はそれなりに対策をたて救済策を実行してはくれましたが、有機水銀中毒症（疾患）の増加をふせぐために、ご存じのように商業漁業《コマーシャル・フィッシング》活動を禁止しました。でも彼らは、水銀汚染の責任を認めようとしなかったんです。そして彼らは問題を矮小化《わいしょうか》させるために政治的な防衛をはじめて、汚染地域の人びとは事実関係を知ることができなくなりました。すべてが藪《やぶ》のなか……州政府は汚染に対してなかなか素直になってくれませんでした。そのうえ、彼らはとても慎重でした。水銀汚染にかかわった会社がウソをついているとは言えないので、自分たちにかかわってくる、あらゆる責任を認めたくなかったんだと思います。完全に否定の姿勢をとっていました。この地域で産業をはじめる許可を取得した会社には、なんの責任もなかったんですが、彼らは彼らで自分たちにも火の粉が降りかかってくるのではないか、と恐れていました。こまかいことはよくわかりませんが、きっとそうだったと思います。彼らは有機水銀中毒症（疾患）の実態をなるべく軽いものに見せようとしていました。日本から医師団が来て診察をして、ここの人びとに水俣病《ミナマタ・ディジーズ》の症状が見られると発表したときも、この地域選出の下院議員は、彼らのことを〝吟遊詩人《トルバドゥール》（通りすがりの人）〟だときめつけたりしました。『世間の注目を集めるために扇動的《センセーショナル》な発表をしているんだ。日本の医師団は、なんのことを話しているのか、さっぱり意味不明だ』ということで彼らは追いだされた」

——話しあいにこぎつけるまで、すごくながい時間が……。

「……かかったその理由は、彼らがなかなか責任を認めたがらなかったからでしょう。補償金をはらわなければならないのを恐れていたんです。さっきも言ったように彼らはそこで自己防衛をはじめた。それがグラシイでのそれからの問題となりました。村《バンド》の村長《チーフ》をはじめ政治責任者が村人《バンド・メンバー》に対してなにも答えられなかったので、村人《バンド・メンバー》はますます懐疑的になり、村《バンド》の指導者の交代も、しょっちゅうだったんです。六か月だけ村長《チーフ》をつとめてすぐやめた人もいました。州政府から答えをひきだせなかったからです。みんな政府からの答えがでないのにイライラしていました。持ちあがった政治的なごたごたの半分くらいはコミュニティー内部のもの。そのうちカナダのメディアも水銀の問題に目をむけはじめ、その特集をテレビで放送したりして、一般のカナダ人のあいだでも注目されはじめました。環境保護団体も乗りだしてきて、政府に答えをだすよう、なにかするように働きかけました。問題がカナダ中に広まったので、カナダ連邦政府もオンタリオ州政府も、そのころは背水の陣で、ことの処理をせざるをえなくなったんだと思います。とにかく、政治家たちは、なんらかの答えを

だ

さなければならなかったんです。そういう状況でした。カナダ連邦政府も、ちゃんとした答えを用意していませんでしたね。製紙会社も責任を否定していたので、政治的状況は混乱していました。それがあの時代の背景です。わたしたちは調査をすることもできたし、かかわったすべての団体を正式なプロセスで、正式な場で話しあわせることもできたので、一応の解決策がでました。でも、今日にいたるまでグラシイは勝ったとは言えない。なぜなら、だれも責任を認めなかったんですから……だれもここの有機水銀中毒症（疾患）を水俣病《ミナマタ・ディジーズ》と認めなかったし、いまも認めていないのですから。それに、もう一点、肝心なことがある。オンタリオ・ハイドロ（発電会社）とわれわれは、ホワイトドッグとちがって、まだ、なにひとつ合意に達していないし、覚書や協定書をかわしていないってことです」

こめんと

ヒロこと宮松宏至（一二、一三、一五ページ参照）は、日本人のカメラマンである。宮松の著作、『インディアン居留地で見たこと――カナダ、グラシイ・ナロウズでの6年』（草思社　一九八三年六月十五日刊）は、なかなかいい本である。カメラマンを名乗るだけあって、ふんだんに挿入されている写真が、とくにいい。

同著の著者紹介。『一九四〇年、横浜に生まれる。関東学院大学卒。六五年、作家、上野英信氏に師事し、北九州市春の町の労働下宿に住む。六七年より五年間、ノースウエスト航空客室乗務員として勤務、かたわら乗務員組合を結成する。七四年、上野氏に同行して炭鉱離職者を南米に訪れる』——そして七五年からグラシイに住み『ボランティア活動をする。八〇年経済的理由で居留地を一時去る。現在（一九八三年）居留地の水俣病を鍼で治療しようと、オンタリオ州トロントにて鍼修業中』。ネット情報（宮松宏至著『もっと「自然塩」をとる健康法―減塩・精製塩は万病のもと！』［はまの出版　二〇〇二年十一月二十九日刊］の著者紹介情報）によれば、その後、宮松は、『81年、トロントに移り、あるインド人の移住者から尿療法のことを聞き、実践する。帰国後、健康・教育・翻訳関係の分野で活躍する。宮松英語塾塾長。映画製作：Grassy Narrows（グラシー・ナローズ居留地）Canada Film Board共催』。山梨県小渕沢在住。『カナダにおける水銀問題が明るみにでたのは、一九七三年、ユージン・アイリーン・スミス夫妻（一二〇、二三一、二三七、四二八ページ参照）が水俣と取りくんでいた最中だった』という書きだしではじまる彼の著作の最終章『水銀汚染』では、当時手にいれることができる範囲の情報をよく集め、かなりの精度で、カナダの水銀汚染問題にふれている。サイモンによれば、宮松はアナスタシアとの親密な連携プレーで、裁判や和解のための資料集めをしてくれたという。

宮松は著作の最終章にこう書いている。『最近、わたしのところに、手足がしびれるとか、朝おきるとき、手足が動かないと訴えてくる人が増えてきた。村人《バンド・メンバー》たちはわたしが医者でないことぐらいよく知っているはずだ。にもかかわらず、わたしのところに来る。たぶん、日本人だから水銀に関して多少の知識は持っていると思ってのことであろう』

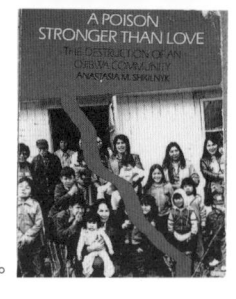

『毒は愛よりも強し』の表紙。

人類学者のアナスタシア・シキルニック博士は、クリス・スウェイン（三四二ページ参照）の表現を借りれば「想像を絶する時代」に二年間にわたり、グラシイに住みこんで現地調査《フィールド・ワーク》をした女《ひと》である。グラシイの混乱期を人類学の視点からくわしく書いた『毒は愛よりも強しA Poison Stronger Than Love』（エール大学出版　一九八五年刊）のなかで、「外部と戦った人」とともに、「内部で地道に戦った人」のことも、彼女は先住民《ファースト・ネーション》の側にたってあますことなく描いている。

アナスタシアは、アメリカのMIT大学の博士課程を休学し、カナダ連邦政府の影響《インパクト》評価《・アセスメント》研究プロジェクトの研究員として、一九七六年十一月七日にグラシイに派遣される。中央政府からあたえられたテーマをリサーチする以外に、こまめに日記をつけて、のちにそれを整理した本を世に問うたことで、彼女は後世に貴重な記録をのこす役割を担った。

アナスタシアは、次第次第にグラシイという先住民《ファースト・ネーション》コミュニティーにのめりこんでいく。一九七七年四月まで〝連邦政府の研究員〟として調査の仕事をやった彼女は、当時、二十歳だったサイモン・フォビスター村長《チーフ》に乞われて、同年九月から一九七九年六月まで、村《バンド》の〝依託研究員〟をやった。サイモンは、彼女のことを「ありがたい助人《すけっと》、力になってくれた人」として高く評価している。アナスタシアは、当時、やはりグラシイに滞在していた日本人カメラマン宮松宏至とも、かなり親密に協力しあいながら調査をつづけた。しかし、彼女はバーンアウト・シンドローム――本人自身が率直に本の序文にこのことをくわしく書いている——のため二年間でグラシイを去る。八〇年代に、もう一度グラシイをおとずれた彼女は、〝依託研究員〟の仕事をふたたびはじめようとするが、味方のサイモンは村長《チーフ》選挙に落選し、村《バンド》の政治体制がかわったため、彼女は歓迎されない……アナスタシアは、グラシイを去る。周囲の学者仲間にはげまされ、グラシイにおける事例研究《ケース・スタディー》を博士論文としてまとめる決心をして大学へもどる。その博士論文を彼女は、自著のベースにつかった。やがて、『毒は愛よりも強しA Poison Stronger Than Love』は、カナダの人類学関連書籍の古典になった。それはいいのだが、彼女はこの著作のために高い代償を支払わなければならなかった。「こわれていく社会」というテーマで、グラシイの社会問題——自殺、アルコール依存症、家庭内暴力、虐待、強姦《レイプ》、近親相姦、麻薬——を徹底的に著作のなかに書いたことで、グラシイの人びとのおおくは彼女を〝裏切り者〟呼ばわりしている。活字の命のながさ、こわさ、重さを感じさせるエピソードである。グラシイの先住民《ファースト・ネーション》をあつかった学術書は、この一冊しかないため、たくさんの学者や学者の卵が彼女の本を読む。アナスタシアは、たんたんと事実を書いただけだが、読み方によって、非常に〝危険〟な本ともいえる。レッドネック（差別主義者）的視点で読むと、「やっぱり、〝インディアン〟ってのは……」という誤解を生むことを村《バンド》のインテリたちは恐れている。「いまのグラシイとアナスタシアが書いた『想像を絶する時代』のグラシイは、一見、おなじようだが、ちがうコミュニティー」だと彼らは強調するが、一九七〇年代が混乱期だったことは、だれも否定しない。

（『カナダのミナマタ?!』原稿から引用）

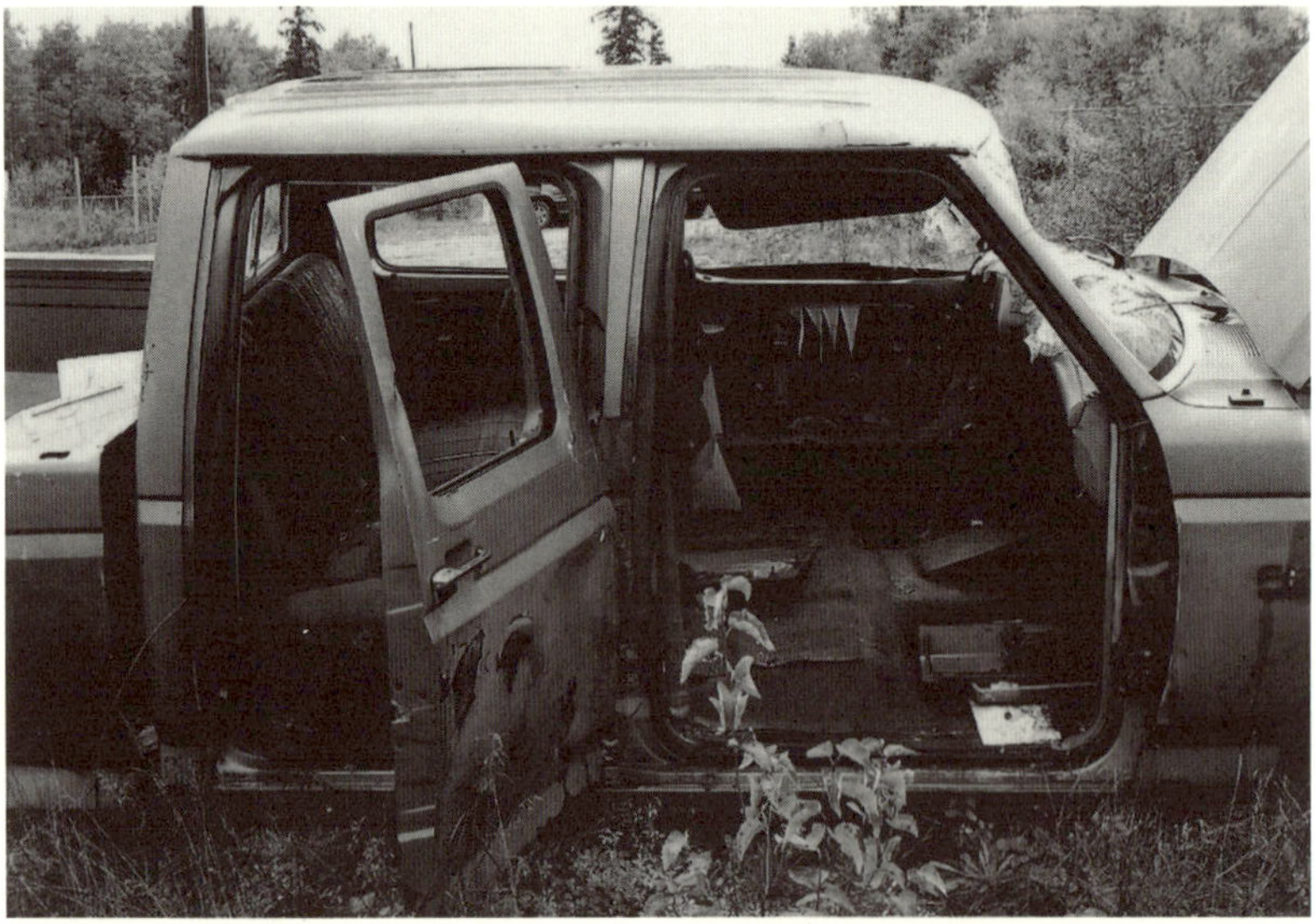

1970年代が混乱期だったのはグラシイだけではない。有機水銀汚染事件の加害者側からの補償金（賠償金）でホワイトドッグは村営の植林用苗木育成所をつくったが、倒産してしまった（42ページ参照）。その〝廃墟〟には、いまもあちらこちら穴のあいたビニール・ハウスや、こうした自動車の残骸がのこっている。この〝廃墟〟なども1970年代の混乱期が生んだ〝負の遺産〟のひとつと言えるかもしれない。

ロイ・アシン

一九五四年一月三日生まれ（五十歳）。無職。

村役場《ハンド・オフィス》ほどではないが、ニイパウィトゥン信託資金事務所には、「用もないのに」おおくの人がやってくる。そんなわけで、面接調査《インタビュー》（取材）の場のひとつとして、この事務所は、うってつけの場所である。

ロイは、現在、無職。でも、彼は村《ハンド》の〝中心地〟にあるこの事務所に「まるで、まじめな職員のように」毎日顔をだす。すくなくとも、二〇〇一年夏、八月と九月の二回、合計四週間、グラシイで面接調査《インタビュー》（取材）をしていたあいだは、ずっとそうだった。彼は信託資金事務所の仕事を黙黙と無償で手つだう。いつか、数すくない正職員採用の声がかかるのを期待しながら、出番を待っているのだろう。「職員補充、一名」の募集をしたら、面接のときの倍率は百倍から二百倍を超えることもあるという。ロイとしては、「その日にそなえて」なんとしても顔を売っておきたい様子。

そんなロイと信託資金事務所で会った。すべての質問に対する答えは、「アイ・ドント・ノー」――〝例〟のノー・コメント・パターン。

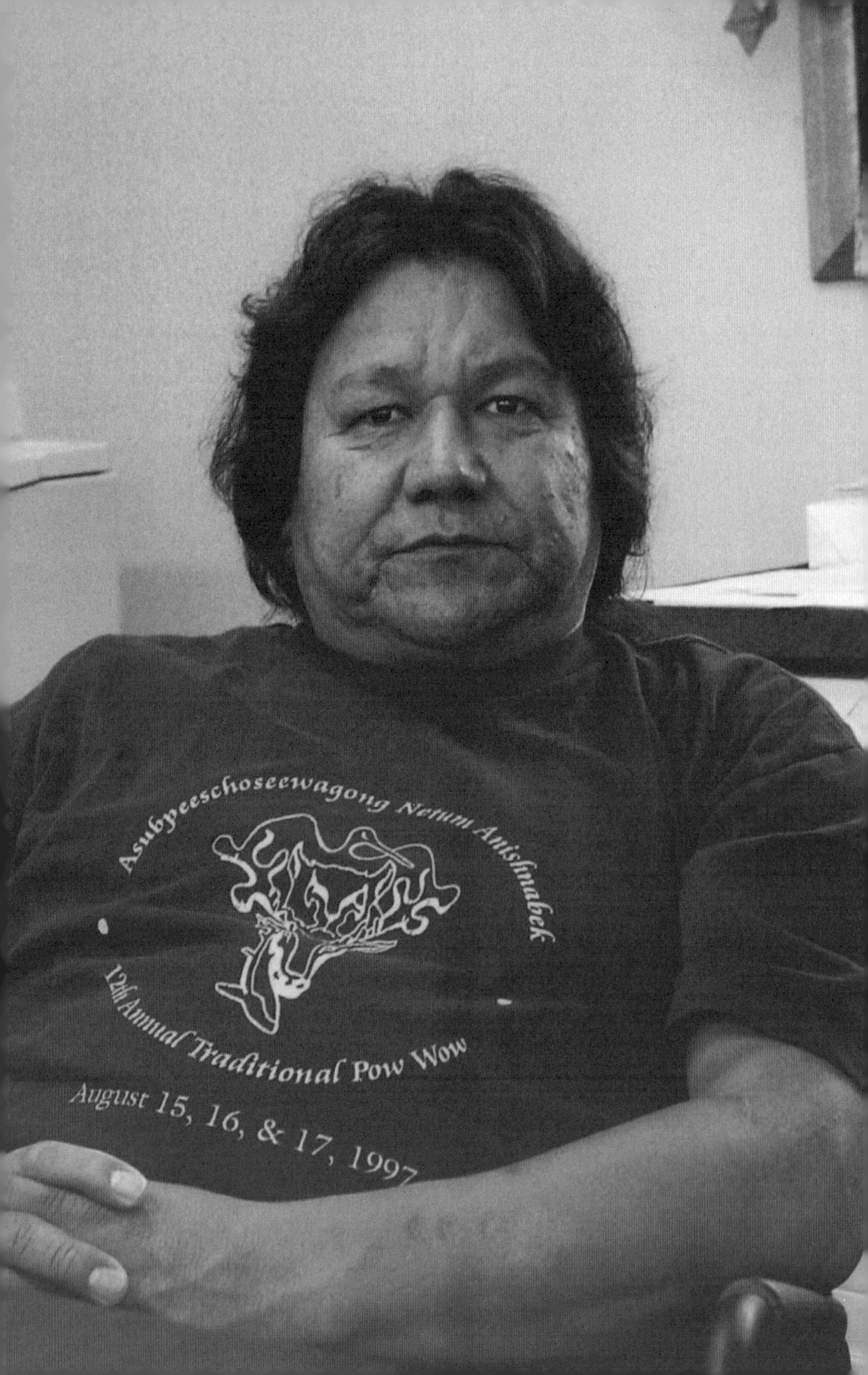
Asubpeeschoseewagong Netum Anishnabek
12th Annual Traditional Pow Wow
August 15, 16, & 17, 1997

「わが村《バンド》の失業率は八〇パーセントから九〇パーセント」とビル前村長《チーフ》（二四三ページ参照）が言う。仕事をしたくても仕事がないのが現状。雇用の場づくりは村長《チーフ》のおおきな悩みのひとつ。北米自由貿易協定（NAFTA）が締結された好機に、アメリカむけの輸出物関連工場を低賃金労働者が確保できる指定居住区《リザーブ》に誘致しようとしたが、企業誘致交渉術の未熟さもあって、低賃金工場はメキシコへ。アメリカ国内の既存の工場もメキシコ人の不法低賃金労働者を雇う。人事担当者が貸し切り大型バスをしたててメキシコへ行き、アメリカへ労働者を運ぶなどということまでやる。とにかく、カナダの先住民《ファースト・ネーション》には、低賃金の仕事すらまわってこない。ろくでもない怠け者、仕事をしない、仕事をあたえても居候になるだけだ、ほかのカナダ人の税金で食っている、社会福祉制度の寄生虫と、レッドネック（差別主義者）は、先住民《ファースト・ネーション》を切り捨てるが、彼らの失業問題は、こんな単細胞的見解でかたづくほど単純ではない。

（『カナダのミナマタ?!』原稿から引用）

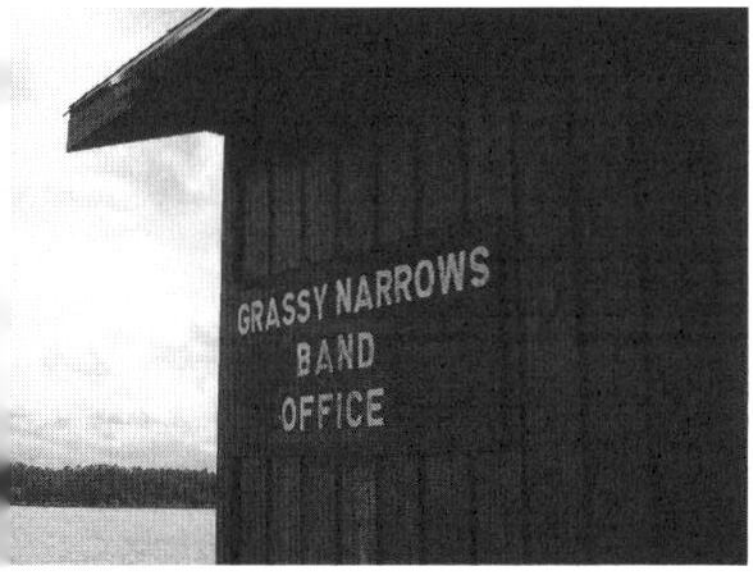

グラシイの村役場《バンド・オフィス》

アニー・アシン

一九七一年七月三日生まれ（三十二歳）。一九九七年以降、失業保険受給者。バーナード・アシン（三四八ページ参照）の甥《おい》。

「水銀汚染については、あまり知らないが、水銀《マーキュリー》になったら、お金をもらえるんだ……額はわからないが」

有機水銀中毒症（疾患）という病名を表現するときアニーは、水銀《マーキュリー》という言葉をつかった。

――お金をもらっている人は、グラシイに何人ぐらいいる？

「水銀《マーキュリー》になった人はグラシイには結構いるよ」

――どうやって有機水銀中毒症（疾患）に？

「いや。それはわからない。水銀《マーキュリー》になったおじさんの話だと、彼はかなりあの病気に悩まされている」

――おじさんは、どうやって有機水銀中毒症（疾患）になったの？

「あまりよくわからないが、病気になったら、薬を飲まなければならないと思う。どういう薬を飲めばいいのか知らないけど……」

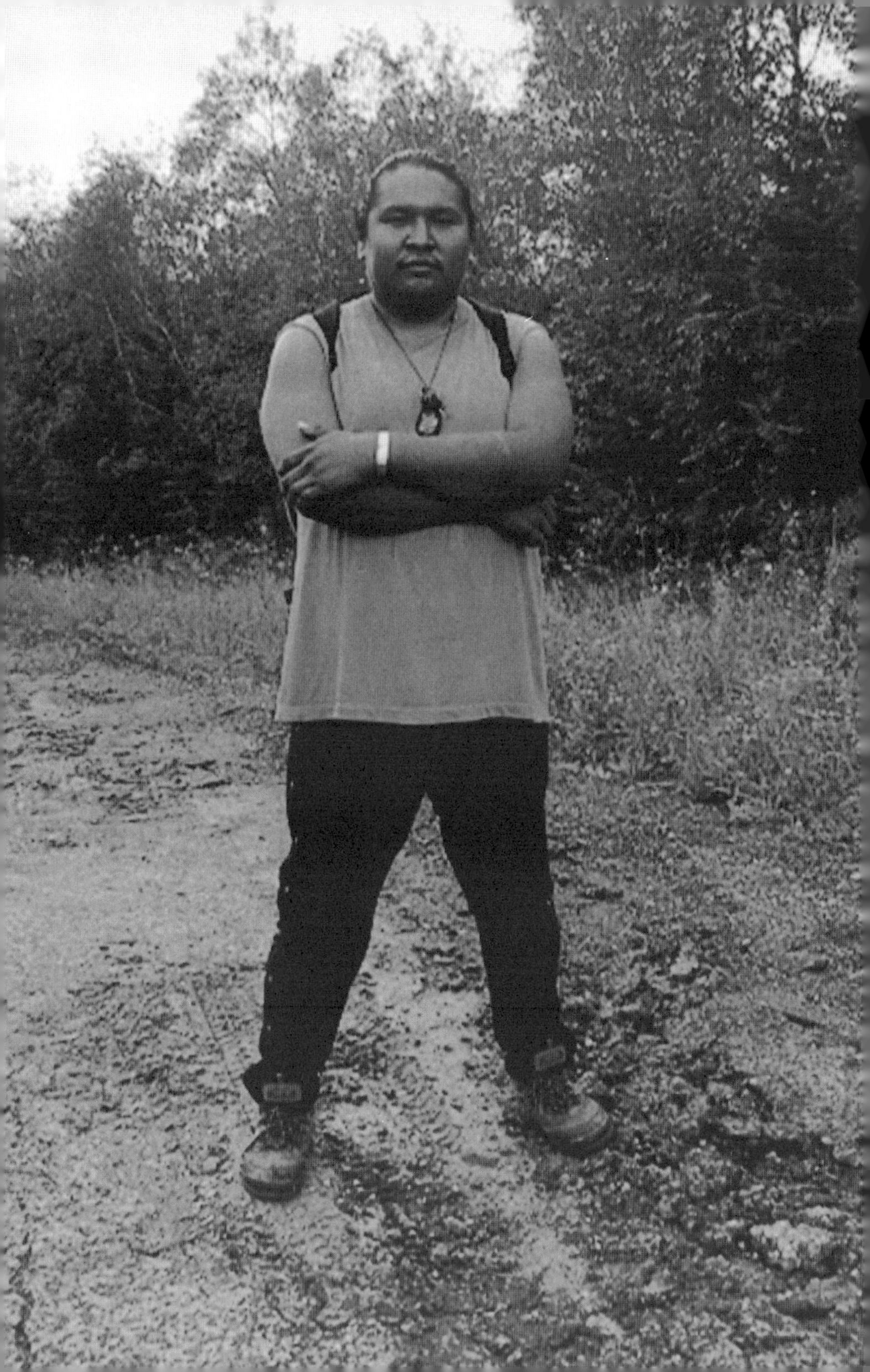

クリス・スウェイン

一九五七年二月十五日生まれ（四十七歳）。学校勤務のカウンセラー。

白人社会《コケージョン・ソサエティー》のつわものどもを相手に、交渉の席についてグラシイのために、必死に戦ってくれた人たちのことはいうまでもないが、ほかに感謝しなければいけない人たちがいるとクリスは指摘する。内部で地道に戦った人もいたことを。

ダム建設、指定居住区《リザーブ》移住、水銀汚染などの諸問題が生じたことで、先住民社会《ファースト・ネーション・ソサエティー》とカナダの主流社会《アーバン・ソサエティー》との距離が縮まった。両者の関係が急激にかわってきた。また、かわらざるをえなかった。その変化はコミュニティーに打撃をあたえた。そうした七〇年代の「内なる混乱期」のことが、いまでは率直に語られるようになった。

クリスもこの混乱期について語ってくれた。

こわれかけたコミュニティーをなんとか改造しなければという強い意志のもとに一九八〇年に若者を対象にした「危機介入プログラム《Crisis Intervention Program》」（注一）が発足した。当時、酒や麻薬の依存症にやられたり、犯罪に走る若者がおおかった。このプログラムがはじまった当初、一晩に緊急電話が五十本ほどかかってきた。でも、それから三年以内に青年犯罪率は九五・五パーセントも減った、とクリスは言う。

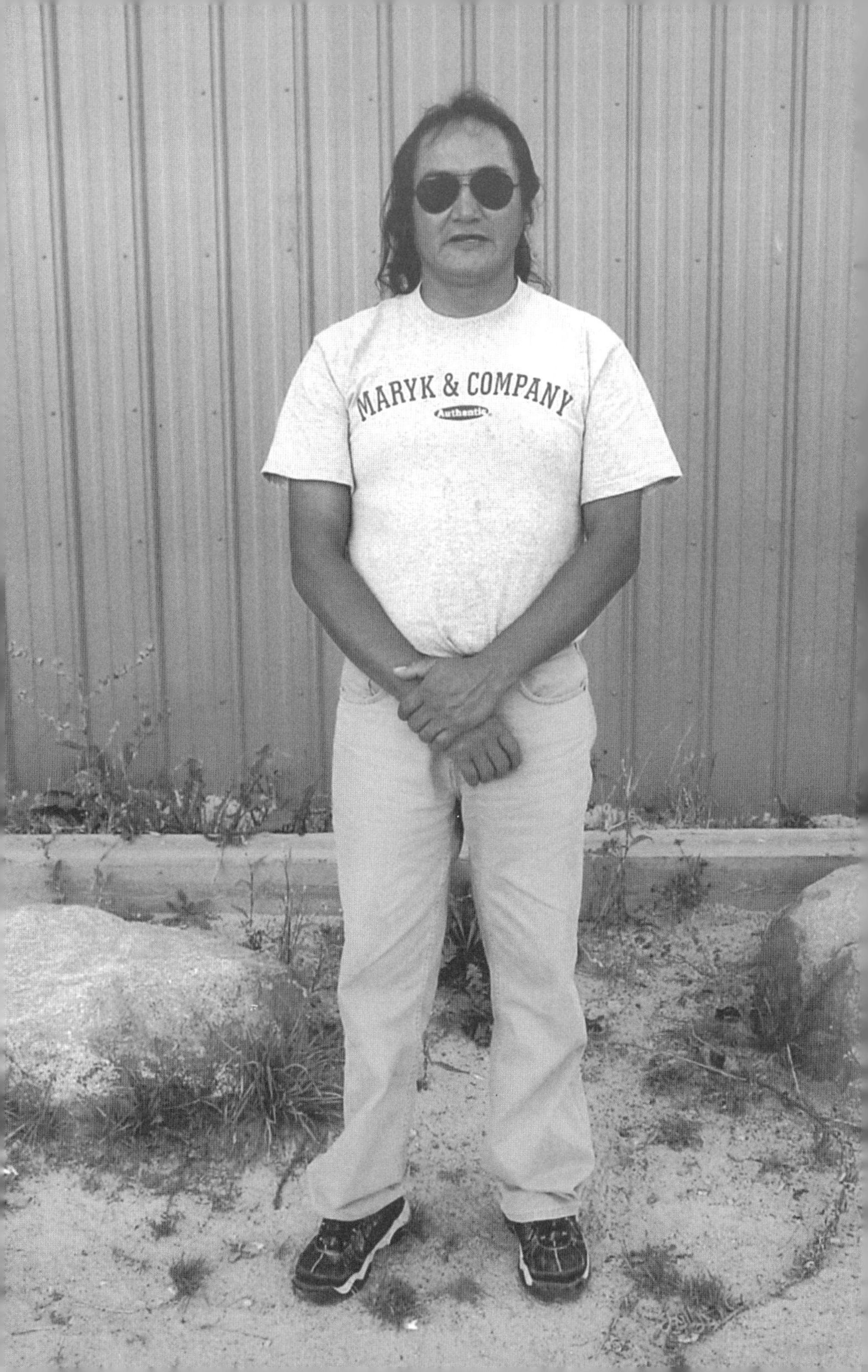
MARYK & COMPANY
Authentic

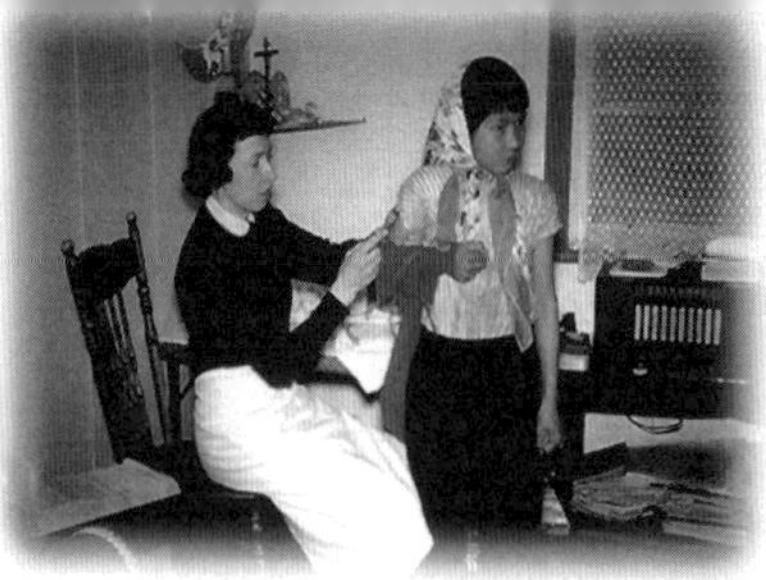

免疫注射（サスカチュワン州北部レインディア・レークちかくのブルケット）。

「想像を絶する時代だった」

とクリスはつぶやいた。

クリスは幅広い視点で、ずばりとものごとの核心を語るタイプの人である。

――〝健康被害〟補償制度をどう思いますか？

「いまはコミュニティー再教育の時期だね。問題を解決するためには、村《バンド》の住人の問題意識を啓発し、知識量を増やし、理解度を高めなければならない。個人的な話だが、ぼくは十五歳のときに、有機水銀中毒症（疾患）のために入院させられた。そのとき、ほかに六人の患者がいたんだが、まるでモルモットのようにあつかわれた。実験や検査ばっかりで……血をたくさんとられた記憶がある。その後、しばらく魚を食べるのをやめたね。お医者さんによれば、水銀汚染の水準はさがったというが、まだ完全には消えていないと個人的には思っている。まだぼくのからだのなかには水銀がのこっている……〝健康被害〟補償金をもらっている人たちに対するすべての診断方法に賛成できない。いいかげんな診断方法をなんとかしないと……なぜこの人がもらっていて、ほかの人が拒否されたのか……認定制度はもっと透明でなければ。このコミュニティーのリーダたちに、とくに、このことを言いたいね。制度の見なおしは、住民の再教育や問題意識改善の課題とダブる問題だ」

注一　緊急事態に電話で相談に乗るプログラム。

ジェームズ・スウェイン

一九三六年十月四日生まれ（六十七歳）。シンナー、アルコールなど依存症のカウンセラー。

おだやかに応対してくれるのだが、どこか、よそよそしいジェームズ……やがて、心をちょっぴりひらいたジェームズは、まず、水について語りはじめる。

カウンセリングにくる人に、たまに話すのだが、と前置きして、

「水は命のもと。子を生むときに、女性が破水し、その子を世におくりだすのとおなじように、母なる自然は春に水をとおして、生き物を誕生させる。どうしようもない悩みごとで苦しんでいる人たちは、清らかな水に接することで心を洗われる」

……自分にも、そういう苦しいときがあったとジェームズは、静かにたんたんと話す。

二十三年まえのこと。奥さんがアルコールにのめりこみ依存症になった。ある夜、飲みすぎた彼女は、自分の嘔吐物をノドにつまらせ窒息死してしまった。奥さんの異様な突然死のショックからたちなおるのに、ジェームズは、たいへんな努力と時間を必要とした。

「むかしのことは、なにもおぼえていない」とはじめ言っていたジェームズは、「たまに、思いだすのだが」と話しはじめる。

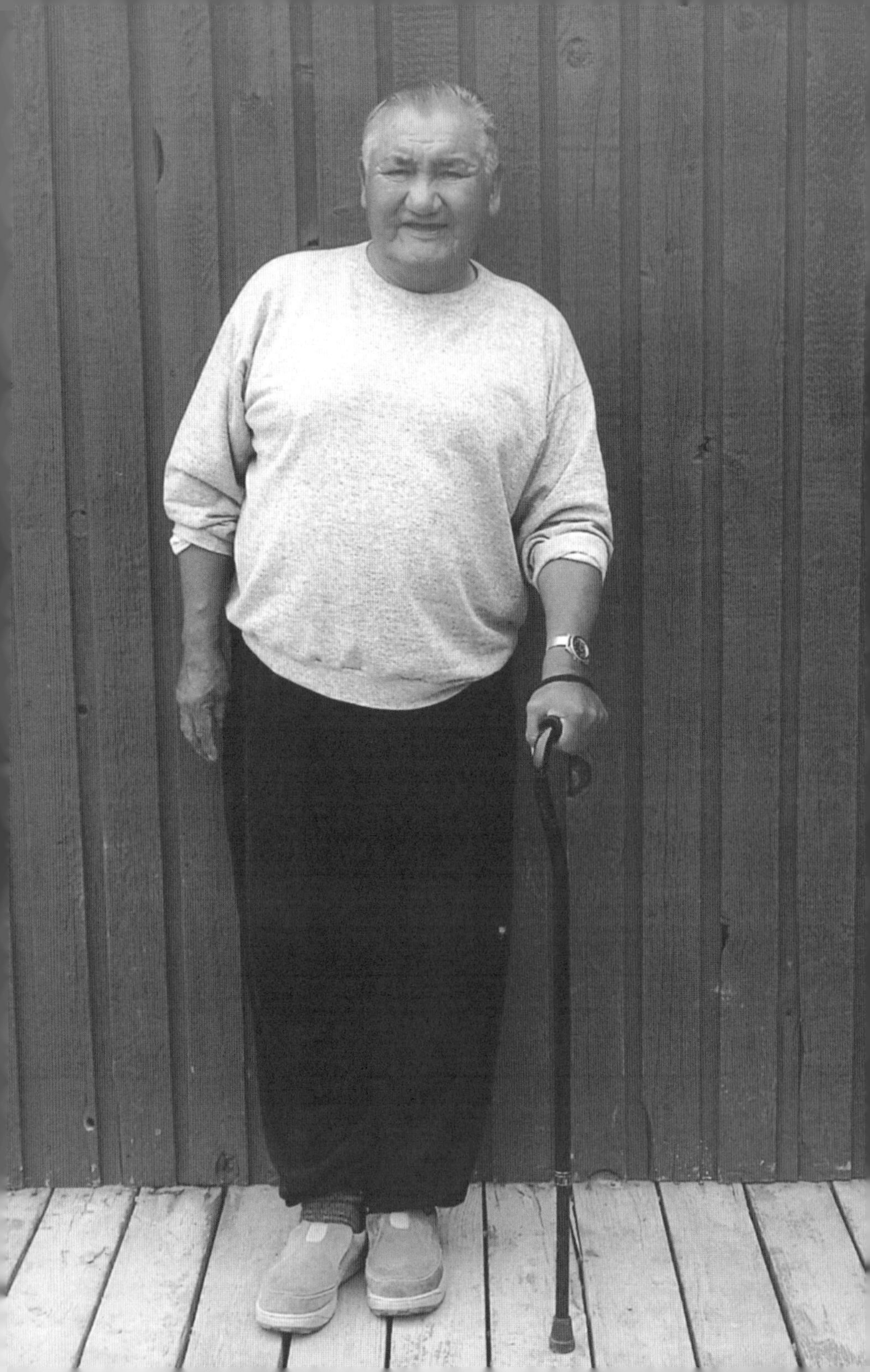

六〇年代の後半に水銀問題がおきたときのことで、どうしても記憶から消えないのは、水銀汚染説明会のことだという。

「村《バンド》のみんなを集めてひらかれたんだ。魚が汚染されたこと、どう汚染されたか、などについて、政府の人たちが、いろんな小道具を持ってきて、われわれに説明してくれた……でも、彼らは事実や実態をねじ曲げたり、われわれを混乱させたり、あやつったりしていたような気がして仕方なかった。英語の説明会だった。通訳者はいたが、誤訳があったと思う。それまで聞いたことのないむずかしい言葉をたくさんつかった説明は、理解しづらかった。たしかに、魚が水のなかで死んでいることと水を飲んではいけないことだけは、わかった。こうした説明があったと思ったら、つぎの説明会では、水銀は水より重いため下に沈むので、水面の水は飲んでいいと言うんだ」

——水面なら安全？

「そう、役人はそう言った」

——魚を食べるのをやめなさいと言われた？

「言われたが、魚はわれわれの〝生命線《ウエイ・オブ・ライフ》〟（主食）だよ。食べるのをやめられるわけがないじゃないか。やめられなかった。当時、食べる量は減らしたけど」

ジェームズは、いまもって納得していないという気持ちを、とつとつと語るのだった。

バーナード・アシン

一九三三年七月二十二日生まれ（七十歳）。無職。

旧指定居住区《リザーブ》生まれのバーニー（バーナードの略称）は新グラシイ指定居住区《リザーブ》の〝中心地〟の〝主《ぬし》〟である。朝一番に、ニイパウィトゥン信託資金事務所まで歩いてきて勝手に事務所の椅子をベランダにだしてすわる。村役場《バンド・オフィス》とエルダー・アンド・ユース・カルチャー・センターにやってくる人の様子が、まる見えだ。彼は、一日中、〝中心地〟の〝人間風景〟を心のヒダにきざみこんでいる風情で、ゆったり静かに眺めている。

――ミナマタという言葉を聞いたことは？

「どう答えればいいのかな……われわれのオジブワ語のある言葉とおなじように聞こえる。われわれの言葉では、それは重い病気のこと、病気にかかった人たちのことだけど……わたしは、重病にかかったことがないので、ミナマタのイメージは、具体的にはわいてこない。そうそう、従兄弟《いとこ》が、むかし、その重病のために死ぬまで入院させられたことがあったなあ、あれは四十六年ぐらいまえのことだった」

――子どものころの川と、いまの川はおなじ？

「汚染されたあと、川はかわった。もとにはもどらない」

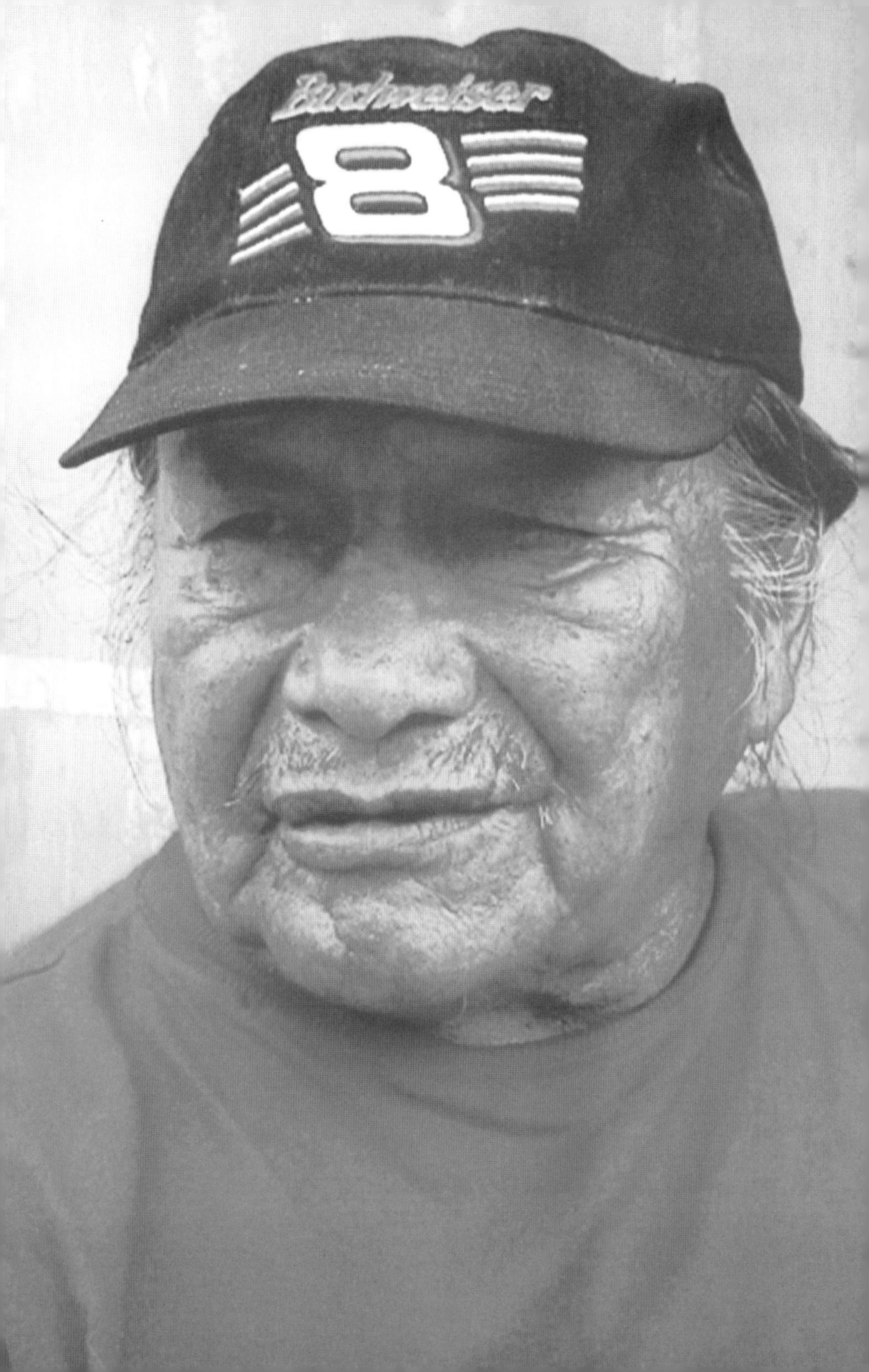
Budweiser
8

――汚染はいつごろ？

「一九六二年ごろから」

――そのころのこと、おぼえている？

「汚染されたよっていう知らせがあって、それっきり」

――自分の目で見ても汚染が、わかった？

「川の色がかわった。茶色になった」

――このあたりの湖と川は、いつかまた、きれいになると思う？

「わからないな。そういうことは科学者に聞くべきだね」

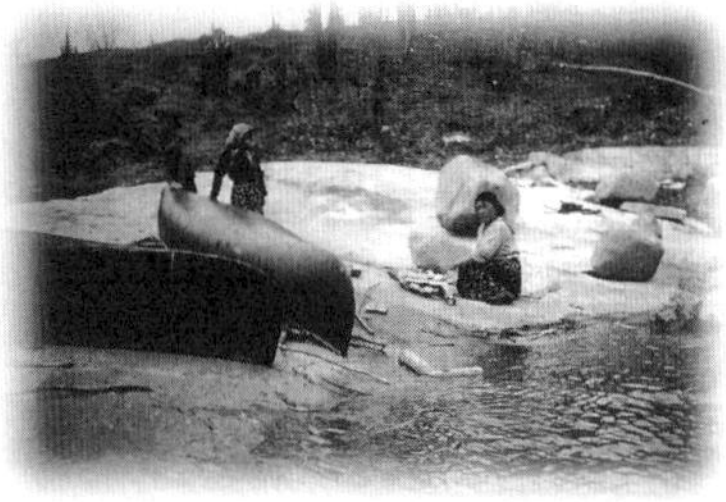
昔の川はきれいだった。川辺でカヌーの修理をしている夫婦（水没したワン・マン・レーク、1950年代初頭）。

トミー・ペヤシュ

話を総合すると、クリスマス直後から正月四日ごろのあいだに生まれた六十六歳（二〇〇一年八月の取材当時）と推定される。引退した漁師兼猟師。

「いまのわたしたちには缶詰を買うお金もない、だから魚をとって食べなきゃならない。一日にすくないときで三匹か四匹、食べる……わたしが八十歳くらいになったら、苦しむでしょう……熊を見てください、魚が好きで、たくさん食べているから、水銀がからだにたくさんはいってしまっている。わたしたちがいま苦しんでいるのは、魚を食べて体内にたまる水銀だけではありません。化学薬品の森への散布と、そのことによる野生動物への影響です。化学薬品が、ウサギや鳥たちにどんな影響をあたえるのか、考えるだけで恐ろしい。子ウサギが薬品散布ずみの草を食べて、まっすぐ、跳ねることができなくなるんです。散布のあとは、飛ぼうとしても落ちてしまう鳥もいる。わたしはそういう現象をたくさん見ているんです」

帰りぎわにトミーは、湖が見晴らせる家の表庭でカヌーの修理をしながらこうつけ加えた。

「このあたりの水銀汚染のことを、役人からはじめて聞いたとき、じゃあ、ほかの湖で漁をしてもいいかとたずねました。彼らがなんて答えたかわかりますか？　水銀なんて、このあたり全部の湖にはいっている、と言ったんです」

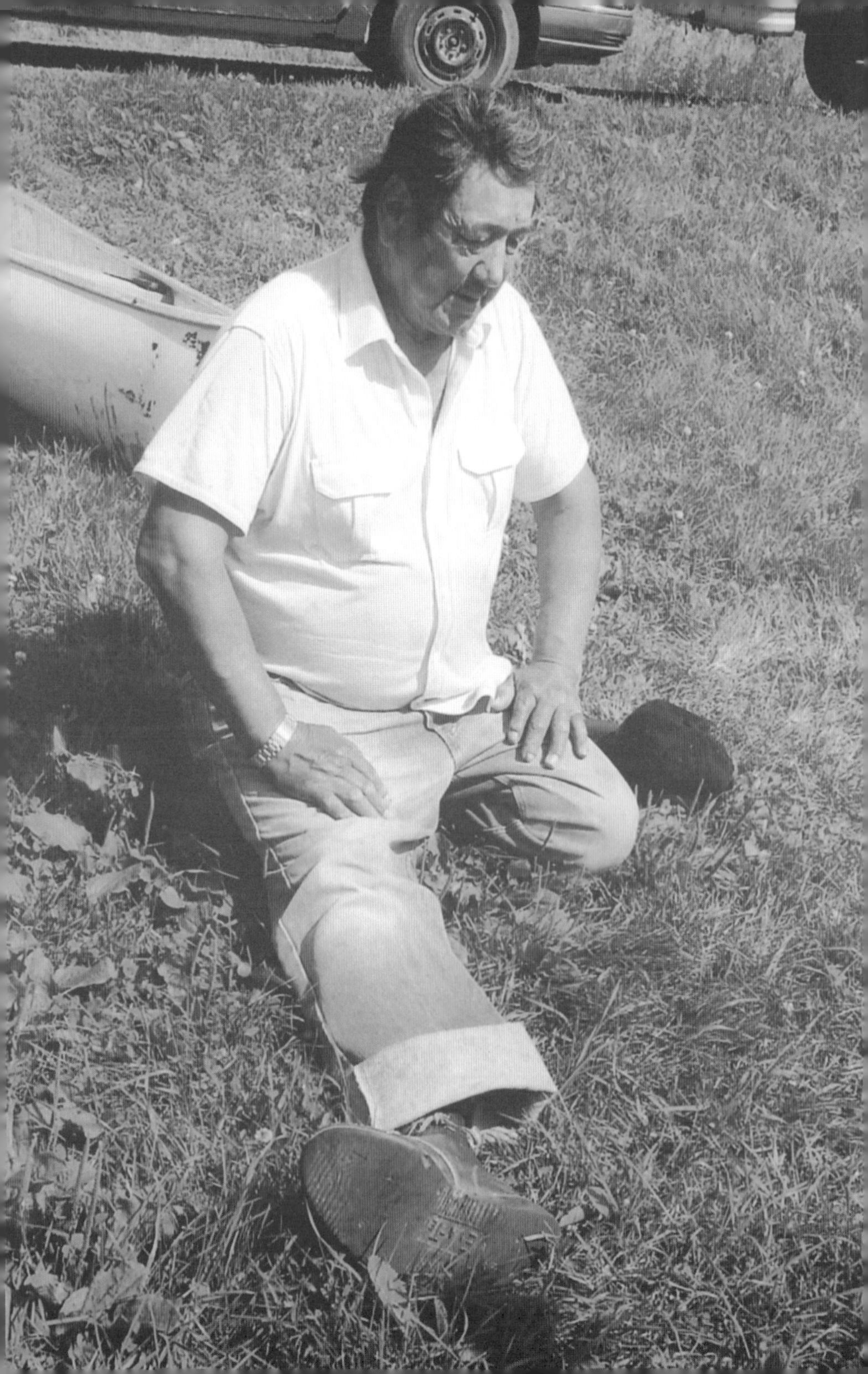

アート・アシン

一九三九年六月六日生まれ（六十四歳）。引退した釣り案内人《フィッシング・ガイド》。

むかしは、カヌーで半日か一日（その人の腕によって差がでる）かけてケノラ市に行く人がおおかった。モーターつきの舟だと二時間ぐらい。そうでなければ、水上飛行機かタクシー（注一）でケノラ市に行くしかなかった。道路ができるまでは、歩いて行ったという人には、これまでのところ会ったことがない。いまは、自家用車（おもに小型トラック）がふえたので、それに便

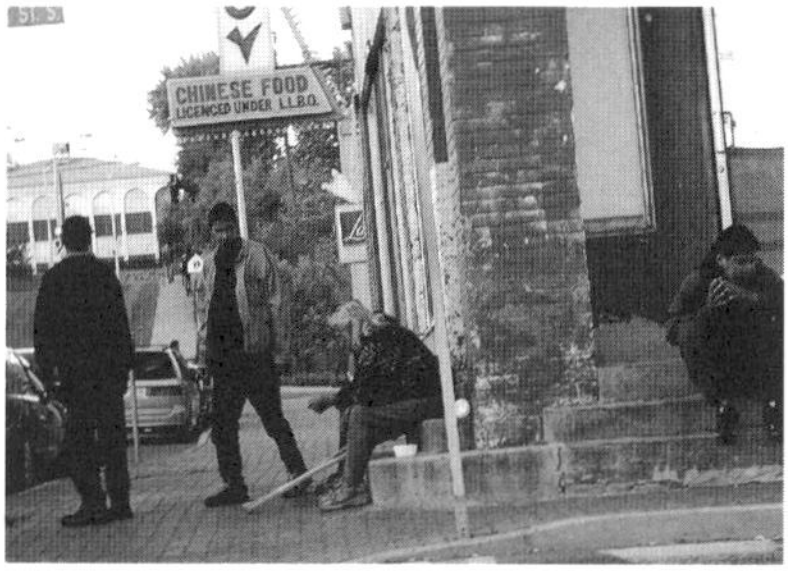

ケノラ市からグラシイやホワイトドッグに帰るときも、車に便乗する人がおおい。ケノラ市にも、その人たちがたむろする街角がある。

ケノラ市の街角には、一見ホームレスふうの先住民《ファースト・ネーション》の姿が目だつ。便乗できる車を待つあいだ階段にすわってすごしている人がおおいのだが、この人たちのたたずまいが、白人《コケージョン》のレッドネック（差別主義者）のいわれのない差別感をさらに増幅する。

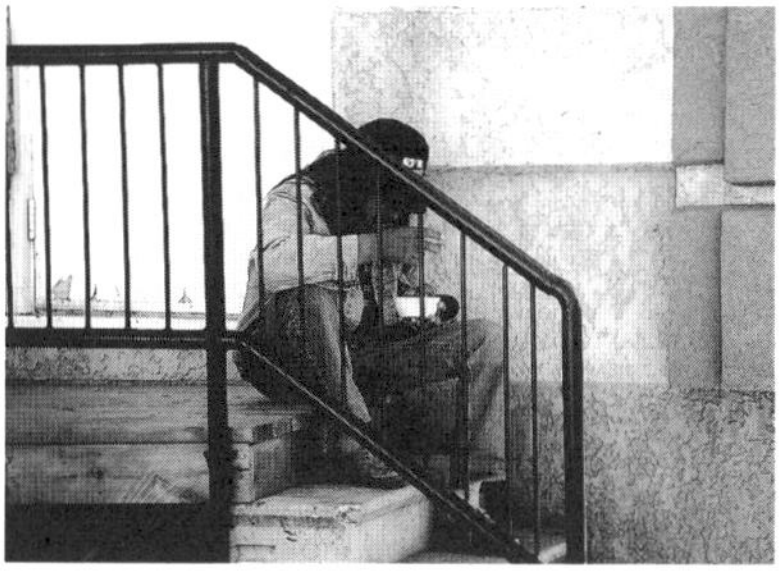

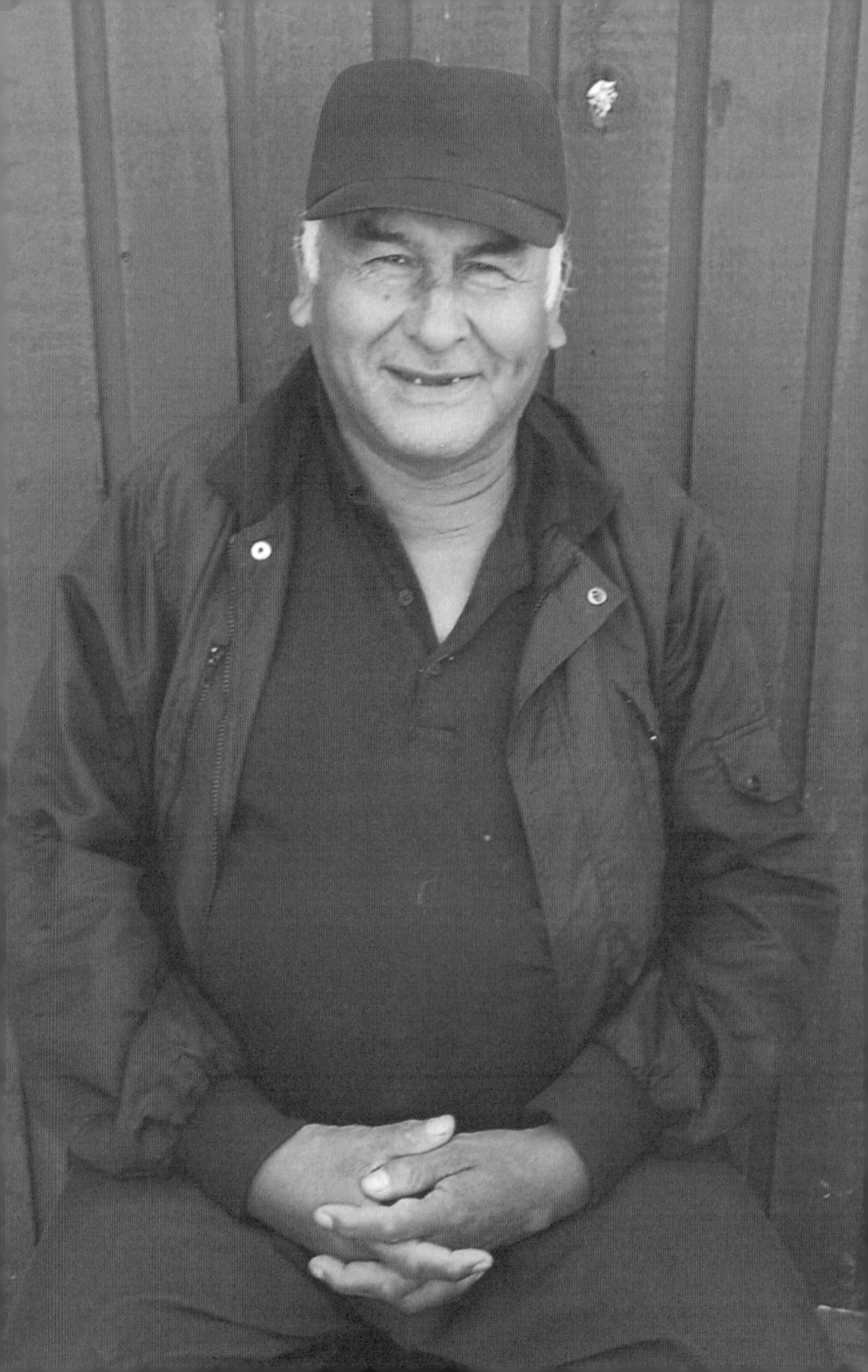

乗して町に行く。村役場《バンド・オフィス》をはじめ公共施設のまえで車を待つ人が、たくさんいる。ジョーンズ・ロード（注2）を、とぼとぼ歩きながら、ヒッチをする人の姿も、ときにみかける。エルダー・アンド・ユース・カルチャー・センターのまえでアートと会った。これから車に便乗してケノラ市へいくので、車が来たら、即たち去ることが条件の面接調査《インタビュー》（取材）。

——水銀という言葉のイメージは？

「おおきな問題という意味だろう。人びとがかかりたくない病気のもと、からだのなかにたまるイメージ……自分のからだのなかにたまっているかどうかは、よくわからないね。補償金は毎月二五〇ドルもらっているけど」

アートは、便乗できるトラックがやってきたので、話の途中で去った。

グラシイの〝グレープバイン・ルート（口こみ）〟情報によれば、アートは一九八〇年代に、「記録的にみじかい期間、村長《チーフ》をやった人」だという。有機水銀汚染事件のとき、彼は加害者側との和解交渉の席についた。でも、読み書きのできない彼は、六週間でその職を投げださざるをえなかったと、いまにつたわっている。

注1　七〇年代のはじめ、ケノラ市までのタクシー代は片道四五ドルだったという（宮松宏至著『インディアン居留地で見たこと——カナダ、グラシイ・ナロウズでの6年』草思社）。一九七〇年のなかばに、それが七二ドル〜七六ドルになる。いま（二〇〇四年四月）は、ホワイトドッグと同額の片道一二五ドル（ケノラ市C〇一〇Tタクシー調べ）。

注2　ケノラ市まで通じている林道。

クリシー・スウェイン

一九七九年十月六日（二十四歳）。ボランティアの青年環境活動家。森林完全伐採《クリアー・カッティング》反対運動に参加している若者のひとり。

水銀汚染問題に真剣にとりくんでいるのは、「想像を絶する時代」をくぐりぬけてきた年老いた指導者たちだけではない。未来を怜悧《れいり》に見つめて問題を解決したいと思っているクリシーのような若者もいる。彼女は、白人社会《コケージョン・ソサエティー》との闘争の日日を生きてきたグラシイの指導者たちから、〝なにか〟をうけつごうとしている。クリシーは環境問題に対する先住民《ファースト・ネーション》の集団と非先住民《ファースト・ネーション》の集団のとりくみ方のちがいについて、まず触れた。また、先住民《ファースト・ネーション》の指導者のなかでも考え方のちがいがあることについても言及した。お金（補償金）を要求することに〝戦い〟の主眼をおく人がいる一方、いくらお金がはいっても、うしなったものはもどらないと考え、その思いを若者につたえようとする指導者もいることを彼女は強調した。

「お金はいらない。わたしたちは、ただ、これ以上の汚染を拒絶しているだけなんです。これからどういうふうになるか見えないところもあるけど、水を守るためにわたしたちは努力しています。むかしからつたわる儀式をやるときには、水を持っていって、きれいになるように、水が守られるようにとおねがいするんです」

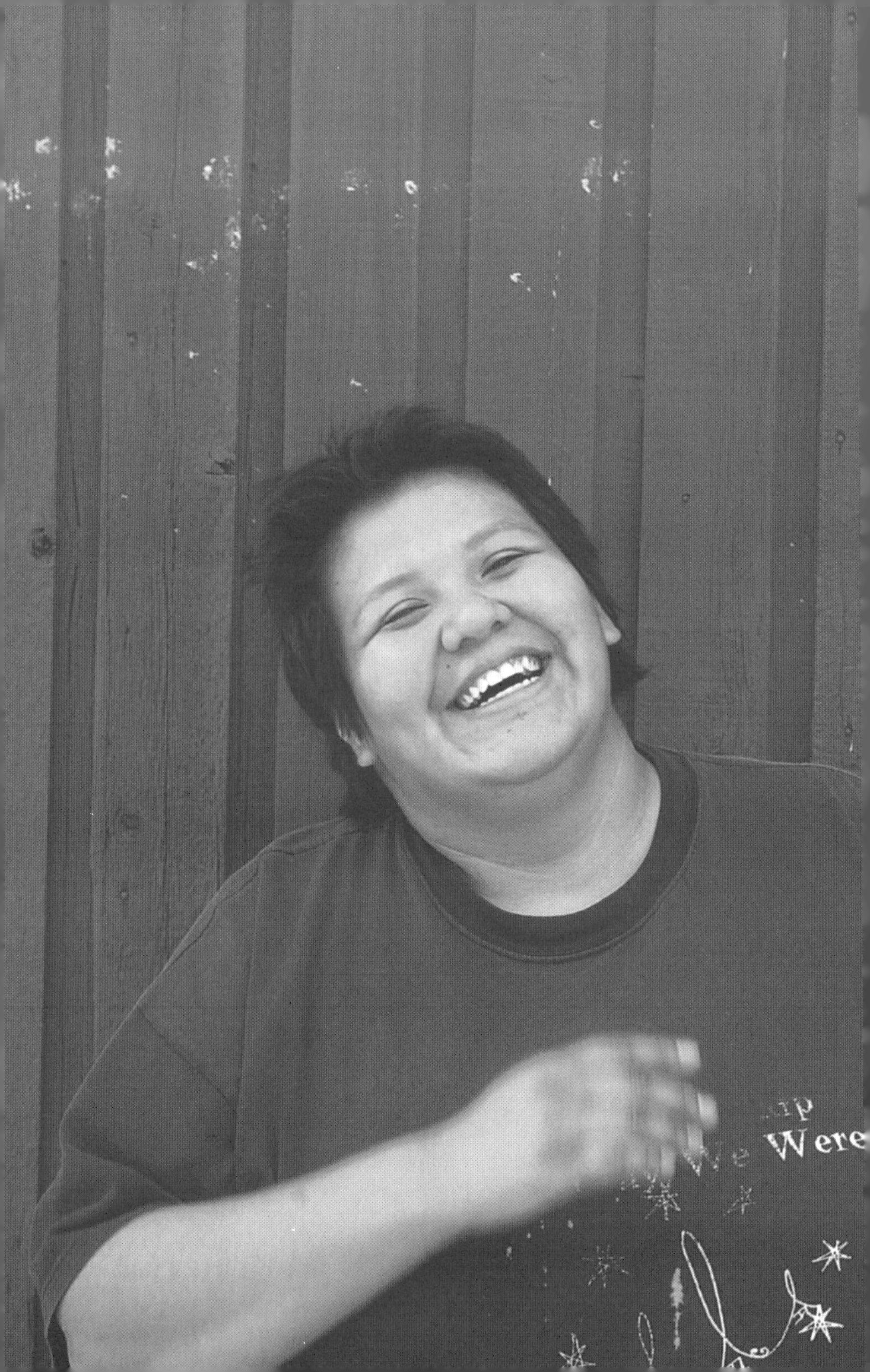
Were

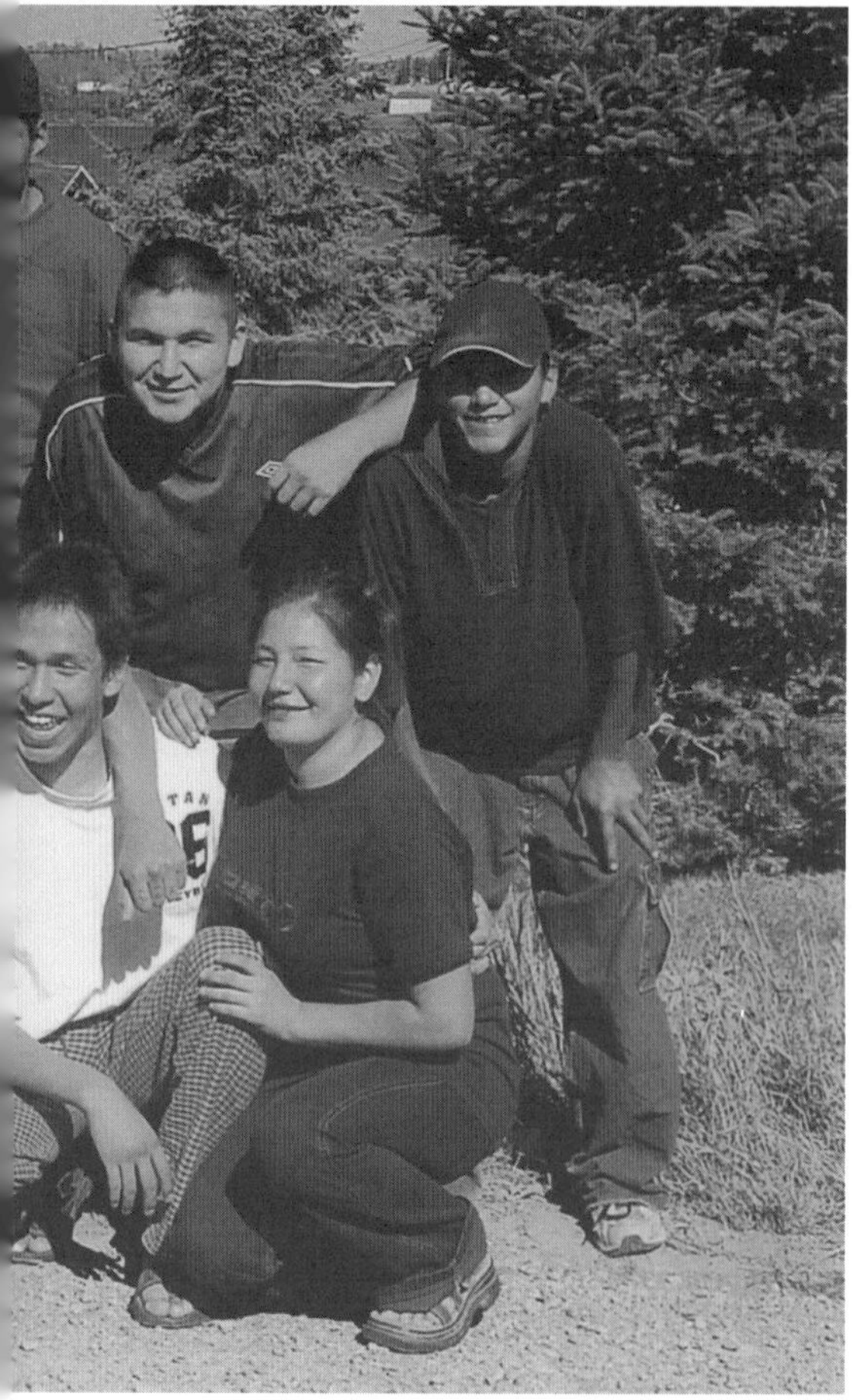

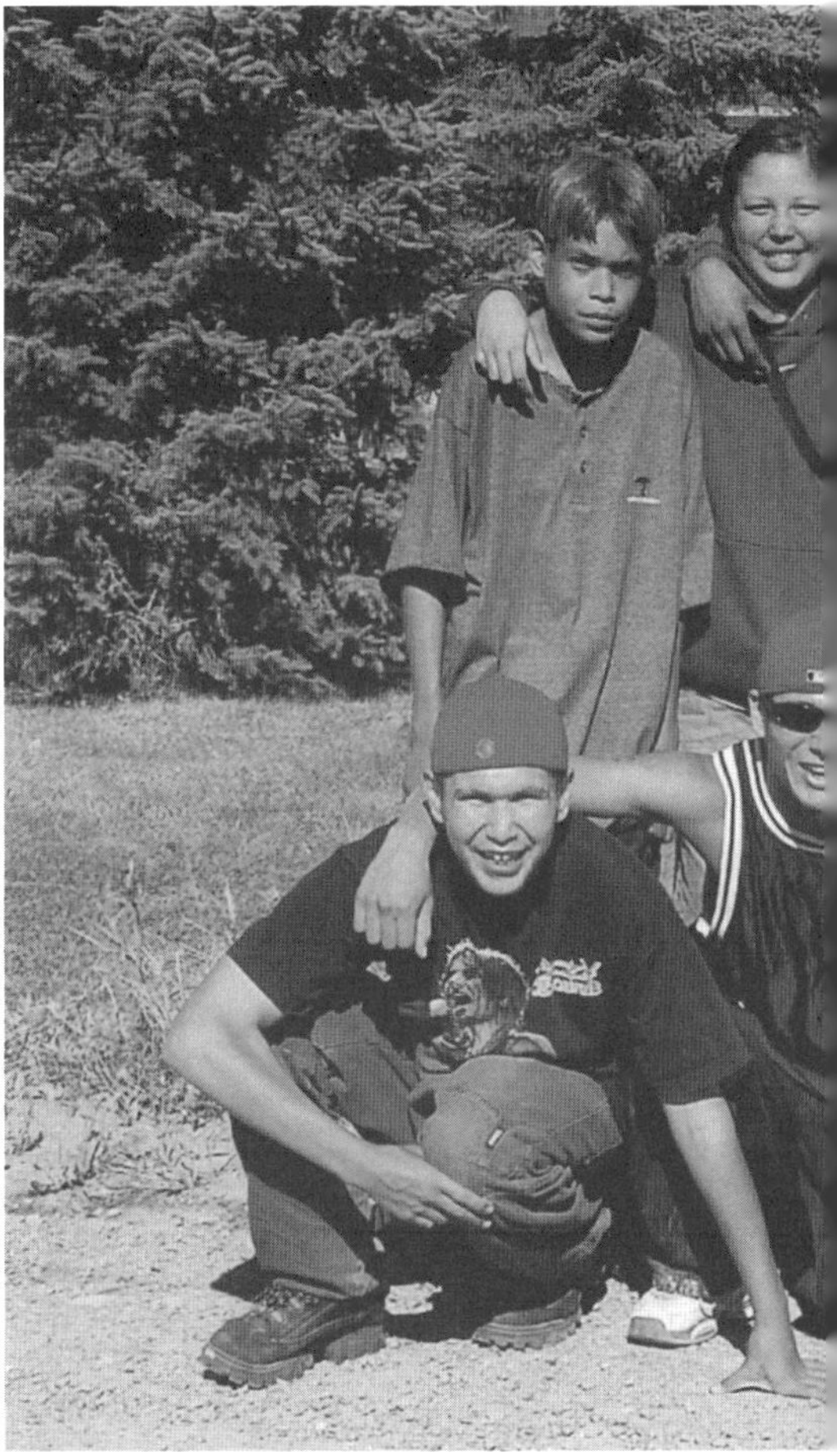

イライ・ストロング

一九八四年十一月十五日生まれ（十九歳）。調査（取材）当時、高校一年生。

「たくさんの長老たちが、水銀の毒をからだのなかに持っている。結構いるよ、そういう人。この指定居住区《リザーブ》の半分ぐらいの人のなかに毒があると思う」

――どうやって水銀が、からだにたまるの？

「魚や水やダムのせいだよ」

――魚を食べると危険？

「そうでもないと思うよ、いまは」

スティーブン・ペヤシュ

一九八六年十一月二十六日生まれ（十七歳）。調査（取材）当時、中学校三年生。

「わからない」「わからない」を連発。

ケン・アシン

一九八八年七月六日生まれ（十五歳）。調査（取材）当時、中学校二年生。

「人にとって、水銀は悪《あく》」

クリスタル・スウェン

一九八二年七月二十九日生まれ（二十一歳）。補助教員資格をとるためにインターネットでカレッジの通信教育をうけている。来年は大学で教育学を専攻したいと思っている。

クリスタルはグラシイでたったひとりの女性釣り案内人《フィッシング・ガイド》。「狩りもできるよ」と得意顔で、彼女の腰に手をまわしながら彼氏が言う。おれは狩りが嫌いだ、だって動物がかわいそうじゃないか、でもクリスタルは森のなかで育ったから、狩りの精神《スピリッツ》が、からだにしみついているんだ、そうなんだよ、育ち方によって、考え方がいろいろとちがってくるってこと――彼氏の独断場である。クリスタルは、そばによりそって無言で話を聞いている。まわりをとりかこんでいる友人たちが、話に加わる。〝狩り談議〟がはじまる。それぞれが持論を述べる。

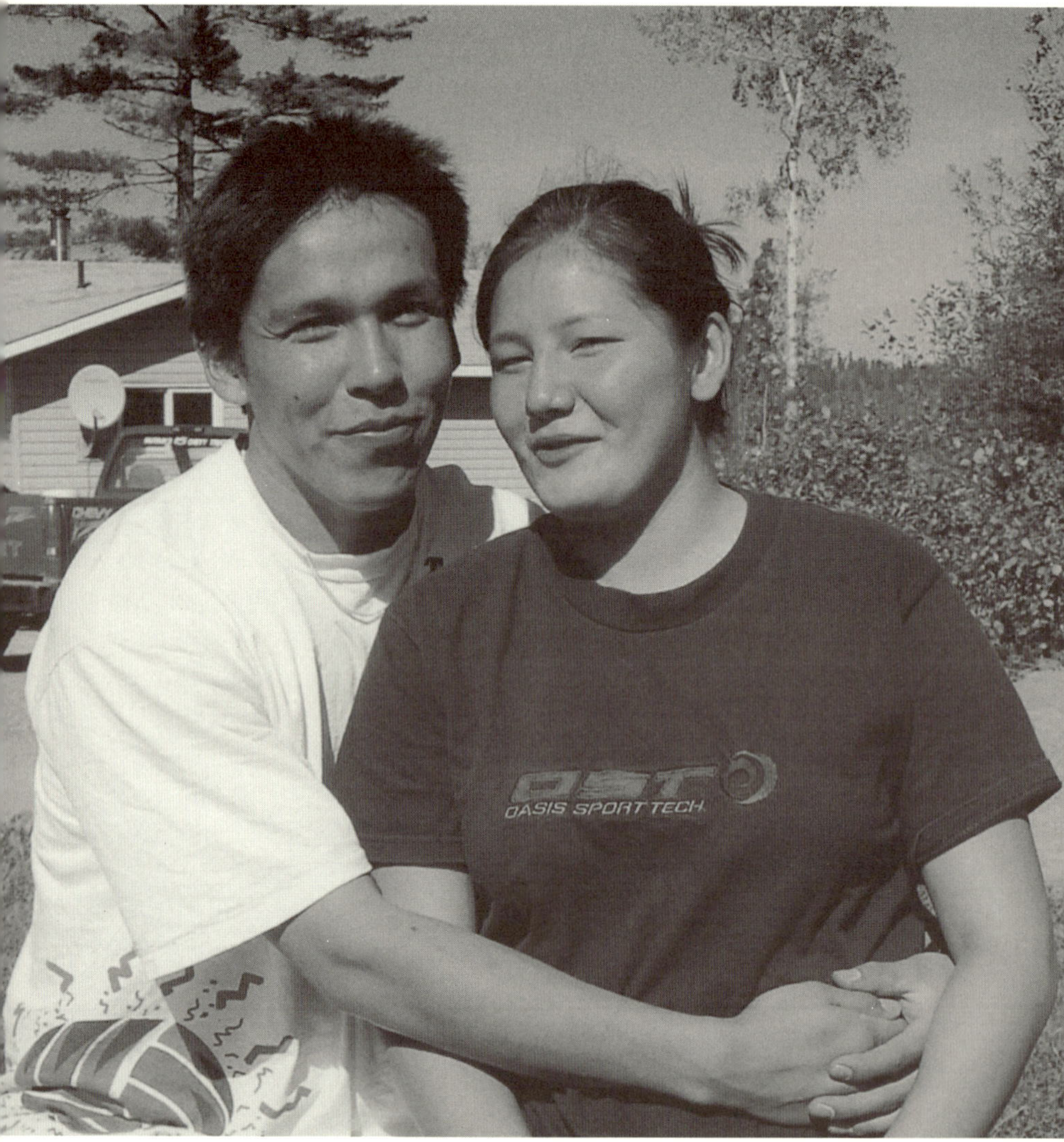
OST
OASIS SPORT TECH.

クリスタルは、名前に負けず輝いている若者だった。人間社会のちまちましたところであくせくしているよりも森のなかで時間をすごすのが好きだと言う。有機水銀中毒におかされているおじいさんについて語り、水について語った。

「つぎやつぎのつぎの世代が安全な水を飲めるように、心から祈っているの。とくに子どもたちのために祈りたい気持ちでいっぱい……でも、実際には、子どものころから、ここには豊かな自然があって、大丈夫だよというふうに教えられて育てられたもの。釣りを教わったり、幼いころから水泳もつづけてきたし、うちの家族はわたしが生まれるまえから、いまもずっと狩りをやりつづけているし……わたしたちをとりまく自然が、あやういなんて、理屈ではわかっているけど、どうしても感覚的に信じられない」

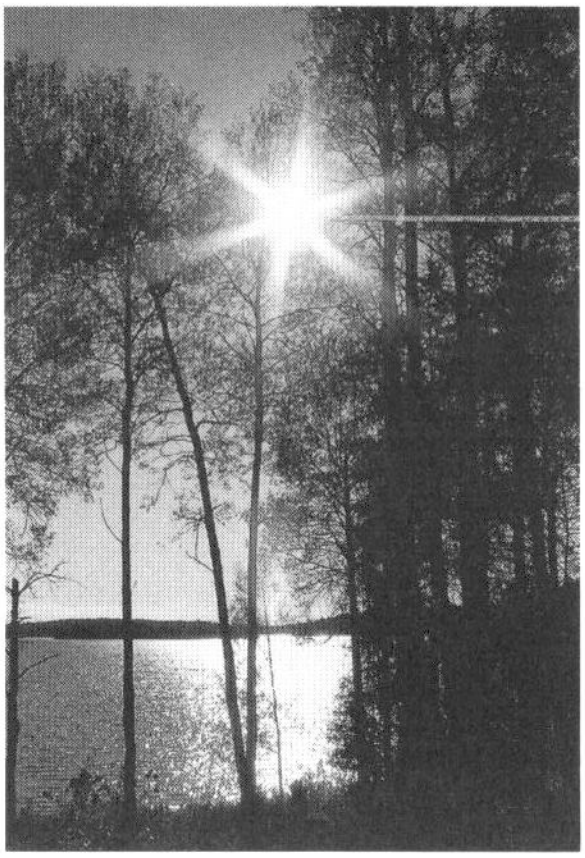

モーゼズ・ランド

一九三八年七月十二日生まれ（六十五歳）。引退した釣り案内人《フィッシング・ガイド》。

いまでこそ、モーゼズは〝健康被害〟の補償金をもらっているが、はじめて申請患者として認定の検診をうけたときに、「足がクサイ」と検診医に言われて、検診室から追いはらわれたという。「なんで、おまえの診察は、そんなにはやくおわったの？」と彼のあとにならんで検診の順番を待っていたグラシイの仲間に聞かれて、その理由を言ったら、そんな医者にちゃんとした診断がくだせるわけがない、待っていても無意味だということになり、全員が検診をうけないで、その場を去ったという〝有名なむかし話〟があると、笑いながらモーゼズは話した。じつは、この「モーゼズの足と〝健康被害〟認定話」は、〝グレープバイン・ルート（口こみ）社会〟の村《バンド》では知れわたっていて、おなじ話を何人かの村人《バンド・メンバー》たちから聞いた。その人たちのほとんどが、「いまでこそ、このエピソードは、〝笑い話〟になっているが、当時はそうはいかなかった」とつけ加えたが。「最初の検診医は冷たい人だったが、いまの先生はそれにくらべたらやさしい人だ」というのが申請患者の評価である。

――初認定検診のときの話以外で水銀汚染に関して過去の思い出が、なにかありますか？

「一九五八年に、水銀汚染事件をはじめて実感した。セグイス道路がワビグーン・リバーを

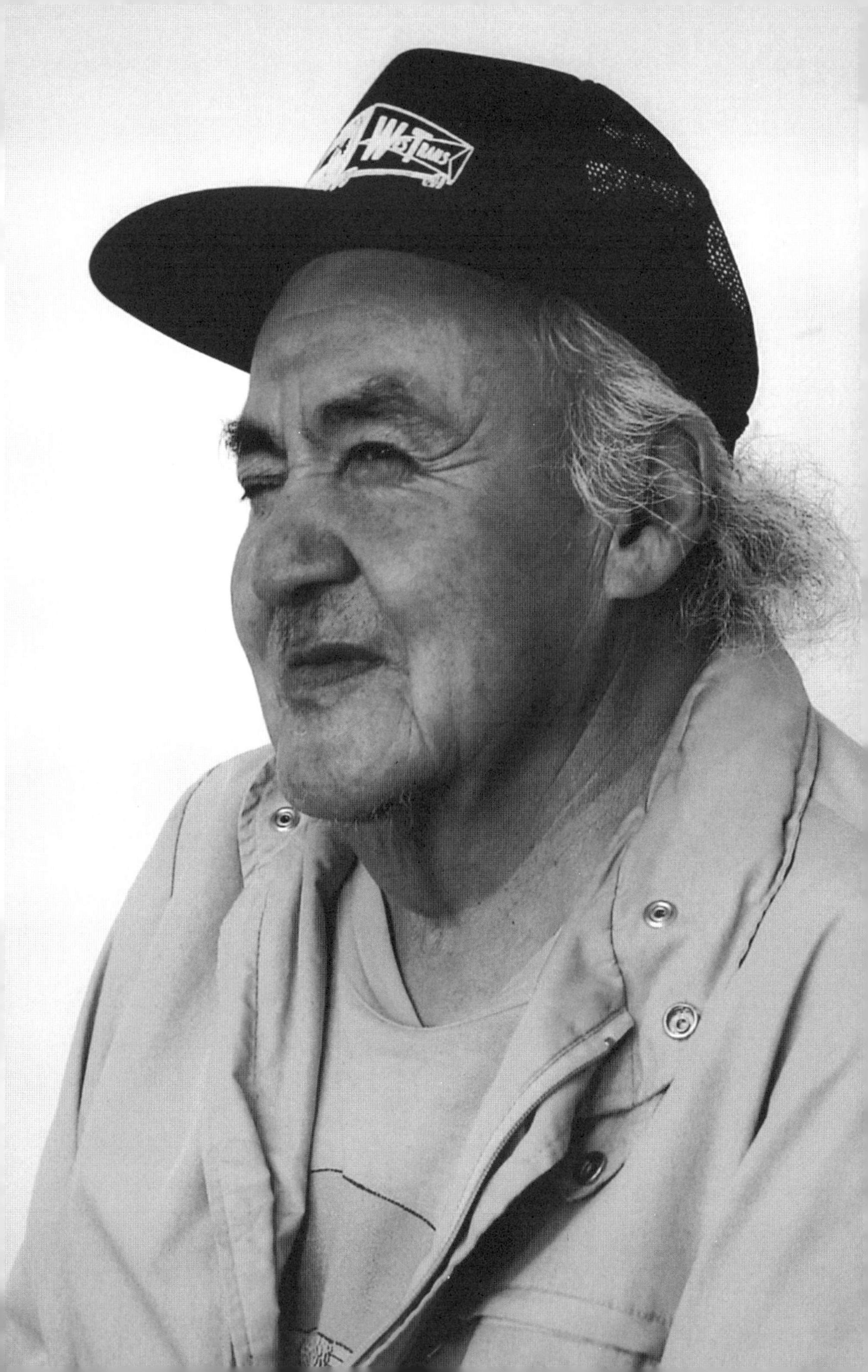

横切っているところに橋がかかっている。その橋の周辺に浮かんでいる魚を発見した。死んでいたんだ。それを見たとき、川の水になにか問題があると本能的に感じた……あの日、ひとりの長老と一緒だった。長老が浮かんでいる魚を二匹とって、川辺で焼いてくれた。あまりにもクサイから食べたくなかったが、ことわるのは長老に失礼だったから……味がヘンだった。金属性のものを口にした食感だった……あのころ公害ってどういうものなのか、われわれは、なにもわかっていなかった。なぜ水があんな感じだったのか、なぜ魚が死んでいるのか、いろいろ思いをめぐらせた。魚は危険だという警告をだれもしてくれなかったので、われわれは魚を食べつづけた……そして、そのうち病気になった人たちがでてくる。わたしも、そのひとりだが。症状は人によってさまざまだった。目がわるくなった人もいたし、手足の状態がおかしくなる人……変形して萎縮《いしゅく》するんだよね。また、胃の調子がおかしくなった人もいた。でもなにが原因なのか、どうそれに対応していいのかわからなかった」

こめんと

〃席の交換《シート・チェンジ》〃――それがモーゼズが面接調査《インタビュー》（取材）に応じる条件だった。こちらの面接調査《インタビュー》（取材）がおわったら、今度は彼が質問をする。

モーゼズの質問の回答は、翌年の二〇〇二年九月にでた（九ページ参照）が、〇一年九月の時点では、答えられなかった質問だった。

「日本の医者たちがグラシイに、また来てくれる可能性はあるかな？　水銀はまだ影響をおよぼしつづけている。若い世代や生まれてくる子どもが水銀汚染によって、いまでも病気にかかっている。日本の医者なら治療法がわかるかもしれないと思っているのだが……」

日本人なら救ってくれる、なにかしてくれるかもしれない、われわれの質問、疑問、不安に対して、ちゃんと答えてくれる――この気持ちをいだいているグラシイの長老はすくなくない。七〇年代にグラシイにやってきて、〝いわく不可解な病気〟にかかっていた患者を診察してくれた日本の医師団の強烈な印象とその思い出は、彼らのなかからまだ消えていない。

日本人の医師団は、われわれにわかるように問題の核心を説明してくれた、検診も親切丁寧にしてくれた、それまでカナダの医者から、われわれの病気は〝錯覚病〟〝仮病〟〝アルコール中毒による病気〟などと診断されていたのを見事にくつがえしてくれた、とにかく、公平に対応してくれたのは日本人の医師団だけだった、彼らはわれわれが頼れる唯一の存在だ、という〝根の深い信頼〟が、いまもグラシイの人びとの心のなかにある。

グラシイとホワイトドッグの有機水銀中毒症（疾患）について、現段階でひとつ言えることは、原田正純医学博士が、みずからが医者であるために行間に苦渋をにじませながら述懐しているように、『救済の壁になっているのは医学者だといわれても弁解のしようがない』（『水俣病は終っていない』〔岩波新書黄版293〕）ということだ。原田はこの一文を日本の水俣病を対象に書いたのだが、カナダもおなじ轍《てつ》を踏もうとしている。カナダはあたりまえのことを、あたりまえにやらなかった日本の水俣病事件の事後処理の失敗からなにも学んでいない。

カナダの医者にも、日本の医師団とおなじように、真剣に有機水銀汚染事件にとりくんだ人が、まったくいなかったわけではない。

ピーター・ニューベリー医師――定年退職したクエーカー教徒の医師である。彼は一九七四から七六年までの二年間、ボランティアとしてグラシイに滞在した。この人が最初で最後の〝地元在住医〟である。彼ははじめて日本の医師団がグラシイをおとずれたときに、現地で検診にたちあっているし、あれこれ世話をやいている。トミー・キージック（二三七ページ参照）の話によれば、ニューベリー医師は獣医だったので、カナダの医学界は彼を相手にしなかった。しかし、彼は日本人医師が発表した水俣病に関する英語の論文を一生懸命に読み、グラシイで水俣病《ミナマタ・ディジーズ》が発生したという証拠を集め、そのことの証明に文字どおり命をかけたという。グラシイやホワイトドッグの有機水銀中毒症（疾患）を水俣病《ミナマタ・ディジーズ》と公式に認めていないカナダ連邦政府（厚生省）が、いやでも認めざるをえない証拠をニューベリー医師はにぎっていたと、トミーは強調するが、いまとなっては、すべて〝闇のなか〟。

当時、グラシイでもネコがネコ踊りをやったあと、つぎつぎに死んでいった。ニューベリー医師が飼っていたネコも死んだ。日本人医師団がグラシイにやってきたときに上映した土本典昭作品の水俣病の映画のなかに、ネコが狂った映像があった。俗にいうネコ踊りである。そこで、狂ったネコを彼は日本の熊本大学医学部の武内忠男教授におくる。ネコの病理組織は水俣病と確認されその脳から十六・四ｐｐｍの水銀が検出された（原田正純著『水俣病は終っていない』より）。しかし、検死解剖が日本でおこなわれたことと、対象が人間ではなくネコだったということで、彼のこの努力はカナダの医学界では無視された。国や州もこの一連の動きを黙殺した。

亡きトーマス・ストロングの〝存在〟が、水俣病《ミナマタ・ディジーズ》の証明のためには、もっともいい証拠だったのに、闇から闇に葬《ほうむ》られたという説が今日まで根強くのこっている。グラシイの長老たちもそう言うし、ワーナー・トロイヤー著『安全地帯なしNO SAFE PLACE』（クラーク・アーウィン社　一九七七年刊）のなかにも、このことに関して、くわしく書かれている。

トーマス・ストロング（ホワイトドッグの人だったという説とグラシイの人だったという両説がある）の死因を水俣病《ミナマタ・ディジーズ》だとうたがったニューベリー医師は、トーマスを検死解剖して死因をつきとめたいと思っていろいろ画策し、彼の亡骸《なきがら》を検死解剖にもっていこうとするが、オンタリオ州政府の許可がおりなかった、というまことしやかな説がつたわっているが、トーマスが死んだのは一九七三年。ニューベリー医師が、グラシイにやってきたのは、七四年だから、この説は信憑性《しんぴょうせい》がない。目下（二〇〇四年四月現在）、トーマス・ストロングの件に関しては真相究明中である。

（『カナダのミナマタ?!』原稿から引用）

メリーアン・キーウェイティン

一九一二年十一月八日生まれ（九十一歳）。水銀汚染が生じた当時は村《バンド》の議員だった。いまは無職。

メリーアンが、白人《コケージョン》との本格的な接触がはじまった前後のことを語る。

「むかし、われわれは土地や家族を大切にした。大地に畏敬《いけい》の念を持って接した。白人《コケージョン》が、ここにやって来るまえはそうだった。白人《コケージョン》が彼らの世界で自分の土地をどうあつかっていたのか知らないが、彼らとわたしたちはかなり別な生き方をしており、ちがう価値観を持って自然と接しているように思う。わたしたちにとっては、共存思想はなにより大切だった。自然とおたがいに絶妙なバランスをとりあいながら生きているのが、わたしたちの生き方。白人《コケージョン》がおしかけてきて、わたしたちを彼らにとって都合のいい隅っこにおしこんで、自然を荒らし、彼らは土地を乱用しダメにしてきた。彼らが原因をつくった汚染に自然は毒され、まわりの森は完全伐採《クリアー・カッティング》……その準備のための薬品の空中散布で大気もよごれているし。まるで、わたしたちの生活を彼らは破壊しようとしている感じ。年年悪化していく一方」

有機水銀中毒症（疾患）について語るメリーアン。

「手足がふるえ、からだがふるえる人をたくさん見てきた。水銀の毒にからだをおかされた

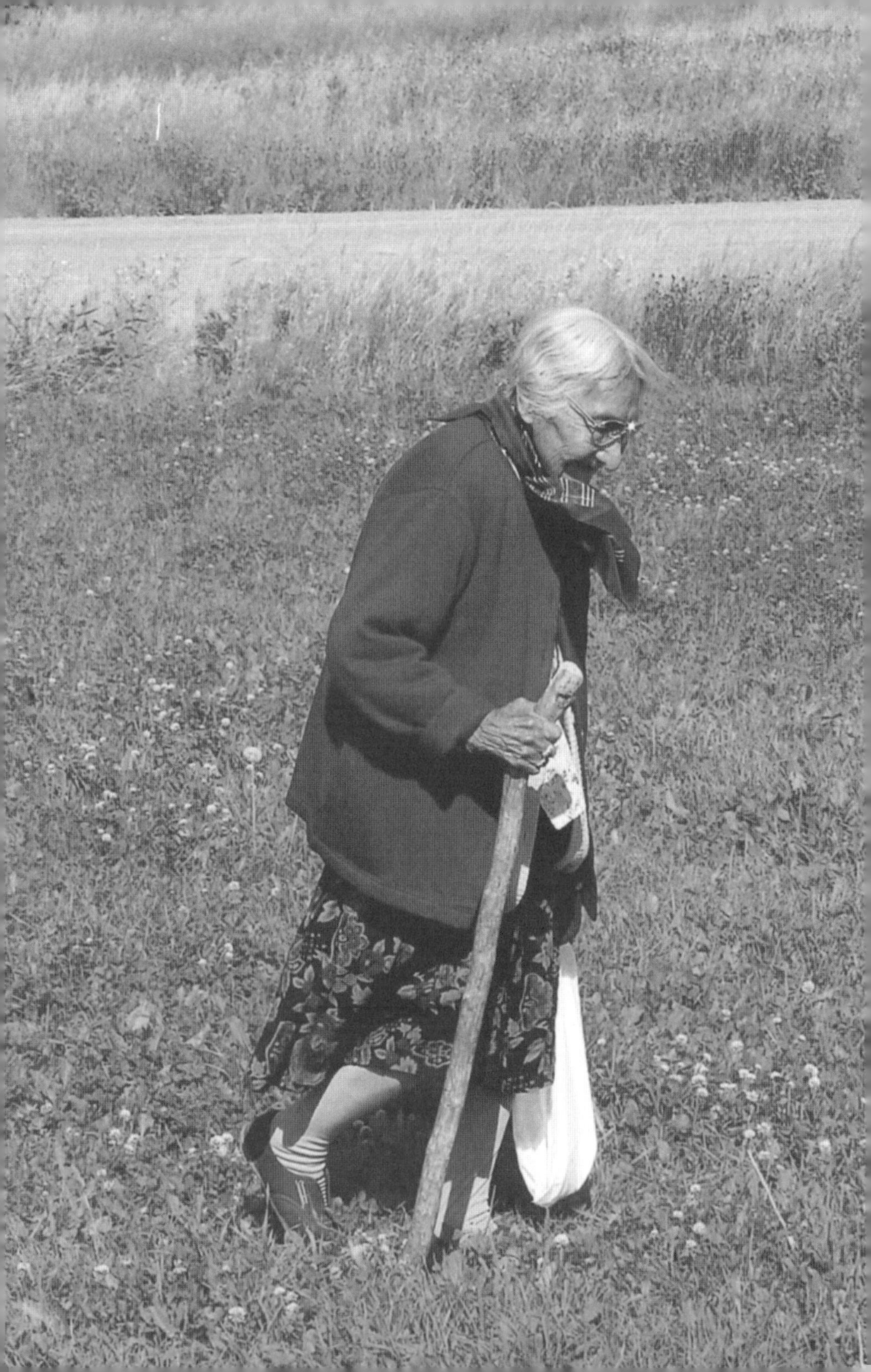

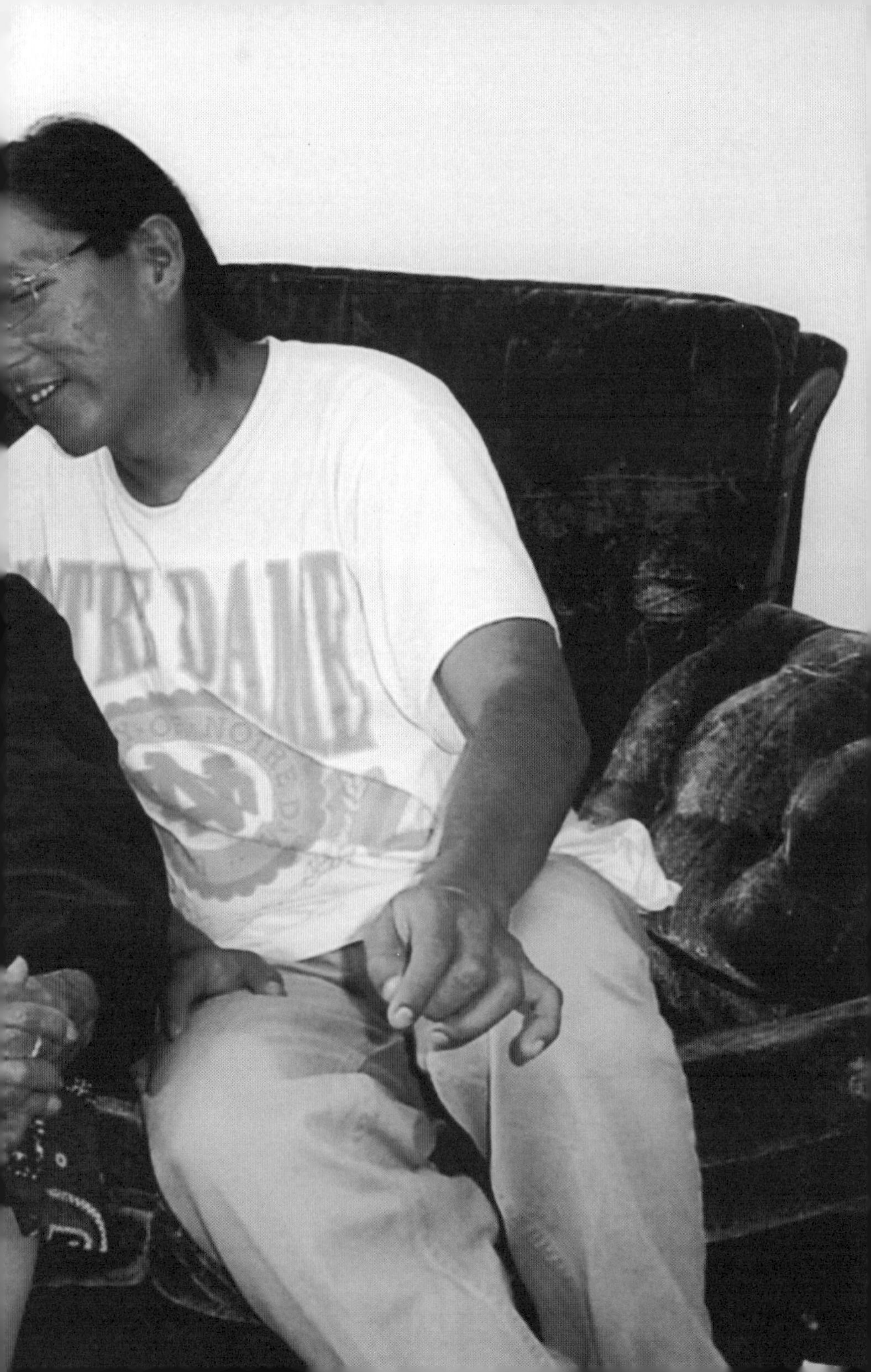

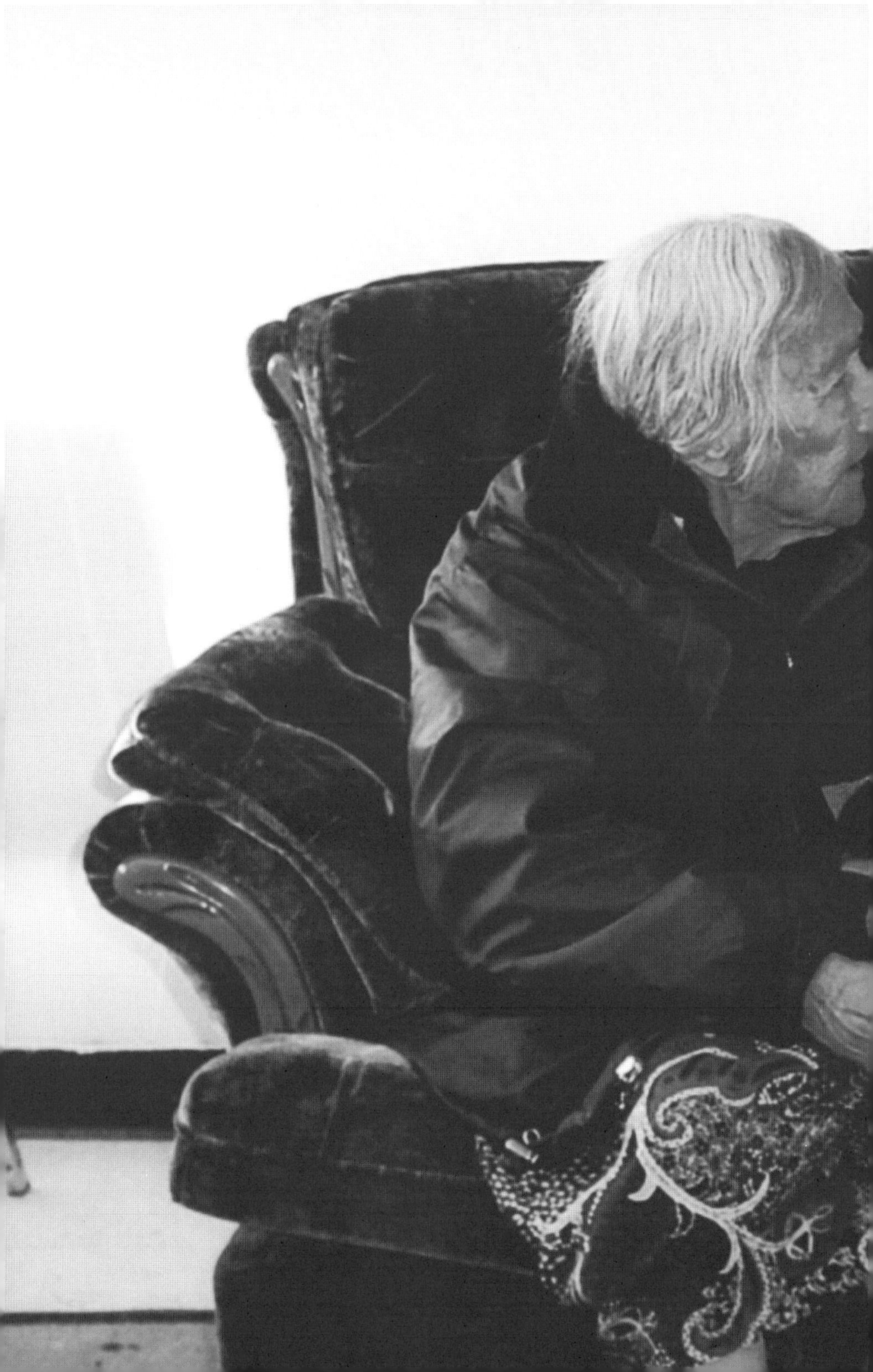

人には救いがない。むかしは、人が病気になったら、みんなで力をあわせて治療しようとしたものだが、水銀の毒にはなにをやっても効かない。わたしたちは無力。今日の医者たちは助けにもならないし。彼らは薬だけくれる、利かない薬を」

——これからここの水はどうなる？

面接調査《インタビュー》（取材）は二〇〇一年九月二十日。

と、この日聞いたら、メリーアンは、地元の水問題よりも、ほかのことで気が重かった様子。

「ここの水が、将来どうなるかはわからない。それよりも、キリスト教とイスラム教のあいだで世界がどうなるか、とても心配している。イスラム教のほうが、われわれにちかい感じがする。自分たち独自の祈り方や生き方を、あの世界の人たちは持っている。キリスト教は、別の宗教を信じる人たちが自由に生きる権利を無視している。むかしのわれわれを無視したのとおなじように。この地球の上でおたがいに共存すべきなのに。ほんと、どうなるか、未来を考えるとこわくなる」

——いつか、世界は平和になる？

「わからない。でも、アメリカが（九月十一日のテロ事件の報復行為として）戦いをはじめないことを祈るのみ。アメリカが復讐にでたら世界中が戦争にまきこまれるから」

彼女のわるい予感はあたった。

ものろーぐ

村《バンド》のなかで、毎日二回ぐらいメリーアンを見かけた。手に木の杖を持って歩いていた。その姿に生き生きとした生命力が宿っていた。いつも笑顔だった。内と外の人間をわけへだてしないメリーアン。わたしに対しても、いつもおなじ態度で接してくれた。長老だからこういう〝精神〟を持てるとはかぎらない。年をとるほど、その人のそれまでの生き方や生き様《ざま》がおもてにでてくるように思う。気高くて尊敬できる人間とますます醜くなる人間とに峻別《しゅんべつ》されていく、とメリーアンに言ってみたら、だまって微笑《ほほえ》んで、さまざまな話をはじめた彼女。

あん・まくどなるど

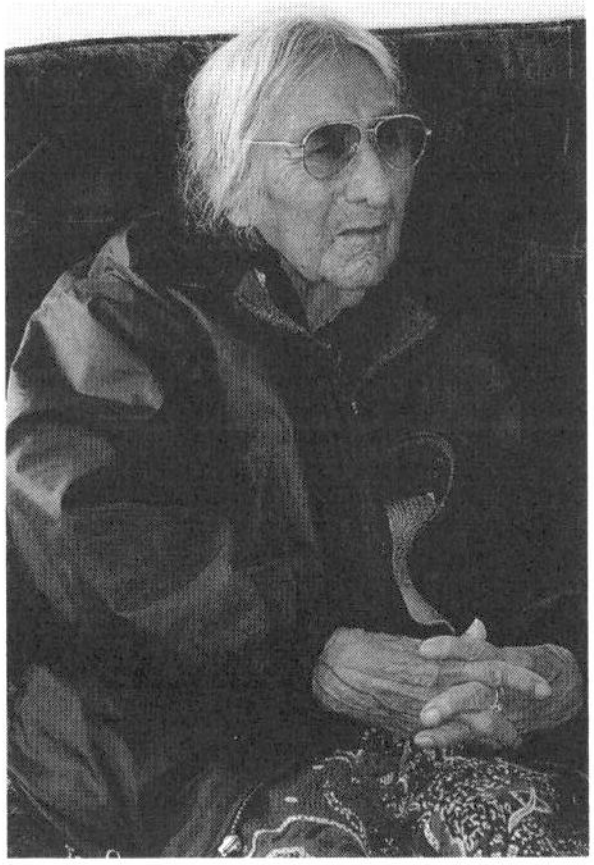

アーノルド・パパセイ

一九七三年二月二日生まれ（三十一歳）。「あかるい未来」コーディネーター（青少年プログラム・コーディネーター）。

エルダー・アンド・ユース・カルチャー・センター内のサロン。アーノルドは、「あかるい未来」コーディネーター（青少年のためのプログラムの世話人）の職につくための競争率二十倍の面接をおえたばかり。その結果を待ちながら、時間つぶしに仲間とチェスをしている彼。

あくる日、事務所のパソコンのまえにすわって、仕事にとりくんでいるアーノルドを発見――あたらしい職を彼はえた。

モーゼズ・ランド（三六四ページ参照）とメリーアン・キーウェイティン（三七〇ページ参照）のオジブワ語の面接調査《インタビュー》（取材）を通訳してくれたアーノルドは、あとでこう息まいた。

「あんなことが、むかし、ここでおきた話を聞くと、ほんとうに怒りがこみあげてくる。なんでここなの?! なんでほかでおきなかった?! あんなことがおきないようになんで注意しなかったんだ。あんなもの（水銀）をどさっと捨てるなら、どうしてほかの場にしなかったの。無責任だよ。僻地《へきち》を自分たちのゴミ捨て場にするのは許せん、まったく。モーゼズお

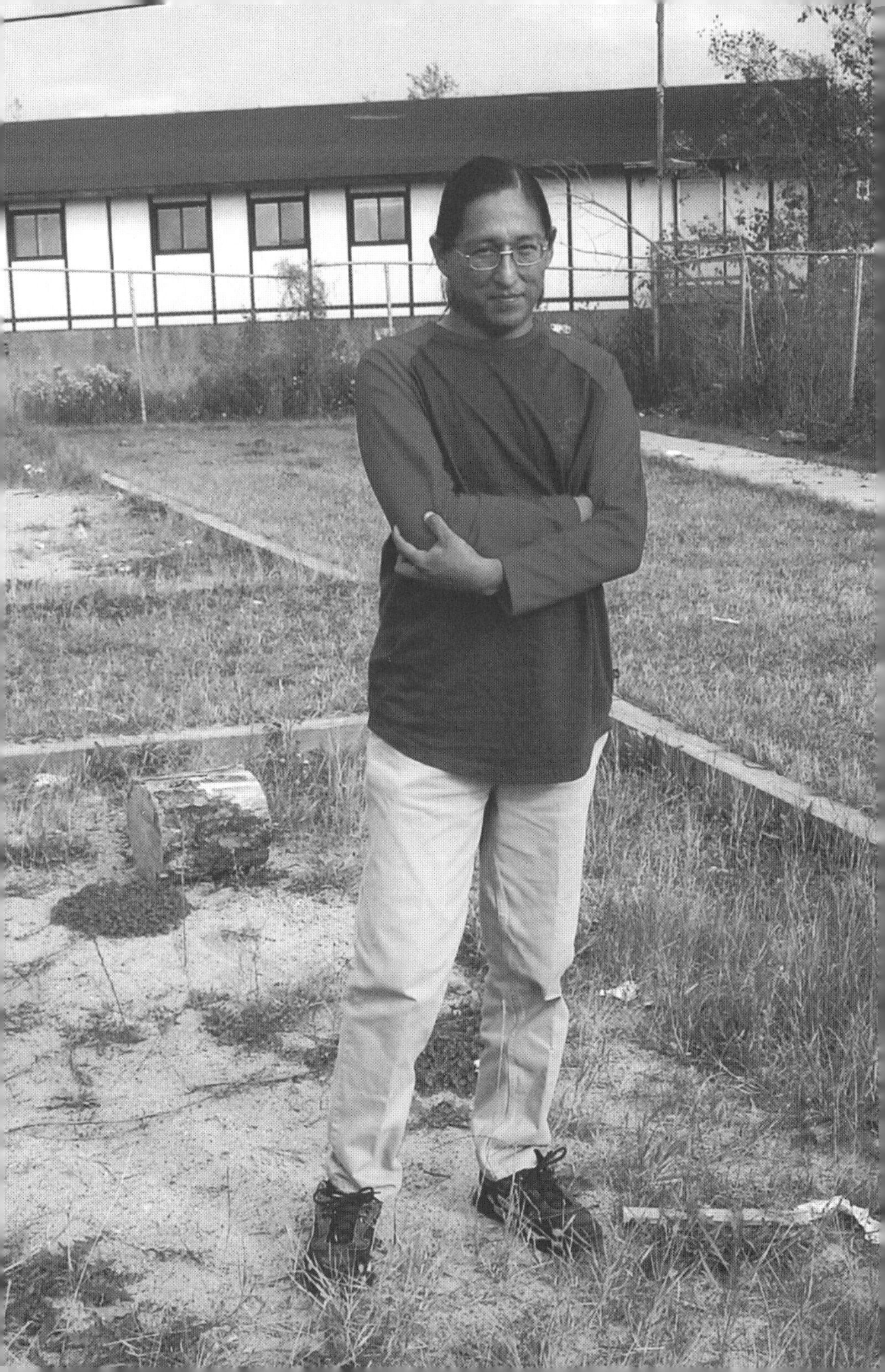

じさんの話を聞いてると、彼らには教養があまりなくて、戦うための知識がなくて、水銀がどういうものであるか、汚染がどういうものであるか、理解ができなかったことがよくわかる。（有機水銀中毒事件のために）人生がかわってしまった人たちのことを考えると、ほんとに怒りがわいてくる」

ものろーぐ

モーゼズとメリーアンは、「母語のオジブワ語でなければ面接調査《インタビュー》（取材）に応じない。英語は話せるが、こみいった話はオジブワ語でしか話したくない」という明確な条件をだした。わたしも同感だった。母語で話せば、気持ちや考えなどがより正確につたえられるのは当然で、双方にとって望ましいことである。

　水銀汚染体験は、すくなくとも長老たちにはオジブワ語で彼らのからだにしみついてしまっているように思う。英語は加害者の言語であり加害者と戦うときに必要な言語であって、〝外の言語〟。〝内なる言語〟は、あくまでオジブワ語――彼らはオジブワ語で汚染被害を味わい、からだがオジブワ語でおぼえている経験……。

　さて、エルダー・アンド・ユース・カルチャー・センターのサロンでチェスをやっている人たちのじゃまをして、通訳志願者を求めたらモーゼズの姪《めい》の子のアーノルドが手をあげてくれたのである。

　この地域では、八月の日没は午後九時ごろ。夕方《イブニング》の五時前後は、まだ日がさんさんと輝いている。アーノルドは、仲間と一緒に夕方の猟《イブニング・ハント》にでかけようとしていた。迎えのボートを待っているあいだに面接調査《インタビュー》（取材）をおこなった。

「幼いころ、よく水銀の話を聞いたが、あまり真剣に聞いていていなかった」

　とアーノルドはつぶやいた。

あん・まくどなるど

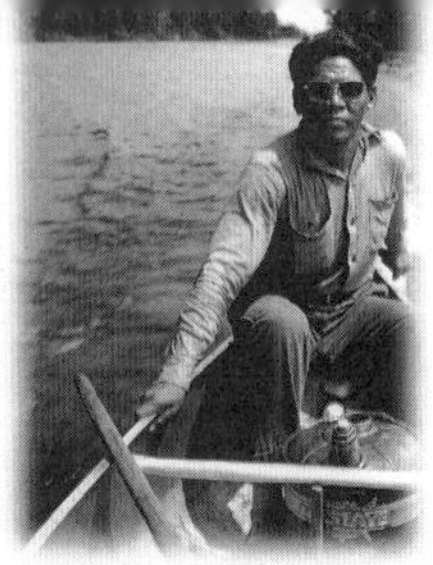

先住民《ファースト・ネーション》はエンジンつきのちいさなボートで釣りや猟にでかける（ラック・ラ・クロア）。

ウェンディー・フォビスター

一九六九年七月二十五日生まれ（三十四歳）。健康管理《ヘルス》センターの管理人（清掃係）。

有機水銀の長期低濃度汚染による遅発性有機水銀中毒症（疾患）の発症を懸念したウェンディーは、二〇〇一年の春に〝健康被害〟の検診をうけた。結果は、「異常なし」だった。ほっとした。ウェンディーによれば、〝健康被害〟の検診を、みずから求める人は結構いるという。その人たちのすべてが、補償金目あてというわけではない。

——みずから検診をうけたいと思うようになったきっかけは？

「はっきりとは、おぼえていないけど、体内に水銀があるかどうか、知りたかっただけ」

——水銀のたれ流し事件は、ずいぶんむかしにおきたことなのに、まだからだに異常のある人がグラシイにいるってこと、気になる？

「もちろん、気になる。子どもなのに、水銀にやられている子を知っている」

——何歳？

「ひとりは十歳。彼女は歩けないし、話せない……」

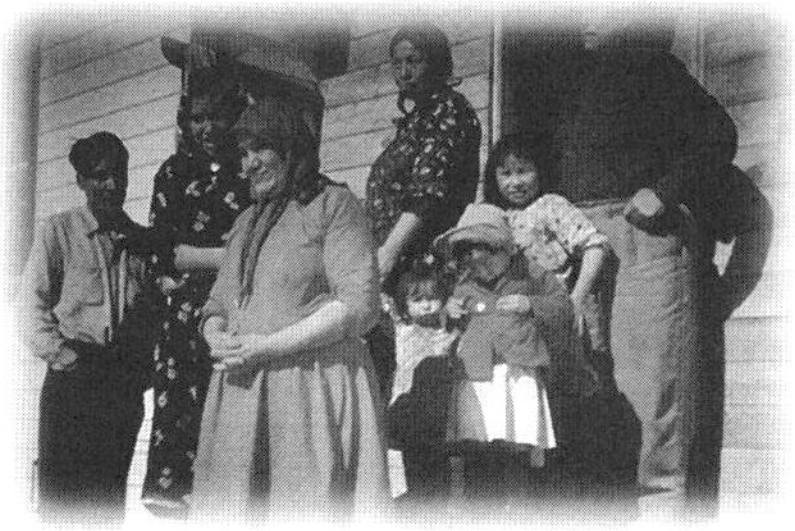

一九五〇年代初頭、ラック・ラ・クロアに新しい学校ができた。そこを診療所としてもつかっていた。その階段で診察を待つ先住民たち。

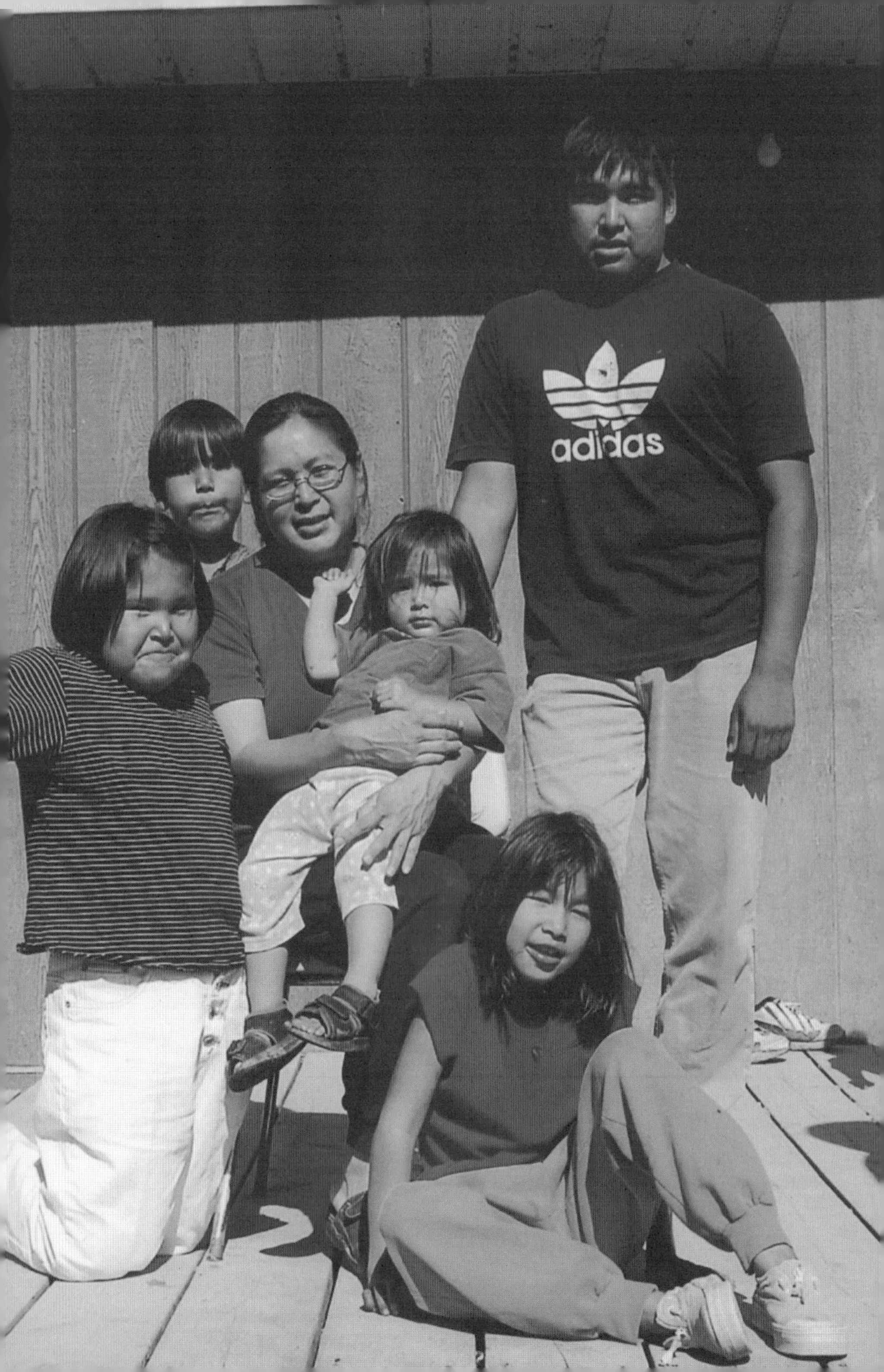
adidas

キアヌ・フォビスター
ジャレッド・フォビスター

「水銀《マーキュリー》を知ってるか？　だって。ね、それよか遊ばない？」と、友だちと遊んでいたやんちゃ坊主が笑顔で言う。いま、仕事中だから、また今度にしようね、と言ったら、「じゃ、おばさんのトラックに乗せてくれない？」と新しい案をだすキアヌ。じゃあ、家までおくってあげるという妥協案に対して、「家までつれてってくれたら、お母さんを紹介するよ」

ものろーぐ

キアヌと友だちのジャレッドをつれて彼の家まで行って、会ったお母さんがエイプリル。そして、〝健康被害〟の補償金をもらっている十歳の娘がいることを知る。おさないキアヌとジャレッドに声をかけたことで、思いがけない展開になる。子どもだからといって、あなどってはいけない。情報は、予想をこえたところからはいってくる。

あん・まくどなるど

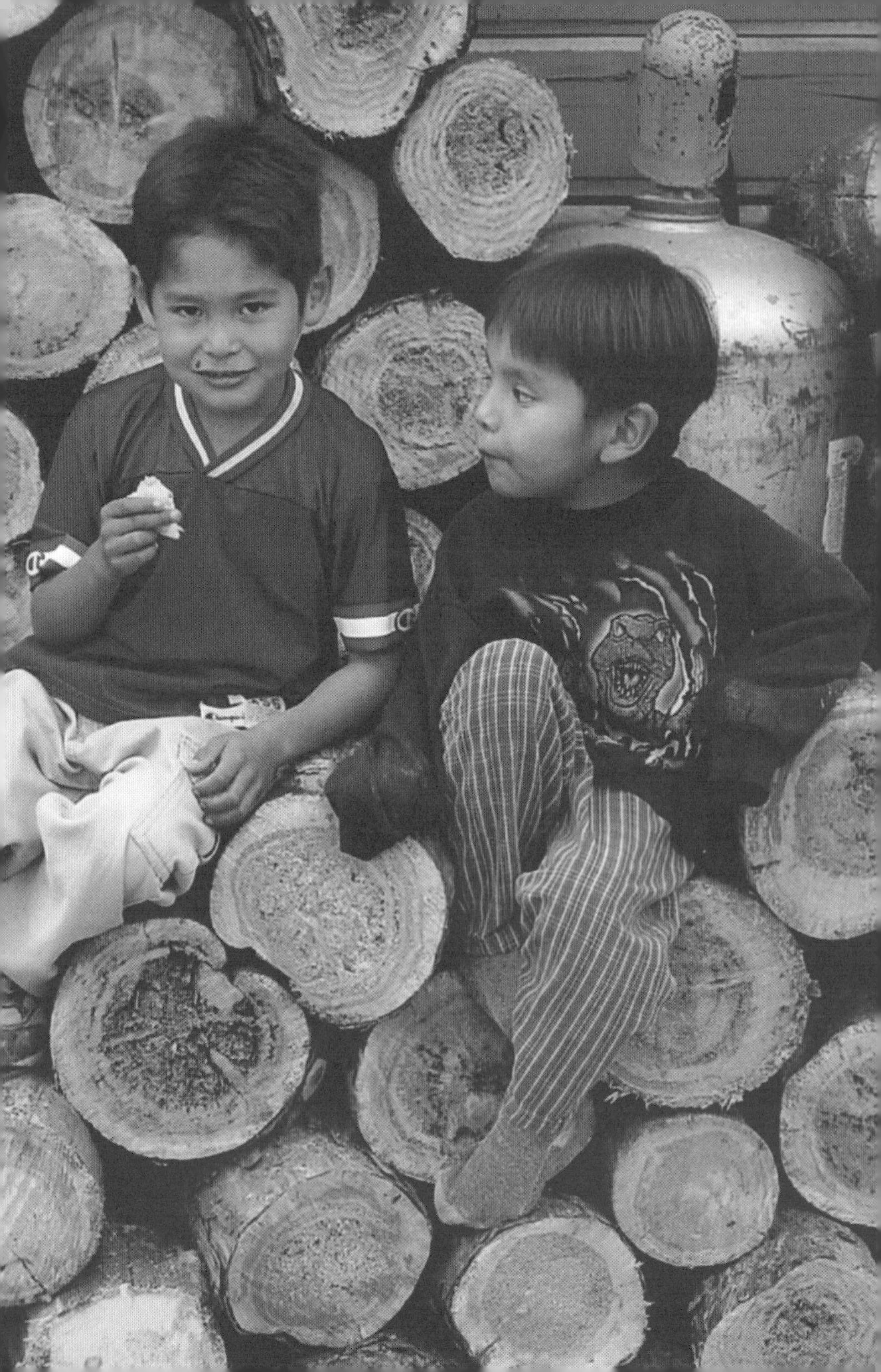

エイプリル・フォビスター

一九七六年四月六日生まれ（二十七歳）。個人対象のケア・ワーカー。

エイプリルとベティに、はじめて会ったのは二〇〇一年九月十八日。お母さんのエイプリルを紹介してくれたキアヌとジャレッドがベティと遊んでいる。部屋に、子どもたちの笑い声が響きわたる。

水銀汚染や有機水銀中毒や、その補償金のことなら、よく知っているとエイプリルは言う。もらっている人を知っているから、とエイプリル。

――親戚の方のだれかが補償金を？

エイプリルはとまどって、一瞬、無言……ためらいながら、

「あのー……今年（二〇〇一年）から、娘がもらっている」

――毎月、どれぐらいの額を？

「七〇〇ドル」

――補償金の最高金額は月額八〇〇ドルだから……。

「そう。娘は、ほとんど最高額をもらっている」

――お母さんとしての思いは、とても……。

「娘が難病にかかっていることを考えると悲しくなる。とても悲しい」

娘のベティをひざの上にすわらせてエイプリルが紹介してくれる。ありのままのわが子を無条件に愛す母の姿がそこにあった。

日本の水俣病事件のなかでも、もっとも深刻な問題のひとつ、胎児性水俣病（カナダ流に表現すれば胎児性有機水銀中毒症［疾患］）が、グラシイやホワイトドッグでも発生している可能性はきわめて高い（注一）。

二〇〇三年四月三日。

物静かにたんたんと話すエイプリル。でも、話しているあいだに一度だけ声に怒りがこもった。それは、「ハンディキャップという言葉が、キライ」と情念をこめてエイプリルが言ったとき。

「娘はほかの子どもたちとくらべたら、多少、不自由かもしれないが、ハンディキャップだからほかとちがう、ハンディキャップだからなになに……という考え方をわたしは一切しないし、他人がわたしの娘に対して、この言葉をつかうのも好きじゃない」

とくに医者が、この言葉を無神経につかうときに腹がたつ。人間、ひとりひとり、それぞれが持っている可能性を見つめなければ、とエイプリル。

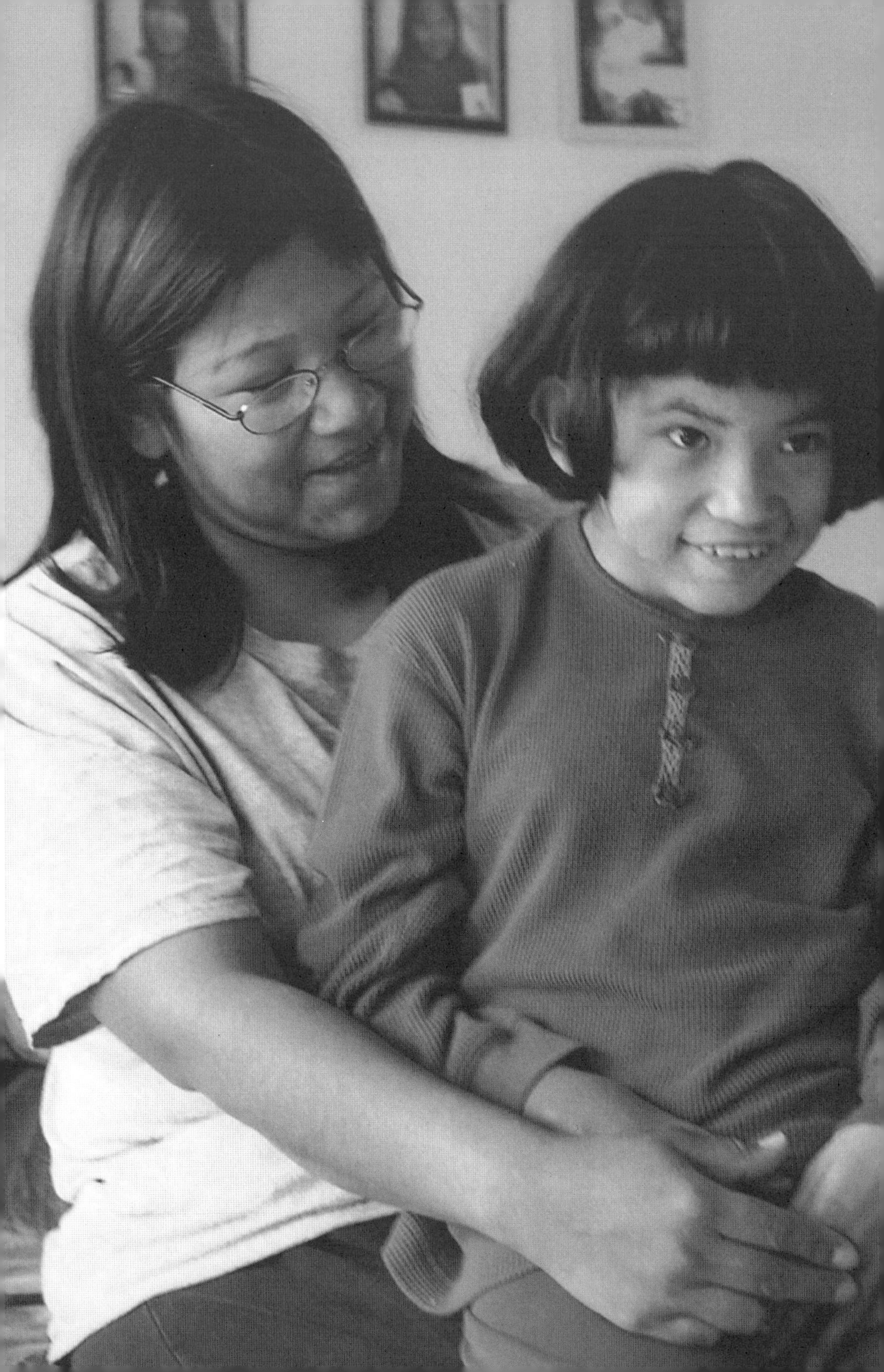

「じつは、つい先ほど娘を学校からつれて帰ったところなの」とエイプリルは言ったあと、できるだけ、ほかの子どもたちとおなじような人生を歩んでほしい、おなじような機会をベティにもあたえたい、というのが母としてのねがいだと、たんたんと語った。

ベティは、ひとりでは椅子にすわることができないため、エイプリルと一緒に学校に通っている。朝八時半から午後四時半まで、教室で娘の背中を支えながら、月曜日から金曜日まで母子ともにすごす。

注1　日本の医師団は、『胎児性水俣病の発生の可能性はきわめて当該地区では高い状況にあった。』としながらも、『胎児性水俣病は症状が成人水俣病ほど特徴がないために、早急な結論は出せなかった。』としている（『カナダ先住民地区における水銀汚染事件の医学的所見（一九七五―二〇〇二）』（原田正純＝『資料編』［四二八ページ］参照）。

こめんと

グラシイの面接調査《インタビュー》（取材）をはじめるまえに、ドライデン市やケノラ市の地元新聞や地元政府機関をまわってかなり克明に「面接調査《インタビュー》（取材）」をやった（『カナダのミナマタ?!』参照）。そのほとんどの調査（取材）先で、「水銀汚染や有機水銀中毒症（疾患）問題は、過去の問題」と軽くいいなされたあと、グラシイで実際に面接調査《インタビュー》（取材）をはじめると、「わからない」「知らない」という人がおおいうえに、「むかし、以前、あのころ」という過去形の答えがおおかった。「主流社会《アーバン・ソサエティー》の新聞記者や役人の見解は、正しいのかもしれない」と思いはじめていたところに、彼女たちとの出会いがあった。

それまで、グラシイで「いまも問題あり」とはっきり言い切った人たち――スティーブ・フォビスター（シニア）（二四七ページ参照）やサイモン・フォビスター（三二六ページ参照）やトミー・キージック（二三七ページ参照）のような人たちは、二〇〇一年当時、どちらかというと村《バンド》の政権の〝脇〟や〝外〟にいた実力者たちだった。

村《バンド》を事例研究《ケース・スタディー》の対象にしはじめてから、まだ五年しかたっていないので、はっきりと断言はできないし、かなり乱暴な分類だが、村《バンド》の指導者層は、水銀汚染問題に関して白人《コケージョン》社会《・ソサエティー》に対して鮮明な対決姿勢でのぞむ左派（著者の勝手な命名、以下、同様）と、しっかり自分たちの立場はつらぬくが、白人社会《コケージョン・ソサエティー》と妥協できるところは妥協して問題を解決しようとする中道派、白人社会《コケージョン・ソサエティー》べったりの右派（これは村《バンド》では少数派。この派の人たちのおおくは村《バンド》をでて白人社会《コケージョン・ソサエティー》のなかで生きている人がおおい）にわけることができると思う。それぞれの派内にも、穏健、中道、革新とさまざまな立場はあるが。

この分類にしたがえば、穏健左派のサイモンが、二〇〇二年に村長《チーフ》になり、中道左派のスティーブ（シニア）が、村役場《バンド・オフィス》の助役《バンド・マネジャー》に就任し、このふたりが、それまでの中道派政権にとってかわる村《バンド》の中心人物になった。ホワイトドッグほどではないにしても政変のはげしい村《バンド》なので、いつまた情勢がかわるか予断はゆるさないが、現政権は有機水銀中毒問題を再検討しはじめた。革新左派のトミーも、現政権のシンパだが、アウトサイダー好みの彼は、あいかわらず、政権とある距離をおきながら、彼独自の哲学と世界観で問題について考えている。

二〇〇一年九月の時点では、水銀汚染・有機水銀中毒問題は〝脇〟におかれた山ほどある問題のなかのひとつにすぎなかった。当時のビル・フォビスター村長《チーフ》（二四三ページ参照）は、有機水銀中毒症（疾患）に対して、問題意識は持っていたが、失業・雇用問題と森林完全伐採《クリアー・カッティング》阻止の〝戦い〟と教育問題に忙殺されこの問題には手がまわらないという風情《ふぜい》だった。一九八五年に、病像問題はあやふやなままだったとしても、白人社会《コケージョン・ソサエティー》との〝和解〟が成立して、〝健康被害者〟のための水銀補償金制度もできて、実際に一九八七年から補償金が支払われている現状のなかで、この問題が〝脇〟におかれたことは、わからないでもない。

数おおくの先住民《ファースト・ネーション》問題のなかのひとつにすぎない風化した問題をなんで過去にさかのぼって、しつこく追いかけるんだ？　なんで過去に解決したことを掘りかえすんだ？　というドライデン市やケノラ市の主流社会《アーバン・ソサエティー》〝保守派〟の目に見えない〝圧力〟を感じているさなかにエイプリル、ベティとの出会いがあった。そのおかげでこの地の水銀汚染・有機水銀中毒問題は過去の問題ではないと確信が持てるようになったのは調査（取材）としては一歩前進だったが、心おどる〝前進〟ではなかった。

（『カナダのミナマタ?!』原稿から引用）

二〇〇三年四月三日夕方のエイプリルとの邂逅《かいこう》は、ほんとうに印象深かった。

ぽつんぽつんと村《バンド》のちいさな家の玄関にともっている照明は、星空のまぶしさに負けるほど淡い。空のないネオン・ジャングル東京とは別世界。村《バンド》の学校でフランス語を教えている白人《コケージョン》のルイーズが、エイプリルの家で遊んでいたふたりの子どもを、ちょうど迎えにきたところだった。玄関は子どもたちでにぎわっていた。残業をするときには、エイプリルが友人である先生の子どもの面倒をみる。子どもたちとお母さんたちがいりまじって、おたがいをだきしめあい、「おやすみ」を言いあう。

エイプリルのご主人が戸口にあらわれて、自分の子どもたちを居間へつれていく。

玄関でエイプリルとたち話。

「これからベティをお風呂にいれるの」

と彼女。そして、つづける。

「今日はベティにとって、とってもながい一日だった。たまにそういう日があるのね」

今度、たずねてきたときに、ベティに会わせてくれるとエイプリルが言う。

二〇〇二年八月に、原田医学博士たち日本の医師団がグラシイを再訪したときの話になる。

五人の子どもの母であるエイプリルは、ベティのほかにもうひとり、病気の娘がいる。その子は、補償金の対象にはまだなっていないが、お母さんのエイプリルとしては、その子の〝健康被害〟認定に再挑戦しようと思って、原田医学博士に検診してもらった。

妊娠中、酒を飲まなかったか？　魚を食べたか？　などいろんな質問をされたあと、エイプリルによれば、その子を検診した原田医学博士は首を振りながら、「メンタル・ハンディキャップの症状は見られるが、たぶん、この子は水銀中毒症（疾患）補償金の対象外だろう」という診断をくだしたという。

ちがう診断結果を期待していたエイプリルは、そのあと、すこし落ちこんだという。妊娠中、酒もタバコもやらず、医者に言われた注意を全部まじめに守っていたのに……。

「医療って素人には、わからないものね」

と語るエイプリル。

こめんと

二〇〇三年九月。十度目にグラシイを訪問したときの話。

助役《バンド・マネジャー》になったスティーブ・フォビスター（シニア）が笑顔で言う。

「日本の医師団が二〇〇二年八月三十一日から九月三日までグラシイでおこなった臨床検診の日本語で発表された結果報告をウィニペグ市に住んでいるオオルイ・タダシが、英語に抄訳してくれた。でも、全文を訳さないとひとりひとりの診療結果がわからない、一日もはやく全訳がほしい……ドクター・ハラダたちの二十七年ぶりの臨床検診が、カナダ連邦政府を動かしはじめている。来年（二〇〇四年）一月に、連邦政府がドクター・ハラダをカナダに呼び、フォーラムをひらく計画がある（注一）。やっと転換点《ターニング・ポイント》にたどりついた」

みずからも病におかされた身で、ずっと水銀汚染・有機水銀中毒問題の真相究明に力をそそいできたスティーブ（シニア）は、感慨無量の面持ち——日本の医師団の〝外圧〟は、四半世紀かけてやっと力を発揮しはじめた。しかし、一方では、「また、あいつらか!?」とにがにがしく思っている人たちもいる。二〇〇三年九月、一九六一年からドライデン化学会社で働いていたC（匿名《とくめい》希望）に面接調査《インタビュー》（取材）をしたら、最後に、「あんたたちは、あのジャップの医者たちとつるんでいるのか？　工場（いまは別会社）から聞いたが、なにも問題がないのに、あいつら、また問題をおこしやがって、まったく」と吐き捨てるように言った。原田医学博士をはじめ、日本人の医師たちに対する現地の白人社会《コケージョン・ソサエティー》の〝旧守（多数）派〟の評価は一九七〇年代とあまりかわっていないのも現状である。

（『カナダのミナマタ?!』原稿から引用）

注一　この計画は実行されなかったと二〇〇四年四月にスティーブが言った。

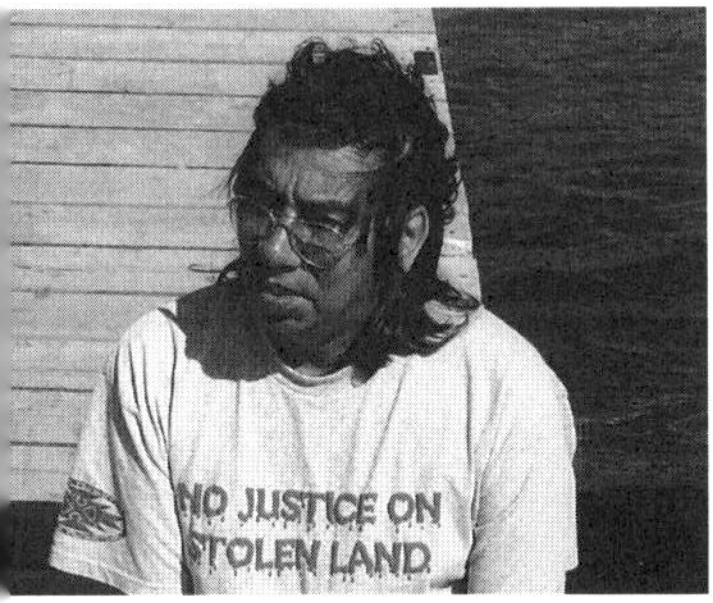

スティーブ・フォビスター（シニア）

ゲイブ・フォビスター

一九四三年四月八日生まれ（六十歳）。アルコールと麻薬依存症プログラムのソーシャル・ワーカー。

「ぼくが手元に〝健康被害〟検診の申請書を持っている。認定申請をしたい人は、ぼくのところにみんなやって来る。読み書きのできない村人《バンド・メンバー》がいるから、ときにはぼくがかわりに申請書を書いてあげることもある。年に四回ひらかれる水銀中毒症（疾患）補償認定委員会（一四六、一六二、一七五、一八七、一九〇、二六四、四三三、四三八、四四〇ページ参照）で、連邦政府と州政府の代表に有機水銀中毒症（疾患）の認定検診の診断結果を報告する……何人の人が検診をうけたか、その結果はどうであるとか……その報告をうけて委員会（理事会）が、お金をもらえる人をきめるんです」

ゲイブはグラシイの水銀中毒症（疾患）補償認定委員会（水銀障害理事会）代表委員である。

「政府――連邦政府と州政府――の両政府を相手にするのは、安易なことではないんだ。とにかく、時間がかかる……交渉をはじめてから決着がつくまで、水銀汚染問題だけでなく、ほかの折衝も、たいがい十年から十五年かかってしまう。政府との交渉ってのは、じつに疲れる……これはあくまで個人的な経験からの意見だが……」

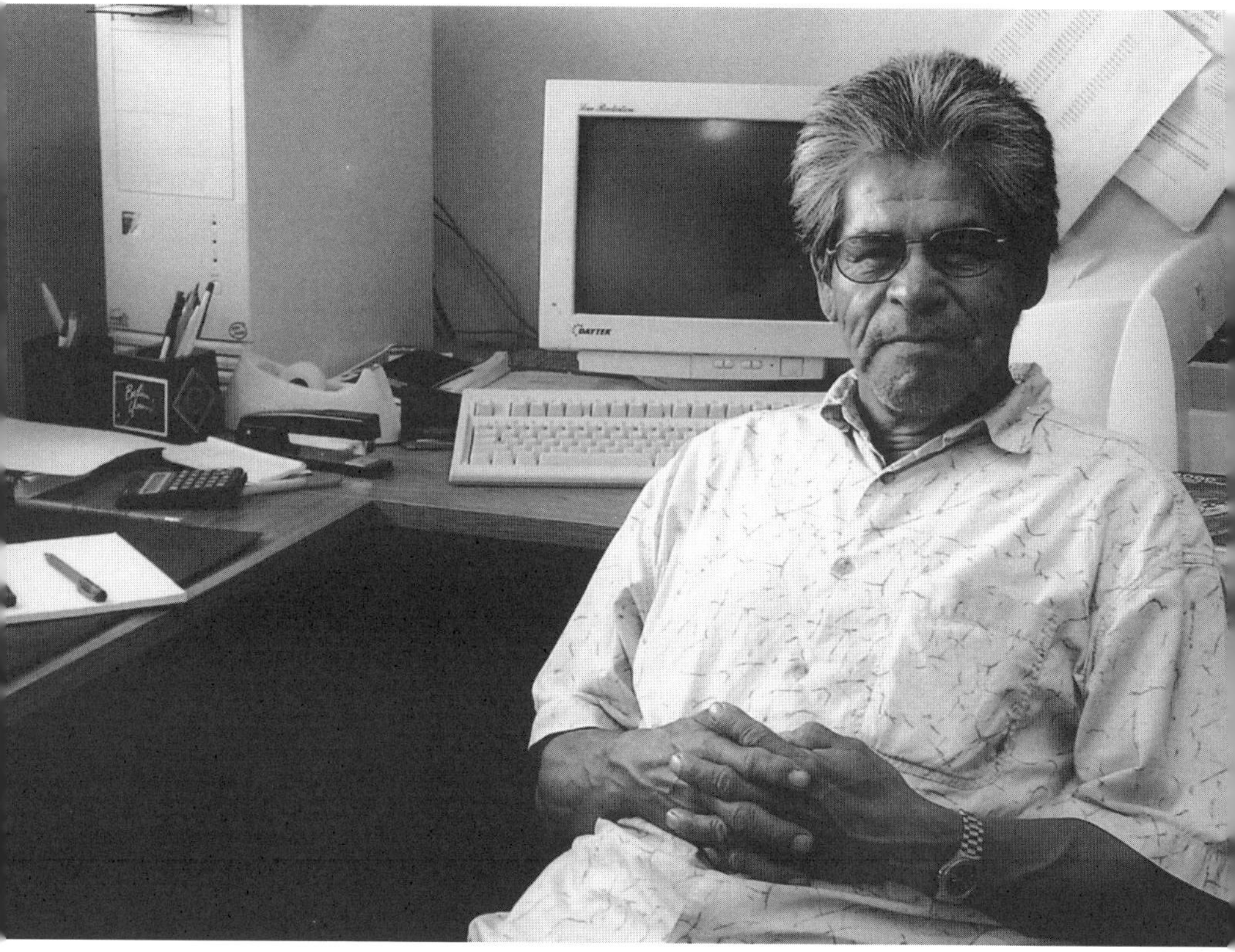

ゲイブは、うんざりした顔で言う。

――現在グラシイで有機水銀中毒症（疾患）補償金の対象になっている人は何人？　補償金申請した人は、みんなもらえる？

「おおまかな数字でしか言えないが、一九八七年以降、補償金申請を試みた人のなかで、四百人ぐらいが対象になったが、そのうち、百人強が拒否された。そう、その後、再申請をして、そのなかの何人かは補償金をもらえるようになった……こういうことがおこるということは、湖や川がいまも水銀に汚染されているという証拠だろう」

ものろーぐ

二〇〇一年の〝グラシイ詣《もう》で〟最後の面接調査《インタビュー》（取材）がゲイブだった。「有機水銀中毒のことだったら、ゲイブと話したほうがいい」と何人かの村人《バンド・メンバー》に言われていたが、最後の最後まで原則どおり任意抽出方式《ランダム・サンプル》の面接調査《インタビュー》（取材）にこだわった。運わるく彼とは邂逅《かいこう》できなかった。村《バンド》を去らなければならない日に、しかたなく、彼を探しにいった。指定居住区《リザーブ》の調査や取材は、むずかしいという学者やジャーナリストはおおい。その人たちは、村《バンド》、すなわち村長《チーフ》の許可がなければ調査や取材は禁止、写真撮影などもってのほか、やっと許可がおりて、いざ話を聞こうとしてアポをとっても、その約束を守らない人がおおいことなどを、〝むずかしい〟理由にあげる。調査や取材がやさしいとは言わない。どんな調査や取材も、相手のふところに深くはいりこもうとすればするほど簡単にことが進まないのはあたりまえ。うまくいかないときに、「彼らも主流社会《アーバン・ソサエティー》の流儀でやってくれなくちゃこまる」とぼやく白人《コケージョン》の調査員《リサーチャー》や取材者の愚痴を耳にすると、わたしはこうした発言をする人のエゴイズムを感じる。もっとも、どんな調査（取材）であっても当事者のエゴでなりたっているんだけど……。

閑話休題。ゲイブの家をたずねていったら、裏の林で魚の燻製《くんせい》をつくっているか、事務所でまだ仕事していると孫《まご》娘が言った。彼は事務所で残業をしていた。コンピューターとにらめっこをしながら、助成金を獲得するための企画書を作成していた。

二〇〇一年九月十八日。この年は、この日、ゲイブの面接調査《インタビュー》（取材）を最後に現地からひきあげた。面接調査《インタビュー》（取材）に応じてくれたいろんな人の顔が浮かぶ。日本人の医師たちは、今度、いつ来てくれるのか？　と聞いたモーゼズ（三六四ページ参照）の顔が、ひときわ鮮明に浮かぶ。彼らがなにか、教えてくれるかもしれないと言ったモーゼズ。わたしも、モーゼズと同意見。日本人医師とカナダ人医師の共同研究が、なぜいままでおこなわれなかったのだろうか？

あん・まくどなるど

こめんと

一九七五年、グラシイとホワイトドッグで検診をしたあと、『人体にもすでに有機水銀の影響がみられる』（『水俣病は終っていない』岩波新書黄版２９３）という結論をだした日本の医師団のひとり、原田正純医学博士が、あの時点で、『カナダ水俣病の発見と研究はカナダの研究者によって最終的には完成されるべきだと考え、疑わしい患者のリストと症状の一覧表、毛髪水銀値のデータを渡して帰国した』（同書）気持ちはよくわかる。でもカナダ側が、この貴重なデータを生かさないで――あるいは無視して、「水俣病は発生していない」という最終結論を当時だしたことは、『まえがき』（九ページ参照）やほかの箇所でも書いた。こうした過去のいきさつはさておき、これから先、医学上の共同研究は可能だろうか？　ゲイブは、「カナダ側の当局や医者は、最近になってこの問題に興味をいだくようになってきたが、調査費や研究費が問題だ」と言う。資金がどこかから拠出されれば、共同研究が可能になるにちがいないと、すくなくともゲイブは思っている。原田医学博士だけでなく、宇井　純などの学者が、世俗的な意味での〝出世〟を無視し（社会的地位をあたえる〝権力〟を持っている側からも冷たくあしらわれ）、国からいかなる資金援助もうけないで、おのれの信念にしたがって長年にわたってしつこくとりくんだことで、世界に冠たる日本の水俣病研究の今日があることをゲイブは知らない。

グラシイとホワイトドッグ両村《バンド》は、水銀中毒症（疾患）補償認定委員会（水銀障害理事会）に代表委員（理事）をひとりずつおくりだしている。ゲイブによれば、一九八七年に実際に委員会が動きはじめたあと、ホワイトドッグの代表委員（理事）は、政権交代のたびに何人かいれかわったが、グラシイの代表委員（理事）は、いままでずっとゲイブがやっているという。ふたつのダムの建設によるワン・マン・レーク水没以後、はげしい政争にあけくれてきたホワイトドッグの有機水銀中毒症（疾患）対策が、後手後手にまわる理由の一端が、このあたりにもほの見える。

（『カナダのミナマタ?!』原稿から引用）

ローラ・パパセイ

一九七六年五月二十日生まれ（二十七歳）。主婦。

ローラに会ったとき、彼女は妊娠七か月で三番目の子どもを身ごもっていた。

――妊娠中に食べてもいい魚の量を記した冊子、もらった？

「もらっていない。グラシイの健康管理《ヘルス》センター（診療所）でなく、ケノラ市の病院で診察をうけたからもらわなかった……でも、妊娠したときには、胎児性水俣病《ミナマタ・ディジーズ》のことは知っていました。ただ、本で読んだだけですけど……ケノラ市のビーバー・ブレイの学校に行っていたとき、図書館で見つけました。たまたま、自分で見つけたんです」

――本の内容で印象にのこっている部分は？

「おぼえているのは、そのせいで生まれたときから歩けなかった子どもの話です。おおきくなってからも、その人はそのままだった」

――その子は、グラシイの子ども？

「はい」

――子どもの名前は？

「キースだったと思います」

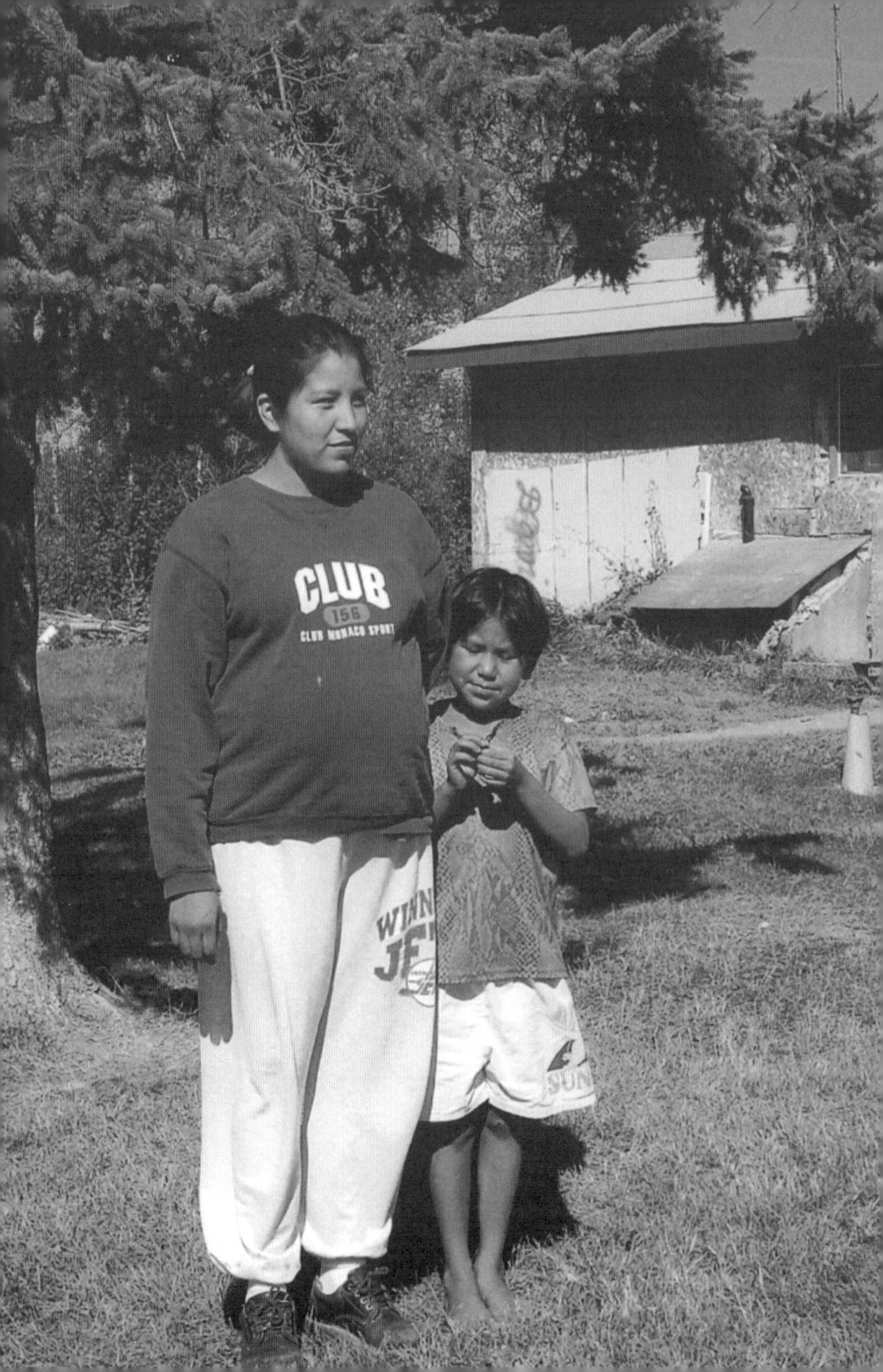
CLUB
156
CLUB MONACO SPORT

アラーナ・パパセイ

一九八〇年二月八日生まれ（二十四歳）。ニイパウィトウン信託資金事務所勤務。

「水俣病《ミナマタ・ディジーズ》って聞くと、すぐにキースおじさんのイメージが浮かんでくる。彼は水俣病《ミナマタ・ディジーズ》の患者だから（カナダ厚生省が水俣病を公式に認めていないにもかかわらず、グラシイでは、アラーナのように、ミナマタ・ディジーズという言葉を自然につかう人が、結構いる）。わたしの気持ちのなかで、持ちつづけているイメージは、キースおじさんは少年のような人間だったってこと。はじめて会ったとき、そういう印象だったから……子どものようなちいさなからだで、ほとんどなにもしゃべれないし、ほとんどなにも見えない。はじめて会ったときに、わたしは十六歳か十七歳だった。家族で彼のことをたまに話したけど、ずっと病院にいるおじさんという認識しかなかった。病院というとキースおじさんを連想する。はじめて病院に会いに行くまえに、母がよく彼のことを話してくれた。でも、母の話からキースおじさんのイメージを描くことができなかった。実際に会った彼は赤ん坊のようだった。とにかく、とてもちいさかった。悲しかった、あのとき。だって、人間として普通に生きる機会をうばわれていたんだもの。あのとき、怒りも感じた。湖に汚染物を投げこんだ人たちって、なにも考えないで、無責任に人をひどい目にあわせるなんて……納得いかない。身ぢかな親

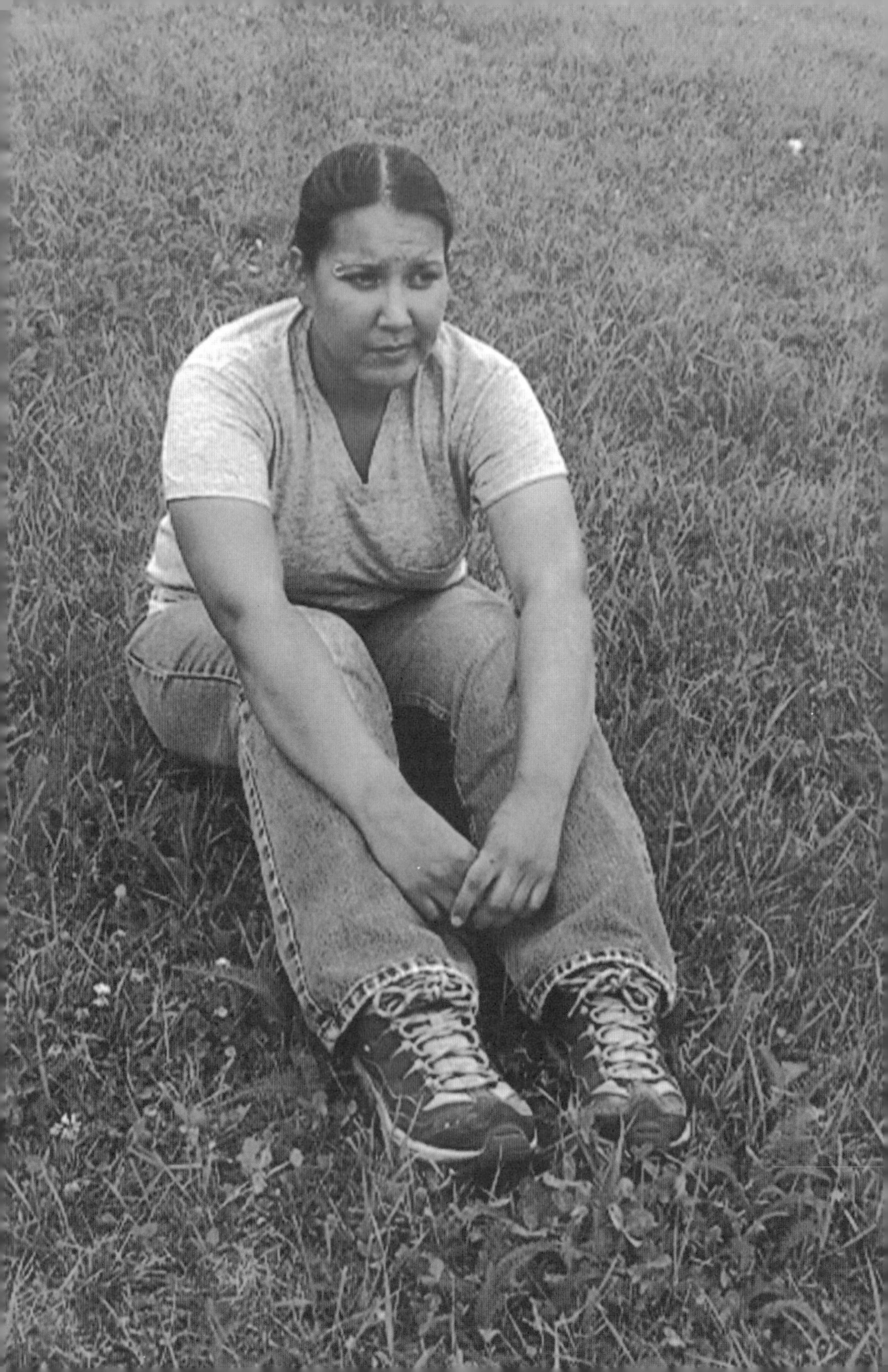

戚にその被害者がいることを考えると、たまらない気持ちになる。彼ら（工場の人たち）は、その気になりさえすれば、あんなことになるまえに、なんとか予防対策を講じることができたと思う。汚染物を流すまえに、汚染がひきおこす影響《インパクト》について、きちんと考えてくれたら、いま尾をひいているような問題をおこさずにすんだと思う。でも彼らは魚を食べないから、気にしなかった。ほんとに、汚染がどこまで影響《インパクト》をおよぼすか、だれに影響《インパクト》をあたえるか、そういうことをきちんと考えてくれたら、わたしたちの被害や心の痛みはなかったのに……」

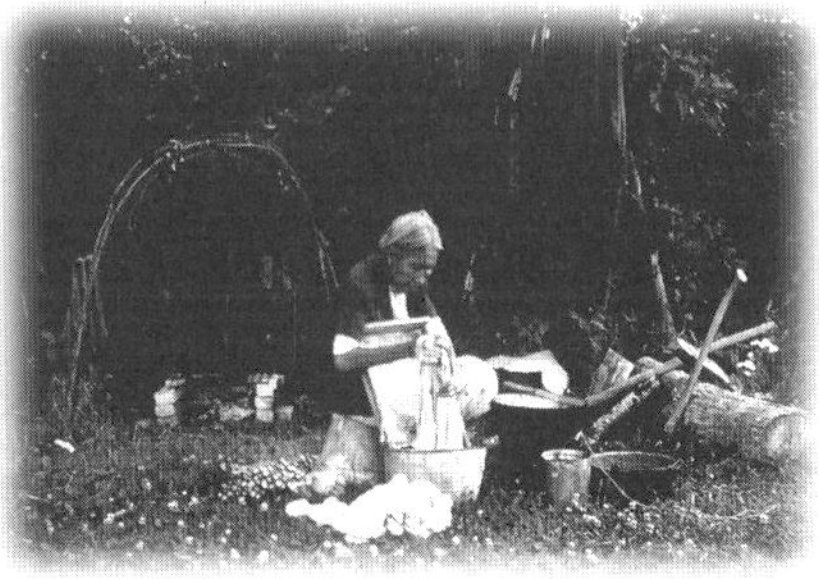

小川で洗濯する女《ひと》（ホワイト・フィッシュ・ベイ）。いま、こんなふうに汚染された川や湖の水を日常生活につかう先住民《ファースト・ネーション》は皆無と言っていい。

リンダ・マクドナルド

一九五六年十月二十日にグラシイで生まれた（四十七歳）。一九七五年からは、ホワイトドッグでくらしていることのほうがおおい。主婦。

ものろーぐ

いま現在（二〇〇四年四月）、リンダはグラシイでくらしていないが、わたしは彼女にまえから会ってみたいと思っていた。リンダを紹介してくれたのは、彼女の姪《めい》のアラーナ・パパセイ（三九九ページ参照）である。リンダと夫のロン・マクドナルド（一一六ページ参照）とわたしは、ウィニペグ市（マニトバ州州都）で待ちあわせた。彼らはその約束をはたすためにホワイトドッグから三〇〇キロメートルあまりの道のりを車でわざわざ来てくれた（五二ページ参照）。アラーナが面接調査《インタビュー》（取材）のなかで話していたキースおじさんは、リンダの弟である。彼女がウィニペグ市の施設にはいっているキース・パパセイを紹介してくれた。

キースの家族はグラシイ周辺の河川系の水銀汚染のせいだと考えているのだが、彼は生まれたときから病気で、幼いころからずっと病院がよいに明け暮れて、やがて施設に収容された。その後、キースは施設の病棟で生活している。彼に面接調査《インタビュー》（取材）をして写真やビデオを撮ることはできなかった。わたし同様、リンダもそのことを知らなかった。

わたしは家族の許可があれば、キースに会えるものだと思っていた。しかし、そうではなかった。家族と一緒に彼の病室にはいり、彼らの許可をえてビデオをまわしはじめたつぎの瞬間、すっとんできた看護師から、わたしはなにもしてはいけないことを丁寧につげられた。そして、カメラのなかにはいっているテープをわたすように、と言われた。キースの面接調査《インタビュー》（取材）には、病院と州の許可が必要だ、キースにかかわるすべての調査は、指定された保護者《トラスティー》の指導のもとにおこなわれなければならない、とおごそかに言いわたされた。これは、有機水銀中毒症（疾患）患者だけでなく、家族が面倒を見ることができなくて、公的機関にその治療を全面的にゆだねたありとあらゆる病気の患者に対して州政府がとっている基本原則です、と看護師はたんたんと説明した。とにもかくにも、原因が特定されていない〝健康被害者〟キースは、かたいガードに守られていた。わたしに同行してくれた〝家族〟は、ただ目を丸くしてなりゆきを見守っていた……そこで、リンダに面接調査《インタビュー》（取材）をした。リンダは〝収容〟されるまえの弟キースについて語った。

あん・まくどなるど

「子どものころ、湖のちかくの丘で遊んでいたとき、魚がお腹を見せて浮かんでいたのをおぼえています……父は釣り案内人《フィッシング・ガイド》をやっていたので、家に毎日魚を持ち帰ってきていました。両親は魚をたくさん食べていました。母はそのころ妊娠していました。そう、ほとんど毎日、魚を食べていましたね。母は魚をフライかスープにしてくれました。子どものわたしたちも、いつもそうやって魚を食べていました。それで、母は弟のキース・パパセイを生んだんです……わたしたちは、彼が二歳くらいになってもすわることができないことに気づきました。もう歩けてもいいはずなのに、歩けなかった。わたしたちは、なにかがおかしいと思った……母がキースをちかくの町の医者につれていったら、このウィニペグ市の病院にといあわせ

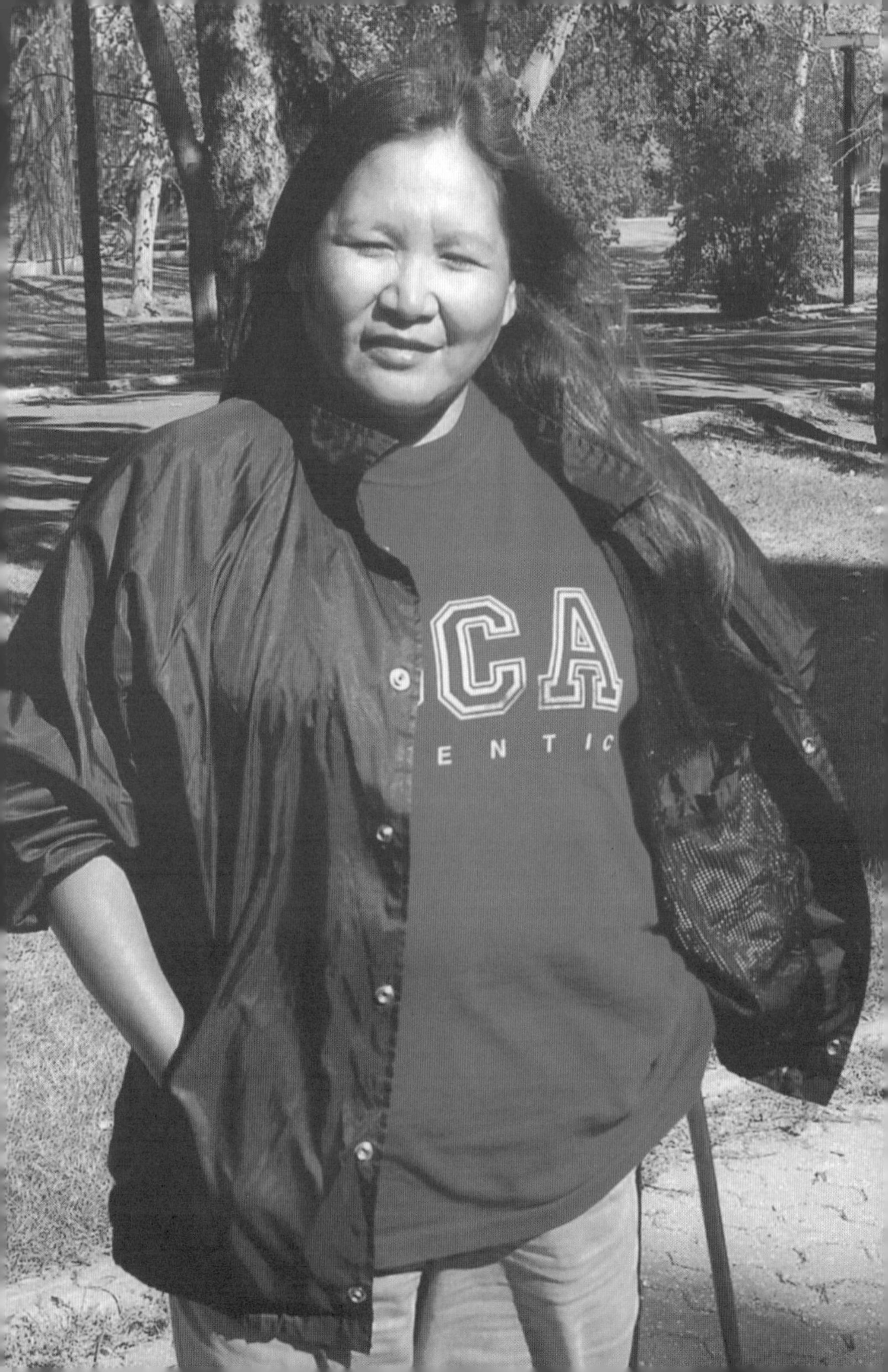
CA
ENTIC

るように言われたんです。わたしが彼を、ここにはじめてつれてきました。そのとき、わたしは十七歳でした……お医者さんが彼を診《み》てくれました。まず反射能力を調べました。お医者さんは、わたしには診察結果をなにも教えてくれませんでした。ただヒザをたたいたり、ヒジをたたいたり、そういうことをしただけです。キースはいい子にしていました。すごくものしずかな子どもだったんです。ちっともうるさくない子で……とにかく、わたしは、なにも教えてもらえませんでした。お医者さんたちは、両親にあとで報告すると言いました。彼をつれて帰ってもいいと言われたので、つれて帰りました。ちょうどそのころからです、彼がどんどんわるくなったのは。ずっと寝たままでした。反応もあまりありません。わたしが看病していたので、よくおぼえています。彼は全然泣きませんでした。また医者に診《み》せにいかなければと思いました。母はすごく心配していて、ほかの医者に診《み》せると言いました……わたしは、家をはなれたのでそれから先、なにがあったのか知りません。たぶん、サンダー・ベイの病院に行ったんだと思います。そして、彼が四歳か五歳になっても、身体反応がまったくないままだったので、病院に入院させることになりました。彼のちいさな手も、おかしくなりはじめていました。なにもつかめないんです。足もおなじようになりました。それからたつこともできませんでした。わたしたちが彼に靴をはかせようとしても、足がちがう方向をむいてしまうので、できませんでした」

ロニー・キージック（二歳の孫《まご》トレイと一緒に散歩中）

一九五六年六月二十八日生まれ（四十七歳）。以前は教師だった。二十四年まえに発作をおこしてから障害を持つ。

ロニーに質問に答えてもらうのは、多少の苦労を要した。でも、ぽつりぽつりと職をうしなったことや、彼が現役の教師をやっていたころは、新しい目的意識やアイデンティティーを人びとが求めていたことなどを話した。ロニーは教師時代のことをなつかしむ。教室の様子も鮮明におぼえているという。

彼はそうした過去だけでなく、未来についても話した。

――身のまわりの水の未来は？

「わるくなっていくと思います。湖の水だけじゃありません。むかしは、雨水をとることもできました。いまはそれもできません。雨に酸がはいっているんです。むかしは、水は神様からの賜物だとよく言いました。きれいな水でした」

――なにが原因で悪化した？

「白人《ホワイト》です」

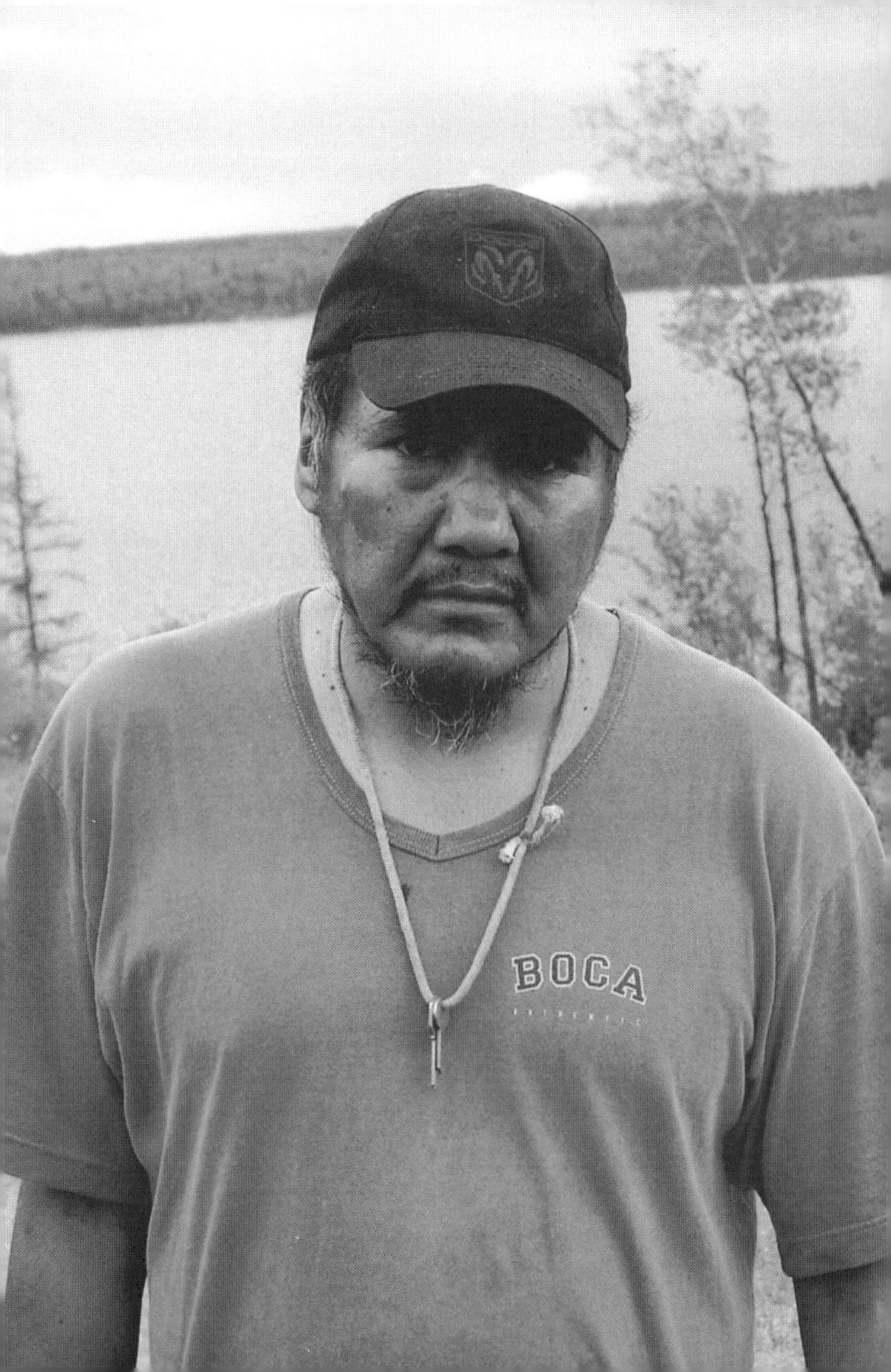
BOCA

ものろーぐ

ロニーが孫《まご》のトレイと散歩にでているのをよく見かけた。手をつないで歩いているときもあれば、ロニーのたくましい腕がちいさなトレイをだいているときもある。

わたしはふたりを見るのが好きで、グラシイをおとずれるたびに、このふたり組に会いに行くようになった。言語障害があるため、ロニーは口数がすくない。

なにかひとつの身体能力——たとえば視覚なり発声力なり聴力なり——をうしなうと、人間はそれを埋めるためにほかの能力を発達させるとよく言われる。ロニーに関しては、わたしはそれが本当だと思う。

わたしは、トレイがロニーの慈《いつく》しみにあふれたあたたかい目で見つめてもらえることや、彼らのあいだにかよいあっている深い〝無言の会話の世界〟をうらやましく思った。

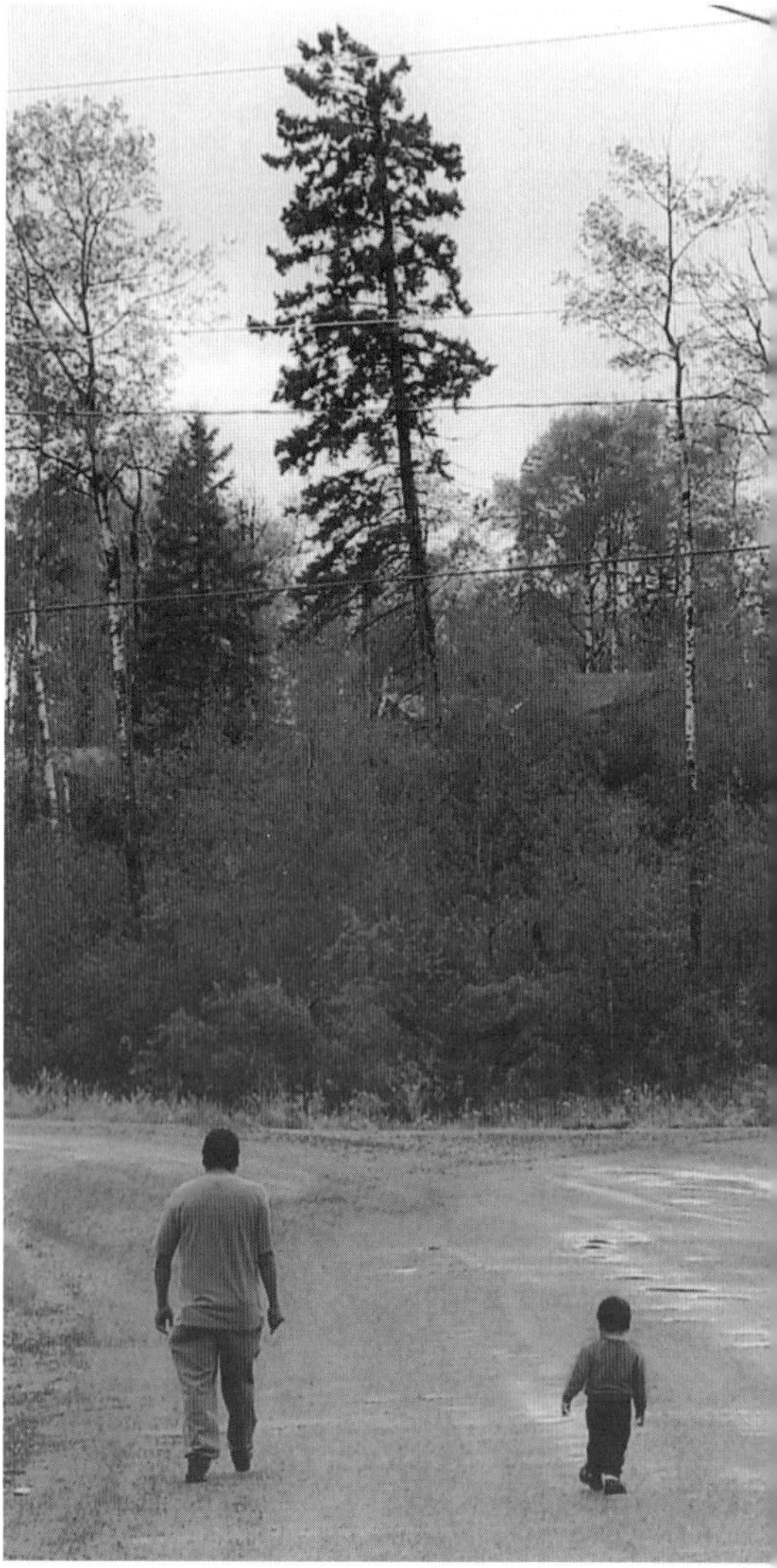

ロニーが独自の目を持っているように、わたしたちもひとりひとりがちがう目を持っている。

グラシイを見る目も人によって、まったくちがう。それぞれの目によって、見方も導かれる結論もちがったものになる。わたしがグラシイで見たものは、うしろでなく、まえにむかって進みつづけ、ときには落ちこみ、そしてときには苦しみながら、わたしたちとまったくおなじように生きる人びとの姿だった。しかし一番大切なのは、人びとのおたがいの気くばりのなかに、すべてがあるということだ。あたたかく、情熱的で、ときには激しくもある人間性、酒を飲んだり薬《グラス》をやったりすると、ときに羽目をはずすこともある、あの野生動物的性格、それらすべてが、いつもわたしをとらえてはなさない。

陳腐な結論だが、ホワイトドッグとグラシイの人びとは、わたしを未知の世界にいざなってくれた。水銀汚染・有機水銀中毒症という重いクサリつきで……。

あん・まくどなるど

ものろーぐ

この五年間、まくどなるどはホワイトドッグとグラシイにのめりこんだ。母国でおきた有機水銀汚染問題を現地調査《フィールド・ワーク》（取材）を重んじながら、環境歴史学的視点から分析することに全力をつくした。共同でとりくんだプロジェクトだが、ぼくは彼女にくらべて、醒《さ》めているところがあった。〝一歩ひいた姿勢〟で両村《バンド》の村人《バンド・メンバー》たちと接してきた。遠い異国に住む人たちだから、そういう態度をとっていたわけではない。

これまでの六十有余年の人生で、糊口《ここう》をしのぐために〝多数派（この場合一流企業）〟と組んで仕事をすることはおおかったが、ぼくは一度も〝多数派〟と〝精神的同化〟をしたことがなく、アウトサイダーとしての道をみずから選び、いつでもどこでも〝少数派〟だった。そんなぼくは、若いころから地球のあちこちで〝少数派〟と接することを好んだ。こうしたぼくの〝過去〟が、ご当地での〝一歩ひいた姿勢〟につながる。

一九六〇年代のはじめ、出身大学に探検部をつくったぼくは、仲間たちとともにやったフィンランド北極圏に住むサーミ（サーメ＝当時はラップ人と呼んでいた）の現地調査《フィールド・ワーク》（取材）を皮切りに、これまでヒターナ（一般的にはジプシーという呼称で知られている）、バスク人（いずれもスペイン）、イヌイット（アラスカとカナダとグリーンランド）、シェルパ、タカリ（いずれもネパール）、ガウチョ（アルゼンチン）、インディオ（アマゾンの奥地、ペルー、パラグアイ、エクアドル、ボリビア）、ラカンドン（メキシコ）、ネイティブ・アメリカン（アメリカ）などの少数民族と交流してきた。若いころは「人の心から心への旅」などと気どって、できるだけ深く人びとの懐にはいりこむことが大切だと信じていた。でも、月刊誌『太陽』（平凡社）の特派員として取材にいった中南米の某国で、負け戦をたたかっていた若いゲリラに、「おまえ、おれたちのことを理解しているふりをしてるけど、結局、おまえは仕事がおわったら、ぬくぬくゆったりとした〝自分の穴のなか〟に帰っていくんじゃないか。おれはここで死ぬしかないんだ」と言われたあと、いまのようなスタンスしかとれなくなってしまった。

閑話休題。〝カナダのミナマタ病〟事件には企業の責任問題、病像問題、〝健康被害〟認定方法の確立、水銀非汚染冷凍魚配布問題など、これから究明あるいは再検討されなければならないことがいっぱいある。でも、それ以前の問題として、その底流には人種差別意識が〝せきとめられた川〟のようによどんでいる。レッドネック（差別主義者）とは、まったくちがう立場にたつまくどなるどは、それが我慢ならない様子だ。でも、そうしたおのれの立脚点をうんぬんするまえに、彼女自身が白人《コケージョン》であるために先住民《ファースト・ネーション》に対して、いわれのない〝原罪意識〟を理屈ぬきに持ってしまうのではないかとぼくは観察している。この感想はさておき、「公害は差別だ」という宇井　純の名言を持ちだすまでもなく、〝一歩ひいた姿勢〟のぼくも、差別問題に関しては、彼女とおなじ気持ちである。その意味でホワイトドッグとグラシイとその周辺の白人社会《コケージョン・ソサエティー》は、水銀汚染問題を媒介《ばいかい》にしてきわめて〝わかりやすい図式〟で差別問題を呈示してくれる現場だった。

礒貝　浩

番外編　森林完全伐採《クリアー・カッティング》反対運動の道路封鎖《ブロケード》現場

リッキー・キージック

一九七六年十二月二日生まれ（二十七歳）。アビティビ社に雇われて森の仕事（植林と間伐）をやっている。トミー・キージック（二三七ページ参照）の甥《おい》。


——この道路封鎖《ブロケード》はあなたが働いている会社に対する抗議活動でしょ？

「そう。たまたま休みだから、ここに手つだいに来てる。最近は、ここも静か」

ジョン・ビラード

一九五三年八月十二日生まれ（五十歳）。白人《コケーション》の釣り案内人《フィッシング・ガイド》。

ジョン、熱っぽく先住民《ファースト・ネーション》問題を語る。ある意味で彼は先住民《ファースト・ネーション》よりも〝先住民《ファースト・ネーション》っぽい人〟である。

「オールド・ファッション——先住民《ファースト・ネーション》を昔の生活スタイルにかえしてあげるのが、おれた

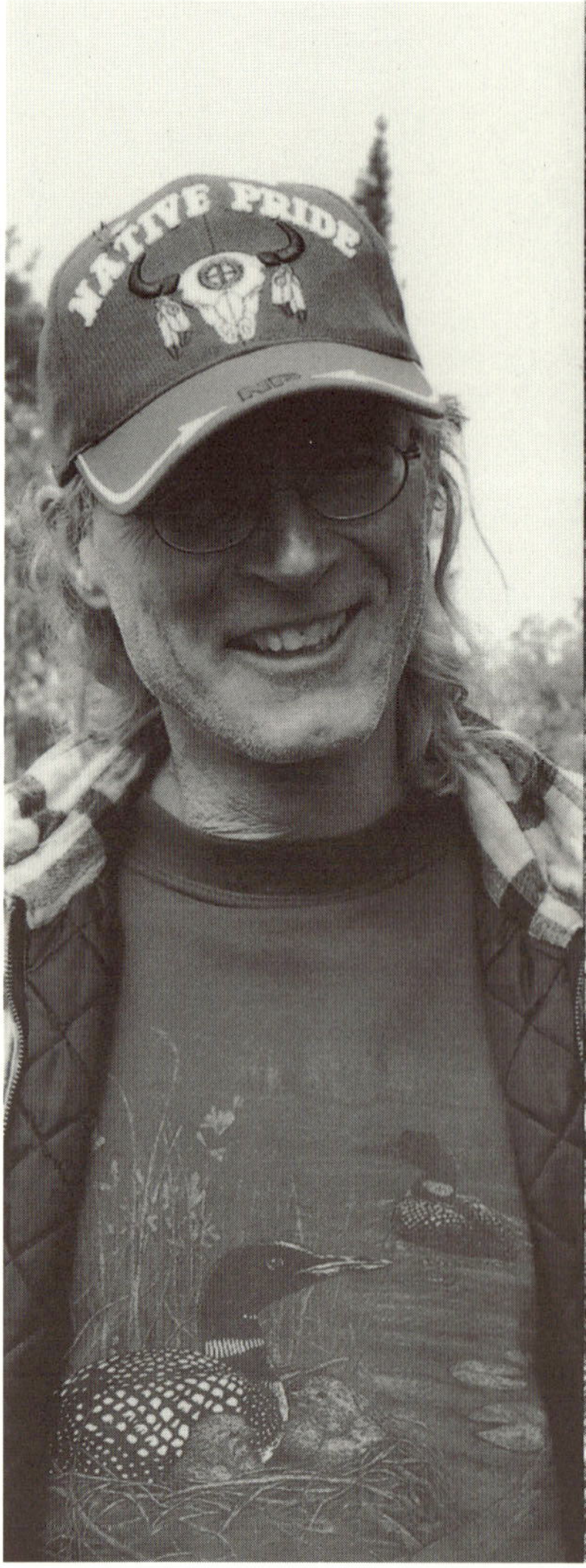
NATIVE PRIDE
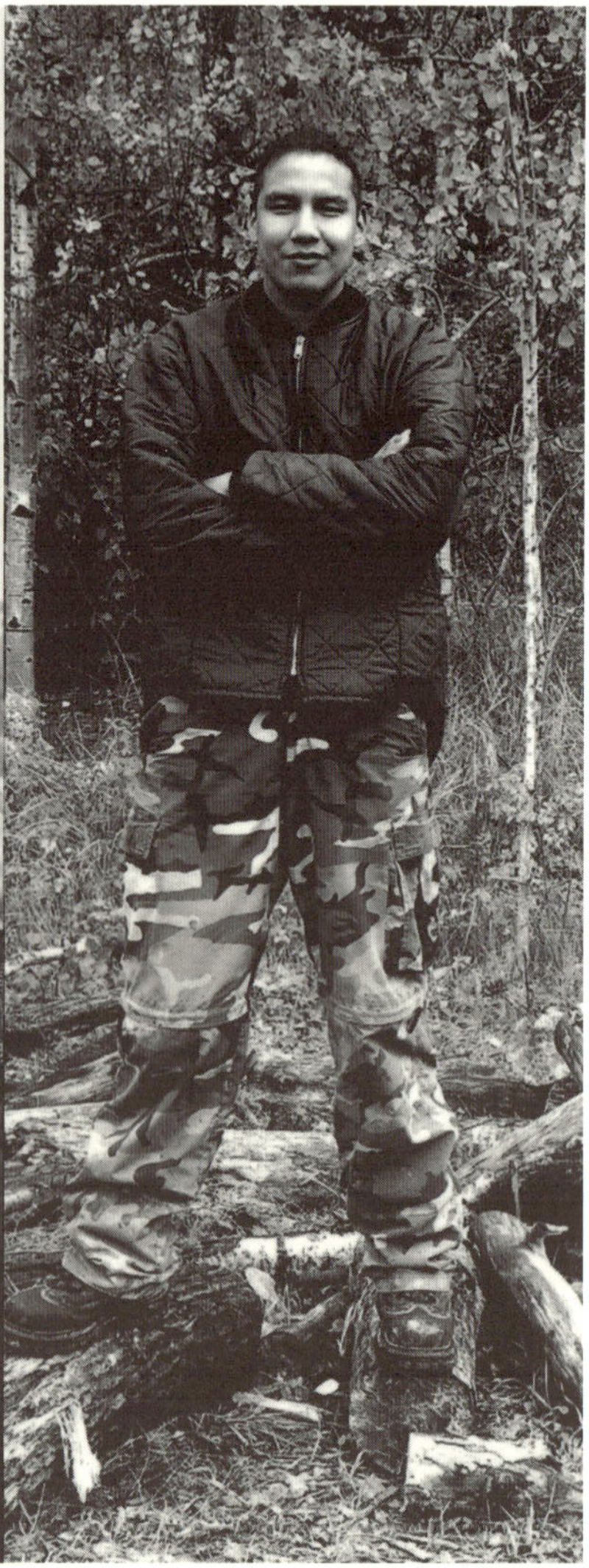

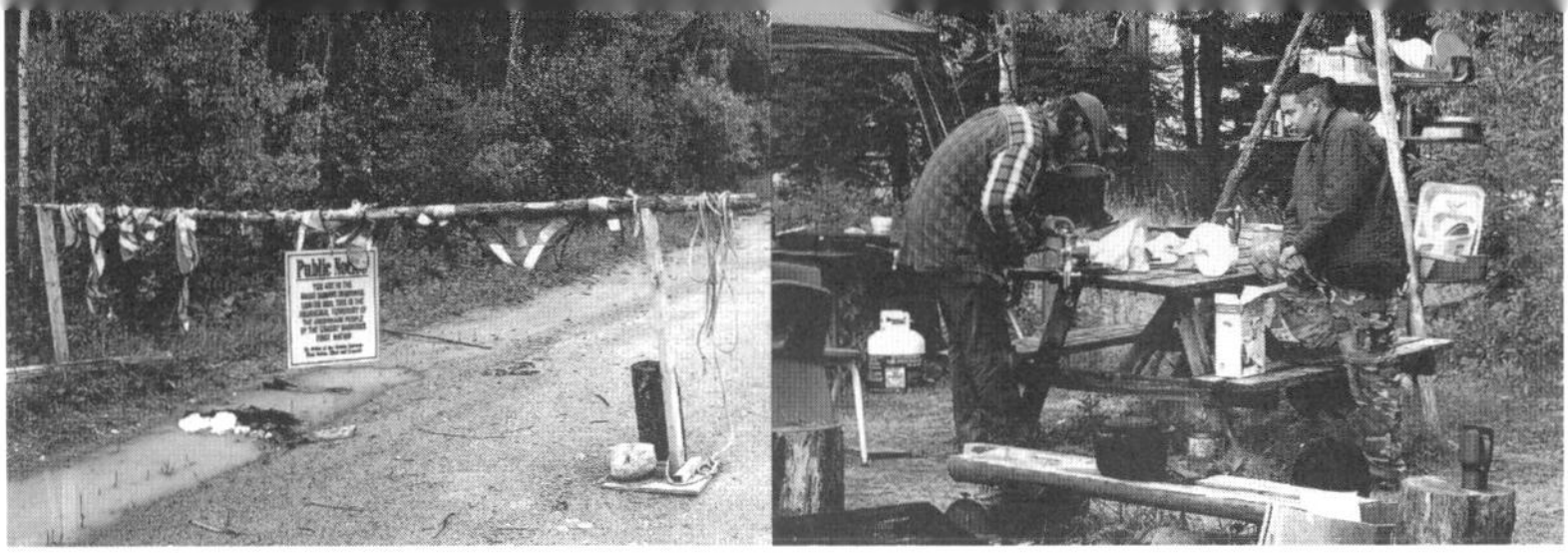

泊まりこみで……。

ちの義務。白人《ホワイト》が先住民《ファースト・ネーション》の世界にずかずかと踏みこんで、すべてをダメにした。本来彼らのものである森を白人《ホワイト》の都合で勝手に切るなんて許せない。完全伐採《クリアー・カッティング》なんて、もってのほか。みんなで力をあわせて絶対に阻止しなければならない。おれは彼らと一緒に断固戦う」

ジョンは、十五年間ほどグラシイ生まれ育ちの女性と同棲している完全な先住民《ファースト・ネーション》の〝仲間〟。

ジョンは、なぜかアナスタシア・シキルニック博士（三三四ページ参照）とグラシイの関係にこだわった。憎悪感をむきだしにして語った。

「アナスタシアは、裏切り者。おれのつれあいもそうだけど、みんなが親身になって彼女の世話をやいた。友だちとして信頼して内側のもろもろのことを、あけすけに話したら、彼女はそれを全部本に書いてしまった。許せない。彼女は本のなかで、『グラシイはみずからをすこしずつ切り刻んで死にむかっている』と書いているけど、ひどいと思わない？　彼女はおれたちを食いものにして、書いた本を足がかりにして、自分の出世に利用した。おれの周辺の情報によれば、いま彼女はインディアン省で働いているってことだけど……」

おりから、四台のかなり大型のモーター・ホーム（キャンピング・カー）が通りかかった。うち二台はモーター・ボートを牽引している。リッキーとジョンは、なんの感情も顔にださずに通行どめ用の木の棒《バー》をあけた。それぞれの車は、釣り用のチョッキを着た白人《コケーション》の熟年男性が運転していた。彼らはこわばったつくり笑いを浮かべてジョンとリッキーに手をふった。

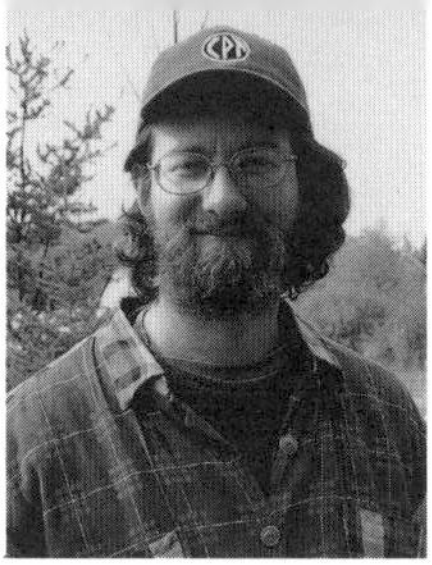

道路封鎖《ブロケード》の現場には、もうひとり白人《コケージョン》がいた。ジェフリー・ティーセン（一九七五年七月二十二日生まれ［二十八歳］）。キリスト教ピース・メーカー・チーム（注一）から、ここの助っ人《すけと》に来ている。居候《いそうろう》ふうの雰囲気はただよっていたが、人のよさそうな人物だった。

注一　「世界中の少数民族の紛争現場にでかけて手助けする宗教団体。現場で平和的にものごとが解決するように現場で努力する。そして、現場の状況を世界にむけて情報発信するのが役目」とジェフリー。

こめんと

二〇〇四年四月現在、グラシイには問題が山積している。そのなかで、環境との関連では、森林完全伐採《クリアー・カッティング》問題が白人社会《コケージョン・ソサエティー》との最大の争点になっている。「木を切るなと言っているのではない。子孫のために計画伐採をやってくれとわたしたちは言っているだけなのに」と先住民社会《ファースト・ネーション・ソサエティー》の指導者たちは、うんざりした表情で言う。奇しくも、この伐採計画を進めているアビティビ社は、かつて水銀をたれ流したリード製紙をイギリスの大会社（一三ページ参照）から買ったカナダ資本の製紙会社（一五ページ参照）の系列会社である。

一九七六年にホワイトドッグがおこなった道路封鎖《ブロケード》とちがってグラシイの有志たちの戦略がたくみなのは、伐採会社の材木運搬のトラックは通さないが、観光漁業《スポーツ・フィッシング》にやってくる観光客は道路封鎖《ブロケード》の現場を通過させているところである。このへんが、白人主流社会《コケージョン・アーバン・ソサエティー》との交渉術にたけた〝歴戦の雄〟グラシイの面目躍如といったところか。

あとがき

二〇〇〇年にケノラ市で殺人事件がおきた。先住民《ファースト・ネーション》の男がなぐり殺された。わが調査（取材）班行きつけのレストラン・バー「ウィスリング・モンキー（口笛を吹く猿）」の共同経営者のひとり、メティス（注一）の血がはいっている男が犯人として逮捕された（注2）。この男、外見は白人《コケージョン》である。白人《コケージョン》が先住民《ファースト・ネーション》を殺したということで、「これは人種問題だ！」と先住民《ファースト・ネーション》の有志たちがケノラ市におしかけてきて抗議デモをおこなった。

……ご当地の白人《コケージョン》と先住民《ファースト・ネーション》の関係は、なにかことがおきると、たちどころにぎくしゃくする。一九七〇年代に水銀汚染問題が表面化した時代から今日まで、その関係はあまりかわっていない。

『まえがき』（一〇ページ参照）でも、ちょっとふれたが、目下執筆中（今後最低三回は現地調査《フィールド・ワーク》［取材］をして二〇〇五年度完成予定）の『カナダのミナマタ?!』が本編、この本はその資料編あるいは映像野帖と位置づけている。この資料編を世に問う動機はいろいろあるが、そのひとつに本編では試みることのできない「映像民俗学に挑戦」という気持ちがあることを蛇足ながらつけくわえておきたい。なお、先住民《ファースト・ネーション》のナマの声を中心にまとめたこの資料編の基礎資料《データ》のなかには、ところどころ、いわゆる〃ウラのとれていない情報〃があることを、おことわりしておきたい。

この本のキャスリーン・キャンベルの『イントロ・インタビュー』と一章は、英語版『From Grassy Narrows』（清水弘文堂書房　二〇〇一年十一月刊）の再版にあたり、あらたにつけ加えた英文原稿を訳したものである。二章は、『From Grassy Narrows』を日本語版にするにあたって著者が手を加えたものの訳である。日本語版には英語を日本語におきかえるときに思いたったあらたな表現や文章をくわえたところもあり、英語版『From Grassy Narrows』と二章は、完全には一致していない。筆者が訳したので、このことは許されると判断した。版形をおおきくして、あらたに書いた原稿を加えた英語版の再版本は、ふたつの村《バンド》の村長《チーフ》の許可がおり次第、ノアテクスト・マルティメディア社（カナダ）か清水弘文堂書房（日本）のどちらか、あるいは共同出版として上梓して英語圏で発売する予定である。

この本はアサヒビール株式会社と清水弘文堂書房がプロジェクトを組み、第一次計画として五年間で計二十冊刊行予定（すでに九冊刊行済み）の『アサヒ・エコ・ブックス』シリーズの十一冊目の本として発刊される。アサヒビール株式会社環境社会貢献部が、合計七百六十万円の調査（取材）費の一部（二百五十万円）を拠出してくれた。

県立宮城大学特任助教授（二〇〇四年四月現在、立命館アジア太平洋大学客員教授兼任）として同大学で「エコ・リンクス演習ゼミ」を担当しているあん・まくどなるどは、調査（取材）現場で、毎年一回、同ゼミ受講の学生を対象に「フィールド・ワーク演習」（希望者の自費参加）を開講してきた（二〇〇一年のアメリカの「九・一一事件」以後、大学側の要請で中止）。のべ、十五人の学生（他大学生ひとり）がこの現地演習に参加した。

日本の一般企業、学術出版社、大学の産学協同の結果、この本は生まれたものである。

面接調査《インタビュー》（取材）にこころよく応じてくださったホワイトドッグとグラシイのみなさん、ご主人が危篤状態であったにもかかわらず三度にわたる面接調査《インタビュー》（取材）に応じ積極的に写真提供をしてくださったキャスリーン・キャンベル（くわえて、ふるい写真をコンピューターで映像処理をしてくださったお嬢さんのエリザベス）、一番最初に〝カナダのミナマタ〟事件のことを教えてくれ、その後、車の提供をはじめ、学生の現地演習の宿舎として別荘《コテージ》の提供、面接調査《インタビュー》（取材）のテープ起こしなど、全面協力してくれたウィニペグ市（マニトバ州州都）在住のマクドナルド一家、この本の調査（取材）段階から全面的に協力してくださったアサヒビール株式会社、『資料編』のために医学的所見を書きおろしてくださった熊本学園大学教授原田正純医学博士、『From Grassy Narrows』の下訳を手つだってくれたドリーム・チェイサーズ・サルーン・ジュニア（旧創作集団ぐるーぷ・ぱあめ）同人の秋山知之君、グラシイの現場でいろいろ手伝ってくれた二大学（宮城大学と慶應義塾大学）の学生諸君に感謝をささげます。

二〇〇四年四月一日

あん・まくどなるど

礒貝　浩

注1　ヨーロッパ人（おもにフランス人）と先住民《ファースト・ネーション》の混血の人たち。

注2　逮捕された男は拘留所にとめおかれて取調べをうけたが、結局、冤罪《えんざい》ということが判明して八か月後に釈放された。二〇〇四年四月現在、ケノラ市警察の警察官の甥《おい》（白人《コケージョン》）が第一容疑者として浮かびあがってきている。事件発生当初から、この人物に容疑がかかっていたが、警察関係者の親族であるということで、捜査陣はべつの人間を犯人にしたてあげようとしたのではないか、と地元のマスコミは騒いでいる。

ものろーぐ

追記。日本語版の『あとがき』を書いたあと、四月八日、カナダ大使館から、二〇〇四年度のカナダ首相出版賞にこの作品が選ばれたという知らせがとどいた。

まくどなるどは、この本のなかの基礎資料《データ》にまちがいがないかどうか、最終チェックのためにカナダにでかけている。電話で受賞を知らせた。カナダ人である彼女は、すなおにこの受賞をよろこんだ。ぼくは……もちろん、うれしい。でも、正直なところ、それよりもおどろきのほうがおおきかった。〝この手の作品〟に首相が賞をくれるカナダという国の〝ふところの深さ〟に心底、感銘をうけた。ブッシュ政権下のアメリカだったら、二〇〇パーセント、ありえない。

カナダ大使館、カナダ連邦政府、そして、カナダ首相、ありがとう！

最後に。今回の受賞でなによりもうれしいのは、先住民《ファースト・ネーション》の声がカナダのトップにとどいたことである。首相、彼らがかかえている諸問題の解決を！

礒貝　浩

あん・まくとなると（ドライデン市にある現在の製紙工場のまえで）

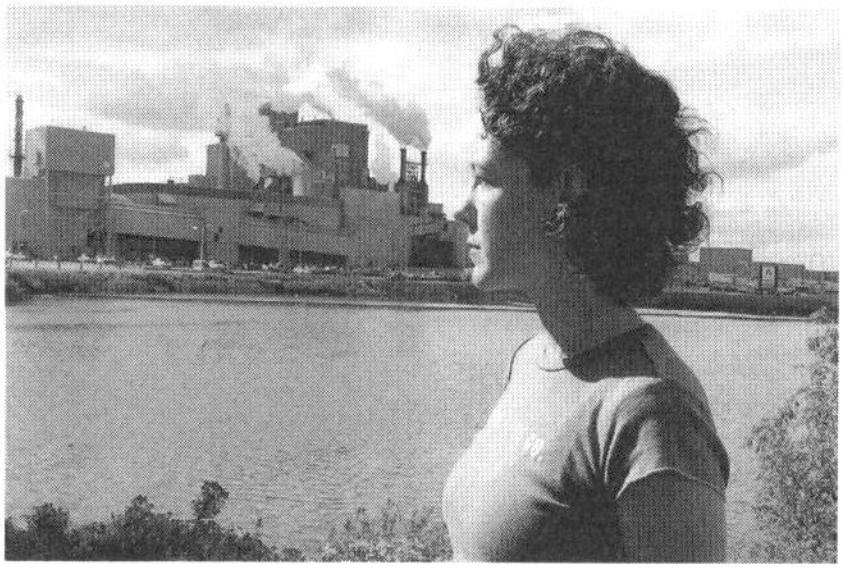

一九六五年生まれ。カナダ出身。ブリティッシュ・コロンビア大学東洋学部日本語科卒業。県立宮城大学特任助教授。立命館アジア太平洋大学客員教授。㈱清水弘文堂書房取締役。『eco-ing. info』発行人。日本カナダ学会会員。アメリカ環境歴史学会会員。エコツーリズム推進会議委員（環境省）、全国環境保全型農業推進会議委員（農林水産省）、（社）全国漁港漁場協会理事、（財）地球・人間環境フォーラム客員研究員などの理事や委員をつとめる。一九九八年度海洋文学賞佳作入賞、二〇〇一年度水産ジャーナリストの会年間賞受賞。高校・大学時代に日本に留学経験がある。共著者の礒貝が主宰していた信州（黒姫）の農村塾「富夢想野塾《とむそうや》」に学生時代に三年間、卒業後二年間在籍。同塾を第一号として卒塾後、塾頭をつとめる。大学卒業後、日本全国の農山漁村をまわり現地調査《フィールド・ワーク》（取材）をおこなう。二〇〇四年四月現在、日本列島の海岸線の六五パーセントを漁村調査をしながら走破。現在（二〇〇四年）、松山町（宮城県）に拠点をおき、新・富夢想野舎《とむそうやしゃ》をたちあげ中。【著書】『原日本人挽歌』『日本って!? Part1』『日本って!? Part2』『Lost Goodbyes　とどかないさよなら』『すっぱり東京』『アンの風にのって』英語版『From Grassy Narrows（共著）』『日本の農漁村とわたし』『とても静かでくつろげて（共訳）』『泡の中の感動（元アサヒビール会長瀬戸雄三との対談）』『海幸無限（元全漁連会長宮原九一との対談）』（以上、清水弘文堂書房）『青春英語キーワード』（岩波ジュニア新書）など多数。

礒貝　浩（水銀汚染源のちかくの川を撮影中）

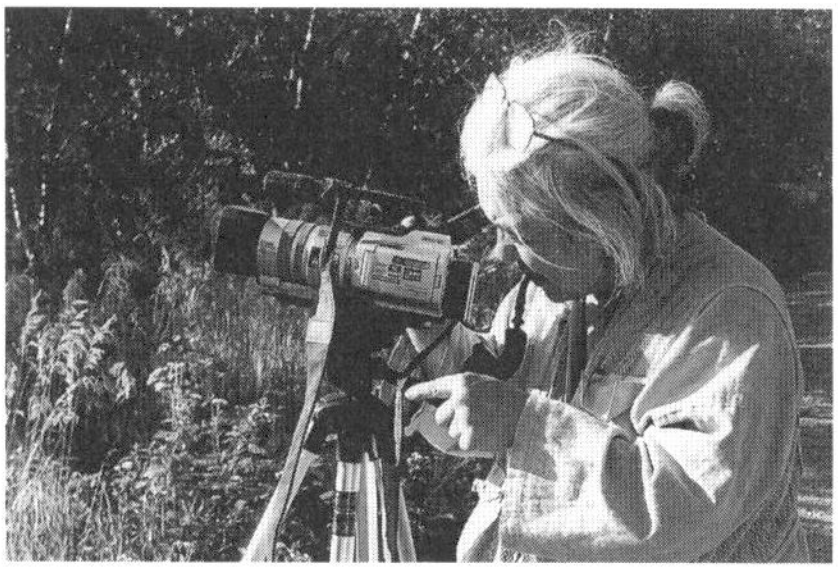

一九四〇年生まれ。上智大学外国語学部イスパニア語科卒業。同大学文学部新聞学科、マドリード大学などでも学ぶ。㈱清水弘文堂書房社主。上智大学学士探検会会長。元富夢想野舎《とむそうやしゃ》舎主。ノンフィクション作家・写真家・DTP（コンピューター編集）エディター&アート・ディレクター。イラストも描く。一九六〇年代から二〇〇四年四月現在まで、十数度、カナダ各地を訪問。カナダの僻地問題とそこに住む少数民族に興味を持ち、ヌナブト準州が北西準州であったころから、バフィン島を中心に極北のイヌイットを取材し、ほかのすべての準州も何回か訪れ取材・調査をおこなった。カナダ僻地通を自認。アラスカ・ハイウエィーも、モーター・ホームで全域取材している。【著書】『ヨーロッパをヒッチる』『メルヘンの旅』『探検と冒険（共著）』（以上、朝日新聞社）『風船学入門（共著）』『ブタが狼であったころ』（以上、平凡社）『みんなで月に行くまえに（イラスト）』（山と渓谷社）『東西国境十万キロを行く！』『原日本人挽歌（写真）』『旅は犬づれ　上・中』『わがいとしの田園777フレンドたちよ！』『じゃーにー・ふぁいたー』英語版『From Grassy Narrows（共著）』（以上、清水弘文堂書房）英語版『BOSTON（写真）』『NEW YORK（写真）』『THE MARKET PLACE OF THE WORLD（共著）』（以上、講談社インターナショナル）空撮写真集『日本讃歌』（山と渓谷社）など多数。ときに、二葉幾久（ドリーム・チェイサーズ・サルーンの仲間との共有ペンネーム）の名前で執筆・翻訳することもある。

解説

環境省地球環境局勤務　水野　理

カナダ首相出版賞受賞にいたる過程で、「推薦状」が必要だった。その「推薦状」を、筆者の了解のもとに、そのまま、「解説」とさせていただきます。

あん・まくどなるど、礒貝　浩共著『カナダの元祖・森人たち《ファースト・ネーションズ》――ホワイトドッグとグラシイ・ナロウズの先住民／「カナダのミナマタ?!」映像野帖』をカナダ首相出版賞に推薦します。

かつて、ターケルが『仕事』というインタビュー集を世に問うて、世界的にかなり関心を集めたことがある。仕事という営みをいかに捉えるかについての研究や評論の類はそれまでも数多く発表されていたが、実際に職業に就いている人々が自分の声で仕事について語ったものは不思議なほどに少なく、ひとたびそうした声が集められてみると、無数の声の重なりがいかに力強く、しかも多くを語るものであるかということが、たちどころに理解されたからである。

人々をして語らしむるという方法は、そうした力を持っている。自分と同じ目線のレベルで、生活をし、考えている人々が、全く自分たちとは異なる状況におかれ、そこでいかに生き抜いているのかということが、直接に読者の心の奥底に伝わっていく。

あん・まくどなるど、礒貝　浩共著『カナダの元祖・森人たち《ファースト・ネーションズ》――ホワイトドッグとグラシイ・ナロウズの先住民／「カナダのミナマタ?!」映像野帖』は、まさにこの手法で、カナダの先住民の生き様や置かれた状況を浮き彫りにしようとしたものである。しかも、声を集めることが色々な意味できわめて困難な、都市から隔絶された辺境の地に、幾度となく直に足を運ぶことによって、初めて達成された貴重な報告である。

彼女らは、可能な限りランダムに、しかも、できるだけ中立を確保した質問の方法で、当地の声を集めた。その結果、彼らの息づかいが、まるで手にとるように読者に伝わるような報告となっている。

しかもここには、これまでのインタビュー集にはみられない、さらに大きなふたつの特徴がある。

まずひとつには、人々の声が、映像と折り重ねられているという点である。本書では、幾多の写真が、文章とシンクロする形で挟みこまれており、読者は、単に文章のみからではなく、多くの写真から、人々の生活や、歴史や、問題意識を読みとることができる。その結果、読者に訴えるメッセージ性が数段強まっていることは疑いを得ない。人々がそこに生活を営み、世界と交感しながら生きている。そうした当たり前の事実を、遠く日本にいる読者も感じとれるようになっている。

そしてもう一つ重要な点は、このインタビュー群が、ある問題を巡る人々の意識を浮かびあがらせようとする、ひとつの問題意識に貫かれているという点である。「ある問題」とは、水俣病のことである。本書は、有機水銀中毒——当地でも、日本にならってしばしば「水俣」病と呼ばれている——を巡る当地の意識をつまびらかにすることを試みた、おそらく初めての包括的なフィールド調査であり、またルポルタージュである。これは色々な意味で、本書を非常に重要なものにしている。

日本では、公害問題といえばまずもって水俣病である。昭和三十年代の初め、工場排水が原因で水俣湾の魚類が有機水銀に汚染され、その魚類を食べた多くの人が水俣病にかかった。しかし工場排水と病気との因果関係は長い間公式に認められることがなく、その結果として深刻な被害の拡大を招いた。これはいまや、日本の義務教育でも教科書にとりあげられているような史実であり、口を開けたままに母親に抱きかかえられた少女の、その焦点をけっして結ぶことなく空間を漂うまなざしが、日本という国が起こしたことの罪深さを多くの日本人に訴えかけてきた。

遅きに失したというのは大勢の認めるところだが、それでもこの事件をきっかけに、日本の公害行政は大きく進み、様々な対策・補償制度が形作られていった。そして人々は、こうしたことは決して二度と起こしてはならないと強く信じるようになっていったのである。その意味で、この水俣病という問題は、日本人にとってのまさに公害問題の原点であった。

けれども、それがどんなに不幸な事件であったとしても、水俣病は、大半の日本人にとって過ぎ去ったこと、つまり過去の事件である。人々はそう考えており、水俣病が現在の問題でもあるなどということは思いもよらない。

しかし現実に、その思いもよらない苦悩の陰が、いまだに遠くカナダのちいさな町を覆っている。本書はそのことを明らかにしようとする。

これは多くの日本人にとって、本当に驚くべき事実のはずである。日本人の公害問題の原点が、遠くカナダの地といまだにつながりを持っている。ほとんどの日本人は、本書を通じて、初めてその事実を知ることになるだろう。

こうした事実を知ることは、日本人のカナダという国に対するまなざしを、はるかに深く、そして共感に溢れたものにするはずである。

これは、日本人の中に深い意識が定着しているこうした問題を支点にしているからこそ、初めて獲得できる説得力である。しかも本書は、筆者自らの感情を抑え、当地の人々の声をできるだけ忠実に拾おうとしているために、かえって問題のリアリティーを読者に直接届けることに成功している。

本書は、当地の水俣病《ミナマタ・ディジーズ》の現実を読者に届ける。水俣病といま現在闘っている人もいれば、ほとんど無関心の人もいる。本当に無知な人もいるし、あえて声を上げるのを押しとどめようとしている人もいる。水俣病に悩まされながらも、それでも希望の中に生きている人もいれば、もっと多様な問題の中で水俣病を見つめている人もいる。住民と州政府、先住民と白人というような簡単なグループ分けを許さない、人々の多様で複雑な意識の積み重ねがある……。

こうして幾重にも折り重なった現実は、医学的な分析や、抽象化された議論の中からは決して浮かび上がってこないものである。その意味で、日本とカナダとの共通理解を深める方法としては、おそらく本書以上のものはあり得ないだろう。

もちろんこれは、カナダという国にとってバラ色の側面ではない。そのことは認めないわけにはいかない。

けれどもそれを理由に、こうした本を積極的に紹介することは適切ではないし、本賞にはふさわしくないと考える人がいるとすれば、それはとても残念なことである。

世界中のすべての国は、多くの誇りや輝きとともに、悩みや不幸を抱えている。好むと好まざるとに関わらず、それが世界の現実である。日本も、カナダも、その例外ではあり得ない。

そして、そうした現実の中で真に人々の相互理解を図ろうとするのなら、重層的で深みのあるそのままの現実を届けることこそが意図される必要がある。読者は、いいことだけを知らされて納得するほど単純ではない。ありのままの現実を届けようとする真摯な努力があって、はじめて、読者の共感を呼ぶメッセージを伝えることができる。レイク・ルイーズの青の輝きを伝えることのみがカナダを紹介することではないし、ましてそれが、日本とカナダとの相互理解を深める唯一の方法でないことは間違いない。

日本には、「腹を割って話す」という言い方がある。自分の現実を正直に、包み隠さず相手に伝えようとするという意味である。そうした努力があって初めて、本当の友好関係を築くことができる。このことを、日本人はずっと昔から経験で知っていた。

本書は、カナダの現実を日本人に「腹を割って話す」ための、とても有効な道具になるはずである。そして、もしも本書にカナダ首相出版賞が与えられたなら、日本人はその受賞に込められたメッセージを確実に受けとり、カナダという国に対する愛着と信頼とを一層深めることになるだろう。

その意味で、本書は、本賞の真の目的にかなう、とても優れた達成である。

私は、自信を持って、本書をカナダ首相出版賞に推薦したい。

（原文ママ）

資料編

カナダ先住民地区における水銀汚染事件の医学的所見（一九七五－二〇〇二）　原田正純

発端

写真家のユージン・スミスが水俣病の写真展をニューヨークで開いている時にカナダ、オンタリオ州に水銀汚染事件がおこっていることを知ったと言う。「誰か日本の専門家が来てくれないか」という要請をもってユージンの妻のアイリーンが訪ねてきた。日本では水俣病第一次訴訟が勝訴したこともあって、多くの潜在的な被害者が次々と名乗り始めたのに対して認定審査会が大部分の患者を「水俣病ではない」と棄却しており、「何が水俣病か」という診断基準をめぐる病像論の論争がおこっていた。一方、有明海で問題になった第三水俣病も1974年に環境庁によって否定された。そういう中でカナダの水銀汚染問題がわれわれのところへ持ち込まれたのだった。それまで水俣で水俣病とされてきた患者はあまりにも重症過ぎ、教科書的過ぎた。その底辺にある多くの軽症・非典型患者の実態を知るためには、今から水俣病がおころうとする地区の住民がどのような症状を示し、どのような経過をたどるか調査するしかないと考えていた。まさに、カナダの例はわれわれにとっては必要な事例であった。そしてそれは安全基準を決定するためにも重要なことであった。水俣では最初、有機水銀中毒と分らなかったために安全性の基礎となるデータがなかったのである。

1975年にわれわれは2回にわたって現地に行き、疫学的・臨床的調査を行った。その結果、軽症だが水俣病がすでに発生していると報告した（3、4）。ネコの発病も確認され、水銀汚染魚の投与実験でも再確認されていた。しかし、州政府は汚染の事実は認めて、漁獲・魚食の禁止、補償金などの対策をとったものの、水保病は公式には認めなかった。しかも、その後の汚染住民の健康に関する医学報告はみられなかった。

環境汚染の事実

1970年にイングリッシュ・ワビグーン川水域で最高27・8ppmの水銀を含む魚が発見されて以来(1)、次々とこの水域で魚の水銀汚染の報告が相次いだ(2、3)。そのために、商業的漁業が禁止され、魚の摂食が禁止された。この頃、この地区で魚を多食するカワウソ、ミンクが姿を消し(1)、異常な飛び方をしているハゲタカ(turkey vulture)が目撃され(5)、ハゲタカの肝臓から96ppmという高値の水銀が検出され、この水域の水鳥の肝臓、肉、卵からも高濃度の水銀が検出された(5、6)。さらに、われわれが現地で捕えたネコは水保病の症状を示しており(3)、その解剖所見も典型的なネコ水保病の所見を示し、脳からは16ppm、肝臓から67ppm、毛から392ppmという高濃度の水銀が検出された(7)。

ネコが発症する時はすでにヒトにも水保病が発生していることは水保でも新潟でもすでに経験されていたことであった。しかも、この水域の魚をネコに与えると約90日でネコは水保病になることも実験的に証明されていた(8、9)。これらの事実によって水銀による環境汚染は明らかであった。汚染源は上流の苛性ソーダ工場であった(3、4)。汚染地区には2つの先住民の居留地(reservation)があった。彼らは主として漁業や狩猟、観光ガイドを仕事としていた。当然のことながら住民の頭髪、血液の水銀値は高かった。1970年の時点でグラッシイナローズの住民で最高95・77ppmの水銀が頭髪から検出されている。この値は頭髪水銀の暫定安全基準である50ppmを越えているし、妊婦では10-20ppmでも胎児には影響があると言われているから危険なものであった。近くのもう一つの居留地ホワイトドッグでは最高198ppmの頭髪水銀値が確認されていた。それ以降、環境保健サービス局(Environmental Health Services branch）の調査によると住民の頭髪や血液の水銀値は低下していると報告されていたが（10）、１９７５年の著者らの頭髪水銀調査では最高80・３ｐｐｍ、71人中23人は30ｐｐｍ以上、44人は20ｐｐｍ以上であった（3）。同時期に調査したクラークソン（Rochester University）のデータでも最高１０５ｐｐｍを検出している（11）。しかも、われわれの調査では頭髪水銀には季節変動がみられた。すなわち、魚類を多食する夏期に伸びた頭髪の水銀値が高く、冬期に生えた頭髪の水銀値は低かった。冬期は湖が凍結するために魚の摂食が減少するためと考えられた。

１９７０年のグラッシイナローズ住民の血中水銀値も高く平均で46・37ｐｐｂで最高１５９ｐｐｂであった。ホワイトドッグではさらに高く平均で77・39ｐｐｂ、最高で３８５ｐｐｂであった（10）（安全基準は１００ｐｐｂ）。このような状況であるから、当然、人に対する影響（水俣病）が出ていても全くおかしくない状況であった。

住民の健康障害

住民の頭髪水銀値が安全基準の50ｐｐｍを超えていたために、１９７５年3月と8月の2回にわたり現地を訪れ臨床・疫学的調査を行った（3、4）。その結果、水俣病に見られる軽い神経症状が確認された。したがって、われわれは、すでに人体にメチル水銀の影響が見られると判断した（3、4）。

前回調査は2つの居留地を合わせて89人の臨床症状と頭髪水銀値の調査をした。最も多かった自覚症状は四肢の痛みで40例（44・9％）、次いでしびれ感が28例（31・4％）、こむらがえりが16例（17・9％）であった。神経症状では聴力障害が40例で最も多かったが、注目されたのは四肢末端優位（glove and stocking type＝手袋・足袋状）の感覚障害の15例、口周辺（perioral）の感覚障害5例、視野狭窄9例、失調8例、振戦21

例などが確認されたことであった。この時、これらの症状は水俣病にみられる症状であること、頭髪水銀値も高かったことなどから軽症水俣病と考えた。当時の頭髪水銀値と臨床症状が明らかになっていた軽症例が長期経過後にどのように変化しているかを明らかにすることはメチル水銀の長期的影響を知る上でとても重要なことであると考えた。そのために、２００2年9月に著者らはその後の経過をみるために現地を訪れ追跡調査を行った。水銀汚染地区におけるこのような長期経過後の追跡調査は水俣でも十分に行われていない。もちろん、世界にも他では見られないものである。

27年めの訪問

２００2年8月31日から9月3日まで現地（グラッシイナローズ）に滞在して聞き取り調査と日本の水俣病検診で行われているのと同じ臨床検診を行った。同時に可能な限り頭髪を採取して水銀の分析を行った（分析方法は前と同じ）。食物連鎖からくる頭髪中の水銀は90％以上がメチル水銀であることが明らかであることから総水銀のみを分析した（20）。同地区の衛生関係者や住民の協力を得て、希望者を調査対象とした。検診対象者は現地在住の57人であった。受診者は男性34人、女性23人。対象者の年齢は1歳から90歳までの各年齢層にわたった。

自覚症状が全くない者は8人。しかし、1人を除くと7人は幼児であった。四肢痛だけを訴えた者4人、しびれだけ訴えた者2人以外は複数の自覚症状をもっていた。自覚症状の中で多いものは以下の症状であった。手足のしびれ感（numbness）の38例（66・6％）、次いで四肢・関節・腰痛（pain in limbs）26例（45・6％）、からす曲がり（こむらがえり）（crampus of limbs）24例（42・1％）、めまい17例（29・8％）聴力障害15例、転び易い14例（24・5％）、頭痛13例（22・8％）、振るえ12例（21・0％）、物忘れ12例（21・0

%）、指先が動き難い・物をとり落す10例（17・5％）などであった。

神経症状では感覚障害が最も目立った症状であった。感覚障害の部位にも特徴があって四肢末端優位（手袋・足袋状）の感覚障害が31例で最も多く、口周辺の感覚障害9例、全身の感覚障害が6例、半身の感覚障害が3例見られた。起立平衡・歩行障害（直線歩行、片足立ち障害、Mann'phenomen陽性など）が21例、聴覚障害17例、振戦（tremor）12例、失調（ataxia）7例、言語障害7例、眼球運動障害7例、視野狭窄（対面法）6例、知的障害9例、痙攣発作4例、失神発作4例などが確認された。

聞き取りで確認された合併症には次のようなものがあった。高血圧10例、糖尿病8例、心臓障害6例、頚椎など脊椎障害5例、脳梗塞5例、骨折など外傷5例、甲状腺障害2例、がん、Burger's disease、ザルコイドージス、ミオクロヌス、ルーゲリック病など各1例が確認された。

そのうち日本の行政が用いている水俣病の診断基準を適応してみて水俣病と診断したものが11例あった。すなわち、四肢および口周辺の感覚障害に加えて運動失調、視野狭窄、聴力障害、起立平衡障害、眼球運動障害、振戦、言語障害などが複数認められるものである。12例は他の疾患の影響も重なっていると考えられた水俣病＋合併症とした。四肢末端優位の感覚障害のみの者および他の症状が認められるが感覚障害が変動しやすい者などを暫定的に水俣病疑いとした（22例）。しかし、これらの合計45例（78・9％）について、汚染の背景や経過を考えると、われわれは軽症水俣病またはメチル水銀の影響がある者と考えている。受診者は健康に問題がある人が受診したとはいえ、水俣の汚染地区なみに神経症状の出現は高率である。

脳性小児まひが3例、知的発達遅滞が3例見られた。これらは胎生期におけるメチル水銀の影響が考えられるが証拠がなかった。これらの小児を除くと水俣病と水俣病＋合併症は24歳から90歳（平均年齢は63・1歳）までで水俣病疑い（軽症水俣病）とした者は18歳から65歳（平均50・8歳）で高年齢の方が水俣病の症状をそろえており、かつ重症であった。

行政の対策

これらの患者たちに対して汚染企業と州政府、連邦政府は基金を出して患者の救済措置（認定）を行っている。この地区が水銀汚染地区であることから、１９８６年以来、水銀障害理事会（Mercury Disability Board）を創設して救済措置のための認定を行っている。すなわち、一定の基準を満たす症状をもつ患者に対して１人当たり月２５０ドル（カナダ）から８００ドルの補償金を支払っている。今回の対象者のうち21人がその救済対象として認定を受けている。最低の２５０ドルの支給を受けている者が８人、３００ドルが３人、３５０ドル、４５０ドル、６００ドル、７００ドルが各２人、最高は８００ドル１人であった。否定された者が20人、未決定（保留）が３人、未申請が13人いた。

この救済措置（処遇）による認定と先のわれわれの診断と比較すると、われわれが水俣病と診断した11人中６人が行政認定されており、５人が未認定であった。水俣病＋合併症としたものでは12人中９人が認定されていた。感覚障害だけの軽症水俣病としたものは22人中認定はわずか３例であった。脳性まひまたは精神発達遅滞の６人中２例は認定されていた。われわれが水俣病以外の他の疾患と考えた４人中１人は認定されていた。

年齢との関係をみると（小児を除く）認定患者は39歳から90歳で（平均61・5歳）、未認定は18歳から65歳（平均41・1歳）で高齢者が多く認定されている。汚染のピークが１９７０年代であったことも関係あると考えられるが、加齢による症状が付加されていることも考えられる。これらの結果を考察するとかなり明確な水俣病患者が他にもまだこの地域および近在に存在して居ること、軽症者はほとんど水俣病と認められていないことが明らかになった。その一方で合併症についてはかなり幅広く認定し救済していることが分かる。

前回調査との比較と症例

今回の頭髪の水銀分析は50人について行われた。頭髪水銀値は最低は0・11ppm、最高は18・1ppm(平均2・11ppm)であった。1975年に比べて現在水銀汚染はこの地域では改善されて、軽微になっていると考えられた。

前回調査したグラッシイナローズの住民44人中19人(43・18%)はすでに死亡していた。死因は不明であった。今回も前回と同じように水俣病に見られる自覚症状や神経症状が高頻度に見られている。これらの症状は汚染の経過からメチル水銀の影響(水俣病)と考えざるを得ない。しかし、現在の頭髪水銀値は低いことから現在の発病ではなく過去の継続的・長期にわたる汚染によるものと考えられる。また、加齢や合併症の影響もあってか症度(日常生活支障の程度)は重症化していた。

前回検診で頭髪水銀分析をしていて、今回追跡できた9人についてみると、頭髪水銀値は前回も安全基準の50ppmを超えてはいない。したがって、安全基準以下であっても長期に汚染が継続すれば水俣病(慢性型)が発症する可能性があることを示唆する。このように27年後に頭髪水銀や臨床症状が再検された例は世界でもないのである。

1975年と比較できた症例は9例であったが、その概略を報告する。

症例1　65歳、男性。元ガイド。1975年8月にほとんど症状はなかった。頭髪水銀値は6・3ppmから7・5ppmであった。今回、脳梗塞で半身麻痺、起立歩行障害、軽度言語障害が見られたが一方、手袋・足袋状の四肢末端の感覚障害が見られた。脳梗塞が合併した水俣病と診断した。現在の頭髪水銀値は4・0ppm。認定。

症例2　53歳、男性。漁業・狩猟。1975年8月にはほとんど症状はなかった。頭髪水銀値は2・

0ppmから23・4ppmであった。今回は手袋・足袋状の四肢感覚障害、起立平衡障害が見られ水俣病と診断。現在の頭髪水銀値は3・0ppm。認定。

症例3　55歳、男性。1975年3月には症状はほとんどなかった。頭髪水銀値は13・2ppmから20・9ppm。今回、口周辺および手袋・足袋状の感覚障害、軽度起立平衡障害が見られた。糖尿病が合併している。現在の頭髪水銀値は4・9ppm。認定。

症例4　68歳、男性。漁業。1975年8月には自覚症状はなかったが、口周辺および四肢感覚障害、振戦が見られていた。頭髪水銀値は7・5ppmから35・3ppm。今回、全身の痛覚障害、口周囲および手袋・足袋状の感覚障害、眼球運動障害、聴力障害、振戦、起立平衡障害などが見られほぼ典型的な水俣病。現在の頭髪水銀値は4・0ppm。認定。

症例5　67歳、男性。元ガイド。1975年3月には四肢痛を訴え、四肢感覚障害がみられた。頭髪水銀値は13・1ppmから36・3ppm。今回、全身の感覚障害と手袋・足袋状感覚障害、言語障害、聴力障害、失調が見られ、心臓障害、高血圧が合併している。ほぼ典型的な水俣病と診断。頭髪水銀値は今回測定で最も高い18・1ppmを示した。認定。

症例6　73歳、男性。元ガイド、漁業。1975年8月にはしびれ感、四肢痛、振戦が見られていた。アルコールとの関係が疑われていた。頭髪水銀値は5・3ppmから23・8ppmであった。今回、しびれ感、四肢痛、頭痛、振るえ、物を落とす、足がもつれる、こむらがえりなどの訴えが強い。手袋・足袋状の感覚障害、聴力障害、言語障害、失調、振戦が確認された。高血圧、結核、瞳孔障害による視力低下なども見られるがほぼ典型的な水俣病と診断。現在の頭髪水銀値は3・1ppm。認定。

症例7　90歳、男性。元ガイド。1975年3月にはしびれ感、四肢痛を訴え、四肢感覚障害が見られていた。頭髪水銀値は30・8ppmから44・2ppmであった。今回、高血圧、脳梗塞による半身まひとパーキンソン症状、起立・歩行障害、軽度痴呆、失明、心障害、加えて口周辺および手袋・足袋状の感覚障害、振戦、聴力障害が見られる。高齢による症状と合併症が著明であるが水俣病も存在していると診断。現在の頭髪水銀値は１・８ｐｐｍ。認定。

症例８

61歳、男性。元ガイド。１９７５年８月には症状はほとんどなし。頭髪水銀値は２・３ｐｐｍから８・５ｐｐｍ。今回、多彩な自覚症状を訴える。全身性感覚障害、聴力障害、失調、眼球運動障害、強度の管状視野狭窄が見られる。心因性症状が加わっている。15年前に１カ月間（？）意識喪失があってそれ以来体調が悪いという。脳循環障害や心因反応が合併しているが水銀の影響は否定できない。現在の頭髪水銀値は０・42ｐｐｍ。行政的には否定されている。

症例９

62歳、男性。元漁業。１９７５年８月には軽い振戦のみで自覚症状もなかった。頭髪水銀値は６・８ｐｐｍから18・７ｐｐｍ。今回、手袋・足袋状の感覚障害と起立平衡障害が見られた。軽症水俣病と考えられたが行政的には否定。現在の頭髪水銀値は５・１ｐｐｍ。

考察

カナダでは１９７５年には発症していたと考えられる

１９７５年の２回の調査で頭髪水銀値と臨床症状からわれわれはすでに水俣病が発症していたと考えた。しかし、水俣で１９５６年当時に見られたような、いわゆるハンター・ラッセル（Hunter・Rassell）症候群といわれるような重症・典型例は発見されていなかった（12、13）。しかし、その後の水俣病研究によって、そのような重症・典型例の発症はきわめて例外であって、通常は慢性型の軽症水俣病の発症が多いことが明らかになっている（14）。１９７０年代になって水俣病の病像が慢性・非典型化してきたことから日本では

「最もミニマムなメチル水銀の影響は何か」「何が水俣病か」という病像論論争がおこってきた（14、15）。水俣では1959年に認定制度ができて水俣病かどうかは特別の委員会が決定するようになった。この委員会は四肢末端（手袋・足袋状）の感覚障害に加えて視野狭窄、失調、言語障害、聴力障害のうち複数の症状が確認されなければ水俣病としなかった。それに対して四肢末梢に強い手袋・足袋状の感覚障害は中枢性の症状であること（16）、このような特徴のある感覚障害はメチル水銀中毒においてその蓋然性がきわめて高いことがその後の研究で明らかにされた（15、16）。したがって、われわれはこのような四肢の感覚障害が確認されれば水俣病と診断してよいと主張してきた（14）。われわれからすると1975年代に2居留地では、すでに水俣病が発症していたことになる（3）。同様に最近のブラジルのアマゾン川流域にもすでに水俣病は発症していると考えられる（17、18、20）。

最近に至っても世界の各地で水銀汚染が報告されている。大気、土壌、生物、魚介類から住民の頭髪などの水銀を分析した結果、数箇所に汚染地区の存在が明らかになっている。しかし、汚染地区の住民の健康に関する臨床的研究は極めて少ない。したがって、頭髪水銀値が高いという報告はあってもその人間がどのような症状をもっているのか、いないのか明らかでない。われわれの調査の特徴は頭髪水銀の採取に当たっては直接、生活状況、既往歴、家族歴、自覚症状、神経精神症状、合併症などを確認しながら行うことにある（17、18）。しかも、今回の調査は27年めの追跡調査であったこと、しかも前回と同一医師によって行われたという点で他に全く類をみないものである。

その結果、27年前に軽症で水俣病と確信がもてなかったものが、今回ほぼ典型的な水俣病の症状を示していた。また、異常といえるほど高率に四肢感覚障害や失調、視野狭窄など水俣病にみられる症状が確認された。水銀汚染の存在を背景に考察するならばこれらは水俣病と診断される。したがって、われわれが調査した1975年当時にもすでに水俣病が発症していたといえる。

27年前には軽症、無症状が現在では典型水俣病に

また、当時ほとんど症状がなかったものが今回は水俣病の症状が確認された。これらの例の頭髪水銀値は当時、比較的高いものではあったが50ppmという安全基準を下回っていた。ということは頭髪水銀値が仮に50ppmの安全基準以下であっても長期に汚染が継続すれば慢性水俣病が発症するということを示唆している。現在、妊娠した女性に関しては頭髪水銀値が安全基準値以下でも胎児に影響を与える可能性があるとされている(18、19)。しかし、それは汚染が長期に続けば妊婦と胎児だけの問題ではないことを示唆している。また、四肢末端優位(手袋・足袋状)の感覚障害は水俣地区やアマゾン川流域など水銀汚染地区でも高率にみられ、カナダでも前回も今回も感覚障害が同様に多数確認された(3、14、17)。そのことから四肢感覚障害はメチル水銀に極めて特徴的な症状であると言うことをさらに確認できた(14、15、18)。

しかし、わが国では依然としてそのような感覚障害(だけ)が主症状の水俣病を認めていない。したがって、今回の診断は一応、わが国での議論を踏まえて、感覚障害だけ確認された例、および合併症のある例は典型例と区別して考察した。

各地の報告からすれば胎児性水俣病の発生の可能性はきわめて当該地区では高い状況にあった。3例の脳性まひ、3例の知的障害を確認した。しかし、胎児性水俣病の症状は成人水俣病ほど特徴がないために、早急な結論は出せなかった。

医療費と年金だけの給付では真の救済にならない

カナダの水銀障害理事会は「水俣病と公式に認めたわけではない」と主張している。それは一つには日本の前記のような診断基準(姿勢)に影響されていること、合併症があってもメチル水銀の影響を受けること

（たとえば、他の病気があればメチル水銀に強いということはない）や頭髪水銀値が現在低くても症状が進行することなどに対する経験と理解がなかったからだと考えられる。しかし、その一方で臨床症状のチェックポイントは水俣病と全く同一であったし、理事会の認定はわれわれの水俣病の診断とよく一致した。軽症や心因反応の強いものが認定から除外されていたが、合併症なども大胆に認定していた点は救済と言う点からは評価される。しかし、単に医療費と年金の給与だけでは真の救済にはならない。現地の実情をみて感じたことは医療機関の充実に加えて生活基盤の充実や雇用の促進など福祉的な政策の必要があるということであった。そういった施策を行うためには彼らが間違いなく水俣病であることの確認が必要である。

今回は貴重なデータを得ることができた。しかし、本調査は短期間のほんの氷山の一角に過ぎない。さらに汚染された住民の詳細な調査を行う必要がある。そうすれば住民の救済ばかりでなく、メチル水銀の影響について新しい知見を加えることで世界に貢献できると考える。

要約

1　カナダ・オンタリオ州の水銀汚染された先住民居留地を27年ぶりに再調査した。このような調査研究はほかに例を見ない。前回対象者の43・1％は死亡していた。頭髪水銀値は27年前とすれば著明に減少していた（平均2・11ppm）。

2　57人の住民の水俣病に関する臨床検査を行った。しびれ感66・6％、四肢痛45・6％、こむらがえり42・1％などの自覚症と四肢末端優位の手袋・足袋状の感覚障害31例、口周辺感覚障害9例、全身感覚障害6例、起立平衡障害21例、聴覚障害17例、振戦12例、失調7例、眼球運動障害7例、言語障害7例、視野狭窄6例、知的障害9例、痙攣発作4例などが見られた。

3　水俣病と診断したもの11例、合併症があるが水俣病でもあるもの12例、主として四肢の（手袋・足袋状）感覚障害だけで症状が軽いがメチル水銀の影響（軽症水俣病）と考えられたものが22例いた。これらを合計するとメチル水銀の影響を受けていると考えられるものは45例で実に受診者の78・9％になる。過去の長期にわたる汚染の影響によるものと考えられる。

4　同時に高血圧10例、糖尿病8例、心臓障害6例、脳梗塞5例など合併症も見られた。

5　27年前に症状がなかったもの、四肢の感覚障害だけであったものなどは現在ほぼ典型的な水俣病の症状をそろえていた。それは頭髪水銀値が50ppm以下でも長期に汚染が続けば水俣病が発症することを示していた。また、初期には主として四肢の感覚障害だけであった例も後に典型的な水俣病に発展していることからこれらは当時、軽症の水俣病であったことを示している。

6　脳性まひ3例、知的障害児3例がみられたが、胎児性水俣病と診断するには証拠不十分であった。

7　水銀障害理事会の認定判断はわれわれの診断とほぼ一致したが、合併症を広く救済している一方で軽症が除外されていた。

8　さらに詳細な臨床疫学的調査をすすめるならばメチル水銀の人体におよぼす影響についての貴重な教訓を残す。

「本調査は1975年には宮本憲一、宇井　純、中西準子、故飯島伸子、藤野　糺、赤木健利、故唐木清志。2002年は藤野　糺、大類　義、中地重晴、大野秀樹らとの共同研究である」。

Reference

(1) Fimreite N. & Reynolds L.M. : Mercury contamination of fish in Northwestern Ontario,J.Wildl. Manag.37 ; 62-68 (1973)

(2) Annet C.S.,D'Itri F.M.,Ford J.R. & Price H.H. : Mercury in fish and Waterfowl from Ball lake, Ontario,Michigan State Univ.,Agricultural Experiment Station Paper No.6682 (1974)

(3) Harada M.,Fujino T.,Akagi T. & Nishigaki S. : Epidemiological and clinical study and historical bac kground of mercury pollution on Indian reservations in northwestern Ontario,Canada, Bull.Institute.Constit.Med.,Kumamoto Univ.26 ; No3,4,169-184 (1976)

(4) Harada M.,Fujino T.,Akagi T. & Nisigaki S. : Mercury contamination in human hair at Indian reservation in Canada,Kumamoto Med.J.,30 ; 57-64 (1977)

(5) Fimreite N. : Mercury contamination of aquatic birds in northwestern Ontario、Report of Univ.Tromso, Norway (1972)

(6) Vermeer K.,Amstrong F.A.J. & Hatch D.R. : Mercury in aquatic bird at Clay lake,western Ontario,J.Wildl.Manag. : 37 ; 58-61 (1973)

(7) Takeuchi T.,D'Itri F.M.,Fisher P.V.,Annett C.S. & Okabe M. : The outbreak of Minamata disease (methylmercury poisoning) in cats on Northwestern Ontario reserves,Environ. Research : 13 ; 215-228 (1977)

(8) Munro I.C.,Charbonneau S.M. & McKinley W.P. : Studies on the Toxicity of methylmercury, Reported by Toxicology Devision Food Research Laboratories Health Protection Branch,

Health and Welfare Canada,Ottawa (1974)

(9) Charbonneau S.M.,Munro L.C.,Nera E.A.,Willes R.F.et al : Subacute toxicity of methylmercury in the adult cat,Toxicology and Applied Pharmacology,27 ; 569-581 (1974)

(10) Methylmercury in northwestern Ontario,prepared in mid-November 1974.by the Ontario Ministry of Health.

(11) Clarkson T.W. : Exposure to methylmercury in Grassy Narrows and White Dog reserves.Report ,The Medical School,University of Rochester (1976)

(12) Minamata disease,Study group of Minamata disease,,Medical School of Kumamoto University (1968)

(13) Hunter D. & Russell R.R. : Focal cerebral atrophy in a human subject due to organic mercury compounds, J.Neurol.Neurosurg.Psychiat.,17 ; 235-241 (1954)

(14) Harada Masazumi : Minamata disease,Methylmercury poisoning in Japan caused by environmental pollution,Critical Rev.Toxicol.,25 ; 1-24,(1995)

(15) Harada Masazumi : Grassroots movements by Minamata disease victims,Asian Cultural Studies Special Issue No 10,International Christian University,Institute of Asian Cultural Studies,255-263 (200 !)

(16) Ninomiya T.,Ohmori H.,Hashimoto K.,Turuta K.,Ekino S. : Expansion of methylmercury poisoning outside of Minamata, An epidemiological study on chronic methylmercury outside of Minamata,Environmental Reseach,70 ; 47-50 (1995)

(17) Harada M.,Nakanishi J.,Yasoda E.,Maria C.N.P.,Oikawa T.,et al : Mercury pollution in the

Tapajos River basin,Amazon mercury lebel of head hair effects, Environment International 27；285-290（2001）

（18）　Harada Masazumi：Neurotoxicity of methylmercury,Minamata and the Amazon, in"Mineral and Metal Neurotoxicology" ed.by Yasui M.,Storong M.J.,Ota K.Verity M.A.,177-188p,CRC press,New York（1997）

（19）　Grandjean P.,Weihe P.,White R.F.,Debes F.,Araki S.,Yokoyama K.et al：Congenital deficit in 7-year-old children with prenatal exposure to methylmercury, Neurotoxicol/Teratol.19；417-428（1997）

（20）　Akagi H.,Malm O.,Kinjo Y.,Harada M.,Pfeiffer WC.et al：Methylmercury pollution in the Amazon,Brazil,Sci.Total Environ.,178；85-95（1995）.

日本語参考文献

原田正純　カナダ・インデアンの水銀汚染事件　疫学的・臨床的調査・公害研究　５巻３号　５頁　１９７６年

原田正純　「水俣病を追って」『世界の公害地図（上）』都留重人編　岩波新書　１９７７年

原田正純　「社会病なるがゆえの難病　カナダ・インデアンの水銀事件」『水俣が映す世界』（原田正純著　日本評論社）２１７頁　１９８９年

原田正純　『水俣病と世界の水銀汚染』実教出版　１９９５年　　（原文ママ）

さうすウェーブ（South Wave＝http://www.southwave.co.jp/swave／8_cover/2003/cover0307.htm）のホーム・ページに原田正純・藤野　糺・大類　義・中地重晴・大野秀樹の連名で『【特別寄稿】カナダ先住民地区における水銀汚染事件の臨床的追跡調査（１９７５－２００２）』という内容のよく似た論文が掲載されていますが、この原稿は原田正純医学博士から、直接いただいたものです。

ASAHI ECO BOOKS 1

Conducting Environmental Impact Assessment in Developing Countries　*ASAHI ECO BOOKS 1*

環境影響評価のすべて

川瀬裕之　礒貝白日編訳

プラサッド・モダック　アシット・K・ビスワス著

ハードカバー上製本　A5版四一六ページ　定価二九四〇円（本体二八〇〇円＋税）

「時のアセスメント」流行りの今日、環境影響評価は、プロジェクト実施の必要条件。発展途上国が環境影響評価を実施するための理論書として国連大学が作成したこのテキストは、有明海の干拓堰、千葉県の三番瀬、長野県のダム、沖縄の海岸線埋め立てなどなどの日本の開発のあり方を見直すためにも有用。

（国連大学出版局協力出版）

■序章■EIAの概略■EIAの実施過程■EIA実施手法■EIAのツール■環境管理手法とモニタリング■EIAにおけるコミュニケーション■EIA報告書の作成と評価■EIAの発展■EIAのケーススタディ7例（フィイリピン・スリランカ・タイ・インドネシア・エジプト）■

ASAHI ECO BOOKS 2

THOREAU ON WATER: REFLECTING HEAVEN　*ASAHI ECO BOOKS 2*

水によるセラピー

ヘンリー・デイヴィッド・ソロー　仙名 紀訳

ハードカバー上製本　A5版一七六ページ　定価一二六〇円（本体一二〇〇円＋税）

古典的な名著『森の生活』のソローの心をもっとも動かしたのは水のある風景だった――狂乱の21世紀にあって、アメリカ人はeメールにせっせと返事を書かなければならないし、カネを稼ぐ必要があるし、退職年金を増やすことにも気配りを迫られる。そのような時代にあって、自動車が発明されるより半世紀も前に、長いこと暮らしてきた陋屋の近くにある水辺を眺めながら、マサチューセッツ州東部の町コンコードに住んでいたナチュラリストが書き記した文章に思いを馳せるということに、どれほどの意味があるのだろうか。この設問に対する答えは無数にあるだろうが……。

『まえがき』（デイヴィッド・ジェームズ・ダンカン）より

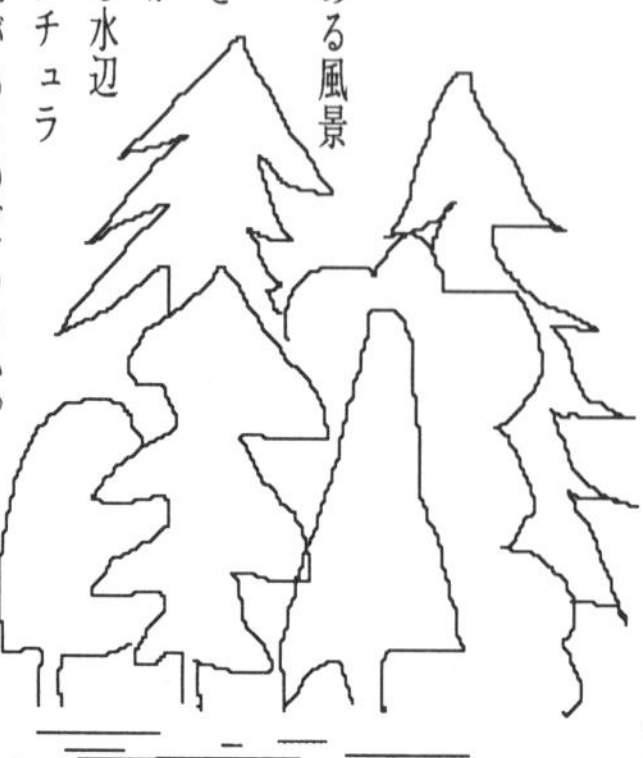

ASAHI ECO BOOKS 3

ELEVATING OURSELVES　THOREAU ON MOUNTAINS:　ASAHI ECO BOOKS 3

山によるセラピー

ヘンリー・デイヴィッド・ソロー　仙名　紀訳

ハードカバー上製本　Ａ５版一七六ページ　定価一二六〇円（本体一二〇〇円＋税）

いま、なぜソローなのか？　名作『森の生活』の著者の癒しのアンソロジー3部作、第2弾！――感覚の鈍った手足を起き抜けに伸ばすように、私たちはこの新しい21世紀に当たって、山々や森の複雑な精神性と自分自身を敬うことを改めて学び直し、世界は私たちの足元にひれ伏しているのだなどという幻想に惑わされないように自戒したい。『はじめに』（エドワード・ホグランド）より

■乱開発の行き過ぎを規制し、生態学エコロジーの原点に立ち戻り、人間性を回復する際のシンボルとして、ソローの影は国際的に大きさを増している。『訳者あとがき』（仙名　紀）より

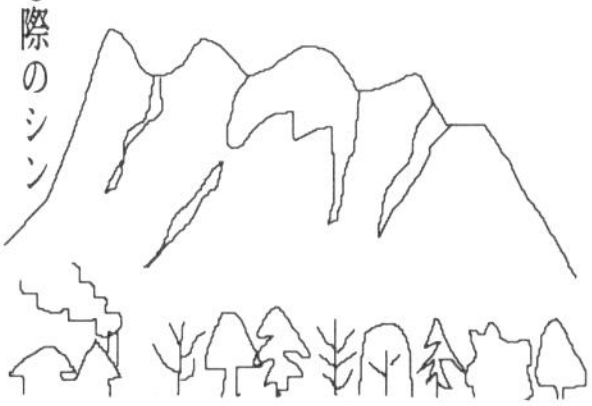

ASAHI ECO BOOKS 4

Water for Urban Areas　Challenges and Perspectives　ASAHI ECO BOOKS 4

水のリスクマネージメント――都市圏の水問題

ジューハ・Ｉ・ウィトォー　アシット・Ｋ・ビスワス編　深澤雅子訳

ハードカバー上製本　Ａ５版二七二ページ　定価二六二五円（本体二五〇〇円＋税）

21世紀に直面するであろう極めて重大な問題は、水である。今後40年前後で清潔な水を入手できるようにするということには、37億人を超える都市居住者に上下水道の普及を拡大していく必要を伴う。さらに、急成長している諸国の一層の環境破壊を防ぐには、産業生産量単位ごとの汚染を、現在から２０３０年までの間に90％程度減少させることが必要である。

（国連大学出版局協力出版）

■はじめに■序文■発展途上国都市圏における21世紀の水問題■首都・東京の水管理■関西主要都市圏における水質管理問題■インドの巨大都市ムンバイ、デリー、カルカッタ、チェンナイにおける用水管理■メキシコシティ首都圏の給水ならびに配水■巨大都市における廃水の管理と利用■都市圏の上下水道サービス提供において民間が果たす役割■緊急時の給水および災害に対する弱さ■結論■

ASAHI ECO BOOKS 5

THOREAU ON LAND:NATURE'S CANVAS　ASAHI ECO BOOKS 5

風景によるセラピー

ヘンリー・デイヴィッド・ソロー　仙名　紀訳

ハードカバー上製本　A5版二七二ページ　定価一八九〇円（本体一八〇〇円＋税）

こんな世の中だから、ソロー！　『森の生活』のソローのアンソロジー――『セラピー（心を癒す）本』3部作完結編！――ソロー（1917〜62）が、改めて脚光を浴びている。ナチュラリストとして、あるいはエコロジストとしての彼の著作や思想が、21世紀の現在、先駆者の業績として広く認知されてきたからだろう。もっと正確に言えば、彼は忘れられた存在だったわけではなく、根強い共感者はいたのだが、その人気や知名度が近年、大いにふくらみをもってきたのである。そのような時期に、ソローの自然に関するアンソロジー3冊がアサヒ・エコブックスに加えられたのは、意味のあることだと考えている。

『訳者あとがき』（仙名　紀）より

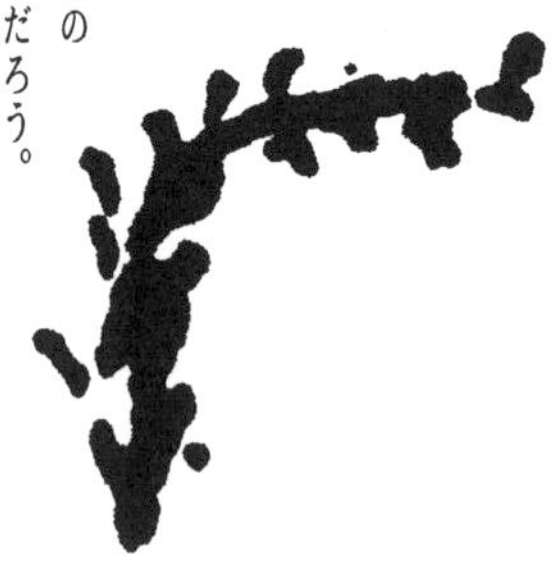

ソローのスケッチ

ASAHI ECO BOOKS 6

ASAHI BEER'S FOREST KEEPERS　ASAHI ECO BOOKS 6

アサヒビールの森人たち

監修・写真　礒貝　浩　文　教蓮孝匡

ハードカバー上製本　A5版二八八ページ　定価一九九五円（本体一九〇〇円＋税）

「豊かさ」って、なに？　この本の『ヒューマン・ドキュメンタリー』は、この主題を森で働く人たちを通して問いかけている。そう、「アサヒビールの森人たち」は、今の日本では数少ない、心豊かに日々を過ごしている幸せな人たちである。

（あん・まくどなるどの『序――エコ・リンクスのことなど』より）

「FSC認証をうけてからいろんな人が来られて『アサヒの森はええ森じゃ』言うてくれてですが、今の森を知っとっても昔の森のことも知らんと、そのよさもちゃんとわからんのんじゃないかのう、と思います」■「アサヒの森で今仕事をしとる人が元気なうちに、試験的にでも若い人に仕事に参入してもらえればええんですがねえ」■「《環境》ゆう言葉をよう聞きますが、このあたりじゃ『環境をようしよう』いう考えはあまり持たんもんですよ。きれいですけえね、空気も水も山も。『環境はよくてあたりまえ』ゆう感じで、そもそも意識することがないですよ」

ASAHI ECO BOOKS 7

WISDOM FROM A RAINFOREST　*ASAHI ECO BOOKS 7*

熱帯雨林の知恵

スチュワート・A・シュレーゲル　仙名　紀訳

ハードカバー上製本　A5版三五二ページ　定価二一〇〇円（本体二〇〇〇円＋税）

私たちは森の世話をするために生まれた！

ティドゥライ族の基本的な宇宙観では、森——ないし自然一般——は、人間に豊かな生活を供給するために作られたものであり、人間は森と仲よく共生し、森が健全であることを見届けるために存在するのだった。

彼らの優しくて、人生に肯定的で、同情心に富んだ特性が、私の人生観を根本から変えた。私の考え方、感じ方、人間関係、そして経歴までも。遠隔の地で私が聞いた彼らの声を世界中の多くの人びとに伝えたいし、彼らが忍耐・協力・優しさ・静かさなどを雄弁に実践している姿を、私と同じように理解して欲しい。そして彼らの世界認識のなかには、「よりよき人生」を送るために、耳を傾けるべき教訓があることに気づいていただきたい。（『序章』より）

ASAHI ECO BOOKS 8

Transboundary Freshwater Dispute Resolution　*ASAHI ECO BOOKS 8*

国際水紛争事典

ヘザー・L・ビーチ　ジェシー・ハムナー　J・ジョセフ・ヒューイット　エディ・カウフマン　アンジャ・クルキ　ジョー・A・オッペンハイマー　アーロン・T・ウォルフ共著　池座　剛　寺村ミシェル訳

ハードカバー上製本　A5版二五六ページ　定価二六二五円（本体二五〇〇円＋税）

本書は、水の質や量をめぐる世界各地の問題、およびそれらに起因する紛争管理に関する文献を包括的に検証したものである。紛争解決に関しては、断片的な研究結果や非体系的で実験的な試みしか存在しなかったのが現状であった。本書で行なわれた国際水域に関する調査では、２００以上の越境的な水域から収集された参考データや一般データが提供されている。（国連大学出版局協力出版）

■この本であつかっている越境的な水域抗争解決のケーススタディ事例■ダニューブ川流域　ユーフラテス川流域　ヨルダン川流域　ガンジス川論争　インダス川条約　メコン川委員会　ナイル川協定　プラタ川流域　サルウィン川流域　アメリカ合衆国・メキシコ共有帯水層　アラル海　カナダ・アメリカ合衆国国際共同委員会　レソト高原水計画

清水弘文堂書房の本の注文方法

■電話注文03－3770－1922／045－431－3566■FAX注文045－431－3566■Eメール shimizukobundo@mbj.nifty.com（いずれも送料300円注文主負担）■電話・ファックス・Eメール以外で清水弘文堂書房の本をご注文いただく場合には、もよりの本屋さんに、ご注文いただくか、本の定価（消費税込み）に送料300円を足した金額を郵便為替（為替口座00260－3－59939 清水弘文堂書房）でお振り込みくだされば、確認後、一週間以内に郵送にてお送りいたします（郵便為替でご注文いただく場合には、振り込み用紙に本の題名必記）。

●カナダ首相出版賞受賞作品●

カナダの元祖・森人たち《オジブワ・ファースト・ネーションズ》――ホワイトドッグとグラシイ・ナロウズの先住民／『カナダのミナマタ?!』映像野帖

ASAHI ECO BOOKS 11

発　行　二〇〇四年六月三十日　第一刷
著　者　あん・まくどなるど　礒貝　浩（写真と訳も）
発行者　池田弘一
発行所　アサヒビール株式会社
郵便番号　一三〇－八六〇二
住　所　東京都墨田区吾妻橋一－二三－一
編　集　清水弘文堂書房ITセンター
電話番号　〇四五－四三一－三五六六FAX　〇四五－四三一－三五六六
発売者　礒貝日月
発売所　株式会社　清水弘文堂書房
郵便番号　一五三－〇〇四四
住　所　東京都目黒区大橋一－三－七　大橋スカイハイツ二〇七
Eメール　shimizukobundo@mbj.nifty.com
H　P　http://homepage2.nifty.com/shimizukobundo/
郵便振替　〇〇二六〇－三－五九九三九
印刷所　株式会社　ホーユー

□乱丁・落丁本はおとりかえいたします□

Copyright © 2004 by Anne McDonald Hiroshi Isogai

ISBN4 − 87950 − 567 − 6 C0039